Fundamentos em Cirurgia do Trauma

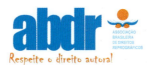

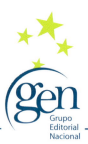

O GEN | Grupo Editorial Nacional, a maior plataforma editorial no segmento CTP (científico, técnico e profissional), publica nas áreas de saúde, ciências exatas, jurídicas, sociais aplicadas, humanas e de concursos, além de prover serviços direcionados a educação, capacitação médica continuada e preparação para concursos. Conheça nosso catálogo, composto por mais de cinco mil obras e três mil e-books, em www.grupogen.com.br.

As editoras que integram o GEN, respeitadas no mercado editorial, construíram catálogos inigualáveis, com obras decisivas na formação acadêmica e no aperfeiçoamento de várias gerações de profissionais e de estudantes de Administração, Direito, Engenharia, Enfermagem, Fisioterapia, Medicina, Odontologia, Educação Física e muitas outras ciências, tendo se tornado sinônimo de seriedade e respeito.

Nossa missão é prover o melhor conteúdo científico e distribuí-lo de maneira flexível e conveniente, a preços justos, gerando benefícios e servindo a autores, docentes, livreiros, funcionários, colaboradores e acionistas.

Nosso comportamento ético incondicional e nossa responsabilidade social e ambiental são reforçados pela natureza educacional de nossa atividade, sem comprometer o crescimento contínuo e a rentabilidade do grupo.

Fundamentos em Cirurgia do Trauma

Marcelo A. F. Ribeiro Jr.

Livre-docente e Titular na Universidade de Santo Amaro (Unisa). Coordenador do curso de Medicina da Unisa. Chefe do Serviço de Cirurgia Geral e do Trauma do Hospital Geral do Grajaú, SP. Supervisor do Programa de Residência Médica em Cirurgia Geral e Videolaparoscópica da Unisa e em Cirurgia do Trauma do Hospital Geral do Grajaú, SP. Membro Titular do Colégio Brasileiro de Cirurgiões (CBC). *Fellow* do American College of Surgeons (ACS). Membro da American Association for Surgery of Trauma (AAST) e da Sociedade Panamericana de Trauma (SPT). Diretor do Capítulo de São Paulo da Sociedade Brasileira de Atendimento Integrado ao Traumatizado (SBAIT).

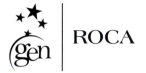

■ O autor deste livro e a EDITORA ROCA LTDA. empenharam seus melhores esforços para assegurar que as informações e os procedimentos apresentados no texto estejam em acordo com os padrões aceitos à época da publicação, *e todos os dados foram atualizados pelo autor até a data da entrega dos originais à editora.* Entretanto, tendo em conta a evolução das ciências da saúde, as mudanças regulamentares governamentais e o constante fluxo de novas informações sobre terapêutica medicamentosa e reações adversas a fármacos, recomendamos enfaticamente que os leitores consultem sempre outras fontes fidedignas, de modo a se certificarem de que as informações contidas neste livro estão corretas e de que não houve alterações nas dosagens recomendadas ou na legislação regulamentadora. *Adicionalmente, os leitores podem buscar por possíveis atualizações da obra em http://gen-io.grupogen.com.br.*

■ O autor e a editora se empenharam para citar adequadamente e dar o devido crédito a todos os detentores de direitos autorais de qualquer material utilizado neste livro, dispondo-se a possíveis acertos posteriores caso, inadvertida e involuntariamente, a identificação de algum deles tenha sido omitida.

■ Direitos exclusivos para a língua portuguesa
Copyright © 2016 by
EDITORA GUANABARA KOOGAN LTDA.
Publicado pela Editora Roca, um selo integrante do GEN | Grupo Editorial Nacional
Travessa do Ouvidor, 11
Rio de Janeiro – RJ – CEP 20040-040
Tels.: (21) 3543-0770/(11) 5080-0770 | Fax: (21) 3543-0896
www.grupogen.com.br | editorial.saude@grupogen.com.br

■ Reservados todos os direitos. É proibida a duplicação ou reprodução deste volume, no todo ou em parte, em quaisquer formas ou por quaisquer meios (eletrônico, mecânico, gravação, fotocópia, distribuição pela Internet ou outros), sem permissão, por escrito, da EDITORA GUANABA KOOGAN LTDA.

■ Capa: Bruno Sales
Editoração eletrônica: R.O. Moura

■ Ficha catalográfica

R368f

Ribeiro Jr., Marcelo A. F.

Fundamentos em cirurgia do trauma / Marcelo A. F. Ribeiro Jr. – 1. ed. – Rio de Janeiro: Roca, 2016.

il., 24cm

Inclui bibliografia e índice

ISBN 978-85-277-3026-6

1. Medicina. I. Título.

16-35130   CDD: 616.079
             CDU: 612.017

Colaboradores

Airton Mota Moreira
Médico Assistente do Serviço de Radiologia Intervencionista do Hospital Sírio Libanês, SP. Doutor em Ciências pela Faculdade de Medicina da Universidade de São Paulo (FMUSP). Médico Assistente do Serviço de Radiologia Vascular Intervencionista do Hospital das Clínicas da Faculdade de Medicina da Universidade de São Paulo (HC-FMUSP).

Alana Coutinho Torres
Cirurgiã Geral pelo Programa de Residência Médica em Cirurgia Geral da Universidade de Santo Amaro (Unisa). Residente de Cirurgia do Tórax no Instituto Nacional de Câncer (INCA), RJ.

Alexandre Campos Moraes Amato
Professor-assistente de Cirurgia Vascular da Faculdade de Medicina da Universidade de Santo Amaro (Unisa). Doutor em Ciências pela Universidade de São Paulo (USP). Especialista em Cirurgia Geral e Ecografia Vascular pelo Colégio Brasileiro de Cirurgiões (CBC). Especialista em Cirurgia Vascular pela Associação Médica Brasileira (AMB) e pela Sociedade Brasileira de Angiologia e Cirurgia Vascular (SBACV). Especialista em Angiorradiologia e Cirurgia Endovascular pela AMB e pela SBACV.

Alexandre Zanchenko Fonseca
Professor-assistente da disciplina de Cirurgia Geral da Universidade de Santo Amaro (Unisa). Médico plantonista do Serviço de Cirurgia Geral e do Trauma do Hospital Geral do Grajaú, SP. Mestre pelo Programa de Pós-graduação do Instituto de Assistência Médica ao Servidor Público Estadual (IAMSPE), SP.

Álvaro Jorge de V. Tachibana
Médico Especialista em Otorrinolaringologia pelo Programa de Residência Médica de Otorrinolaringologia da Universidade de Santo Amaro (Unisa).

Antônio Alberto Vieira de Sousa
Cirurgião de Tórax do Instituto de Assistência Médica ao Servidor Público Estadual (IAMSPE), SP. Médico plantonista do Serviço de Cirurgia Geral e do Trauma do Hospital Geral do Grajaú, SP.

Arnaldo Cavalcanti Barreto Filho
Cirurgião Geral, Vascular e Endovascular pela Irmandade da Santa Casa de Misericórdia de São Paulo (ISCMSP).

Bruno Monteiro Pereira
Professor-assistente da disciplina de Cirurgia do Trauma da Universidade Estadual de Campinas (Unicamp). Membro e Embaixador da World Society of the Abdominal Compartment Syndrom (WSACS). Membro do Conselho Editorial do *International Journal of Abdominal Research* – publicação oficial da WSACS.

Calogero Presti
Médico Assistente do Hospital das Clínicas da Faculdade de Medicina da Universidade de São Paulo (HC-FMUSP). Doutor em Medicina (na área de Clínica Cirúrgica) pela USP. Ex-presidente da Sociedade Brasileira de Angiologia e Cirurgia Vascular (SBACV). Presidente do Capítulo Brasileiro da Society for Vascular Surgery. Membro Honorário da Society for Vascular Surgery.

Carolina de Moraes Pellegrino
Especialista em Medicina Intensiva do Hospital Geral do Grajaú, SP.

Cesar Augusto Simões
Cirurgião de Cabeça e Pescoço do Hospital das Clínicas da Faculdade de Medicina da Universidade de São Paulo (HC-FMUSP). Professor Titular da disciplina de Cabeça e Pescoço da Universidade de Santo Amaro (Unisa).

Cesar Vanderlei Carmona
Médico Intensivista da Associação de Medicina Intensiva Brasileira (AMIB). Coordenador da Unidade de Terapia Intensiva do Trauma e da disciplina de Cirurgia do Trauma da Universidade Estadual de Campinas (Unicamp).

Daniel Eichemberg Fernandes e Maia
Graduado em Medicina pela Universidade de Santo Amaro (Unisa). Ex-professor-assistente da disciplina de Cirurgia Geral da Unisa. Especialista em Cirurgia Geral Avançada pelo Departamento de Cirurgia da Irmandade da Santa Casa de Misericórdia de São Paulo (ISCMSP). Membro Adjunto do Colégio Brasileiro de Cirurgiões (CBC).

Daniel Perin
Doutor em Anestesiologia pela Universidade de São Paulo (USP).

Debora Ramia Curi
Graduada em Medicina pela Faculdade de Ciências Médicas de Pouso Alegre, MG. Clínica Geral e Emergencista.

Douglas Haddad
Doutor em Cirurgia Plástica pela Universidade de São Paulo (USP). Mestre em Técnica Operatória e Cirurgia Experimental pela Escola Paulista de Medicina da Universidade Federal de São Paulo (EPM-Unifesp). Professor Titular da disciplina de Cirurgia Plástica da Universidade de Santo Amaro (Unisa).

Eric Pinheiro de Andrade
Ex-professor da Universidade de Santo Amaro (Unisa). Mestre e Doutor em Medicina (na área de Oftalmologia) pela Universidade Federal de São Paulo (Unifesp).

Fernanda Mielotti da Silva Barros
Professora-assistente da disciplina de Cirurgia Geral da Universidade de Santo Amaro (Unisa). Médica plantonista do Serviço de Cirurgia Geral e do Trauma do Hospital Geral do Grajaú, SP.

Fernando Cesar França Araujo
Médico Especialista em Otorrinolaringologia pelo Programa de Residência Médica de Otorrinolaringologia da Universidade de Santo Amaro (Unisa).

Fernando Nunes Furlan
Professor-assistente da disciplina de Cirurgia Geral da Universidade de Santo Amaro (Unisa). Médico plantonista do Serviço de Cirurgia Geral e do Trauma do Hospital Geral do Grajaú, SP.

Francisco Cesar Carnevale
Livre-docente da Faculdade de Medicina da Universidade de São Paulo (FMUSP). Chefe do Serviço de Radiologia Vascular Intervencionista do Hospital das Clínicas da Faculdade de Medicina da Universidade de São Paulo (HC-FMUSP). Médico Assistente do Serviço de Radiologia Intervencionista do Hospital Sírio Libanês, SP.

Gustavo Pereira Fraga
Livre-docente pela Universidade Estadual de Campinas (Unicamp). Coordenador da disciplina de Cirurgia do Trauma do Departamento de Cirurgia da Faculdade de Ciências Médicas da Universidade Estadual de Campinas (Unicamp). Ex-presidente da Sociedade Brasileira de Atendimento Integrado ao Traumatizado (SBAIT) (2013-2014). Ex-presidente da Sociedade Panamericana de Trauma (SPT) (2014-2015). Titular do Colégio Brasileiro de Cirurgiões (CBC). *Fellow* no American College of Surgeons (ACS), na American Association for the Surgery of Trauma (AAST), na Trauma Association of Canada (TAC) e na International Association for Trauma Surgery and Intensive Care (IATSIC).

Henrique José Virgile Silveira
Cirurgião Geral e Médico Assistente da disciplina de Cirurgia do Trauma da Universidade Estadual de Campinas (Unicamp). Coordenador de Cirurgia Geral do Hospital Estadual de Sumaré. Cirurgião do Hospital Municipal Mario Gatti. Doutor em Cirurgia pela Unicamp.

Ivlacir I. Vasques Silva
Professor-assistente da disciplina de Cirurgia Pediátrica da Universidade de Santo Amaro (Unisa). Cirurgião Pediátrico no Hospital Geral do Grajaú, SP.

Jorge Carlos Machado Curi
Cirurgião Geral e Médico Assistente da disciplina de Cirurgia do Trauma da Universidade Estadual de Campinas (Unicamp). Especialista em Nutrição Parenteral e Enteral e Terapia Intensiva. Diretor de Saúde Pública da Associação Médica Brasileira (AMB). Conselheiro do Conselho Federal de Medicina (CFM) pelo Estado de São Paulo.

José Cruvinel Neto
Professor-assistente da disciplina de Cirurgia Geral da Universidade de Santo Amaro (Unisa). Médico Plantonista do Serviço de Cirurgia Geral e do Trauma do Hospital Geral do Grajaú, SP. Mestrando do Programa de Pós-graduação em Ciências da Saúde do Instituto de Assistência Médica ao Servidor Público Estadual (IAMSPE), SP.

José Gustavo Parreira
Médico Assistente do Serviço de Emergência da Santa Casa de São Paulo. Professor-assistente do Departamento de Cirurgia da Faculdade de Ciências Médicas da Santa Casa de São Paulo.

José Mauro da Silva Rodrigues
Professor-associado da Faculdade de Ciências Médicas e da Saúde da Pontifícia Universidade Católica de São Paulo (FCMS/PUCSP). Coordenador do curso de Medicina e da área de Cirurgia Geral e Trauma da FCMS/PUCSP. Vice-presidente da Sociedade Brasileira de Atendimento Integrado ao Traumatizado (SBAIT). Titular do Colégio Brasileiro de Cirurgiões (CBC). Membro da Sociedade Panamericana de Trauma (SPT) e da European Society for Trauma and Emergency Surgery (ESTES).

José Roberto de Souza Baratella
Professor Titular de Cirurgia Pediátrica da Universidade de Santo Amaro (Unisa). Presidente da Sociedade Brasileira de Cirurgia Pediátrica.

José Victor Siervo
Professor-assistente da disciplina de Cirurgia Plástica e de Técnica Cirúrgica e Cirurgia Experimental da Universidade de Santo Amaro (Unisa). Mestre em Ciências da Saúde pela Unisa.

Marcelo Lorenzi Marques
Cirurgião Geral e Urologista pelo Programa de Residência Médica do Hospital Professor Edmundo Vasconcelos. Membro Titular da Sociedade Brasileira de Urologia (SBU). Ex-professor-assistente da disciplina de Urologia da Universidade de Santo Amaro (Unisa).

Marcelo Moock
Professor da disciplina de Clínica Médica da Universidade de Santo Amaro (Unisa). Responsável Técnico da Unidade de Terapia Intensiva de Adultos do Hospital Geral do Grajaú, SP. Médico Especialista em Medicina Intensiva pela Associação de Medicina Intensiva Brasileira (AMIB). Mestre em Ciências da Saúde pela Unisa.

Mario Eduardo de F. Mantovani
Residência em Cirurgia Geral pela Pontifícia Universidade Católica de Campinas (PUC-Campinas) e Residência em Cirurgia do Trauma e Cirurgia Geral Avançada pela Universidade Estadual de Campinas (Unicamp). Mestre em Ciências da Cirurgia pela Unicamp.

Maurício do Amaral Neto
Médico do Corpo Clínico da Santa Casa de Misericórdia de São Paulo.

Maurício Luiz Malito
Anestesiologista (Primeiro Assistente) da Santa Casa de Misericórdia de São Paulo. Médico pela Faculdade de Ciências Médicas da Santa Casa de São Paulo (1993).

Milton Ghirelli Filho
Cirurgião Geral pela Faculdade de Ciências Médicas da Santa Casa de São Paulo. Urologista pela Faculdade de Medicina da Universidade de Santo Amaro (Unisa). Especialista em Andrologia pela Faculdade de Medicina do ABC. Doutor e Mestre em Ciências da Saúde pela Faculdade de Medicina do ABC. Membro Titular da Sociedade Brasileira de Urologia (SBU). Membro do Grupo de Andrologia e do Serviço de Reprodução Humana da Faculdade de Medicina do ABC. Pós-doutorando em Ciências da Saúde na Faculdade de Medicina do ABC.

Murillo de Lima Favaro
Professor-assistente da disciplina de Cirurgia Geral e de Técnica Cirúrgica e Cirurgia Experimental da Universidade de Santo Amaro (Unisa). Médico Plantonista do Serviço de Cirurgia Geral e do Trauma do Hospital Geral do Grajaú, SP. Mestrando do Programa de Pós-graduação em Ciências da Saúde do Instituto de Assistência Médica ao Servidor Público Estadual (IAMSPE), SP.

Orlando Contrucci Filho
Professor-assistente e Chefe da disciplina de Cirurgia Geral da Universidade de Santo Amaro (Unisa).

Paulo César Rozental Fernandes
Cirurgião Geral pelo Programa de Residência Médica (PRM) do Servidor Público Municipal de São Paulo. Ex-residente do Programa de Cirurgia Videolaparoscópica da Universidade de Santo Amaro (Unisa).

Ricardo Virgínio dos Santos
Professor-assistente da disciplina de Cirurgia Vascular da Faculdade de Medicina da Universidade de Santo Amaro (Unisa).

Rodrigo Camargo Leão Edelmuth
Cirurgião Geral e Médico-residente em Cirurgia do Aparelho Digestivo na Faculdade de Medicina da Universidade de São Paulo (FMUSP).

Rodrigo Caselli Belem
Gerente do Serviço de Atendimento Móvel de Urgência do Distrito Federal (SAMU-DF). Coordenador do Serviço de Cirurgia do Trauma do Hospital de Base do Distrito Federal. Coordenador do Comitê Pré-hospitalar da Sociedade Brasileira de Atendimento Integrado ao Traumatizado (SBAIT). Diretor do Capítulo do Distrito Federal da SBAIT. Membro Adjunto do Colégio Brasileiro de Cirurgiões (CBC). Membro da Air Medical Physician Association (AMPA), da International Society of Surgery (ISS), da International Association for Trauma Surgery and Intensive Care (IATSIC), da European Society of Trauma and Emergency Surgery (ESTES) e da Câmara Técnica em Urgência e Emergência do Conselho Federal de Medicina (CFM). Supervisor da Residência em Cirurgia do Trauma (R3) do Hospital de Base do Distrito Federal. Preceptor de Graduação e Internato de Medicina da Escola Superior de Ciências da Saúde (ESCS). Preceptor do internato de Medicina da Universidade Católica de Brasília (UCB).

Rodrigo Gonçalves de Oliveira
Cirurgião Geral pelo Programa do Hospital do Campo Limpo do Hospital do Campo Limpo. Residente de Cirurgia do Trauma pelo programa do Hospital Geral do Grajaú, SP.

Rosana Maria Paiva dos Anjos
Professora-assistente da Faculdade de Ciências Médicas e da Saúde da Pontifícia Universidade Católica de São Paulo (FCMS/PUC-SP). Doutora em Infectologia pelo Instituto de Infectologia Emílio Ribas (1998) e em Ciências pela Coordenadoria de Controle de Doenças (2000). Coordenadora do Núcleo de Vigilância Epidemiológica Hospitalar e Presidente da Comissão de Revisão de Óbitos no Conjunto Hospitalar de Sorocaba. Membro da Associação Brasileira de Saúde Coletiva (Abrasco).

Salvador José de Toledo Arruda Amato
Angiologista e Cirurgião Vascular. Doutor em Cirurgia Vascular pela Universidade de São Paulo. Ex-professor Titular de Cirurgia Vascular da Faculdade de Medicina da Universidade de Santo Amaro (Unisa). Especialista em Cirurgia Endovascular.

Sérgio Elia Mataloun
Médico Especialista em Medicina Intensiva pela Associação de Medicina Intensiva Brasileira (AMIB). Mestre em Medicina pela Escola Paulista de Medicina da Universidade Federal de São Paulo (EPM-Unifesp). Professor da disciplina de Clínica Médica da Universidade de Santo Amaro (Unisa). Médico Diarista da Unidade de Terapia Intensiva de Adultos do Hospital Geral do Grajaú, SP.

Silvia Prado Smit Kitadai
Doutora em Medicina (na área de Oftalmologia) pela Universidade Federal de São Paulo (Unifesp). Professora Titular de Oftalmologia da Universidade de Santo Amaro (Unisa).

Stephanie Santin
Professora-assistente da disciplina de Cirurgia Geral da Universidade de Santo Amaro (Unisa). Médica Plantonista do Serviço de Cirurgia Geral e do Trauma do Hospital Geral do Grajaú, SP. Mestranda do Programa de Pós-graduação em Ciências da Saúde do Instituto de Assistência Médica ao Servidor Público Estadual (IAMSPE), SP.

Tatiana de Faria Scanavachi
Residente do Programa de Residência Médica (PRM) em Medicina Intensiva do Hospital Geral do Grajaú, SP.

Thiago Almeida Barroso
Especialista em Cirurgia Geral e Vascular pela Santa Casa de Misericórdia de São Paulo. Especialista em Cirurgia Vascular pela Sociedade Brasileira de Angiologia e Cirurgia Vascular (SBACV).

Thiago Rodrigues A. Calderan
Médico Assistente de Cirurgia do Trauma e Orientador da Liga do Trauma da Universidade Estadual de Campinas (Unicamp). Residência Médica em Cirurgia Geral, Cirurgia Geral Avançada e Cirurgia do Trauma pela Unicamp. Mestre em Ciências da Cirurgia pela Unicamp.

Tiago Machado
Cirurgião Geral pelo Programa de Residência Médica (PRM) do Servidor Público Municipal de São Paulo. Cirurgião do Trauma pelo Hospital Geral do Grajaú, SP.

Yukio Fabio Takarara
Especialista em Medicina Intensiva pelo Programa de Medicina Intensiva do Hospital Geral do Grajaú, SP. Médico Diarista da Unidade de Terapia Intensiva de Adultos do Hospital Geral do Grajaú, SP.

Agradecimentos

Agradeço à Universidade de Santo Amaro (Unisa), na figura da magnífica Reitora, Profa. Dra. Margareth Rose Priel, pelo total e irrestrito apoio ao meu trabalho, tanto nos campos docente e assistencial como no da pesquisa.

A todos os meus pares docentes do Curso de Medicina da Unisa pelo esforço coletivo, trabalho em equipe e por nos mantermos juntos e em unidade mesmo diante das adversidades.

Aos meus alunos e residentes, fontes de inspiração, por me fazerem lutar pela melhoria das condições de ensino e pesquisa e por nunca me deixarem parar de estudar.

A Deus, por ter-me brindado com uma família maravilhosa. Por ter meus filhos, Ana Luiza e André, meus tesouros e fontes constantes de inspiração, sempre ao meu lado. Amo vocês incondicionalmente! Pelo privilégio de ter encontrado em minha vida uma mulher maravilhosa, amiga e parceira, que revigora dia a dia as minhas concepções pessoais sobre o amor. Adriane, amo você!

Prefácio

Este livro tem um significado especial para mim, como cirurgião de trauma formado no Brasil e que exerceu a profissão por mais de 20 anos "fora de casa". Este prefácio é a visão de alguém de fora, mas que ama e conhece o Brasil. Uma visão das grandes mudanças que aconteceram na área do trauma no país nas últimas décadas e de quanto o tema hoje é importante e relevante, graças a talentosos colegas cirurgiões que lideraram (e continuam a liderar) uma verdadeira revolução.

Até a década de 1970, o "trauma" era, no mundo inteiro, relegado a segundo plano. Inclusive, uma publicação histórica do final dos anos 1960 o descreveu como "a doença negligenciada do século". Apesar de o trauma ser, na época, a principal causa de morte e deficiências graves, especialmente entre os pacientes jovens e no auge das suas vidas, os traumatizados eram levados para qualquer hospital e operados por quem estivesse de plantão, consumindo recursos enormes e, muitas vezes, atrapalhando o cuidado preparado para os pacientes não urgentes. Apesar de serem tratados por múltiplas especialidades (cirurgia geral, ortopedia, neurocirurgia, UTI etc.), eram pacientes "sem dono" que complicavam e morriam muito mais. Uma realidade intolerável.

Nesse momento, começou a surgir a ideia de que o paciente traumatizado requeria cuidados únicos e diferentes dos outros pacientes. Iniciava-se, então, a necessidade de um sistema de trauma, já que o cuidado começa na cena do trauma (pré-hospitalar), vai para o hospital, onde exige participação de múltiplas especialidades e recursos, e continua com a reabilitação e a reintegração do traumatizado. Esse conceito requer muito mais do que apenas um hospital ou um cirurgião especializado no assunto, mas um sistema que possibilite o transporte do acometido ao hospital mais apropriado, e não simplesmente ao mais próximo; requer um hospital (agora chamado de Centro de Trauma) que esteja preparado para receber esses pacientes com equipes de profissionais responsáveis por reanimação, protocolos e cuidados especializados desde o momento da chegada até muito mais tarde, quando o paciente é transferido para a reabilitação.

O mundo está mudando, e, com isso, uma nova especialidade com base em conceitos está surgindo, como centros de trauma especializados em cuidar de pacientes em um sistema integrado. Como essas ideias começaram nos EUA, foi neste país os primeiros experimentos em criar sistemas de trauma e *trauma centers*. É interessante notar que até hoje ocorre esse processo nos EUA e no Canadá, e que vários estados e cidades ainda não têm um sistema de trauma funcionante.

Na década de 1980, o Brasil não ficou muito para trás, e vários cirurgiões brasileiros também começaram a reconhecer a importância das mudanças na área do trauma. O país teve vários líderes que se destacaram ao longo dos anos, mas, para não ser injusto, não mencionarei nenhum nome. O pensamento de que o paciente traumatizado tinha características únicas e precisava ser abordado de maneira diferenciada estava na cabeça de alguns cirurgiões brasileiros, quando foi criada a Sociedade Brasileira de Atendimento Integral ao Traumatizado (SBAIT), seguida do primeiro curso do ATLS® no Brasil, do qual tive a honra de participar. Além disso, surgiram disciplinas do trauma em poucas, mas muito importantes, universidades brasileiras. Nesse âmbito, destaco a disciplina de Cirurgia do Trauma da Universidade de São Paulo (USP) e da Universidade Estadual de Campinas (Unicamp), onde me formei. Aos poucos, os cirurgiões que enxergavam a realidade do que estava acontecendo com esse grupo de pacientes, como também o futuro do trauma, começaram a se juntar. Esse grupo de cirurgiões foi a parte mais importante da revolução que aconteceu no trauma no Brasil.

Ainda hoje, mais do que excelentes cirurgiões ou "chefes", os profissionais que criaram (e continuam a desenvolver) o sistema de trauma no Brasil foram líderes que cativaram seus seguidores e exímios formadores de opinião. Muitos destes são autores dos capítulos, incluindo o organizador deste livro.

Na década seguinte, a cirurgia e a ciência do trauma se firmaram e cresceram muito na América do Norte. Houve um crescimento e fortalecimento dos centros de trauma, das associações de trauma, do processo de acreditação e verificação, dos sistemas integrados cada vez mais complexos e da criação dos cuidados intensivos voltados ao trauma e à reabilitação. Os muitos estudos e evidências confirmaram que tanto sistemas de trauma como centros de trauma promovem não apenas a redução na mortalidade, mas também uma melhora na qualidade de vida dos sobreviventes. Na transição do século 20 para o 21, a realidade econômica e cultural do Brasil afetou severamente a capacidade de mudança que muitos cirurgiões brasileiros sonhavam em implementar. Vivendo fora do Brasil, em alguns momentos cheguei a questionar se o trauma jamais se estabeleceria no país. Felizmente eu estava enganado.

Depois de alguns anos, uma nova geração de líderes e formadores de opinião surgiu no Brasil, viabilizando uma revitalização da SBAIT e a criação (seguida de uma explosão) das Ligas de Trauma no país inteiro. Hoje, vejo trauma em praticamente todos os currículos das escolas médicas brasileiras.

Atualmente, o Brasil tem hospitais reconhecidos como centros de excelência em trauma, e o número de publicações sobre esse assunto não para de crescer, assim como o de pós-graduandos. O cirurgião que faz trauma em Manaus conhece o colega que faz trauma em Porto Alegre, que já trabalhou com os colegas de Ribeirão Preto e Belo Horizonte na coordenação do Mundial de Trauma do Rio de Janeiro ou do Congresso Panamericano em Maceió. A SBAIT e a comunidade de trauma no Brasil são uma força reconhecida, e o número de congressos, publicações e cursos é simplesmente impressionante.

Neste livro, enxergo a prova da vitalidade do trauma no Brasil; um segmento cada vez mais ávido por saber sobre o assunto junto com a capacidade, daqueles que se dedicam a essa especialidade, de sumarizar uma quantidade enorme de informações e novos conhecimentos adquiridos nessas poucas décadas de existência. Os capítulos são fáceis de ler, foram escritos por *expert* brasileiros e consideram a realidade do país. A obra aborda os grandes temas em trauma e oferece uma ótima atualização que pode ser útil tanto para um aluno de medicina que faz parte da Liga do Trauma como para um residente ou um *expert trauma consultant*. Os autores de cada capítulo deste livro merecem o reconhecimento do seu esforço.

Espero que os leitores se inspirem, questionem o que está escrito, adicionem conhecimento e, sobretudo, sejam estimulados a participarem da criação do futuro do trauma no Brasil.

Sandro Rizoli
Professor Pleno de Cirurgia e Medicina Intensiva da University of Toronto, Canadá. Diretor Médico do Serviço de Trauma e Cirurgia de Urgência do Hospital St. Michael's Endowed Chair in Trauma Care, Canadá. Ex-presidente da Associação de Trauma do Canadá. Chefe da Região XII do Comitê de Trauma do American College of Surgeons.

Lista de siglas

AAST	American Association for the Surgery of Trauma	FIO$_2$	fração inspirada de oxigênio
ACCP	American College of Chest Physicians	FMO	falência múltipla de órgãos
ACS	American College of Surgeons	FPAF	ferimento por projétil de arma de fogo
AIDS	síndrome da imunodeficiência adquirida	FR	frequência respiratória
AINE	anti-inflamatório não esteroide	FTA	fechamento temporário abdominal
AIS	escala abreviada de lesões (*abbreviated injury scale*)	Hb	hemoglobina
		HEA	hidroxietilamido
APACHE II	Acute Physiology and Chronic Health Evaluation	HIA	Hipertensão intra-abdominal
		HIC	hipertensão intracraniana
ASA	American Society of Anesthesiologists	HIV	vírus da imunodeficiência humana
ATI	índice de trauma abdominal (*abdominal trauma index*)	HRG	hemorragia retroperitoneal grave
		Ht	hematócrito
ATLS®	Advanced Trauma Life Support	IBGE	Instituto Brasileiro de Geografia e Estatística
CCD	cirurgia de controle de danos	IRA	insuficiência renal aguda
CH	concentrado de hemácias	ISS	índice de gravidade da lesão (*injury severity score*)
CID-10	Décima edição da Classificação Internacional de Doenças	ITB	índice tornozelo-braço
CPRE	colangiopancreatografia retrógrada endoscópica	LE	laparotomia exploradora
		LEAP	*Lower Extremity Assessment Project*
DC	débito cardíaco	LME	lesão da medula espinal
DCT	disciplina de cirurgia do trauma	LPD	lavado peritoneal diagnóstico
DMOS	disfunção de múltiplos órgãos e sistemas	LSI	*Limb Salvage Index*
		MESI	*Mangled Extremity Severity Index*
DVACO$_2$	diferença venoarterial da pressão parcial de CO$_2$	MESS	*mangled extremity severity score*
		MID	membro inferior direito
EB	excesso de base	MIE	membro inferior esquerdo
ECG	escala de coma de Glasgow (*Glasgow coma scale*) /eletrocardiograma	MODS	escore de disfunção orgânica múltipla (*multiple organ dysfunction score*)
ECOTE	ecocardiograma transesofágico	MSD	membro superior direito
EDA	endoscopia digestiva alta	MSE	membro superior esquerdo
E-FAST	Extended Focused Assessment with Sonography in Trauma	NGS	sequenciamento de próxima geração
		NINV	não intubar e não ventilar
ER	exame radiográfico	NISS	novo índice de gravidade da lesão (*new injury severity score*)
FAF	ferimento por arma de fogo		
FAST	Focused Assessment with Sonography in Trauma	NISSSA	*nerve injury, ischemia, soft-tissue injury, skeletal injury, shock and age of patient score*
FC	frequência cardíaca		

NO	óxido nítrico	SIH	Sistema de Informações Hospitalares
OIS	escala de lesão de órgão (*organ injury scaling*)	SIM	Sistema de Informação de Mortalidade
OMS	Organização Mundial da Saúde	SIRS	síndrome da resposta inflamatória sistêmica
PA	pressão arterial		
PAM	pressão arterial média	SOFA	avaliação sequencial da falha do órgão (*sequential organ failure assessment score*)
PAS	pressão arterial sistólica		
PATI	Índice de Trauma Abdominal Penetrante (*Penetrating Abdominal Trauma Index*)	SRIS	síndrome da resposta inflamatória sistêmica
PCR	reação em cadeia da polimerase/parada cardiorrespiratória	SUS	Sistema Único de Saúde
		SVO_2	saturação venosa de oxigênio
PEEP	pressão positiva no final da expiração	TAT	trauma de aorta torácica
PIA	pressão intra-abdominal	TC	tomografia computadorizada
PIC	pressão intracraniana	TCAT	trauma contuso de aorta torácica
PPA	pressão de perfusão abdominal	TCE	traumatismo cranioencefálico
PPC	pressão de perfusão cerebral	TCMC	tomografia computadorizada de múltiplos canais
PQT	programa de qualidade no atendimento ao traumatizado	TEC	tempo de enchimento capilar
PSI	*Predictive Salvage Index*	TEP	trauma por embolia pulmonar
PTFE	politetrafluoretileno	TFG	taxa de filtração glomerular
PTM	protocolo de transfusão maciça	TNO	tratamento não operatório
PTTI	Índice de Trauma Torácico Penetrante (*Penetrating Thoracic Trauma Index*)	TP	tempo de protrombina
		TRM	traumatismo raquimedular
PVC	pressão venosa central	TS	escore de trauma (*trauma score*)
RASS	*Richmond agitation-sedation scale*	TTPa	tempo de tromboplastina parcialmente ativado
RM	ressonância magnética		
RTS	*revised trauma score*	TVP	trombose venosa profunda
SARA	síndrome da angústia respiratória aguda	TXA	ácido tranexânico
		US	ultrassonografia
$SatO_2$	saturação de oxigênio	USIV	ultrassonografia intravascular
SBAIT	Sociedade Brasileira de Atendimento Integrado ao Traumatizado	UTI	unidade de terapia intensiva
		VAC	pressão negativa a vácuo
SCA	síndrome compartimental intra-abdominal	VCI	veia cava inferior
		VMI	ventilação mecânica invasiva
SCCM	*Society Critical Care Medicine*	VNI	ventilação não invasiva
SDRA	síndrome do desconforto respiratório agudo	WSACS	World Society of Abdominal Compartment Syndrome

Sumário

Parte 1 | Introdução, 1

1   Aspectos Epidemiológicos do Trauma, 3
José Mauro da Silva Rodrigues | Rosana Maria Paiva dos Anjos

2   Escores de Gravidade no Trauma, 11
Gustavo Pereira Fraga

Parte 2 | Atendimento Inicial ao Trauma, 23

3   Atendimento Pré-hospitalar, 25
Rodrigo Caselli Belem

4   Atendimento Inicial ao Politraumatizado, 46
Fernando Nunes Furlan | Marcelo A.F. Ribeiro Jr. | Rodrigo Gonçalves de Oliveira

5   Reposição Volêmica no Trauma, 54
Fernando Nunes Furlan | Murillo de Lima Favaro | Marcelo A.F. Ribeiro Jr.

6   Via Aérea, 58
Daniel Perin | Maurício Luiz Malito | Maurício do Amaral Neto

7   Ultrassonografia em Urgências e Emergências, 65
José Cruvinel Neto

Parte 3 | Lesões Específicas, 73

8   Trauma Maxilofacial, 75
Fernando Cesar França Araujo | Álvaro Jorge de V. Tachibana

9   Trauma Cranioencefálico, 84
José Cruvinel Neto | Cesar Vanderlei Carmona

10   Trauma Ocular, 91
Silvia Prado Smit Kitadai | Eric Pinheiro de Andrade

11   Trauma Cervical, 97
Stephanie Santin | Murillo de Lima Favaro | Alexandre Zanchenko Fonseca | Cesar Augusto Simões

12   Trauma Raquimedular, 108
Paulo César Rozental Fernandes | Daniel Eichemberg Fernandes e Maia | Marcelo A.F. Ribeiro Jr.

13   Trauma Vascular, 117
Alexandre Campos Moraes Amato | Ricardo Virgínio dos Santos | Salvador José de Toledo Arruda Amato

Parte 4 | Trauma Torácico, 125

14   Trauma do Mediastino e do Coração, 127
Arnaldo Cavalcanti Barreto Filho | Thiago Almeida Barroso

15   Trauma Torácico, 137
Alana Coutinho Torres | Antônio Alberto Vieira de Sousa | Marcelo A.F. Ribeiro Jr.

16   Lesões Diafragmáticas, 149
Murillo de Lima Favaro | Alexandre Zanchenko Fonseca | Stephanie Santin

Parte 5 | Trauma Abdominal e Pélvico, 155

17 Trauma de Esôfago, 157
Mario Eduardo de F. Mantovani | Thiago Rodrigues A. Calderan

18 Trauma do Fígado e das Vias Biliares, 162
Alexandre Zanchenko Fonseca | Murillo de Lima Favaro | Stephanie Santin | Marcelo A.F. Ribeiro Jr.

19 Trauma Esplênico, 170
Fernanda Mielotti da Silva Barros | Marcelo A.F. Ribeiro Jr.

20 Trauma de Duodeno e Pâncreas, 176
Stephanie Santin | Orlando Contrucci Filho | Murillo de Lima Favaro | Alexandre Zanchenko Fonseca | Marcelo A.F. Ribeiro Jr.

21 Trauma de Cólon, 185
Thiago Rodrigues A. Calderan | Mario Eduardo de F. Mantovani

22 Trauma Retroperitoneal, 191
Murillo de Lima Favaro | Calogero Presti | Alexandre Zanchenko Fonseca | Stephanie Santin

23 Trauma do Sistema Urinário, 198
Milton Ghirelli Filho | Marcelo Lorenzi Marques

24 Hipertensão Intra-abdominal e Síndrome Compartimental Abdominal, 208
Bruno Monteiro Pereira | Gustavo Pereira Fraga

25 Trauma Pélvico, 214
Paulo César Rozental Fernandes | Daniel Eichemberg Fernandes e Maia | Marcelo A.F. Ribeiro Jr.

Parte 6 | Situações Especiais em Trauma, 221

26 Trauma de Extremidades, 223
Thiago Almeida Barroso | Arnaldo Cavalcanti Barreto Filho

27 Trauma na Gestante, 236
Fernanda Mielotti da Silva Barros | Marcelo A.F. Ribeiro Jr.

28 Trauma Pediátrico, 246
Ivlacir I. Vasques Silva | José Roberto de Souza Baratella

29 Trauma no Idoso, 260
Tiago Machado | Marcelo A.F. Ribeiro Jr.

30 Queimados, 267
Douglas Haddad | José Victor Siervo

31 Afogamento, 272
Carolina de Moraes Pellegrino | Tatiana de Faria Scanavachi | Sérgio Elia Mataloun | Marcelo Moock

32 Lesões Despercebidas em Vítimas de Trauma, 278
José Gustavo Parreira

33 Cuidados em Terapia Intensiva, 284
Yukyo Fabio Takara | Marcelo Moock

34 Cirurgia de Controle de Dano no Trauma, 302
Rodrigo Camargo Leão Edelmuth | Marcelo A.F. Ribeiro Jr.

35 Infecções em Trauma, 315
Jorge Carlos Machado Curi | Henrique José Virgile Silveira | Debora Ramia Curi

36 Radiologia Intervencionista em Trauma, 327
Airton Mota Moreira | Francisco Cesar Carnevale

Índice Alfabético, 333

PARTE 1 Introdução

1. Aspectos Epidemiológicos do Trauma, 3
2. Escores de Gravidade no Trauma, 11

PARTE 1 Introdução

1 Aspectos Epidemiológicos do Trauma

José Mauro da Silva Rodrigues
Rosana Maria Paiva dos Anjos

CONCEITO DE ACIDENTES

Entende-se por acidente aquilo que é fortuito, obra do acaso, imprevisto.

O trauma, porém, não é acidental. No trânsito, mesmo considerando-se que ninguém planeja o envolvimento com eventos que provoquem lesões e mesmo a morte, sabe-se que essas ocorrências sempre são multicausais, consequentes a falhas de comportamento das pessoas, pedestres ou condutores, ou a falhas nos veículos e nas vias públicas.[1]

Mais evidente ainda é a impossibilidade de imputar ao acaso a violência interpessoal, as agressões que atingem proporções gigantescas no Brasil, envolvendo 13 das 50 cidades mais violentas do mundo.[2] Vive-se uma guerra não declarada, e o conhecimento da magnitude do problema por meio de estudos epidemiológicos deve servir para o planejamento e a implantação das ações de redução de danos.

Acidentes no mundo

Segundo dados da Organização Mundial da Saúde (OMS), morrem aproximadamente 15 mil pessoas por dia no mundo vítimas de lesões traumáticas no trânsito ou de violência interpessoal. São 5.475.000 mortes por ano, o que representa 10% das causas gerais de óbito. Esse número é 3 vezes maior do que o de mortes causadas pelas guerras. O trauma mata 32% mais que a malária, a tuberculose e a síndrome da imunodeficiência adquirida (AIDS) em conjunto. No mundo, 23% desses óbitos são em consequência de ocorrências no trânsito; 15%, de suicídios; e 13%, de homicídios.[3]

Acidentes no Brasil

Também no Brasil o trauma é um problema de saúde pública, com níveis endêmicos de incidência e prevalência, ocasionando morte prematura e impacto negativo na vida das pessoas.

Os dados de morbidade e mortalidade existentes estão contidos na plataforma Datasus (Departamento de Informática do Sistema Único de Saúde), agrupados na décima edição da Classificação Internacional de Doenças (CID-10), em seu Capítulo 20, *Causas Externas*.

Os dados referentes à mortalidade são os mais utilizados para demonstrar a situação dos acidentes e violências. Entretanto, a OMS estima que, para cada óbito por lesões, existam 30 vítimas hospitalizadas, o que alerta para a importância de uma rede assistencial adequada que atenda às especificidades dos agravos provocados pelas causas externas.[4]

Mesmo existindo diversas iniciativas em centros universitários e pesquisas multicêntricas financiadas pelo Ministério da Saúde, efetuadas periodicamente nas principais cidades do país, para descrever a prática e a oferta de serviços destinados ao atendimento diferenciado às vítimas de acidentes e violências, o monitoramento necessário para que ações sejam desenvolvidas de acordo com a realidade local é deficitário. O resultado é que os sistemas de registros são limitados, pouco fidedignos, com descaso no preenchimento dos instrumentos, ausência de dados e falhas na notificação, demonstrando claramente a necessidade de integrar e implantar um sistema de informação de abrangência nacional com os dados de morbidade por trauma.

Os únicos registros nacionais de morbidade existentes são elaborados por meio das faturas de cobrança que os prestadores apresentam ao Sistema Único de Saúde (SUS). Os dados estão disponíveis no Sistema de Informações Hospitalares (SIH), mas não refletem a realidade, dadas as falhas de classificação das ocorrências e a pouca especificidade das tabelas de procedimentos, ao contrário do que ocorre, por exemplo, com os registros para as doenças neoplásicas. Mesmo com a maioria das vítimas atendidas em hospitais públicos, existe um contingente significativo de pessoas acometidas por lesões de menor gravidade, que não passam por internações ou mortes, mas que são responsáveis por grande demanda nos serviços de urgência e emergência.[5] Também há os que recebem a atenção médica na saúde suplementar, os quais não são registrados no sistema de mortalidade e de morbidade por meio do Sistema de Informação sobre Mortalidade [SIM] e do SIH, respectivamente.

Os dados nesses sistemas de informação não permitem estudos da localização anatômica ou da gravidade das lesões, mas podem dar uma ideia dos custos desses atendimentos.[6] Esses valores chegaram a R$ 1.192.994.004,13 durante o ano de 2013.[7] A implantação de um registro nacional de ocorrências padronizado e gerenciado pela Sociedade Brasileira de Atendimento Integrado ao Traumatizado (SBAIT) ainda não foi possível, mas deve ser um dos objetivos de todos os que lutam contra esse grave problema de saúde pública.

Os dados de mortalidade são mais fidedignos, pois todas as ocorrências envolvendo as ditas causas externas, como a violência interpessoal ou os eventos de trânsito, são objeto de necropsias obrigatórias; logo, o registro das declarações de óbito torna-se uma fonte de informação mais confiável. Ainda assim, não são raros os casos de preenchimento inadequado das declarações, dificultando a análise e o planejamento de ações preventivas.

No estudo epidemiológico das principais ocorrências sobre as causas externas de mortalidade no âmbito nacional, apresenta-se a análise de uma série histórica dos últimos 10 anos, de 2003 a 2012, sobre a mortalidade, estratificada de acordo com faixa etária, sexo e distribuição segundo as principais causas de óbito. Os dados foram levantados no SIM, do Ministério da Saúde, por meio do Datasus.[7] Para o cálculo das taxas de mortalidade, foram considerados como numerador o número de mortes e como denominador a população dos censos de 2000 e 2010 do Instituto Brasileiro de Geografia e Estatística (IBGE), além das estimativas populacionais intercensitárias de 2001-2009, 2011-2012, obtidas pela TabNet: Informações em Saúde, Demográficas e Socioeconômicas.[8]

Na década pesquisada, o aumento foi de 10% para os homicídios, 31% para os suicídios e 37% para as ocorrências no trânsito, sendo que, nesse período, houve um crescimento estimado de 10% da população brasileira.

De 2003 a 2012, as causas externas ocuparam a terceira posição entre os índices de mortalidade geral, correspondendo a 12,6% de todos os óbitos do período, com uma taxa global de 73,2 por 100.000 habitantes. Os números são muito próximos da segunda causa de óbito, as doenças neoplásicas (Tabela 1.1).

Na Tabela 1.2 pode-se observar que foram registradas 1.356.924 mortes por causas externas, sendo 1.128.630 em homens e 227.177 em mulheres (eventuais diferenças de valores ocorrem porque há notificações sem indicação de sexo), com predomínio no sexo masculino, na faixa etária de 15 a 80 anos ou mais. Chama a atenção, entre homens, o grande contingente de jovens, principalmente dos 20 aos 29 anos, com risco de 204,3 por 100.000 habitantes, e os idosos de 80 anos ou

Capítulo 1 Aspectos Epidemiológicos do Trauma

Tabela 1.1 Principais causas de óbito por frequência, porcentagem e coeficientes por 100.000 habitantes, segundo o CID-10, de 2003 a 2012.

Classificação	Causas	Número total 10.781.461	% 100,0	Coeficiente* 581,8
1º	Aparelho circulatório	3.087.571	28,6	166,6
2º	Neoplasias	1.635.080	15,2	88,2
3º	Causas externas	1.356.924	12,6	73,2
4º	Aparelho respiratório	1.097.124	10,2	59,2
5º	Sintomas e sinais anormais	921.673	8,5	49,7
6º	Doenças endócrinas e metabólicas	627.386	5,8	33,9
7º	Doenças do aparelho digestivo	541.051	5,0	29,2
8º	Doenças infecciosas e parasitárias	473.592	4,4	25,6
9º	Afecções originadas no período perinatal	269.902	2,5	14,6
10º	Doenças do sistema nervoso	210.459	2,0	11,4

*Coeficientes por 100.000 habitantes.
Fonte: adaptada de MS/SVS/DASIS – Sistema de Informação sobre Mortalidade (SIM).

Tabela 1.2 Número, porcentagem e coeficiente por 100.000 habitantes de óbitos por causas externas distribuídas por sexo (2003 a 2012).

Faixa etária	Masculino Número	%	Coeficiente*	Feminino Número	%	Coeficiente*	Total Número	%	Coeficiente*
< 1 ano	5.895	0,5	40,9	4.466	2,0	32,1	10.376	0,8	36,6
1 a 4 anos	10.087	0,9	17,1	6.423	2,8	11,3	16.512	1,2	14,2
5 a 9 anos	10.355	0,9	14,1	5.513	2,4	7,8	15.872	1,2	10,3
10 a 14 anos	18.160	1,6	20,8	7.472	3,3	14,9	25.635	1,9	14,9
15 a 19 anos	122.226	10,8	140,7	17.338	7,6	8,8	139.568	10,3	80,9
20 a 29 anos	337.827	29,9	204,3	36.456	16,0	20,2	374.325	27,6	112,5
30 a 39 anos	221.002	19,6	158,5	28.869	12,7	19,8	249.907	18,4	87,5
40 a 49 anos	156.476	13,9	138,2	25.195	11,1	20,9	181.699	13,4	77,6
50 a 59 anos	99.816	8,8	124,7	19.250	8,5	21,8	119.078	8,8	70,8
60 a 69 anos	59.408	5,3	122,0	16.985	7,5	30,2	76.398	5,6	72,8
70 a 79 anos	39.619	3,5	155,1	21.449	9,4	65,7	61.074	4,5	104,9
> 80 anos	29.551	2,6	289,9	35.982	15,8	224,1	65.541	4,8	249,7
Ignorada	18.208	1,6	–	1.779	0,8	–	20.939	1,5	–
Total	1.128.630	100,0	124,2	227.177	100,0	24,1	1.356.924	100,0	73,2

*Coeficientes por 100.000 habitantes.
Fonte: adaptada de MS/SVS/DASIS – Sistema de Informação sobre Mortalidade (SIM).

mais de vida, com taxa de 289,9 por 100.000 habitantes, para o óbito por todas as causas externas. No sexo feminino, os maiores riscos de óbito por causas externas estão nas faixas etárias de 70 a 79 anos e 80 anos ou mais, com taxas de 65,7 e 224,1 por 100.000 habitantes, respectivamente.

No Brasil, o maior número de ocorrências está assim distribuído: violência interpessoal, 37%; eventos de trânsito, 29% (Figura 1.1); outras lesões acidentais, principalmente as quedas, 17,4%; e um número preocupante de 6,7% para os suicídios (Figura 1.2). A Tabela 1.3 demonstra que, na violência interpessoal, as vítimas mais afetadas são jovens de 15 a 19 anos e de 20 a 29 anos, com riscos de 45,1 e 59,4 por 100.000 habitantes, respectivamente. Os idosos também representam uma população fortemente vulnerável, com 32,0 por 100.000 habitantes para os eventos de trânsito, 140,8 para as quedas e 7,5 para o suicídio.

As taxas obtidas na Tabela 1.4 mostram um forte predomínio dos homens em eventos de trânsito, quedas, suicídios e, principalmente, homicídios. Quando estratificadas pela idade das vítimas,

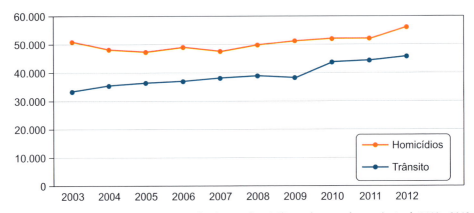

Figura 1.1 Número de óbitos por eventos de trânsito e homicídios, pelos anos de ocorrência, de 2003 a 2012.

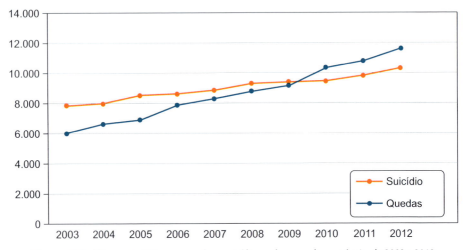

Figura 1.2 Número de óbitos por quedas e suicídios, pelos anos de ocorrência, de 2003 a 2012.

Tabela 1.3 Número e coeficiente por 100.000 habitantes das principais causas de óbito por causas externas – homicídios, eventos de trânsito, quedas e suicídios –, distribuídas por faixa etária, de 2003 a 2012.

Faixa etária	Homicídios Número	Homicídios Coeficiente*	Eventos de trânsito Número	Eventos de trânsito Coeficiente*	Quedas Número	Quedas Coeficiente*	Suicídios Número	Suicídios Coeficiente*
< 1 ano	782	2,8	1.118	3,9	7.033	24,8	0	0,0
1 a 4 anos	949	0,8	4.630	4,0	9.552	8,2	5	0,0
5 a 9 anos	1.165	0,8	6.936	4,5	6.726	4,4	48	0,0
10 a 14 anos	5.956	3,5	8.784	5,1	8.021	4,7	1.064	0,6
15 a 19 anos	77.746	45,1	32.781	19,0	13.638	7,9	6.257	3,6
20 a 29 anos	197.786	59,4	102.250	30,7	29.265	8,8	21.253	6,4
30 a 39 anos	109.188	38,2	74.953	26,3	28.426	10,0	18.916	6,6
40 a 49 anos	56.813	24,3	61.330	26,2	29.503	12,6	17.147	7,3
50 a 59 anos	26.471	15,7	43.363	25,8	23.947	14,2	11.983	7,1
60 a 69 anos	11.452	10,9	27.970	26,6	18.933	18,0	7.210	6,9
70 a 79 anos	4.965	8,5	18.486	31,8	22.128	38,0	4.154	7,1
> 80 anos	1.979	7,5	8.404	32,0	36.966	140,8	1.957	7,5
Ignorada	10.937	0,0	2.760	0,0	2.154	0,0	264	0,0
Total	506.189	27,3	393.765	21,2	236.292	12,8	90.258	4,9
N = 1.356.924	37,0%	–	29,2%	–	17,4%	–	6,7%	–

*Coeficientes por 100.000 habitantes.
Fonte: adaptada de MS/SVS/DASIS – Sistema de Informação sobre Mortalidade (SIM).

Tabela 1.4 Coeficiente por 100.000 habitantes das principais causas de óbito por causas externas – homicídios, eventos de trânsito, quedas e suicídios –, distribuídas por faixa etária e sexo, de 2003 a 2012.

Coeficientes*	Homicídios Masc.	Homicídios Fem.	Trânsito Masc.	Trânsito Fem.	Quedas Masc.	Quedas Fem.	Suicídios Masc.	Suicídios Fem.
< 1 ano	3,1	2,4	4,3	3,6	27,6	22,0	0,0	0,0
1 a 4 anos	0,9	0,8	4,7	3,3	10,2	6,2	0,0	0,0
5 a 9 anos	1,0	0,6	6,0	3,6	6,2	3,0	0,1	0,0
10 a 14 anos	5,2	1,6	6,7	3,5	6,7	2,5	0,6	0,6
15 a 19 anos	83,1	6,5	29,6	8,2	13,7	2,1	5,0	2,2
20 a 29 anos	112,0	7,5	53,0	8,7	15,9	1,8	10,5	2,3
30 a 39 anos	71,7	6,3	46,3	7,1	18,3	2,0	10,9	2,6
40 a 49 anos	45,2	4,7	45,8	7,8	23,0	2,8	11,8	3,2
50 a 59 anos	29,8	3,0	44,6	8,7	25,5	4,0	11,6	3,0
60 a 69 anos	20,8	2,3	44,2	11,5	29,5	8,1	12,0	2,5
70 a 79 anos	16,1	2,6	50,3	17,3	50,6	28,2	13,3	2,3
> 80 anos	14,8	2,9	55,9	16,8	143,2	139,3	16,3	1,8
Ignorada	0,0	0,0	0,0	0,0	0,0	0,0	0,0	0,0
Total	51,1	4,4	35,4	7,6	19,2	6,6	7,8	2,0

*Coeficientes por 100.000 habitantes. Masc.: masculino; Fem.: feminino.
Fonte: adaptada de MS/SVS/DASIS – Sistema de Informação sobre Mortalidade (SIM).

verifica-se que as causas externas são a principal causa de morte entre 15 e 39 anos de idade. Isso causa uma enorme perda de anos potenciais de vida, principalmente na população economicamente ativa, com um forte impacto na comunidade das quais essas vítimas faziam parte, contribuindo para o agravamento das tragédias familiares.

As mortes provocadas pelas quedas aumentam com a faixa etária, chegando a taxas expressivas nos idosos, tanto do sexo masculino como do feminino, dado o progressivo envelhecimento da população (Figura 1.3). É relevante também o grande aumento do número de mortes por eventos de trânsito envolvendo motociclistas, que atinge todo o país em verdadeiro "surto epidêmico" e que necessita de medidas urgentes de controle (Figura 1.4), chegando a 192% de aumento no período e formando, com os pedestres, um grupo fortemente vulnerável.

PREVENÇÃO

Nos próximos capítulos, serão tratados os procedimentos para a correta atenção às vítimas de trauma, os quais visam evitar o óbito e reduzir o dano causado pelos mecanismos de agressão, constituindo-se em medidas de prevenção secundária. Porém, sem sombra de dúvida, entre as atitudes para evitar as ocorrências, a prevenção primária é a mais importante, embora bastante negligenciada em nosso meio.

Nos eventos de trânsito, as políticas públicas são conduzidas sem estudos de incidência ou critérios técnicos adequados, a fim de evitar, na maioria das vezes, contrariar os interesses econômicos envolvidos.

A deficiência de qualidade do transporte coletivo faz do automóvel uma necessidade, visto ainda como um símbolo de ascensão social e afirmação de poder. Isso provoca agressividade

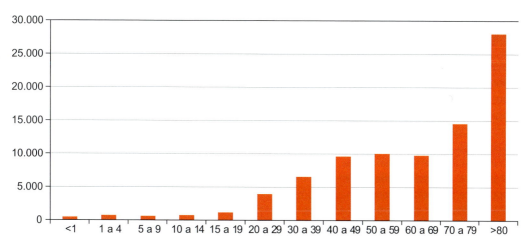

Figura 1.3 Número de óbitos decorrentes de quedas, distribuídos por faixa etária.

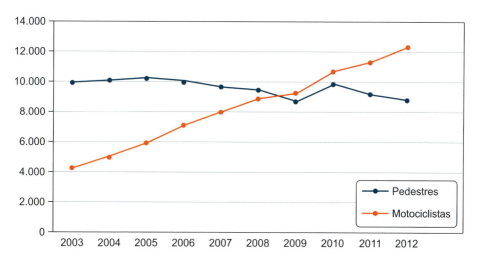

Figura 1.4 Número de óbitos por eventos de trânsito envolvendo pedestres e motociclistas, pelos anos de ocorrência, de 2003 a 2012.

no modo de conduzir, que, aliada à falta de sinalização adequada, faz, principalmente dos pedestres, vítimas potenciais.

Incentiva-se também o uso de motocicletas, um veículo mais adequado para o lazer, como um instrumento de trabalho e transporte, permitindo-se que trafeguem entre os automóveis.

Existem medidas populistas para fiscalizar a ingestão de bebidas alcoólicas pelos condutores de veículos automotivos, mas não há mecanismos adequados para punir os motoristas alcoolizados, que são responsáveis por inúmeras mortes. A propaganda incentivando o consumo de álcool, especialmente pelos mais jovens, é completamente livre, associando-se também ao aumento da violência interpessoal, das agressões.

Além disso, o envolvimento com o crime, na maioria das vezes com o tráfico de drogas ilícitas, criou uma verdadeira guerra entre quadrilhas, atingindo principalmente os mais jovens, o que se deve, principalmente, à valorização das causas sociais como agentes indutores da criminalidade e da imputabilidade dos menores de 18 anos.

Assim, é necessário que sejam escolhidos, adaptados e implantados programas de prevenção aplicados com êxito em outros países, sem perder de vista que, como essas ações funcionam a longo prazo, é preciso associá-las a medidas coercitivas adequadas, discutidas seriamente pelos nossos legisladores, com a contribuição dos técnicos envolvidos com a atenção ao trauma.

CONSIDERAÇÕES FINAIS

O trauma é uma epidemia mundial, com grande repercussão socioeconômica, principalmente nos países em desenvolvimento.

No Brasil, os óbitos por causas externas alcançam números inaceitáveis. Na violência interpessoal, são 3 vezes mais mortes do que a média mundial, e nos eventos de trânsito, nos últimos 10 anos houve um incremento de 200% nas mortes de motociclistas.

A promoção da saúde, com as medidas de prevenção primária e a atenção à saúde com o tratamento adequado das vítimas, é o caminho a ser trilhado para reduzir esses óbitos.

REFERÊNCIAS BIBLIOGRÁFICAS

1. Waiselfisz JJ. Mapa da violência 2013. Acidentes de trânsito e motocicletas. Centro Brasileiro de Estudos Latino-americanos. Rio de Janeiro: FLACSO; 2013.
2. Brasil. Ministério da Saúde (MS). Secretaria de Vigilância em Saúde. Impacto da Violência na Saúde dos Brasileiros. Brasília: MS; 2005.
3. World Health Organization (WHO). Injuries and violence the facts. Geneva: WHO Press; 2010.
4. Organização Mundial da Saúde (OMS). Manual de vigilância das lesões. São Paulo: Secretaria de Estado da Saúde de São Paulo; 2004.
5. Mascarenhas MDM, Silva MMA, Malta DC et al. Atendimentos de emergência por acidentes na rede de vigilância de violências e acidentes: Brasil, 2006. Ciênc Saúde Coletiva. 2009; 14:1657-68.
6. Sociedade Pan-Americana de Trauma. Trauma. São Paulo: Atheneu; 2010.
7. Brasil. Ministério da Saúde (MS). Informações em Saúde. DATASUS. Disponível em: http://www.datasus.gov.br/DATASUS/index.php. Acesso em: 30/09/2014.
8. Instituto Brasileiro de Geografia e Estatística (IBGE). Ministério do Planejamento, Orçamento e Gestão. Rio de Janeiro. Disponível em: http://www.ibge.gov.br. Acesso em: 30/09/2014.

2 Escores de Gravidade no Trauma

Gustavo Pereira Fraga

INTRODUÇÃO

No atendimento do paciente traumatizado, que pode apresentar desde lesão isolada resultante de um mecanismo de baixa energia cinética até múltiplas lesões em um segmento corpóreo, ou lesões em diferentes regiões do corpo, a natureza e a gravidade das lesões podem variar bastante. Com o objetivo principal de padronizar a classificação de gravidade das lesões no paciente traumatizado, surgiram os escores de gravidade, ou índices de trauma, que são valores matemáticos ou estatísticos quantificados por escores numéricos que variam de acordo com a gravidade das lesões resultantes do traumatismo.[1-3] Os índices de trauma também têm como objetivos:

- Avaliar de modo prático o estado clínico do paciente
- Quantificar a gravidade das lesões com base em alterações fisiológicas que o traumatizado pode apresentar
- Quantificar a gravidade de lesões anatômicas
- Orientar a triagem, possibilitando o encaminhamento dos pacientes para centros de complexidade diferentes
- Inferir de forma genérica e aproximada o prognóstico e até a probabilidade de sobrevida do traumatizado
- Uniformizar a linguagem
- Viabilizar a comparação dos resultados de diferentes centros, ou no mesmo centro em períodos diferentes
- Permitir reavaliação dos resultados a fim de melhorar a qualidade do atendimento.

Nos últimos anos, foram criados diversos tipos de índices, os quais foram divididos em três grandes grupos: fisiológicos, anatômicos e mistos.[1-3] Alguns são muito específicos; porém, outros são de aceitação universal, sendo periodicamente revistos e atualizados a fim de se tornarem mais precisos.

ESCORES OU ÍNDICES FISIOLÓGICOS

Alguns escores ou índices fisiológicos são importantes no atendimento inicial ao traumatizado, como a escala de coma de Glasgow (ECG)[4] e o escore de trauma revisado (RTS),[5] e outros são mais utilizados na unidade de terapia intensiva (UTI), como o APACHE II (*acute physiology and chronic health evaluation*),[6] o escore de disfunção orgânica múltipla (MODS)[7] e a avaliação sequencial da falha do órgão (SOFA).[8]

Escala de coma de Glasgow

A ECG foi descrita em 1974 por Teasdale e Jennett[4] e é utilizada para avaliar o nível de consciência dos pacientes. Calcula-se o escore por meio da soma dos valores de três tipos de resposta: abertura ocular, melhor resposta ao comando verbal e melhor resposta motora (Tabela 2.1). O valor mínimo é 3, e o máximo é 15; quanto maior o valor, menor o nível de gravidade e melhor o prognóstico. A ECG é muito utilizada, inclusive nos conceitos do Advanced Trauma Life Support (ATLS®), para a classificação do paciente com trauma cranioencefálico (TCE) e a orientação de algumas normas e condutas.[9] Um paciente em coma, por definição, não apresenta abertura ocular (abertura ocular = 1), não tem capacidade para obedecer a comandos (resposta motora = 1 a 5) e não verbaliza (resposta verbal = 1 a 2). Desse modo, pacientes com escore < 8 e a maioria daqueles com escore = 8 estão em coma.

Escore de trauma revisado

Em 1981, foi descrito por Champion et al.[10] o escore de trauma (*trauma score* [TS]) a partir de uma modificação do índice de triagem (*triage index*). Assim, o TS surgiu de uma análise estatística, incluindo como parâmetros:

- Frequência respiratória (FR)
- Esforço respiratório
- Pressão arterial sistólica (PAS)
- Enchimento capilar
- ECG.

Esse índice foi pouco utilizado na prática clínica e foi revisado e substituído pelo RTS, que foi obtido por meio da avaliação dos resultados com comparação estatística de populações de traumatizados de diferentes instituições, ou na mesma instituição em períodos diferentes.[5] Para cálculo do RTS, utiliza-se a ECG, a PAS e a FR. Cada um desses parâmetros foi dividido em cinco valores (0 a 4) aproximados de acordo com a probabilidade de sobrevida em cada um deles (Tabela 2.2). Após a combinação de resultados e função logística, foram obtidos pesos diferentes para cada um dos parâmetros, assim sendo:

$$RTS = 0{,}9368 \times ECG + 0{,}7326 \times PAS + 0{,}2908 \times FR$$

Em que ECG, PAS e FR representam, cada um, valores de 0 a 4, conforme a Tabela 2.2.

Isso posto, o RTS varia de 0 a aproximadamente 8 (exatamente 7,8408), devendo ser calculado ao admitir o paciente no hospital. A Figura 2.1 mostra a probabilidade de sobrevida estimada de acordo com valores inteiros do RTS. Esse escore é um prático índice fisiológico, mas tem algumas limitações.

APACHE

Knaus et al.[11] descreveram, em 1981, um sistema de avaliação clínica fisiológica denominado APACHE, que incluía também parâmetros laboratoriais, com boa aplicabilidade em pacientes em estado crítico de saúde. Em 1985, esse mesmo autor e colaboradores publicaram uma revisão do índice, o APACHE II,[6] usado frequentemente nas UTIs até os dias de hoje, apesar da introdução do APACHE III e do IV.[12,13]

O APACHE II é um sistema de classificação de gravidade das doenças. Não se trata de um escore ou índice de trauma propriamente dito; porém, sua grande aplicabilidade, principalmente na evolução de doentes graves em UTI, justifica a

Tabela 2.1 Escala de coma de Glasgow.

Avaliação neurológica	Tipo de resposta	Valor
Abertura ocular	Espontânea	4
	Ao comando verbal	3
	Ao estímulo doloroso	2
	Sem resposta	1
Melhor resposta ao comando verbal	Orientado	5
	Confuso	4
	Palavras inapropriadas	3
	Sons incompreensíveis	2
	Sem resposta	1
Melhor resposta motora	Obedece aos comandos	6
	Localiza a dor – movimenta	5
	Ao comando verbal (flexão normal – retira)	4
	Ao estímulo doloroso (flexão anormal)	3
	Extensão anormal	2
	Sem resposta	1

Fonte: adaptada de Teasdale e Jennett.[4]

Tabela 2.2 Variáveis do escore de trauma revisado (RTS).

Escala de coma de Glasgow	Pressão arterial sistólica (mmHg)	Frequência respiratória (movimentos por minuto)	Valor
13 a 15	> 89	10 a 29	4
9 a 12	76 a 89	> 29	3
6 a 8	50 a 75	6 a 9	2
4 a 5	1 a 49	1 a 5	1
3	0	0	0
0,9368	0,7326	0,2908	Constante

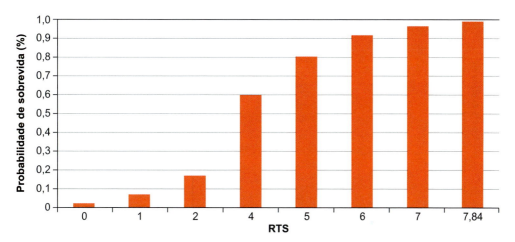

Figura 2.1 Probabilidade de sobrevida estimada para valores inteiros do escore de trauma revisado (RTS). (*Fonte*: adaptada de Champion et al. 1989.)[5]

sua apresentação neste capítulo. O APACHE II utiliza um escore de pontuação que é dividido em três partes (Tabela 2.3):

- **A**: mensuração de 12 parâmetros fisiológicos, avaliados clinicamente (temperatura, pressão arterial média, frequência cardíaca, FR e ECG) ou laboratorialmente (pressão parcial de oxigênio, pH arterial, sódio sérico, potássio sérico, creatinina sérica, hematócrito e leucograma). Utiliza-se o pior resultado de cada parâmetro clinicolaboratorial obtido nas primeiras 24 horas após a admissão. Cada parâmetro recebe pontuação de 0 a 4, exceto a ECG, que é pontuada de 0 a 12, e os níveis de creatinina, que devem ter o valor dobrado na vigência de insuficiência renal

- **B**: idade do paciente, com pontuação de 0 a 6
- **C**: avaliação de doença crônica preexistente, recebendo 5 pontos os doentes operados de emergência, ou 2 pontos os doentes em pós-operatório de cirurgia eletiva.

O escore é obtido pela soma de pontos das partes A, B e C, conforme ilustrado na Tabela 2.3. O APACHE II foi elaborado a partir de um estudo multicêntrico, com a análise de 5.815 casos clínicos e cirúrgicos que necessitaram de cuidados intensivos. O escore mínimo do APACHE II é zero, e o máximo é 71, sendo que valores mais elevados estão associados a maior mortalidade. No estudo original, nenhum paciente teve pontuação superior a 55.

Tabela 2.3 Escore APACHE II: A + B + C.

Variável fisiológica	Níveis acima do normal				Níveis aceitáveis	Níveis abaixo do normal			
Pontos	+4	+3	+2	+1	0	+1	+2	+3	+4
Temperatura retal (°C)	≥ 41,0	39,0 a 40,9	–	38,5 a 38,9	36,0 a 38,4	34,0 a 35,9	32,0 a 33,9	30,0 a 31,9	≤ 29,9
Pressão arterial média (mmHg)	≥ 160	130 a 159	110 a 129	–	70 a 109	–	50 a 69	–	≤ 49
Frequência cardíaca (bpm)	≥ 180	140 a 179	110 a 139	–	70 a 109	–	55 a 69	40 a 54	≤ 39
Frequência respiratória (mpm)	≥ 50	35 a 49	–	25 a 34	12 a 24	10 a 11	6 a 9	–	≤ 5
FiO$_2$ ≥ 0,5	≥ 500	350 a 499	200 a 349	–	< 200	–	–	–	–
FiO$_2$ ≤ 0,5	–	–	–	–	> 70	61 a 70	–	55 a 60	< 56
pH arterial	≥ 7,70	7,60 a 7,69	–	7,50-7,59	7,33 a 7,49	–	7,25 a 7,32	7,15 a 7,24	< 7,15
Na sérico (mEq/ℓ)	≥ 180	160 a 179	155 a 159	150 a 154	130 a 149	–	120 a 129	111 a 119	≤ 110
K sérico (mEq/ℓ)	≥ 7,0	6,0 a 6,9	–	5,5 a 5,9	3,5 a 5,4	3,0 a 3,4	2,5 a 2,9	–	< 2,5
Creatinina sérica (mg%)	≥ 3,5	2,0 a 3,4	1,5 a 1,9	–	0,6 a 1,4	–	< 0,6	–	–
Hematócrito (%)	≥ 60	–	50,0 a 59,9	46,0 a 49,9	30,0 a 45,9	–	20,0 a 29,9	–	< 20
Leucócitos (mm³/1.000)	≥ 40	–	20 a 39,9	15 a 19,9	3 a 14,9	–	1 a 2,9	–	< 1
Glasgow: 15 – ECG	–	–	–	–	–	–	–	–	–

A: Pontuação conforme as variáveis fisiológicas.
B: Pontuação conforme a idade (anos).

Idade	Pontuação
≤ 44	0
45 a 54	2
55 a 64	3
65 a 74	5
≥ 75	6

C: Atribuição de pontos a doença crônica preexistente (0, 2 ou 5)
- Doença hepática: cirrose hepática, hipertensão portal, encefalopatia, coma por insuficiência hepática
- Doença cardiovascular: classe IV – New York Heart Association
- Doença respiratória: doença pulmonar obstrutiva crônica (DPOC), hipercapnia, policitemia ou hipertensão pulmonar
- Doença renal: diálise crônica
- Imunossupressão: quimioterapia, radioterapia, corticoterapia, leucemia, linfoma, AIDS.

Fonte: adaptada de Knaus et al., 1985.[6]

A fim de melhorar a acurácia do índice APACHE, Zimmerman et al. (2013)[13] desenvolveram o APACHE IV para predição de pacientes adultos internados em UTI, utilizando informações do primeiro dia de internação. Apenas algumas novas variáveis foram introduzidas se comparado ao APACHE II e III, e foi alterado o modelo estatístico.

Escore de disfunção orgânica múltipla

O MODS é um índice fisiológico desenvolvido para avaliar o prognóstico de pacientes com falência orgânica internados na UTI.[7] Dados clínicos e laboratoriais de pacientes foram analisados a fim de definir os sistemas representativos de falência orgânica múltipla, que foram: respiratório (PaO_2/FiO_2), renal (níveis de creatinina sérica), hepático (níveis de bilirrubina sérica), hematológico (contagem de plaquetas), neurológico (escala de coma de Glasgow) e cardiovascular (taxa de pressão e frequência cardíaca ajustadas, determinadas pelo produto da frequência cardíaca pela média de pressão venosa central, dividido pela pressão arterial). A Tabela 2.4 mostra essas variáveis e as respectivas pontuações.

Pacientes com escore de zero têm a função dos sistemas normal e mortalidade inferior a 5% quando internados em terapia intensiva. Valores de 9 a 12 estão associados a mortalidade de 25%; de 13 a 16, de 50%; de 17 a 20, de 75%; e pacientes com escore superior a 20 têm mortalidade de 100%. Esse índice tem excelente acurácia.[7]

Avaliação sequencial da falha do órgão

A SOFA é um índice composto de escores de seis órgãos e sistemas (respiratório, cardiovascular, hepático, de coagulação, renal e neurológico), cada um pontuado de zero a 4 de acordo com o grau de falência.[8] A Tabela 2.5 mostra os diferentes parâmetros. Esse índice foi testado em um estudo prospectivo multicêntrico em 16 países, com pacientes críticos em terapia intensiva, e mostrou ser um índice simples e eficiente na predição de falência orgânica nesses indivíduos.[8]

Em um estudo comparativo entre o MODS e a SOFA calculados na admissão e a cada 48 horas, realizado por Bota et al. (2002)[14] na Bélgica, observou-se que esses índices são excelentes preditores de evolução, e a falência cardiovascular como fator de evolução foi mais bem avaliada pela SOFA se comparada ao MODS. Em outro estudo comparando esses dois índices, em pacientes vítimas de trauma cranioencefálico grave e com internação na UTI, a SOFA mostrou maior acurácia que o MODS no que se refere a mortalidade e disfunção orgânica não neurológica.[15]

ÍNDICES ANATÔMICOS

Os índices anatômicos mais utilizados atualmente são: escala abreviada de lesões (AIS),[16,17] índice de gravidade da lesão (ISS),[1] novo índice de gravidade da lesão (NISS),[18] índice de trauma abdominal penetrante (PATI),[19] índice de trauma abdominal (ATI)[20]

Tabela 2.4 Escore de disfunção orgânica múltipla.

Sistema orgânico	Escore 0	1	2	3	4
Respiratório (PaO_2/FiO_2, mmHg)	> 300	226 a 300	151 a 225	76 a 150	< 75
Renal (creatinina sérica)	< 1,13	1,14 a 2,26	2,27 a 3,96	3,97 a 5,65	> 5,65
Hepático (bilirrubina sérica, mg/dℓ)	< 1,17	1,18 a 3,5	3,5 a 7	7 a 14	> 14
Cardiovascular	≤ 10,0	10,1 a 15,0	15,1 a 20,0	20,1 a 30,0	> 30,0
Hematológico (plaquetas × 10³)	> 120	81 a 120	51 a 80	21 a 50	≤ 20
Neurológico (ECG)	15	13 a 14	10 a 12	7 a 9	≤ 6

Tabela 2.5 Índices da avaliação sequencial da falha do órgão.

Sistema orgânico	Escore 0	1	2	3	4
Respiratório (PaO_2/FiO_2, mmHg)	> 400	≤ 400	≤ 300	≤ 200, com VM	≤ 100
De coagulação (plaquetas × 10^3/mm^3)	> 150	≤ 150	≤ 100	≤ 50	≤ 20
Fígado (bilirrubina sérica, mg/dℓ)	< 1,2	1,2 a 1,9	2,0 a 5,9	6,0 a 11,9	≥ 12,0
Cardiovascular (hipotensão)	Ausente	PAM < 70	Dopamina ≤ 5 ou dobutamina	Dopamina > 5 ou norepinefrina 0,1	Dopamina > 15 ou norepinefrina > 0,1
Neurológico (ECG)	15	13 a 14	10 a 12	6 a 9	< 6
Renal (creatinina sérica, mg/dℓ ou débito urinário)	< 1,2	1,2 a 1,9	2,0 a 3,4	3,5 a 4,9 ou < 500 mℓ/dia	5,0 ou < 200 mℓ/dia

VM: ventilação mecânica ou suporte ventilatório; PAM: pressão arterial média.

e índice de trauma torácico penetrante (PTTI).[21] Também será citada a escala de lesão de órgão (OIS) da American Association for the Surgery of Trauma (AAST).

Escala abreviada de lesões

A AIS é uma lista que contém centenas de lesões de todos os segmentos corpóreos divididas pela gravidade. Cada lesão recebe um valor, com gravidade crescente, que varia de 1 (lesão mínima) a 6 (lesão geralmente fatal). Foi publicada pela primeira vez em 1971 e complementada em 1972, sendo revista em 1976, 1980, 1985, 1990, 1998 e 2008.[16,17,22] A AIS não é utilizada isoladamente como índice de trauma, mas é importante porque serve de base para outros índices prognósticos.

Índice de gravidade da lesão

O ISS foi descrito por Baker et al.[1] em 1974 e é muito utilizado para quantificar a gravidade das lesões em pacientes traumatizados. Pelo ISS, o corpo humano é, de maneira prática, dividido em seis segmentos: cabeça e pescoço; face; tórax; abdome e órgãos da pelve; extremidades e ossos da pelve; e superfície externa. Em cada um deles a lesão presente recebe uma pontuação de 1 a 6, tendo como base os critérios do AIS. Em cada segmento considera-se apenas a lesão mais grave. Posteriormente, selecionam-se os três segmentos corpóreos que apresentaram lesão mais grave, ou seja, com maior pontuação, e eleva-se cada um desses valores ao quadrado; a soma dos mesmos resulta no ISS. Em casos de lesão isolada em determinado segmento, ou em pacientes em que só um ou dois segmentos corpóreos foram lesados, calcula-se o índice utilizando apenas a lesão presente. O ISS tem um valor mínimo de 1 e máximo de 75; quanto maior o valor, provavelmente maior será a mortalidade. Os pacientes que apresentarem lesão geralmente fatal, correspondente a AIS 6, automaticamente terão um ISS de 75.

Somente lesões mais graves de cada segmento corpóreo são consideradas no cálculo do ISS, e lesões associadas no mesmo segmento ou outras lesões menores, que também contribuem para piores morbidade e mortalidade, não são consideradas, sendo uma limitação desse índice. Também não é aconselhável a adoção exclusiva do ISS em centros onde predominam os traumas penetrantes, pois geralmente só um ou dois segmentos corpóreos são acometidos. Portanto, ele não é um bom índice preditor de complicações nesses casos.

Novo índice de gravidade da lesão

O NISS foi descrito por Osler et al.[18] em 1997 a fim de melhorar a acurácia do ISS, que é o índice anatômico mais adotado em centros de trauma. O NISS é obtido pela soma dos quadrados das três lesões mais graves apontadas pela AIS, independente do segmento corpóreo acometido. Desse modo, se um paciente apresentar lesões graves associadas no mesmo segmento corpóreo, o que é relativamente frequente em traumas penetrantes, essas lesões passarão a ser consideradas para calcular o NISS.

Índice de trauma abdominal penetrante

O PATI é utilizado para quantificar o risco de complicações após traumatismo penetrante.[19] Cada órgão intra-abdominal tem um fator de risco que varia de 1 a 5, e, em cada órgão, a lesão é pontuada de acordo com a gravidade, recebendo valores também de 1 a 5. O escore de lesão de cada órgão é o produto do fator de risco pela gravidade da lesão neste órgão, e a soma dos escores de todos os órgãos lesados representa o PATI, sendo:

> Órgão 1: fator de risco × gravidade da lesão = escore 1
> Órgão 2: fator de risco × gravidade da lesão = escore 2+
> Órgão X: fator de risco × gravidade da lesão = escore X
> **Total = PATI escore**

A Tabela 2.6 apresenta o fator de risco de cada órgão abdominal, na versão original e após ser revisto, em 1990.[7]

O estudo original de Moore et al. (1981),[19] e outros subsequentes mostraram que pacientes que apresentam PATI > 25 têm um risco muito elevado de desenvolverem complicações, principalmente se comparados com pacientes com PATI ≤ 25.

O PATI tem como vantagem o fato de considerar todas as lesões intra-abdominais independentemente da gravidade; porém, não considera as lesões em outros segmentos corpóreos, que também contribuem para aumento da morbidade e da mortalidade. Além disso, é empregado apenas para traumas penetrantes, limitação que foi solucionada com a criação do ATI, que passou a considerar também os traumatismos fechados.[20]

Índice de trauma abdominal

O ATI foi publicado por Borlase et al.[20] em 1990 e é considerado uma validação e revisão crítica do PATI. Para ser calculado, utilizam-se os mesmos princípios do PATI; porém, na versão revisada, qualquer tipo de traumatismo abdominal (penetrante ou fechado) pode ser avaliado, e houve alteração do fator de risco de seis dos 15 órgãos intra-abdominais anteriormente descritos (ver Tabela 2.6). Os autores também avaliaram conjuntamente alguns critérios demográficos, fisiológicos e imunológicos, que não foram significantes para o aumento da sensibilidade ao prever complicações intra-abdominais. Com o ATI também se observou que o risco de desenvolver sepse abdominal aumenta exponencialmente com escores maiores que 25.

Tabela 2.6 Fator de risco dos órgãos intra-abdominais conforme o índice de trauma abdominal penetrante e o índice de trauma abdominal.

Órgão lesado	Fator de risco antigo (PATI)	Fator de risco revisado (ATI)
Pâncreas	5	5
Duodeno	5	4
Cólon	4	4
Fígado	4	4
Grandes vasos	4	5
Baço	3	3
Rim	3	2
Via biliar extra-hepática	3	1
Jejuno e íleo	2	1
Estômago	2	3
Ureter	2	2
Bexiga	1	1
Ossos (incluindo bacia)	1	1
Vasos menores	1	1
Diafragma	1	1

Fonte: adaptada de Moore et al., 1981;[19] Borlase et al., 1990.[20]

Índice de trauma torácico penetrante

O PTTI foi descrito por Ivatury et al.[21] em 1987. Constitui-se em um índice semelhante ao PATI, mas avalia somente as lesões torácicas. É obtido pelo produto do fator de risco de cada estrutura ou órgão (valor 5 para coração e grandes vasos, e 4 para pulmões e esôfago) pelo grau de lesão do órgão (1 a 5, conforme a gravidade), sendo que da soma dos valores obtidos para todos os órgãos torácicos resulta o PTTI.

Escala de lesão de órgão

No encontro anual da AAST em 1987, foi nomeado o Comitê de Classificação da OIS, a fim de dividir em escores a gravidade das lesões, individualmente, nos órgãos e estruturas corpóreas, objetivando facilitar a pesquisa clínica e melhorar a qualidade do tratamento. Trata-se da descrição anatômica da lesão com gravidade crescente dividida em graus de I a VI, sendo o último composto por lesões praticamente fatais. A OIS caracteriza lesões de órgãos intraperitoneais, extraperitoneais, cervicais e torácicos,[23-29] e seus graus de lesão não correspondem necessariamente aos escores da AIS. Além disso, não é objetivo da OIS a predição de morbidade e mortalidade.

ÍNDICES MISTOS

Entre os índices mistos, a probabilidade de sobrevida, ou TRISS, é o mais utilizado na literatura médica.[30] O NTRISS é um índice criado utilizando o NISS como referência.[18,31] Outro índice que será apresentado ainda neste capítulo é o ABC *score* (*assessment of blood consumption*), utilizado para a predição de necessidade de transfusão sanguínea maciça no traumatizado.[32]

TRISS

O TRISS é um método utilizado para avaliar a probabilidade de sobrevida.[30] É calculado utilizando os valores obtidos do RTS e do ISS, a idade do paciente (≤ ou > 54 anos) e o tipo de traumatismo (fechado ou penetrante). Por meio de análise estatística, com a associação dos critérios e escores citados, foram obtidos valores que correspondem à probabilidade de sobrevida, expressos em uma carta, o TRISSCAN. Pela intersecção do RTS e o ISS, obtém-se um "quadro" com quatro valores, e cada um deles representa um tipo de trauma específico:

▶ Esquerda superior: trauma fechado em paciente com idade ≤ 54 anos
▶ Direita superior: trauma penetrante em paciente com idade ≤ 54 anos
▶ Esquerda inferior: trauma fechado em paciente com idade > 54 anos
▶ Direita inferior: trauma penetrante em paciente com idade > 54 anos.

Para maior eficiência do TRISS é fundamental o reconhecimento e a classificação adequados de todas as lesões, seja por meio do exame físico, de exames de imagem simples ou complexos, ou cirurgia. Em casos de necropsia, as lesões podem ser reclassificadas para tornar mais preciso o resultado do TRISS.

Com o TRISS, consideram-se pacientes com sobrevida inesperada aqueles que têm uma probabilidade de sobrevida inferior a 50% (TRISS < 0,5).

NTRISS

Um novo índice misto denominado NTRISS foi descrito em 2004. Para ser calculado, utilizam-se os mesmos critérios do TRISS descritos por Boyd et al. (1987),[30] porém adotando o NISS como índice anatômico em vez do ISS. Fraga et al. (2004)[31] testaram o NTRISS em 1.380 pacientes submetidos à laparotomia exploratória, sendo 68,8% vítimas de trauma penetrante, e observaram maior eficácia do índice NTRISS que utiliza o NISS como escore anatômico, se comparado ao TRISS. Contudo, essa ligeira vantagem do NTRISS na população em que predominaram os traumas penetrantes e com lesões anatômicas numericamente mais graves do que as do *Major Trauma Outcome Study* (MTOS) não foi significativa a ponto de se utilizar rotineiramente o índice.

ABC score

O escore mais utilizado em nosso meio é o ABC score, criado em 2009 por Nunez et al.[32] Ele utiliza parâmetros não laboratoriais e não ponderados; logo, é fácil calculá-lo. Tem como vantagem a possibilidade de prever, com certa segurança, a necessidade do protocolo de hemotransfusão maciça (HTM) já nos primeiros minutos após a chegada do paciente.

Os parâmetros utilizados são: mecanismo penetrante, PAS ≤ 90 mmHg, FC > 120 bpm na admissão do paciente e ultrassom FAST positivo. Cada um dos itens, quando presente, vale um ponto e, durante a sua validação, chegou-se à conclusão de que a presença de dois pontos já seria o gatilho para iniciar o protocolo de HTM, prevendo-se alto índice de mortalidade. Uma maneira de aumentar a sensibilidade, além do ABC score, é pela avaliação do base excess (BE) na gasometria arterial. Considera-se que, quando o paciente é admitido na emergência com até 1 hora após o trauma e tem BE ≤ – 6, existe alta probabilidade de necessitar de HTM (Tabela 2.7).[32]

EXEMPLOS DE CÁLCULO DOS ESCORES DE TRAUMA

Com a finalidade de tornar prático o conteúdo deste capítulo, serão apresentados dois casos de traumatismo com suas variáveis clínicas e lesões anatômicas, visando obter os escores de trauma com maior aplicação na prática médica diária.

Tabela 2.7 ABC score.

Trauma penetrante	1 ponto
PAS na chegada ao pronto-socorro ≤ 90 mmHg	1 ponto
FC > 120 bpm na chegada ao pronto-socorro	1 ponto
FAST positivo	1 ponto

PAS: pressão arterial sistólica; FC: frequência cardíaca. ≥ 2 pontos: gatilho para protocolo de hemotransfusão maciça; FAST: Focused assessment with sonography for trauma. Se acrescentar o resultado do base excess ≥ – 6, pode-se aumentar a sensibilidade.

Relato de caso 1

Paciente masculino, 34 anos, vítima de acidente de motocicleta. Na admissão apresentava: ECG = 14; PAS = 100 mmHg; FR = 36 mpm. Foi drenado o hemitórax direito, com saída de 500 mℓ de sangue. Ele apresentava escoriações difusas, e os exames radiográficos revelaram fratura do osso temporal direito, além de fratura de tíbia e de fíbula direita. A tomografia de crânio mostrou swelling leve. Na laparotomia exploratória foram tratadas as lesões de fígado (grau II, conforme a OIS) e baço (grau III, idem). Trata-se de um caso grave?

▶ O RTS é calculado seguindo-se a Tabela 2.2:

$$RTS = 0{,}9368 \times ECG + 0{,}7326 \times PAS + 0{,}2908 \times FR$$
$$RTS = 0{,}9368 \times 4 + 0{,}7326 \times 4 + 0{,}2908 \times 3$$
$$\mathbf{RTS = 7{,}55}$$

▶ Consultando a carta do trauma de 1990, foram obtidos os valores da AIS a seguir. A partir deles, foi calculado o ISS:

	AIS	ISS
Cabeça e pescoço		
Fratura de crânio	2	
Swelling leve	3	3² = 9
Face	–	+
Tórax		
Hemotórax	3	3² = 9
Abdome		
Fígado	2	
Baço	3	3² = 9
Extremidades		
Fratura de tíbia	2	
Fratura de fíbula	11	
Externa		
Escoriações	1	
Total		ISS = 27

Foram computadas as três lesões mais graves, que, por sua vez, foram elevadas ao quadrado e posteriormente somadas, resultando em um ISS = 27.

- O ATI é calculado seguindo-se a Tabela 2.6:

> Órgão X: fator de risco × gravidade da lesão = escore X
> Fígado: $4 \times 2 = 8 +$
> Baço: $3 \times 2 = 6$
> ATI = 14

- O TRISS é calculado seguindo-se a Tabela TRISSCAN, em que está destacada a intersecção do RTS 7,5 e do ISS 25. Os valores foram aproximados para permitir a leitura. Neste "quadro", traumatismo fechado com idade ≤ 54 anos corresponde ao escore 0,98; portanto, TRISS = 0,98, ou seja, probabilidade de sobrevida estimada de 98%
- Trata-se de um caso pouco grave de acordo com os índices obtidos, apesar da diversidade de lesões. Porém, nenhuma das lesões era maior ou extensa, e o bom estado fisiológico do paciente na admissão contribuiu para um bom prognóstico. A lesão de fígado, grau II pela OIS, era apenas de gravidade 2 pelo ATI, sendo a chance de complicações abdominais pequena, uma vez que o ATI totalizou 14.

Relato de caso 2

Paciente masculino, 62 anos, vítima de ferimento por projétil de arma de fogo. Na admissão, apresentava ECG = 8; PAS = 60 mmHg; FR = 40 mpm; orifício de entrada do projétil no quinto espaço intercostal na região anterior do hemitórax esquerdo; e dor abdominal à palpação. Foi drenado o hemitórax esquerdo, com saída de 1.200 mℓ de sangue. No centro cirúrgico, foi realizada janela pericárdica subxifóidea (positiva) seguida de esternotomia, que evidenciou lesão cardíaca grau IV, lesão pulmonar grau III e lesão diafragmática grau II. Na laparotomia exploratória foram diagnosticadas as seguintes lesões (também classificadas conforme a OIS): cólon transverso grau II, estômago e baço grau III. Trata-se de um caso grave?

- O RTS é calculado seguindo-se a Tabela 2.2:

> $RTS = 0,9368 \times 2 + 0,7326 \times 2 + 0,2908 \times 3$
> **RTS = 4,21**

- Consultando a AIS-90, foram obtidos os valores a seguir, a partir dos quais foi calculado o ISS. Deve-se observar que o grau de gravidade das lesões é diferente para alguns órgãos quando se comparam a OIS e a AIS-90.

	AIS	ISS
Cabeça e pescoço	–	–
Face	–	–
Tórax		
Coração	5	$5^2 = 25$
Pulmão	3	+
Diafragma	3	
Abdome		
Cólon	3	$3^2 = 9$
Estômago	3	
Baço	2	
Extremidades	–	–
Externa	–	–
		ISS: 34

- O PATI, versão 1990, é calculado seguindo-se a Tabela 2.6:

> Órgão X: fator de risco × gravidade da lesão = escore X
> Cólon: $5 \times 4 = 20$
> Estômago: $3 \times 2 = 6 +$
> Baço: $3 \times 2 = 6$
> ATI = 32

Calculando-se o PATI pela versão original, de 1981, obtém-se escore de 26.

- O PTTI também pode ser calculado, sendo:

> Órgão X: fator de risco × gravidade da lesão = escore X
> Coração: $5 \times 4 = 20$
> Pulmão: $4 \times 3 = 12$
> PTTI = 32

- O TRISS é calculado seguindo-se a tabela TRISS-CAN, em que está destacada a intersecção do RTS 4,0 e do ISS 35. Neste "quadro", traumatismo penetrante com idade > 54 anos corresponde ao escore 0,02; portanto, TRISS = 0,02, ou seja, probabilidade de sobrevida estimada de 2%
- Trata-se de um caso muito grave de acordo com os índices obtidos. O paciente é idoso, chegou em choque hipovolêmico, levando inclusive a alterações do nível de consciência. Em casos como esse, a mortalidade é elevada em qualquer centro de trauma e em qualquer lugar do mundo, e pacientes assim, com boa evolução, pertencem ao grupo de pacientes com sobrevida inesperada.

REFERÊNCIAS BIBLIOGRÁFICAS

1. Baker SP, O'Neill B, Haddon W Jr et al. The injury severity score: a method for describing patients with multiple injuries and evaluating emergency care. J Trauma. 1974; 14:187-96.
2. Birolini D. Trauma: os índices de trauma. Rev Col Bras Cir. 1996; 23:4-5.
3. Coimbra RSM, Angle N, Silva LE et al. Índices de trauma: o que são e por que devem ser usados? Rev Col Bras Cir. 1997; 24:255-63.
4. Teasdale G, Jennett B. Assessment of coma and impaired consciousness. A pratical scale. Lancet. 1974; 2:81-4.
5. Champion HR, Sacco WJ, Copes WS et al. A revision of the trauma score. J Trauma. 1989; 29:623-9.
6. Knaus WA, Draper EA, Wagner DP et al. APACHE II: a severity of disease classification system. Crit Care Med. 1985; 13:818-29.
7. Marshall JC, Cook DJ, Christou NV et al. Multiple organ dysfunction score: a reliable descriptor of a complex clinical outcome. Crit Care Med. 1995; 23(10):1638-52.
8. Vincent JL, Moreno R, Takala J et al. The SOFA (sepsis-related organ failure assessment) score to describe organ dysfunction/failure. On behalf of the Working Group on Sepsis-Related Problems of the European Society of Intensive Care Medicine. Intensive Care Med. 1996; 22:707-10.
9. Committee on Trauma, American College of Surgeons: Advanced Trauma Life Support (ATLS®) Student Manual. 9. ed. Chicago; 2013.
10. Champion HR, Sacco WJ, Carnazzo AJ et al. The trauma score. Crit Care Med. 1981; 9:672-6.
11. Knaus WA, Zimmerman JE, Wagner DP et al. APACHE: acute physiology and chronic health evaluation: a physiologically based classification system. Crit Care Med. 1981; 9:591-7.
12. Knaus WA, Wagner DP, Draper EA et al. The APACHE III prognostic system. Chest. 1991; 100:1619-36.
13. Zimmerman JE, McNair DS, Malila FM. Acute physiology and chronic health evaluation (APACHE) IV: hospital mortality assessment for today's critically ill patients. Crit Care Med. 2006; 34(5):1297-310.
14. Bota D, Melot C, Lopes Ferreira F et al. The multiple organ dysfunction score (MODS) versus the sequential organ failure assessment (SOFA) score in outcome prediction. Intensive Care Med. 2002; 28(11):1619-24.
15. Zygun D, Berthiaume L, Laupland K et al. SOFA is superior to MOD score for the determination of non-neurologic organ dysfunction in patients with severe traumatic brain injury: a cohort study. Crit Care. 2006; 10(4):R115.
16. American Association for Automotive Medicine. The abbreviated injury scale (AIS) – 1976. Des Plaines, Illinois; 1976.
17. American Association for Automotive Medicine: The abbreviated injury scale (AIS) – 1990 Revision. Des Plaines, Illinois; 1990.
18. Osler T, Baker SP, Long W. A modification of the injury severity score that both improves accuracy and simplifies scoring. J Trauma. 1997; 43:922-6.
19. Moore EE, Dunn EL, Moore JB et al. Penetrating abdominal trauma index. J Trauma. 1981; 21:439-45.
20. Borlase BC, Moore EE, Moore FA. The abdominal trauma index – a critical reassessment and validation. J Trauma. 1990; 30:1340-4.
21. Ivatury RR, Nallathambi MN, Rohman M et al. Penetrating cardiac trauma: quantifying anatomic and physiologic injury. Ann Surg. 1987; 205:61-6.
22. Tohira H, Jacobs I, Mountain D et al. Comparisons of the outcome prediction performance of injury severity scoring tools using the abbreviated injury scale 90 update 98 (AIS 98) and 2005 update 2008 (AIS 2008). Ann Adv Automot Med. 2011; 55:255-65.
23. Moore EE, Shackford SR, Pachter HL et al. Organ injury scaling: spleen, liver and kidney. J Trauma. 1989; 29:1664-6.
24. Moore EE, Cogbill TH, Malangoni MA et al. Organ injury scaling II: pancreas, duodenum, small bowel, colon, and rectum. J Trauma. 1990; 30:1427-9.

25. Moore EE, Cogbill TH, Jurkovich GJ et al. Organ injury scaling III: chest wall, abdominal vascular, ureter, bladder, and urethra. J Trauma. 1992; 33:337-9.
26. Moore EE, Malangoni MA, Cogbill TH et al. Organ injury scaling IV: thoracic vascular, lung, cardiac and diaphragm. J Trauma. 1994; 36:299-300.
27. Moore EE, Cogbill TH, Jurkovich GJ et al. Organ injury scaling: spleen and liver (1994 Revision). J Trauma. 1995; 38:323-4.
28. Moore EE, Jurkovich GJ, Knudson M et al. Organ injury scaling VI: extrahepatic biliary, esophagus, stomach, vulva, vagina, uterus (nonpregnant), uterus (pregnant), fallopian tube, and ovary. J Trauma. 1995; 39:1069-70.
29. Moore EE, Malangoni MA, Cogbill TH et al. Organ injury scaling VII: cervical vascular, peripheral vascular, adrenal, penis, testis, and scrotum. J Trauma. 1996; 41:523-4.
30. Boyd CR, Tolson MA, Copes WS. Evaluating trauma care: the TRISS method. J Trauma. 1987; 27:370-8.
31. Fraga GP, Mantovani M, Magna LA. Índices de trauma em pacientes submetidos à laparotomia. Rev Col Bras Cir. 2004; 31(5):299-306.
32. Nunez TC, Voskresensky IV, Dossett LA et al. Early prediction of massive transfusion in trauma: simple as ABC (assessment of blood consumption)? J Trauma. 2009; 66(2):346-52.

PARTE 2 — Atendimento Inicial ao Trauma

3. Atendimento Pré-hospitalar, 25
4. Atendimento Inicial ao Politraumatizado, 46
5. Reposição Volêmica no Trauma, 54
6. Via Aérea, 58
7. Ultrassonografia em Urgências e Emergências, 65

PART 2 Alcohol and blood disorders

3 Atendimento Pré-hospitalar

Rodrigo Caselli Belem

INTRODUÇÃO

O trauma, no Brasil, é a terceira causa de morte na população geral e a primeira na faixa etária de 1 a 40 anos de idade. Esse crescimento vem acontecendo ao longo dos anos, e nenhuma ação foi eficiente ainda para reduzir esses números arrasadores. No final dos anos 1970, acidentes e violência foram responsáveis por cerca de 60 mil óbitos, constituindo-se, então, no quarto grupo mais importante de causas de morte. Naquela época, esse número já superava a quantidade de mortos em 7 anos de guerra no Vietnã.

A concentração dos acidentes e da violência é visivelmente mais clara nas áreas urbanas, que acumulam cerca de 75% do total das mortes por causas violentas, com uma correlação direta entre a porcentagem de população urbana nos estados brasileiros e o coeficiente de mortalidade por causas externas por habitante (Figura 3.1). Atualmente, mais de 150 mil pessoas morrem por ano, e o triplo desse número tem sequelas e é incapacitado temporária ou permanentemente.

O trauma é uma doença. Ele tem um agente (energia), um vetor (p. ex., veículo automotor, arma de fogo etc.) e um hospedeiro (o paciente).

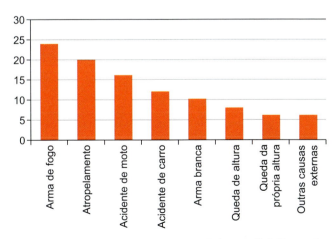

Figura 3.1 Porcentagem de atendimentos por causas externas na "sala vermelha". (*Fonte*: adaptada de Centro de Trauma do Hospital de Base do Distrito Federal; 2013.)

Como doença, deve ser abordado por estratégias de prevenção, diagnóstico precoce, tratamento adequado e reabilitação, tendo como alvo a redução da morbidade e mortalidade relacionadas.

O desenvolvimento de "sistemas" integrados de atendimento ao traumatizado reduz significativamente as taxas de mortalidade nas primeiras horas após o acidente. Um sistema de trauma deve abranger uma região geográfica, com eficiente mecanismo de comunicação, resgate e transporte, proporcionando uma remoção rápida da vítima para hospitais específicos, os chamados "centros de trauma". Os "sistemas de trauma" salvam vidas e evitam sequelas definitivas, pois favorecem:

▶ O reconhecimento da gravidade das lesões e a adoção imediata de cuidados adequados
▶ A abordagem correta para as vítimas que exigem atendimento "especializado"
▶ A programação de reabilitação para permitir retorno rápido à vida produtiva
▶ A concentração de recursos, evitando duplicações e racionalizando investimentos.

A integração do sistema de atendimento pré-hospitalar com o hospital capaz de proporcionar tratamento definitivo resulta em redução significativa das mortes consideradas preveníveis ou evitáveis. A implantação de um serviço de resgate e atendimento pré-hospitalar mais efetivo tem mudado o perfil da população de traumatizados que chega aos serviços de emergência, os quais, hoje, recebem doentes cada vez mais graves e que no passado morriam no local do acidente ou durante o transporte.

A vítima deve ser encaminhada não para o local mais próximo do acidente, mas para o serviço que tenha condições de atender às suas necessidades terapêuticas. Centros de trauma, por definição, são centros ou unidades de saúde especializadas, dotadas de recursos humanos e materiais de alto nível que lhes permitam atuar como unidade de referência no tratamento de vítimas de trauma. Vários trabalhos evidenciam uma redução das mortes evitáveis, variando entre 16 e 25% quando as vítimas de trauma são encaminhadas a serviços especializados ou centros de trauma. Recentemente, no Brasil, foi publicada pelo Ministério da Saúde, através da Portaria nº 1.365, de 8 de julho de 2013, a linha de cuidado do trauma, em que se definem parâmetros técnicos e de financiamento para a implantação de centros de trauma no sistema de saúde. Porém, infelizmente, a existência desses centros ainda é uma realidade incipiente no país.

Na década de 1980, foi descrita por Trunkey et al. a chamada distribuição trimodal das mortes por trauma (Figura 3.2), cuja relação temporal ainda serve como referencial para as estratégias de enfrentamento a essa doença.

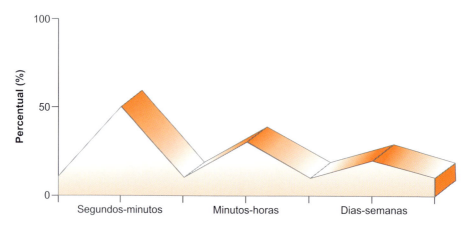

Figura 3.2 Gráfico da distribuição trimodal das mortes por trauma.

Desse modo, temos:

- Primeiro pico (morte imediata): ocorre dentro de segundos a minutos após o trauma. As mortes geralmente resultam de trauma cranioencefálico (TCE) ou trauma raquimedular em alto nível ou ruptura do coração, aorta ou outros grandes vasos. Poucos desses pacientes podem ser salvos devido à gravidade de suas lesões, e somente a prevenção primária pode reduzir significativamente esse pico
- Segundo pico (morte prematura): ocorre dentro de minutos até várias horas após o trauma. As mortes decorrentes são normalmente devido a hematomas subdural e epidural, hemopneumotórax, ruptura de baço, laceração do fígado, fratura pélvica e/ou lesões múltiplas associadas à perda significativa de sangue. Tal período engloba a "hora de ouro". Tal conceito enfatiza a urgência necessária para o tratamento bem-sucedido do paciente traumatizado e não se refere a um período fixo de tempo de 60 minutos. Ao contrário, é a janela de oportunidade durante a qual a equipe pré-hospitalar pode ter impacto positivo na morbidade e mortalidade relacionadas com o trauma
- Terceiro pico (morte tardia): ocorre entre vários dias a semanas após o trauma inicial. Deve-se mais frequentemente a sepse e falência de múltiplos órgãos. O cuidado fornecido durante cada uma das fases anteriores tem impacto sobre o prognóstico neste estágio. Normalmente, resulta de procedimentos não realizados ou negligenciados na primeira fase do atendimento, deixando o paciente em estado de hipoxia ou hipotensão por tempo prolongado.

A integração entre os serviços pré-hospitalares e hospitalares é fundamental na organização desses sistemas de trauma, garantindo que as vítimas sejam encaminhadas aos serviços adequados à necessidade da vítima, sem risco de perda de tempo e distribuição inadequada de pacientes, o que causa sobrecarga em alguns hospitais em detrimento de outros. O encaminhamento das vítimas ao hospital de referência – centro de trauma – deve ser realizado por meio de avaliação adequada e triagem daqueles pacientes cujo tratamento necessita ser realizado por equipe especializada e com recursos disponíveis nesses centros. Existem vários protocolos e métodos de triagem para vítimas de trauma disponíveis pelo mundo, mas deve-se ter em mente que o melhor é aquele que considera todas as características geográficas, populacionais e epidemiológicas do sistema de saúde local, definidos pelas Centrais de Regulação de Urgências em consonância com os serviços hospitalares disponíveis (Figura 3.3).

FISIOPATOLOGIA DO TRAUMA

Para que se possa prestar uma adequada assistência à vítima de trauma grave, é fundamental entender os mecanismos fisiopatológicos envolvidos e sua interação com o homem e o ambiente. Como explicado anteriormente, a distribuição trimodal dessas mortes coloca as equipes pré-hospitalares diante do momento conhecido como "hora de ouro" do atendimento ao trauma, em que procedimentos não realizados ou realizados de maneira incorreta podem fazer a diferença entre a vida ou a morte e a invalidez temporária ou definitiva (Figuras 3.4 e 3.5).

Não por acaso, a sequência mnemônica ABCDE refere-se exatamente à sequência de situações que mais rapidamente levarão a vítima à morte caso não sejam identificadas e corrigidas no tempo certo. Dessa maneira, a Tabela 3.1 mostra essa sequência de problemas encontrados e suas causas mais frequentes.

Grande parte das situações descritas tem o *estado de choque* como seu principal componente fisiopatológico. No caso de vítimas de trauma grave, essa situação de perfusão tecidual inadequada tem na sua etiologia o sangramento como principal causa. Embora as causas obstrutivas, distributivas e cardiogênicas devam ser consideradas, a hipovolemia deve ser levada em conta até que se prove o contrário.

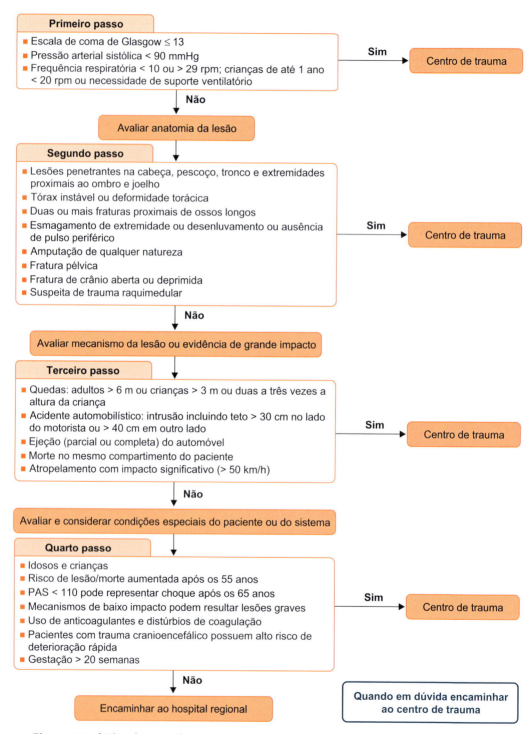

Figura 3.3 Critérios de encaminhamento de pacientes a centros de trauma. (*Fonte*: adaptada de CDC, 2011.)[1]

Capítulo 3 Atendimento Pré-hospitalar

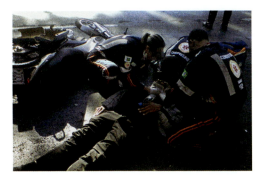

Figura 3.4 Atendimento pré-hospitalar a vítima de acidente.

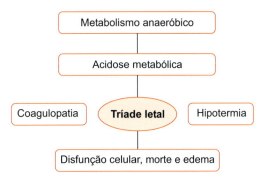

Figura 3.5 Tríade letal do trauma.

Tabela 3.1	Sequência de problemas e causas mais frequentes.
A – Obstrução de vias aéreas	▸ Base da língua ▸ Corpo estranho ▸ Sangue ou secreções ▸ Traumas de face ▸ Lesões cervicais (hematomas, edemas, compressão extrínseca etc.) ▸ Colar cervical inadequado
B – Ventilação/respiração	▸ Pneumotórax aberto/fechado ▸ Hemotórax simples/maciço ▸ Tórax instável ▸ Contusão pulmonar ▸ Traumatismo craniano (comprometimento do *drive* respiratório)
C – Circulação	▸ Trauma cardíaco (tamponamento, IAM, arritmias) ▸ Hemorragias externas ▸ Hemorragia torácica ▸ Hemorragia abdominal ▸ Hemorragia pélvica ▸ Hemorragia de fêmur
D – Neurológico	▸ Traumatismo craniano (hematoma extradural ou subdural agudo) ▸ Traumatismo raquimedular (choque neurogênico)
E – Exposição	▸ Hipotermia (piora do sangramento, AESP)

AESP: atividade elétrica sem pulso; IAM: infarto agudo do miocárdio.

Na década de 1980, foi definido o conceito de tríade letal do trauma, em que a *acidose metabólica* decorrente do choque em associação com a *hipotermia* e a *coagulopatia* decorrente do sangramento formam um círculo vicioso e uma degradação progressiva da capacidade de coagulação, levando a mais sangramento e consequente piora da perfusão tecidual, além de evolução desfavorável em tempo extremamente curto. Esse conceito é pedra fundamental para se entender o papel do atendimento pré-hospitalar à vítima de trauma grave. Desse modo, a identificação de um estado de choque é condição primária na avaliação e no manejo adequado dessas vítimas, lembrando que grande parte dos equívocos nessa etapa da avaliação refere-se à ocorrência de hipotensão como indicador de choque. Este é apenas um dos vários fatores, e sua presença evidencia *estágio avançado* do choque, no qual as reservas funcionais e a resposta fisiológica já são insuficientes para manter a perfusão tecidual (Tabela 3.2).

Outro fator determinante no prognóstico do paciente vítima de trauma grave é a coagulopatia associada ao trauma. Aproximadamente 50% das mortes traumáticas intra-hospitalares que ocorrem nas primeiras 24 horas são decorrentes de hemorragias. Sabe-se ainda que 25 a 40% desses pacientes já se encontram com algum grau de coagulopatia na chegada à emergência do hospital, que evolui para sangramentos difusos

Tabela 3.2 Classificação de choque no trauma.

	Volume de sangue perdido (mℓ)	Frequência cardíaca (bpm)	Pressão sistólica (mmHg)	Pressão de pulso (mmHg)	Diurese (mℓ/hora)	Estado mental
Classe I	< 750	< 100	Normal	Normal	30 a 50	Ansioso
Classe II	> 750 < 1.500	> 100 > 120	Normal	< 40 > 30	< 30 > 20	Ansioso
Classe III	> 1.500 < 2.000	> 120 < 140	< 90	< 30	< 20 > 5	Confuso
Classe IV	> 2.000	> 140	< 60	Não mensurável	< 5	Letárgico

Fonte: adaptada de Chiara e Cimbanassi, 2009.[2]

incontroláveis. Infelizmente, até o momento, os recursos disponíveis em termos de reposição de sangue ou fatores de coagulação no ambiente pré-hospitalar ainda se encontram em fases de estudo e experimentações. Desse modo, a correção cirúrgica do ferimento o mais precoce possível é a única maneira efetiva de tratamento. Existem vários protocolos, mas a real vantagem ainda não foi comprovada no uso de hemoderivados, principalmente por dificuldades logísticas na sua utilização. Outros produtos como ácido tranexâmico possuem boas referências, mas não se trata de hemoderivado.[3-5] Por isso, o tempo de chegada do paciente traumatizado ao hospital e o acesso ao tratamento cirúrgico definitivo são alguns dos principais fatores correlacionados à morbidade e à mortalidade dessas vítimas. Paralelamente, o controle metabólico do paciente deve ser realizado ainda no ambiente pré-hospitalar, quebrando-se os elos da tríade letal com procedimentos visando a:

- Oferta de O_2 e ventilação adequadas
- Controle de hemorragias externas
- Controle da temperatura
- Reposição volêmica quando possível

Novamente deve-se enfatizar que o trauma é uma *doença* de tratamento cirúrgico; por isso, o *fator tempo* até a chegada ao tratamento definitivo deve sempre ser considerado como primordial na tomada de decisões e procedimentos realizados no ambiente pré-hospitalar.

PAPEL DO SERVIÇO PRÉ-HOSPITALAR E PRIORIDADES NA CENA

O grande referencial no atendimento pré-hospitalar do trauma grave foi estabelecido na década de 1980, com o advento dos conceitos do Prehospital Trauma Life Support® (PHTLS), hoje difundidos mundialmente, inclusive no Brasil. Entre os vários conceitos, alguns que podem ser destacados são (Figura 3.6):

- Garantir a segurança dos socorristas e da vítima
- Avaliar a situação para determinar a necessidade de recursos adicionais
- Reconhecer a cinemática envolvida nas lesões
- Reconhecer as lesões com risco à vida já no exame primário
- Manter a coluna cervical estabilizada enquanto se faz o atendimento adequado das vias respiratórias

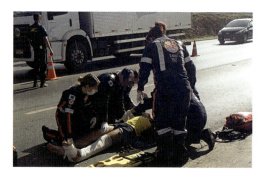

Figura 3.6 Atendimento a vítima de queda de moto.

Capítulo 3 Atendimento Pré-hospitalar

- Providenciar suporte ventilatório e oferecer oxigênio para manter a saturação (SatO$_2$) acima de 95%
- Controlar toda a hemorragia externa significativa
- Tomar as medidas iniciais para o tratamento do choque, incluindo a restauração e a manutenção da temperatura normal do organismo e a imobilização adequada nas lesões musculoesqueléticas
- Quando se tratar de pacientes traumatizados graves, iniciar o transporte para o hospital apropriado mais próximo dentro de 10 minutos após a chegada ao local
- A caminho do hospital, iniciar a reposição de volume com soluções aquecidas, se necessário.

No caso de serviços pré-hospitalares organizados, em que o acionamento ocorre por intermédio de uma Central de Regulação de Urgências, os procedimentos adequados já devem ser iniciados durante o atendimento do caso pelo médico regulador, considerando os princípios da segurança da cena e a necessidade de recursos interserviços (Corpo de Bombeiros, Polícia etc.) (Figuras 3.7 e 3.8).

Uma questão bastante polêmica sempre foi a conduta dos profissionais de segurança, especialmente policiais em operação, diante de vítimas de trauma penetrante, por armas brancas ou armas

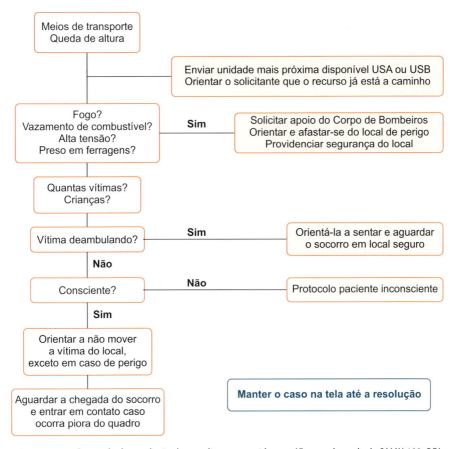

Figura 3.7 Protocolo de regulação de atendimento a acidentes. (*Fonte*: adaptada de SAMU 192, DF.)

USA: unidade de suporte avançado; USB: unidade de suporte básico.

Parte 2 Atendimento Inicial ao Trauma

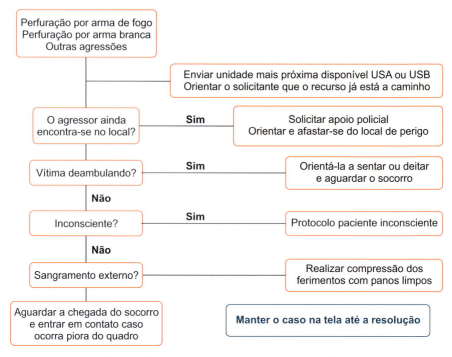

Figura 3.8 Protocolo de regulação de atendimento a agressões. (*Fonte*: adaptada de SAMU 192, DF.)

USA: unidade de suporte avançado; USB: unidade de suporte básico.

de fogo. Recentemente, no estado de São Paulo, chegou-se a editar uma lei que *proibia* os policiais de encaminhar esses pacientes diretamente aos hospitais, devendo os mesmos aguardar a chegada do serviço médico pré-hospitalar para o encaminhamento da vítima. Contrariamente, outros serviços no mundo, como a polícia da Filadélfia, nos EUA, há mais de 25 anos tem formalmente uma diretriz que orienta o policial a transportar pacientes vítimas de traumas penetrantes em cabeça, pescoço, tórax, abdome e extremidades ao centro de trauma mais próximo. Ainda segundo a orientação, "o transporte *não deverá* ser retardado para aguardar a chegada dos paramédicos do serviço de saúde". Um estudo publicado no *Annals of Emergency Medicine*, em 2014,[6] considerando mais de 4.000 pacientes, mostrou que a chance de sobrevida das vítimas por arma de fogo transportadas pela polícia foi maior do aquela das vítimas transportadas pelo serviço de saúde no mesmo período, corroborando a importância do fator tempo para as vítimas de traumas penetrantes (Figura 3.9).

Outra questão polêmica diz respeito à escolha do envio de suporte básico ou avançado para atendimento aos casos de trauma, e novamente o fator tempo parece estar diretamente relacionado com as chances de sobrevida das vítimas.

Vários estudos evidenciaram que procedimentos de suporte avançado, como intubação orotraqueal, acesso venoso e drenagem de tórax, estiveram associados a aumento da mortalidade, chegando a elevar em 5% a chance de morte para cada minuto perdido na cena. Portanto, a indicação desses procedimentos deve ser bastante criteriosa, especialmente nas vítimas de trauma penetrante, sendo a maior contribuição do suporte avançado a presença de um profissional médico capaz de realizar essa avaliação de maneira adequada. A realização de tais procedimentos

Capítulo 3 Atendimento Pré-hospitalar

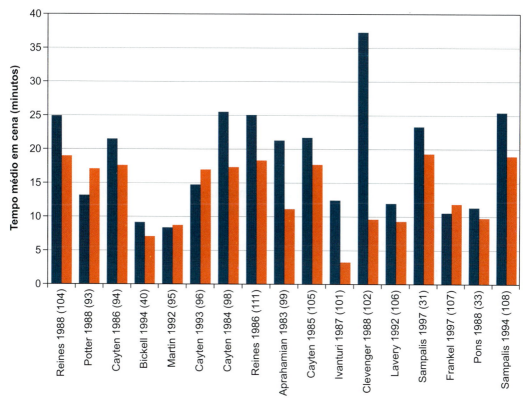

Figura 3.9 Tempo médio em cena de acordo com vários estudos. Barra azul: suporte avançado; barra laranja: suporte básico. (*Fonte*: adaptada de Liberman et al., 2000.)[7]

deve ser avaliada com relação à sua real necessidade e ao tempo consumido nos mesmos. Outros fatores a se considerar também envolvem a distância ao centro de trauma e a experiência do profissional na realização dos procedimentos.

▶ Procedimentos avançados comumente realizados:
  - Intubação orotraqueal
  - Inserção de dispositivos supraglóticos
  - Cricotiroidostomia
  - Punção torácica
  - Drenagem torácica
  - Pericardiocentese
▶ Procedimentos avançados menos comuns:
  - Dissecção venosa
  - Toracotomia de urgência
  - Amputação
  - Inserção de balão aórtico.

O papel da equipe pré-hospitalar no atendimento a uma vítima de trauma grave se resume em:

▶ Avaliar adequadamente o paciente e identificar sinais de gravidade
▶ Estabilizar o paciente (dentro dos conceitos da intervenção limitada)
▶ Evitar imobilizações e/ou procedimentos desnecessários ou secundários com sacrifício do fator tempo (especialmente em trauma penetrante)
▶ Promover analgesia e sedação adequadas ao caso
▶ Transportar adequadamente a vítima ao hospital certo.

Exame primário do paciente traumatizado e identificação de sinais de gravidade

Durante a avaliação inicial, deve-se garantir a segurança da cena, das equipes e do paciente (3S) antes de se iniciarem as medidas propriamente ditas sobre a vítima. Por meio de uma avaliação rápida e da identificação de sinais de gravidade, deve-se definir se há um trauma grave ou não. Uma vez diagnosticadas e tratadas as ameaças imediatas à vida, a vítima deve ser removida o mais rápido possível para o hospital de referência (intervenção limitada). As exceções são as situações em que a vítima esteja presa no local ou a distância ao centro de referência seja muito longa, exigindo um transporte especial, e onde o fator tempo se tornará secundário (Figura 3.10).

▶ Sinais de gravidade mais comuns no paciente traumatizado:
  • Via aérea inadequada ou com risco de obstrução
  • Frequência respiratória muito alta ou muito baixa
  • $SatO_2$ < 95% com O_2 suplementar adequado
  • Dispneia
  • Pneumotórax aberto ou tórax instável
  • Suspeita de pneumotórax fechado
  • Hemorragia externa significativa
  • Choque
  • Escala de coma de Glasgow < 13 (ver Capítulo 2, Tabela 2.1)
  • Crises convulsivas
  • Déficit motor ou sensitivo
  • Anisocoria
  • Ferimentos penetrantes em cabeça, pescoço, tórax, abdome ou região proximal dos membros.

Imobilização com colar cervical e prancha longa

Embora a maioria dos serviços pré-hospitalares considere a utilização de colares cervicais e pranchas longas como "regra" em todos os casos de trauma (sob a premissa de ser uma precaução simples cujo benefício supera em muito o risco de sua não utilização), muitos estudos sugerem uma relação inversa desse risco/benefício quando aplicados em pacientes que não apresentam critérios para sua utilização (Figura 3.11).

▶ Complicações do uso inadequado do colar cervical:
  • Obstrução das vias aéreas
  • Aumento da pressão intracraniana (PIC)
  • Desalinhamento da coluna
  • Aspiração de vômitos e secreções

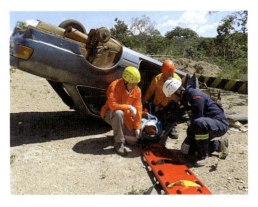

Figura 3.10 Retirada de vítima de acidente automobilístico.

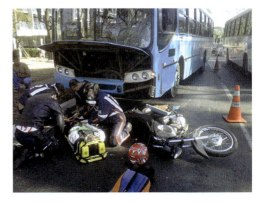

Figura 3.11 Imobilização completa em vítima de acidente de moto.

▶ Complicações do uso inadequado da prancha longa:
  • Dificuldade respiratória
  • Dor e agitação do paciente
  • Úlceras de decúbito (tardio)
  • Aspiração de vômitos e secreções.

Com base nisso, a National Association of EMS Physicians, junto com o American College of Surgeons, publicaram, em 2013,[8] uma recomendação de que a utilização de prancha longa e colar cervical deve ser criteriosa e incluir os seguintes casos:

▶ Vítimas de trauma contuso com comprometimento do nível de consciência
▶ Sensibilidade ou dor na região da coluna
▶ Déficits motores ou sensitivos em qualquer nível da coluna
▶ Deformidade na coluna
▶ Vítimas de acidentes envolvendo alta energia, associados a:
  • Intoxicação por álcool ou drogas
  • Incapacidade de se comunicar
  • Ferimentos maiores que distraiam a atenção da vítima.

Além disso, recomenda-se que os dispositivos utilizados sejam retirados o mais breve possível após a avaliação adequada no hospital.

Avaliação das vias aéreas – A

O ponto mais importante na avaliação das vias aéreas é definir a necessidade ou não de uma via aérea definitiva. Por definição, uma via aérea definitiva supõe um dispositivo "inserido na traqueia com *cuff* insuflado". Portanto, dispositivos supraglóticos ou outros mecanismos de ventilação, como cricotiroidostomia por punção ou cirúrgica, são considerados soluções temporárias, oferecendo apenas um fornecimento mínimo de oxigênio ao paciente, mas sem garantia de ventilação adequada ou proteção da via aérea contra aspiração de vômito ou secreções. Desse modo, essas opções devem ser consideradas apenas na falha ou impossibilidade do acesso padrão-ouro, que é a intubação orotraqueal.

No paciente traumatizado, a indicação de via aérea definitiva também deve ser bastante criteriosa, considerando a indicação clínica, a experiência do atendente e o tempo de deslocamento até o hospital de destino. Vários trabalhos corroboram a conclusão de que a intubação orotraqueal é válida quando realizada "pela pessoa certa, no local certo e com treinamento adequado"; caso contrário, sua realização está relacionada com a piora nos índices de mortalidade. É importante novamente enfatizar que o aumento do tempo na cena do acidente diminui as chances de sobrevida das vítimas de trauma, particularmente o penetrante. Um trabalho publicado no *Prehospital Emergency Care* em 2008 mostrou que o tempo de intubação aumentou em até 5,4 minutos o tempo de permanência na cena (Figura 3.12). Assim, as indicações de via aérea definitiva no trauma dentro de uma área urbana, próximo de 10 minutos de um centro de trauma, podem ser resumidas em:

▶ Escala de coma de Glasgow < 9 com suspeita de TCE
▶ Lesões de via aérea por inalação de fumaça
▶ Hematomas retrofaríngeos ou cervicais em expansão
▶ Ferimentos de face com sangramento ativo em cavidade oral
▶ Lesões penetrantes cervicais com lesão de via aérea
▶ Necessidade de ventilação e impossibilidade de realizá-la com dispositivo BVM (bolsa-valsa-máscara)
▶ Sequência rápida de intubação (SRI) (Figura 3.13):
  • Preparo do material: aspirador, medicamentos, laringoscópio, guias, testagem de *cuffs* e tubos
  • Acesso venoso e monitoramento
  • Pré-oxigenação do paciente com BVM, se possível
  • Sedação, se necessária:
    ▪ Midazolam (0,1 mg/kg)/etomidato (0,3 mg/kg)/propofol (2,5 mg/kg)

Parte 2 Atendimento Inicial ao Trauma

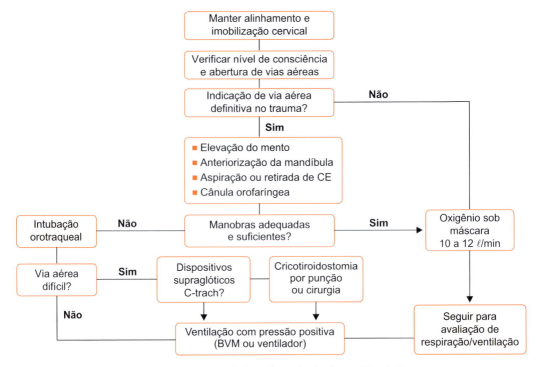

Figura 3.12 Protocolo de avaliação de via aérea pré-hospitalar.

CE: corpo estranho; BVM: bolsa-valsa-máscara.

- Lidocaína: 1,5 mg/kg em caso de TCE, 2 minutos antes do BNM (bloqueio neuromuscular)
- Atropina: 0,01 a 0,02 mg/kg em crianças, 1 a 3 minutos antes do BNM
- Succinilcolina: 1 a 2 mg/kg

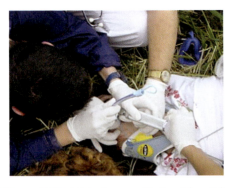

Figura 3.13 Intubação em ambiente pré-hospitalar.

- Manobra de Sellick
- Após duas tentativas malsucedidas: via aérea difícil.

Avaliação da respiração/ventilação – B

A avaliação da respiração em um cenário de trauma pode ser bastante difícil, especialmente para equipes de suporte básico de vida; entretanto, algumas características devem ser prioritariamente observadas, especialmente quando houver suspeita de traumatismo torácico ou craniano. Devem ser avaliados a frequência respiratória, os movimentos torácicos, a cor do paciente (especialmente lábios e extremidades) e valores de oximetria. O método mais confiável de exame é a ausculta pulmonar, desde que realizada por profissional com experiência e habilidade para isso (Figura 3.14).

As principais ameaças que devem ser identificadas e tratadas nessa etapa da avaliação são:

- Pneumotórax aberto
- Pneumotórax hipertensivo
- Contusão pulmonar
- Tórax instável
- Hemotórax maciço.

Todo paciente vítima de trauma grave deve receber O_2 suplementar, de acordo com a via disponível, conforme a Figura 3.14, independentemente de valores de saturação.

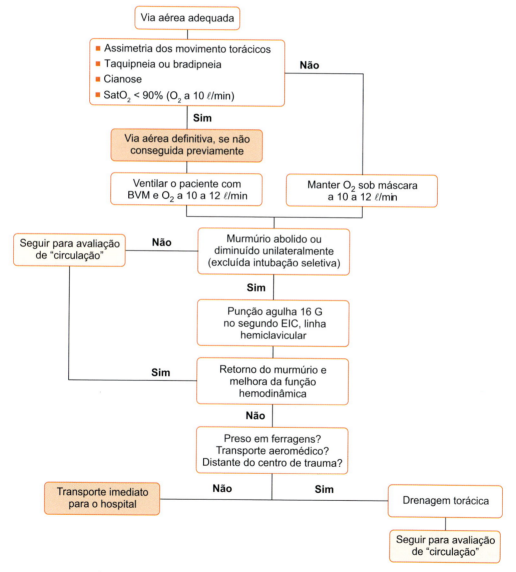

Figura 3.14 Protocolo de avaliação de respiração/ventilação pré-hospitalar.

EIC: espaço intercostal; $SatO_2$: saturação de oxigênio; BVM: bolsa-valsa-máscara.

Pneumotórax hipertensivo

A suspeita diagnóstica é feita a partir da diminuição ou ausência de murmúrio do lado afetado associada a dispneia e sinais de choque. Turgência jugular, expansibilidade reduzida e timpanismo à percussão são sinais de difícil avaliação no pré-hospitalar.

O diagnóstico de pneumotórax hipertensivo é *clínico*, e sua suspeita por equipes de suporte básico determina o transporte *imediato* para o hospital ou o envio de unidade de suporte avançado para o local. Nesse caso, a descompressão por agulha deve ser realizada imediatamente.

Se o paciente estiver em choque com trauma torácico, sempre pensar em pneumotórax hipertensivo.

A punção de alívio deve ser realizada no 2º espaço intercostal, na linha hemiclavicular, com uma agulha 16 G. Após o alívio, a agulha, ou cateter, deve ser deixada no local, ocluída ou não, devendo ser retirada apenas após a drenagem do tórax (Figura 3.15).

O diagnóstico diferencial entre pneumotórax hipertensivo e hemotórax maciço pode ser difícil. Na dúvida, deve-se tratar como pneumotórax.

Pneumotórax aberto

Normalmente seu diagnóstico é simples, evidenciado pelo ferimento aspirativo no tórax. Os ferimentos aspirativos no tórax devem ser cobertos com curativos de três pontos ou curativo simples. O curativo se destina apenas a cobrir o ferimento, e não fechá-lo "hermeticamente"; caso contrário, irá transformá-lo em um pneumotórax hipertensivo. Ferimentos abertos não causam pneumotórax hipertensivo.

Tórax instável

A existência de dois ou mais arcos costais, fraturados em dois ou mais locais, define o diagnóstico de tórax instável. Respiração paradoxal pode ou não ocorrer.

O problema crítico do tórax instável é a contusão pulmonar subjacente.

O quadro respiratório definirá a necessidade ou não de ventilação mecânica

A melhor maneira de garantir a mecânica ventilatória adequada é com uma boa analgesia e ventilação com pressão positiva, se necessário.

As técnicas de imobilização de arcos costais são ineficientes e contraindicadas.

Contusão pulmonar

Seu diagnóstico pode ser confirmado somente após realização de radiografia ou tomografia computadorizada de tórax.

A suspeita diagnóstica ocorre na presença de estigmas de trauma torácico e comprometimento da função respiratória, associados a murmúrio com ruídos adventícios.

A ventilação com pressão positiva estará indicada na vigência de sinais de insuficiência respiratória.

Hemotórax maciço

Corresponde à presença de 1.500 ml de sangue dentro da cavidade pleural, impedindo a expansão pulmonar e o desvio do mediastino para o lado contralateral.

O diagnóstico diferencial com o pneumotórax hipertensivo é difícil no ambiente pré-hospitalar devido à baixa acurácia da percussão. Na dúvida, deve-se tratar como pneumotórax hipertensivo.

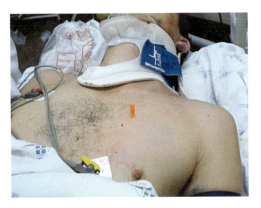

Figura 3.15 Punção de alívio para pneumotórax hipertensivo.

O papel da drenagem torácica no ambiente pré-hospitalar ainda é controverso, sendo consenso que ela deve ser postergada para o ambiente hospitalar quando se tratar de local urbano e próximo a centros de trauma de referência.

As exceções se referem a pacientes presos em ferragens, com tempo de retirada prolongado ou vítimas em áreas remotas que necessitam de remoção por transporte aeromédico e com tempo prolongado.

Necessidade de ventilação mecânica

A preferência de ventilação nesses casos é pelo modo controlado, ventilado a volume ou pressão, dependendo do equipamento disponível. Pode-se ajustar os parâmetros iniciais em FIO_2 de 100%, o volume corrente de 6 a 8 mℓ/kg, a pressão máxima de 30 a 35 cmH_2O, e a frequência respiratória de 10 a 12 irpm.

Pacientes que necessitam de ventilação mecânica devem ser adequadamente sedados para que não resistam à ventilação. Essa resistência aumentada causa piora dos parâmetros hemodinâmicos e predispõe a ocorrência de barotrauma.

Pacientes traumatizados que necessitam de ventilação mecânica durante o transporte devem ser bem avaliados com relação à sedação e a valores de PEEP (*positive and expiration pressure*) acima de 5 cmH_2O. O aumento excessivo da pressão intratorácica associado a hipovolemia pode causar hipotensão e piora do paciente (Figura 3.16).

Durante o transporte, se ocorrer piora dos parâmetros respiratórios ou hemodinâmicos, deve-se lembrar da regra **DOPES** – *d*eslocamento do tubo; *o*bstrução do tubo; *p*neumotórax hipertensivo; *e*quipamento falho e e*s*tômago distendido.

Avaliação da circulação – C

A avaliação inicial começa com identificação e controle de hemorragias externas utilizando compressão direta com bandagens. A utilização de torniquetes durante muito tempo permaneceu controversa, restrita apenas a situações de combate. Porém, recentemente, seu uso tem sido bastante recomendado em amputações e ferimentos penetrantes de extremidades, mesmo em ambientes urbanos. Cuidado especial deve ser dado aos ferimentos no couro cabeludo em vítimas estáveis, os quais normalmente são vistos com menos importância, embora tenham potencial de sangramento profuso e rapidamente levem o paciente ao choque (Figura 3.17).

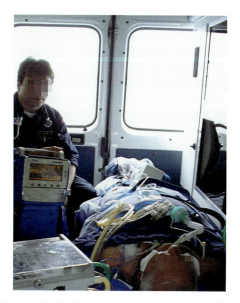

Figura 3.16 Paciente transportado em ventilação mecânica.

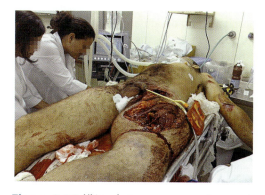

Figura 3.17 Vítima de trauma grave com hemorragia significativa.

A utilização da medida de pressão arterial não invasiva como parâmetro hemodinâmico em ambiente pré-hospitalar apresenta uma série de dificuldades inerentes ao procedimento, o que a torna não essencial nessa avaliação inicial. Desse modo, servem como indicadores da situação hemodinâmica do paciente vítima de trauma:

- Existência de características do pulso radial, femoral ou carotídeo
- Oximetria de pulso
- Enchimento capilar.

A manifestação inicial do choque hemorrágico é a taquicardia, e a hipotensão ocorre no estágio avançado de choque, em que as reservas fisiológicas e os mecanismos de compensação já estão exauridos.

A correlação entre a presença de pulso periférico palpável e o valor médio da pressão arterial sistólica é a seguinte:

- Pulso radial palpável → pressão arterial sistólica > 90 mmHg
- Pulso femoral palpável → pressão arterial sistólica > 60 mmHg
- Pulso carotídeo palpável → pressão arterial sistólica > 40 mmHg.

Durante muitos anos, considerou-se a necessidade de acesso venoso e reposição volêmica rápida como uma regra de ouro no atendimento a vítimas de trauma, sendo até considerada uma prática ruim o encaminhamento de pacientes ao hospital sem o devido acesso venoso. Entretanto, nos últimos anos, os efeitos deletérios da reposição volêmica intempestiva sobre o estado de coagulação do paciente e o aumento de tempo na cena em função da busca de acesso venoso e sua relação com aumento da mortalidade foram amplamente comprovados e demonstrados na literatura, reafirmando o conceito de hipotensão ressuscitativa para vítimas de trauma penetrante ou contuso, inclusive associados a TCE. Dessa maneira, atualmente as recomendações com relação a acesso venoso e reposição volêmica são:

- Pacientes com pulso radial palpável *não* necessitam de reposição volêmica. Caso se opte pelo acesso venoso, o mesmo deverá ser mantido apenas para manutenção e administração de medicação
- Pacientes com pulso radial impalpável devem ter um acesso calibroso, preferencialmente em membros superiores, para posterior reposição volêmica. Ainda assim, este acesso deverá ser tentado já no caminho do hospital, e, em *hipótese alguma*, a busca de acesso venoso *poderá retardar o encaminhamento do paciente o mais rápido possível ao hospital* de referência. As exceções se referem a pacientes presos em ferragens, com tempo de retirada prolongado ou vítimas em áreas remotas que necessitam de remoção por transporte aeromédico e com tempo prolongado
- O volume a ser corrigido deve ser titulado em bólus de 250 a 500 mℓ de solução fisiológica (SF) 0,9% ou solução de Ringer simples até o aparecimento do pulso radial
- Se disponíveis, deve-se dar preferência a líquidos aquecidos
- Jugular interna e veia subclávia não são acessos de emergência e não devem ser utilizadas no paciente traumatizado pelo risco de complicações adicionais e tempo despendido
- O acesso intraósseo é uma opção extremamente eficiente quando utilizado de maneira correta e com treinamento adequado das equipes. Apresenta bom fluxo de qualquer tipo de líquido, e sua aplicação é muito rápida na mão de equipes treinadas (Figura 3.18)
- Em pacientes com estigmas de trauma torácico cuja deterioração hemodinâmica ocorre sem causas tratáveis evidentes, deve-se suspeitar de tamponamento cardíaco traumático, e a punção pericárdica deve ser realizada imediatamente
- A dissecção venosa também é uma opção em situações em que as outras alternativas não estão disponíveis e o fator tempo não está sendo considerado, como, por exemplo, em vítimas presas em ferragens ou soterramento
- Não se deve utilizar fármacos vasoativos na fase aguda de reanimação do paciente traumatizado. O caminho da estabilização é volume → hospital.

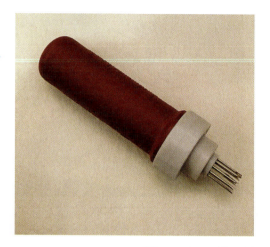 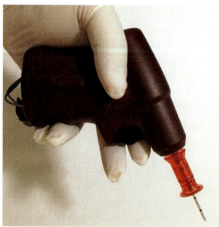

Figura 3.18 Dispositivos de punção intraóssea.

Avaliação do status neurológico – D

O suporte neurológico da vítima de trauma no ambiente pré-hospitalar se resume a avaliação do nível de consciência (AVDN [alerta, verbal, dor e nenhuma]) e escala de coma de Glasgow (ECG), avaliação do tamanho e da resposta fotomotora das pupilas, presença de deformidades na região da coluna vertebral e identificação de déficits sensitivos ou motores. Embora esse exame completo seja realizado na avaliação secundária, alguns sinais de déficits motores ou sensitivos já podem ser identificados na avaliação primária.

Fisiologicamente, a pressão de perfusão cerebral (PPC) será resultado da diferença entre a pressão arterial média (PAM) e a PIC (PPC = PAM – PIC. Além disso, o aporte de oxigênio é fundamental para a manutenção das células nervosas. Desse modo, fica evidente que a hipotensão e a hipoxia são fatores que pioram muito o prognóstico do paciente no caso de um TCE, e estão presentes quando as medidas necessárias não foram adequadamente realizadas nas fases iniciais de avaliação/tratamento. Portanto, pode-se inferir que a melhor maneira de obter avaliação e reanimação adequadas no "D" é garantir as etapas anteriores, ou seja, via aérea adequada, boa ventilação e boa perfusão.

Durante muitos anos utilizaram-se, de modo liberal, hiperventilação e solução de manitol como procedimentos iniciais na vigência de um TCE. Atualmente, porém, as recomendações referentes a eles se resumem a:

▸ Não há evidências que suportem o uso da hiperventilação com base em redução de mortalidade e melhora de resultados (Cochrane). Além disso, há o risco de causar redução no FSC (fluxo sanguíneo cerebral). Por isso, deve ser usada criteriosamente *somente* após avaliação neurocirúrgica
▸ Evidências suportam o uso do manitol para redução da PIC em ambiente intra-hospitalar, mas deve também ser usado somente após avaliação neurocirúrgica e exclusão de outras lesões, sob risco de agravamento das mesmas.

Portanto, não há qualquer recomendação ou evidência de benefício do uso desses procedimentos em ambiente pré-hospitalar.

Avaliação da exposição – E

Embora considerada bem menos complexa do que as etapas anteriores, a avaliação do paciente com a exposição do mesmo também necessita de alguns cuidados e procedimentos que comumente são negligenciados e podem causar efeitos importantes sobre a vítima.

Exposição completa da vítima

Apesar de essencial na avaliação completa da vítima, deve ser considerada com bastante critério a necessidade de despir completamente o paciente no local do acidente, pois, além de causar constrangimento e exposição desnecessários, pode haver perda de tempo.

Prevenção da hipotermia

Havendo necessidade de exposição completa, devem-se tomar os cuidados necessários para evitar a piora do quadro de hipotermia, utilizando-se cobertores ou mantas térmicas para cobrir o paciente após a avaliação e, se disponíveis, soluções aquecidas intravenosas com esse objetivo. É importante lembrar que a hipotermia é um dos fatores da tríade letal do trauma, e o seu estabelecimento tem grande repercussão sobre a coagulação da vítima, piorando o sangramento e o prognóstico.

Lesões despercebidas

De acordo com o mecanismo de trauma envolvido, o exame deve ser criterioso, especialmente na região do dorso, para que lesões potencialmente graves não passem despercebidas.

Movimentação em bloco

Durante todo o exame de vítimas com suspeita de lesões raquimedulares, as mesmas devem ser movimentadas com cuidado, preferencialmente em bloco, com ajuda de várias pessoas. Esse exame deve ser completo, mas não pode comprometer o tempo na cena, conforme já evidenciado anteriormente (Figura 3.19).

EXAME SECUNDÁRIO E HISTÓRIA "AMPLA"

O exame completo da vítima e a história na complementação de informações devem ser feitos de forma sistemática. Entretanto, o momento e a maneira de realizá-los devem ser compatíveis com a gravidade do caso. Nos pacientes vítimas de traumas graves, o tempo na cena é fator diretamente

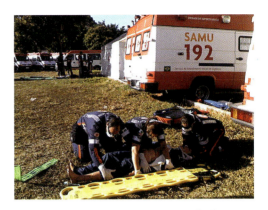

Figura 3.19 Movimento em bloco da vítima.

relacionado com a mortalidade e as taxas de sobrevida. Logo, na presença de lesões graves identificadas na avaliação primária, o paciente deve ser rapidamente encaminhado ao hospital após a adoção dos procedimentos essenciais, e o exame secundário e a história completa podem ser efetivados durante o transporte. Caso não seja possível completá-los durante o transporte, essa informação deverá ser repassada à equipe de trauma hospitalar na passagem do caso.

Com relação à imobilização de fraturas em vítimas de trauma, o tempo deve ser considerado no manejo dessas lesões. Em casos de menor gravidade, as mesmas devem ser conduzidas de maneira a garantir imobilização e analgesia adequadas.

Em pacientes graves, deve-se mobilizar as lesões com cuidado, sem, porém, perder tempo com isso. Elas devem ser alinhadas, se possível, e fixadas junto ao paciente na prancha longa. Pode-se proceder a imobilização dentro da ambulância, já a caminho do hospital.

Fraturas de fêmur e bacia devem ser imobilizadas (Figura 3.20), desde que haja material e treinamento adequados, ou seja, extensores e imobilizadores pélvicos. A utilização de materiais improvisados e a realização por pessoal não treinado não traz nenhuma evidência de benefício ou redução na morbimortalidade, além de aumentar o tempo na cena e piorar o prognóstico

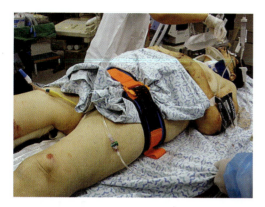

Figura 3.20 Utilização de imobilizador pélvico para vítima de fratura de bacia.

do paciente grave. Nesses casos, a mobilização cuidadosa e a imobilização em prancha longa são as melhores opções.

TRANSPORTE DO PACIENTE

Outro fator de controvérsia na literatura diz respeito ao melhor tipo de transporte para o paciente traumatizado, especialmente o grave, comparando-se o custo/benefício entre o transporte aéreo e o terrestre (Figura 3.21). Não há nenhum trabalho conclusivo sobre a superioridade de um transporte sobre o outro no aumento da sobrevida dos pacientes.

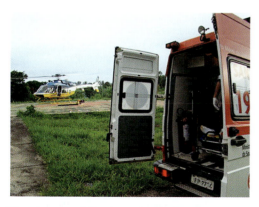

Figura 3.21 Utilização combinada de transporte aéreo e terrestre.

Com relação aos riscos, as evidências são óbvias sobre o risco de acidente aumentado na modalidade de transporte aeromédica, mas somente quando realizada à noite ou em condições meteorológicas desfavoráveis.

▶ Vantagens do transporte aeromédico:
- Equipe e material de suporte avançado na maioria das configurações
- Diminuição do tempo da cena ao hospital
- Acesso a locais difíceis
- Independência da malha viária para acesso

▶ Desvantagens do transporte aeromédico:
- Risco aumentado de acidentes fatais (à noite e em condições meteorológicas desfavoráveis)
- Disponibilidade variável (manutenções corretivas e preventivas)
- Tempo em cena variável (logística para pouso)
- Dependência de condições meteorológicas e locais de pouso
- Custo relativo elevado.

Desse modo, as principais evidências mostram que a utilização do transporte aeromédico pode ser vantajosa se empregada dentro de padrões cujos critérios de acionamento contemplem o tipo de paciente a ser transportado, a rede de assistência local, especialmente a localização dos centros de trauma, as condições geográficas do local e o tipo de recurso disponível na aeronave. Caso contrário, o transporte terrestre pode se mostrar mais eficiente e com melhores resultados na taxa de mortalidade das vítimas.

REFERÊNCIAS BIBLIOGRÁFICAS

1. Centers for Disease Control and Prevention (CDC). Guidelines for field triage of injured patients. Atlanta: CDC; 2011.
2. Chiara O, Cimbanassi S. Protocolo para atendimento intra-hospitalar do trauma grave. Rio de Janeiro: Elsevier; 2009.
3. Sunde GA, Vikenes B, Strandenes G et al. Freeze dried plasma and fresh red blood cells for civilian prehospital hemorrhagic shock resuscitation. J Trauma Acute Care Surg. 2015; 78(6 Suppl 1):S26-30.

4. Watts S, Nordmann G, Brohi K et al. Evaluation of prehospital blood products to attenuate acute coagulopathy of trauma in a model of severe injury and shock in anesthetized pigs. Shock. 2015; 44(Suppl 1):138-48.
5. Holcomb JB, Donathan DP, Cotton BA et al. Prehospital transfusion of plasma and red blood cells in trauma patients. Prehosp Emerg Care. 2015; 19(1):1-9.
6. Band RA, Salhi RA. Severity-adjusted mortality in trauma patients transported by police. Ann Emerg Med. 2014; 63:608-14.
7. Liberman M, Mulder D, Sampalis J. Advanced or basic life support for trauma: meta-analysis and critical review of the literature. J Trauma. 2000; 49(4):584-99.
8. National Association of EMS Physicians and American College of Surgeons Committee on Trauma. EMS spinal precautions and the use of the long backboard. Prehospital Emergency Care. 2013; 17:392-3.

BIBLIOGRAFIA CONSULTADA

Baker CC, Oppenheimer L, Stephens B et al. Epidemiology of trauma deaths. Am J Surg. 1980; 140:144-50.

Bledsoe BE, Wesley AK, Eckstein M et al. Helicopter scene transport of trauma patients with nonlife-threatening injuries: a meta-analysis. J Trauma. 2006; 60(6):1257-65.

Bochicchio GV, Ilahi O, Joshi M et al. Endotracheal intubation in the field does not improve outcome in trauma patients who present without an acutely lethal traumatic brain injury. J Trauma. 2003; 54:307-11.

Brasil. Ministério da Saúde (MS). Portaria nº 1.365, de 8 de julho de 2013.

Brathwaite CE, Rosko M, McDowell R et al. A critical analysis of on-scene helicopter transport on survival in a statewide trauma system. J Trauma. 1998; 45:140-6.

Cunningham P, Rutledge R, Baker CC et al. A comparison of the association of helicopter and ground ambulance transport with the outcome of injury in trauma patients transported from the scene. J Trauma. 1997; 43:940-6.

Duke MD, Guidry C, Guice J et al. Restrictive fluid resuscitation in combination with damage control resuscitation: time for adaptation. J Trauma Acute Care Surg. 2012; 73:674-8.

Gabbe BJ, Biostat GD, Lecky FE et al. The effect of an organized trauma system on mortality in major trauma involving serious head injury: a comparison of the United Kingdom and Victoria, Australia. Ann Surg. 2011; 253(1):138-43.

Gerritse BM, Scheffer GJ, Draaisma JMT. Prehospital intraosseus access with the bone injection gun by a helicopter-transported emergency medical team. J Trauma. 2009; 66(6):1739-41.

Haut ER, Kalish BT, Cotton BA et al. Prehospital intravenous fluid administration is associated with higher mortality in trauma patients: a National Trauma Data Bank Analysis. Ann Surg. 253:371-7.

Henry JA, Reingold AL. Prehospital trauma systems reduce mortality in developing countries: a systematic review and meta-analysis. San Francisco, California. J Trauma Acute Care Surg. 2012; 73:261-Y268.

Huber-Wagner S, Lefering R, Qvick M et al. Working Group on Polytrauma of the German Trauma Society (DGU). Outcome in 757 severely injured patients with traumatic cardiorespiratory arrest. Resuscitation. 2007; 75:276-85.

Krausz MM, Bar-Ziv M, Rabinovici R et al. "Scoop and Run" or stabilize hemorrhagic shock with normal saline or small-volume hypertonic saline? J Trauma Acute Care Surg. 1992; 33:6-10.

McManus J, Yershov AL, Ludwig D et al. Radial pulse character relationships to systolic blood pressure and trauma outcomes. Prehosp Emerg Care. 2005; 9:423-8.

Morrison CA, Carrick MM, Norman MA et al. Hypotensive resuscitation strategy reduces transfusion requirements and severe postoperative coagulopathy in trauma patients with hemorrhagic shock: preliminary results of a randomized controlled trial. J Trauma. 2011; 70:652-63.

NAMET. PHTLS trauma first response. St. Louis, MO: Mosby/JEMS; 2011.

Olson CJ, Brand D, Mullins RJ et al. Time to death of hospitalized injured patients as a measure of quality of care. J Trauma. 2003; 55(1):45-52.

Orlowski JP, Porembka DT, Gallagher JM et al. Comparison study of intraosseous, central intravenous and peripheral intravenous infusions of emergency drugs. Am J Dis Child. 1990; 144:112-7.

Pang JM, Civil I, Ng A et al. Is the trimodal pattern of death after trauma a dated concept in the 21st century? Trauma deaths in Auckland 2004. Injury. 2008; 3(9):102-6.

Ringburg AN, Polinder S, Meulman TJ et al. Cost-effectiveness and quality-of-life analysis of physician-staffed helicopter emergency medical services. Br J Surg. 2009; 96(11):1365-70.

Sauaia A, Moore FA, Moore EE et al. Epidemiology of trauma deaths: a reassessment. J Trauma. 1995; 38:185-93.

Seamon MJ, Fisher CA, Gaughan J et al. Prehospital procedures before emergency department thoracotomy: "Scoop and Run" saves lives. J Trauma Acute Care Surg. 2007; 63:113-20.

Shafi S, Gentilello L. Prehospital endotracheal intubation and positive pressure ventilation is associated with hypotension and decreased survival in hypovolemic trauma patients: an analysis of the National Trauma Data Bank. J Trauma. 2005; 1140-47.

Smith RM, Conn AKT. Prehospital care scoop and run or stay and play? Injury. 2009; 40(Suppl 4):S23-6.

Sociedade Brasileira de Atendimento Integrado ao Traumatizado. Projeto de Atenção Nacional ao Trauma; 2014.

Stiell IG, Nesbitt LP, Pickett W et al. The OPALS major trauma study: impact of advanced life-support on survival and morbidity. CMAJ. 2008; 178(9):1141-52.

Stiell IG, Wells GA, Field B et al. Ontario Prehospital Advanced Life Support Study Group. Advanced cardiac life support in out-of-hospital cardiac arrest. N Engl J Med. 2004; 351(7):647-56.

Stockinger ZT, McSwain NE. Prehospital endotracheal intubation for trauma does not improve survival over bag-valve-mask ventilation. J Trauma. 2004; 56: 531-6.

Trunkey DD. Trauma. Accidental and intentional injuries account for more years of life lost in the U.S. than cancer and heart disease. Among the prescribed remedies are improved preventive efforts, speedier surgery and further research. Sci Am. 1983; 249(2):28-35.

Twijnstra MJ, Moons KG, Simmermacher RK et al. Regional trauma system reduces mortality and changes admission rates: a before and after study. Ann Surg. 2010; 251(2):339-43.

van der Velden MW, Ringburg AN, Bergs EA et al. Prehospital interventions: time wasted or time saved? An observational cohort study of management in initial trauma care. Emerg Med J. 2008; 25(7):444-9.

Voigt J, Waltzman M, Lottenberg L. Intraosseous vascular access for in-hospital emergency use: a systematic clinical review of the literature and analysis. Pediatr Emerg Care. 2012; 28(2):185-99.

Waisman M, Waisman D. Bone marrow infusion in adults. J Trauma. 1997; 42:288-93.

Wang HE, Peitzman AB, Cassidy LD et al. Out-of-hospital endotracheal intuabtion and outcome after traumatic brain injury, Ann Emerg Med. 2004; 44:439-50.

4 Atendimento Inicial ao Politraumatizado

Fernando Nunes Furlan
Marcelo A.F. Ribeiro Jr.
Rodrigo Gonçalves de Oliveira

INTRODUÇÃO

A vítima de um trauma grave requer rápido atendimento voltado às lesões que podem comprometer a vida, com prevenção de agravamentos. Para que essa abordagem seja realizada minimizando falhas e com foco nas lesões de acordo com sua gravidade, foi instituída a padronização do atendimento ao politraumatizado. Ela se baseou na distribuição trimodal das mortes decorrentes de traumas, conforme o tempo transcorrido do acidente, e em lesões potencialmente fatais, buscando controlar primeiramente as lesões com maior potencial fatal em menor tempo.

A sistematização descrita pelo Comitê de Trauma do American College of Surgeons (ACS), conhecida como Advanced Trauma Life Support (ATLS®), passou a nortear o atendimento intra-hospitalar de vítimas de trauma grave com o objetivo de diminuir as mortes violentas e evitar agravamento de lesões já instaladas.[1,2]

FASE INTRA-HOSPITALAR DO ATENDIMENTO AO POLITRAUMATIZADO

A preparação antecipada do ambiente que receberá a vítima de trauma é essencial para um atendimento melhor. Planejar as funções dos membros da equipe; checar os materiais, certificando-se de que estejam funcionando; e proporcionar o local adequado para reanimação são obrigação da equipe médica e determinantes para o sucesso do atendimento. Materiais para controle de vias aéreas, como laringoscópio (pilhas, lâmpadas) e tubos (*cuff*), devem ser checados e estar disponíveis para utilização imediata. Soluções de reposição volêmica cristaloides devem estar aquecidas e acessíveis, e monitores devem ser previamente checados e carregados. Caso haja necessidade da utilização de fármacos para reanimação, estes devem estar disponíveis e adequadamente armazenados. Além disso, a revisão periódica e sistemática dos aparelhos reduz a chance de falhas no momento do uso.

A segurança da equipe não é menos importante que a do paciente; portanto, materiais de proteção individual (máscara, óculos, luvas, aventais, perneiras) devem estar à disposição para todos os membros da equipe que entrarão em contato com o paciente atendido.[3-5]

AVALIAÇÃO PRIMÁRIA

As prioridades no atendimento do paciente com lesões graves seguem uma sequência lógica com controle imediato das funções vitais e, posteriormente, uma avaliação secundária minuciosa para tratamento definitivo. Conforme o ATLS®, a sistematização do tratamento é hoje conhecida e difundida como "ABCDE" dos cuidados ao paciente politraumatizado, identificando as lesões que implicam maior probabilidade de morte e estabelecendo simultaneamente o tratamento dessas condições (Figura 4.1).

Avaliação das vias aérea e controle da coluna cervical

A avaliação das vias aéreas quanto à presença de obstrução ou não deve ser a primeira providência a ser tomada. Ela tem de ser realizada de maneira rápida, para identificar algum sinal de obstrução secundário a fraturas ou corpos estranhos, como dentes, próteses, ossos ou sangue. A queda da base da língua pode causar, em pacientes inconscientes, dificuldade da passagem de ar ou obstrução das vias aéreas; por isso, são recomendadas as manobras de elevação do mento (*chin lift*) ou de tração da mandíbula (*jaw thrust*), a fim de tornar pérvia a passagem do ar. Toda manobra de desobstrução e avaliação das vias aéreas deve ser realizada com a imobilização da coluna cervical, mantendo a cabeça e o pescoço alinhados e não realizando movimentação ou hiperextensão da coluna, para que não se desenvolvam lesões ainda não identificadas provenientes de instabilidade da coluna. Para isso, um membro da equipe deve ser responsável pela imobilização manual da cabeça do paciente ou pela colocação do colar cervical rígido caso o indivíduo não chegue com o dispositivo já colocado. O colar pode ser retirado em caso de necessidade, desde que algum membro da equipe volte a imobilizar manualmente a coluna do paciente.

A comunicação com o doente com expressões verbais praticamente exclui a possibilidade de obstrução de vias aéreas; porém, a redução do nível de consciência e a impossibilidade da avaliação verbal do paciente tornam imprescindível uma avaliação rápida dessa etapa do atendimento.

Os dispositivos para imobilização da coluna cervical devem ser mantidos até que se exclua qualquer lesão da coluna ou da medula. Todo

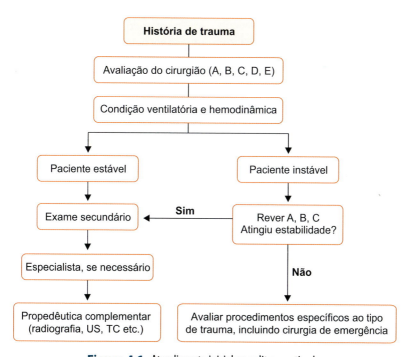

Figura 4.1 Atendimento inicial ao politraumatizado.

US: ultrassonografia; TC: tomografia computadorizada.

doente deve ser tratado como portador de lesão de coluna cervical, principalmente na impossibilidade de comunicação, até que se exclua a hipótese de lesões, seja por exame físico ou por exames de imagem.

Deve-se destacar que, mesmo com a identificação de vias aéreas sem obstruções, *todos* os pacientes vítimas de trauma devem receber oxigênio em máscara com reservatório, com fluxo de 12 a 15 ℓ/min.[1,4]

Ventilação e respiração

Apesar da permeabilidade das vias aéreas, a ventilação necessária para a adequada troca gasosa ainda não está garantida. Para que isso ocorra, são necessárias a oxigenação apropriada e a eliminação de dióxido de carbono por meio da respiração.

Para avaliação da respiração e ventilação, deve-se expor completamente o tórax de modo a verificar movimentos respiratórios simétricos. A inspeção visual e a palpação podem identificar lesões que comprometam a expansibilidade torácica adequada. A ausculta deve ser realizada a fim de identificar presença ou não de fluxo respiratório em ambos os pulmões. A percussão pode identificar sangramento em caso de macicez, ou pneumotórax em caso de hipertimpanismo; porém, não é fidedigna em um ambiente de reanimação, que pode estar circundado de muitos ruídos, atrapalhando a identificação desses sinais. A ultrassonografia utilizada na sala de emergência demonstrou ser uma arma diagnóstica importante na identificação das lesões torácicas, com boa acurácia e rápida realização (pelo próprio médico emergencista desde que devidamente treinado para tanto). A identificação da linha que representa a pleura com o deslizamento entre a pleura visceral e parietal na altura do 4º/5º espaço intercostal praticamente exclui a existência de pneumotórax. A presença de ar no espaço pleural sem alteração na passagem do som forma o "sinal da estratosfera", sendo, portanto, diagnosticado o pneumotórax.

Algumas lesões podem comprometer de imediato a ventilação e devem ser tratadas tão logo sejam reconhecidas. Dentre elas, estão: pneumotórax hipertensivo, tórax instável, hemotórax maciço e pneumotórax aberto.

No *pneumotórax hipertensivo*, o ar entra na cavidade pleural com uma única direção, sem retorno ao ambiente, como em uma válvula unidirecional. Essa condição leva ao colapso pulmonar no lado da lesão por compressão do parênquima. Associado a isso, a pressão intratorácica causa o deslocamento do mediastino contralateralmente ao pneumotórax, provocando a redução do retorno venoso por deslocamento dos vasos da base. Esse desvio ocorre também com a árvore respiratória, levando ao desvio da traqueia. Com isso, no exame físico, identificam-se turgência jugular, desvio da traqueia, hipertimpanismo torácico, instabilidade hemodinâmica e diminuição/ausência de murmúrios vesiculares no hemitórax afetado. O tratamento deve ser realizado com punção torácica com jelco 14 no segundo espaço intercostal, na linha hemiclavicular do lado afetado, revertendo, assim, o quadro emergencial em que se encontra o paciente, seguido de drenagem torácica convencional.

Define-se *tórax instável* como a ocorrência de duas ou mais fraturas de arcos costais, em pontos diferentes em uma mesma costela, em pelo menos duas costelas consecutivas. Essa lesão forma um retalho sem continuidade com os arcos costais. Por se tratar de um trauma de alto impacto, causa dor de forte intensidade, levando o paciente a apresentar dificuldade na inspiração e, consequentemente, insuficiência respiratória. Além do diagnóstico radiológico para identificação das fraturas, a presença de respiração paradoxal pode ajudar no diagnóstico. O tratamento se baseia na analgesia, com melhora da movimentação torácica e, portanto, da oxigenação. Dependendo da gravidade do trauma, assim como das condições da vítima, podem ser necessárias a sedação e a instituição de uma via aérea definitiva, a fim de ofertar adequadas concentrações de oxigênio, considerando-se o alto risco de contusão pulmonar nesses casos.

O *hemotórax maciço* ocorre quando um volume maior ou igual a 1.500 ml de sangue se acumula na cavidade pleural após um trauma torácico. Apresenta-se clinicamente com: choque hipovolêmico; dispneia por compressão do parênquima pulmonar devido ao volume sanguíneo, ocupando a cavidade pleural; macicez à percussão torácica; e diminuição/ausência de murmúrios vesiculares. O tratamento baseia-se na drenagem de tórax e posterior toracotomia para identificação e controle do foco de sangramento.

O *pneumotórax aberto* ocorre quando há uma lesão na parede torácica com diâmetro superior a 2/3 do diâmetro da traqueia. Essa condição faz com que o trajeto de menos resistência para entrada do ar na cavidade torácica ocorra pela lesão, levando a um colapso pulmonar. O tratamento imediato se dá pela colocação de um curativo de três pontas: colocando um curativo quadrado com a fixação de três dos seus quatro lados, ele funciona como válvula unidirecional, eliminando o ar da cavidade pleural por aumento da pressão torácica durante a expiração, e impedindo a entrada de ar durante a inspiração por colabamento do curativo devido à diminuição da pressão na cavidade torácica na inspiração. Em um segundo momento, realiza-se o tratamento definitivo com fechamento cirúrgico da lesão e drenagem adequada do hemitórax comprometido. Tal drenagem nunca deve ser realizada se utilizando da lesão da parede.[2]

Circulação e controle de hemorragias

O sangramento maciço e o choque hipovolêmico após um trauma são algumas das principais causas de morte evitável. Toda vítima de trauma grave com sinais de instabilidade hemodinâmica deve ser considerada de etiologia hipovolêmica até que se prove que não há perdas sanguíneas. A realização de exame físico rápido e preciso auxilia na identificação de sinais indiretos de perda sanguínea. Com a diminuição do volume sanguíneo intravascular, ocorre hipoperfusão tecidual (o cérebro é uma das partes afetadas), levando a diminuição do nível de consciência. Além disso, para manter o débito cardíaco adequado, ocorre vasoconstrição periférica, que, associada a um baixo fluxo sanguíneo, torna a pele pálida e esbranquiçada, podendo ser um sinal indireto e não específico de hipovolemia. A avaliação de um pulso central (femoral ou carotídeo) é uma medida rápida e fácil. Deve ser realizada bilateralmente, para identificação de regularidade, simetria, amplitude e frequência. Caso seja identificado algum sangramento para o meio externo, a compressão local temporária controla a perda sanguínea até tratamento definitivo com ligaduras, pinças hemostáticas ou procedimentos cirúrgicos.

A identificação de hemorragias intracavitárias pode ser necessária neste momento do exame físico caso não ache o foco da perda sanguínea. Em pacientes estáveis hemodinamicamente, ou seja, sem sinais de choque hipovolêmico (como diminuição da pressão arterial, taquicardia, pulsos de baixa amplitude e má perfusão periférica), a tomografia computadorizada é o melhor método para identificação de lesões intracavitárias devido à sua melhor acurácia. No caso de pacientes instáveis, a ultrassonografia na sala de emergência (FAST), quando disponível, ou o lavado peritoneal diagnóstico (LPD) podem ser realizados a fim de identificar a presença líquido livre na cavidade.

Deve-se considerar que, frente a um paciente em choque sem causas externas óbvias, como lesões arteriais com sangramento ativo, por exemplo, deve-se, inicialmente, pensar em cinco possibilidades a fim de nortear o raciocínio clínico: quantidade de sangue perdida na cena (obter informações com o pessoal do pré-hospitalar ou populares), trauma torácico, abdominal, trauma pélvico ou de ossos longos. A identificação de sangramento deve ser tratada com reposição volêmica de acordo com a estimativa de sangue perdido. Um diagnóstico diferencial ocorre no tamponamento cardíaco, em que, após um trauma, ocorre enchimento do espaço pericárdico com sangue, levando a restrição do enchimento das câmaras cardíacas devido à diminuição do retorno venoso e, portanto, diminuição da pré-carga. Apresenta-se com hipotensão arterial, pletora facial, estase jugular e pulso paradoxal de Kussmaul (diminuição da amplitude de pulso durante uma inspiração profunda). Os sinais clínicos característicos são denominados tríade de Becker, caracterizada por abafamento de bulhas cardíacas, hipotensão arterial e estase jugular. O diagnóstico é feito com FAST, identificando líquido no pericárdio. O tratamento temporário se dá com o esvaziamento do sangue por meio de punção do saco pericárdico guiada preferencialmente por ultrassonografia, ou com a realização de uma janela pericárdica com melhora dos sintomas e recuperação hemodinâmica. Caso necessário, o tratamento definitivo se faz com toracotomia e controle da lesão identificada. Outros diagnósticos diferenciais, como hemotórax maciço e pneumotórax hipertensivo, já foram anteriormente descritos e devem ser considerados no caso de vítimas em choque sem perdas aparentes. Outra causa de choque menos comum é o choque neurogênico, que se caracteriza pela presença de trauma cranioencefálico e sinais de bradicardia e hipotensão arterial.[6,7]

Avaliação neurológica

A avaliação neurológica é realizada de maneira rápida, com análise das respostas verbal, motora e da abertura ocular do paciente, de acordo com a escala de coma de Glasgow (ver Capítulo 2, Tabela 2.1).

Associados à escala, o tamanho das pupilas e sua reação à exposição ao feixe de luz, os sinais de lateralização e as possíveis lesões da coluna vertebral devem ser avaliados rapidamente e registrados em prontuário. A ocorrência de alterações no exame neurológico implica obrigatoriamente a avaliação neurológica da vítima.

Exposição e controle do ambiente

Nessa etapa, deve-se despir totalmente o paciente para avaliação de toda a superfície corporal e para que nenhuma lesão passe despercebida. Em indivíduos com suspeitas de traumas em qualquer segmento da coluna ou sem a adequada exclusão de possíveis lesões no local, a rotação deve ocorrer em bloco, de maneira cuidadosa, a fim de evitar lesões iatrogênicas ou agravamentos intra-hospitalares de lesões raquimedulares. A rotação em bloco ocorre com o auxílio de pelo menos três pessoas. Uma é responsável por estabilizar a coluna cervical, imobilizando a cabeça do paciente e realizando a rotação simultânea ao corpo; as outras realizam a rotação do corpo, mantendo toda a coluna alinhada.

Após avaliação, o paciente deve ser mantido aquecido e com cobertores ou mantas térmicas, podendo ter auxílio de fluidos aquecidos. Deve também ser mantido em ambiente adequado e seguro.

REANIMAÇÃO

Durante a avaliação inicial da vítima de trauma, a identificação e a pronta correção de lesões potencialmente fatais são essenciais para a manutenção da vida. Essas manobras são denominadas manobras de reanimação e seguem a sequência do atendimento preconizado pelo ATLS®.[2]

Vias aéreas

A proteção das vias aéreas deverá ser realizada se houver identificação de lesão ou incapacidade de o doente manter reflexos de deglutição. Podem ser utilizadas medidas temporárias, como tubos orofaríngeos ou elevação da mandíbula e tração do mento; ou até mesmo vias aéreas definitivas, como intubação orotraqueal (IOT), ou uma via aérea cirúrgica por meio de cricotireoidostomia caso a via definitiva não cirúrgica não seja possível.[1,2]

Ventilação, respiração, oxigenação

Situações que comprometam a ventilação devem ser corrigidas, como no caso do pneumotórax hipertensivo, em que a descompressão torácica deve ser imediatamente realizada quando identificada.

Toda vítima de trauma deve receber oxigenoterapia suplementar. Caso não haja necessidade de realizar IOT, deve-se utilizar máscara de oxigênio com reservatório que garanta oxigenação máxima, com volume de 12 a 15 ℓ/min. A utilização de monitores como oximetria de pulso auxilia nesta fase. Pacientes com indicação de drenagem torácica devem ser tratados assim que identificados por meio da inserção de dreno no 5º espaço intercostal, na linha axilar anterior, com posterior confirmação da posição do dreno com a realização de radiografia de tórax.[1,2]

Circulação e controle de hemorragias

O principal objetivo é o controle do foco primário de sangramento. A reposição de fluidos intravasculares é importante por permitir a perfusão mínima de órgãos vitais como cérebro, coração e dos rins. Essa reposição deve ser realizada o mais precocemente possível; portanto, preconiza-se a aquisição de dois acessos venosos calibrosos, uma vez que a velocidade de infusão de fluidos é diretamente proporcional ao calibre dos cateteres venosos. A reposição deve ser iniciada com a utilização de fluidos cristaloides e pode ser realizada com hemoderivados para melhor resultado, até que haja estabilização hemodinâmica do paciente e controle do foco de sangramento. Deve-se realizar a infusão de 1.000 mℓ de solução cristaloide (p. ex., soro fisiológico a 0,9% ou, preferencialmente, lactato de Ringer, conforme disponibilidade). A necessidade de volumes maiores deve alertar para a reposição de hemoderivados. A reposição não substitui o controle do foco primário de sangramento, mas deve ser realizada a fim de garantir mínima perfusão tecidual aos órgãos vitais.

O conceito de pressão mínima para perfusão tecidual (hipotensão permissiva) se torna cada vez mais importante na vida prática. Com a pressão mínima em vigor, um coágulo pode se formar e temporariamente cessar o sangramento ou diminuí-lo. Com o aumento da pressão arterial, no entanto, este coágulo pode se desprender e reiniciar o sangramento. Portanto, a hipotensão permissiva, ou seja, pressão mínima para perfusão tecidual após reposição volêmica (sem que necessariamente este paciente se torne normotenso na sala de emergência antes do controle total do foco de sangramento), já é considerada na vida prática do cirurgião do trauma a fim de diminuir as perdas sanguíneas, bem como prevenir a coagulopatia pós-trauma. Aceitam-se valores entre 70 e 80 mmHg de pressão sistólica com objetivo de otimizar o estado neurológico, exceto em pacientes portadores de lesão cerebral traumática, em que a meta deve ser de pressão arterial sistólica > 90 mmHg.[1,6,7]

MEDIDAS AUXILIARES

Para melhor avaliação dos pacientes politraumatizados, monitoramentos diversos podem auxiliar na identificação de agravos ou sinais de melhora.[2]

Monitoramento eletrocardiográfico

Toda vítima de trauma deve ser monitorada para que sejam identificadas possíveis arritmias e suas causas. A atividade elétrica sem pulso tem causas definidas e, no trauma, pode ocorrer por hipovolemia, tamponamento cardíaco e pneumotórax hipertensivo. Alterações do segmento ST, extrassístoles e fibrilação atrial podem ser consequências de trauma cardíaco. Vítimas de queimadura por corrente elétrica podem ter alterações do ritmo cardíaco.

Sondas urinárias e gástricas

A passagem de sonda urinária auxilia na determinação do débito urinário, que é um indicador sensível de volemia e perfusão renal; é considerado adequado o volume de 0,5 a 1 mℓ/kg/h para o adulto. No entanto, está contraindicada nas suspeitas de lesão uretral (sangue no meato uretral, equimose perineal, deslocamento da próstata, sangue em escroto, fratura pélvica).

A sonda gástrica pode ser útil na descompressão gástrica, diminuindo o risco de aspiração. A presença de sangue no aspirado gástrico pode sinalizar lesões do trato digestivo alto ou apenas a deglutição de sangue ou trauma na introdução da sonda. Nos casos em que houver suspeita de fratura da base do crânio, a sonda deve ser inserida por via orogástrica.

Outros monitoramentos

Frequência respiratória e gasometria arterial devem ser utilizadas para avaliação da respiração e da perfusão tecidual. A oximetria de pulso pode auxiliar ao avaliar a saturação de oxigênio da hemoglobina por método colorimétrico.

RADIOGRAFIAS E PROCEDIMENTOS DIAGNÓSTICOS

As radiografias em anteropostetior (AP) do tórax e da pelve são mandatórias no paciente politraumatizado, pois podem identificar lesões torácicas que ameacem a vida, bem como fraturas de pelve que indiquem cirurgia e transfusões precoces.

O LPD e a FAST constituem métodos eficazes na identificação rápida de sangramentos ocultos intra-abdominais. O LPD somente deve ser realizado na indisponibilidade de FAST, por sua característica invasiva. O FAST é o exame mais indicado nessas situações por ser de fácil execução, não invasivo e sensível na identificação de líquido livre intra-abdominal.

AVALIAÇÃO SECUNDÁRIA

Esta etapa só deve ser iniciada depois de completada a avaliação primária e corrigidas todas as alterações que ameaçavam a vida do paciente. Consiste em um exame completo da vítima, com história clínica e exame físico minuciosos.[2,4]

História clínica

Deve-se realizar a identificação de comorbidades e fatores relacionados com o trauma. Para isso, a palavra AMPLA como sequência na avaliação se torna característica dessa etapa:

- A: alergias
- M: medicamentos de uso habitual
- P: passado médico/gravidez
- L: líquidos e alimentos ingeridos recentemente
- A: ambiente e eventos relacionados com o trauma.

Exame físico

Cabeça

No exame da cabeça, deve-se identificar contusões, lacerações e evidências de fraturas, além de alterações de acuidade visual, tamanho das pupilas, hemorragias de fundo de olho e conjuntiva, lesões penetrantes, lentes de contato, deslocamento do cristalino e encarceramento ocular.

Estruturas maxilofaciais

Se não estiverem causando obstrução das vias aéreas por hemorragia importante, só devem ser tratadas após completa estabilização do paciente. Fraturas do terço médio da face podem estar associadas a fratura da placa crivosa; nesse caso, deve-se evitar a sondagem nasogástrica e optar pela orogástrica devido ao risco de trajeto ascendente da sonda. É preciso ficar atento aos sinais clínicos de hematoma no processo mastoide (sinal de batalha), hematoma periorbitário (olho de guaxinim) e perda de sangue e/ou liquor pelo nariz ou ouvidos.

Coluna cervical e pescoço

Deve-se realizar inspeção, palpação e ausculta para identificar dor, desvios de traqueia e enfisema de subcutâneo, que podem ser sinais de fratura de traqueia ou laringe. Artérias carótidas devem ser palpadas e auscutadas para averiguar lesões penetrantes e seu possível trajeto para identificação de órgãos lesados.

Tórax

Inspeção visual pode identificar pneumotórax aberto, segmentos instáveis ou assimetria de expansão. A palpação deve incluir clavículas, esterno e costelas para identificação de fraturas. Dispneia, dor e hipoxia podem ser manifestações de lesões torácicas. A ausculta deve ser realizada nas bases e na face posterior para identificação de hemotórax, e na região anteroposterior para identificação de pneumotórax. A percussão pode diferenciar o pneumotórax do hemotórax. A ausculta cardíaca e o desvio de traqueia podem ser sinais de pneumotórax hipertensivo.

Abdome

As lesões abdominais devem ser tratadas de maneira agressiva. A propedêutica armada deve ser realizada imediatamente ao se identificarem hipotensão não explicada, alterações sensoriais e motoras pelo uso de álcool e drogas ilícitas e achados duvidosos do exame físico, a fim de não retardar o tratamento. O uso de US FAST e/ou LPD é imprescindível para o diagnóstico rápido de lesões abdominais. Em pacientes hemodinamicamente estáveis, a tomografia de abdome é o método de maior acurácia na identificação de lesões.

Períneo, reto e vagina

O toque retal e vaginal deve ser realizado para identificação de lacerações, perdas de sangue ou outras alterações locais. O toque retal ainda auxilia na identificação de fratura de bacia e deslocamento da próstata. O períneo deve ser examinado para identificar possíveis contusões e sinais sugestivos de lesões uretrais.

Sistema musculoesquelético

É necessária uma inspeção cuidadosa das extremidades para identificação de deformações ou contusões. Hematomas sobre a asa do ílio, do púbis, dos grandes lábios e do escroto podem ser sinais de fratura de pelve, cuja mobilidade ajuda na identificação. Perda de sensibilidade ou contrações involuntárias podem significar lesões nervosas. Palpação de estruturas ósseas ajuda a identificar fraturas ocultas, e a palpação de pulsos em fraturas evidentes pode identificar compressão ou lesão de estruturas vasculares.

Sistema nervoso

Deve-se realizar exame sensório-motor das extremidades, reavaliação do nível de consciência por meio da escala de coma de Glasgow e tamanho e simetria das pupilas.

REAVALIAÇÃO

O doente politraumatizado deve ser constantemente reavaliado para assegurar-se de que não ocorram fatos novos e para identificar agravamentos das anormalidades. Após realizada a avaliação primária ou toda vez que seja identificado um novo evento clínico de agravo ao paciente deve ter retomada a padronização do ABCDE a fim de verificar se novas alterações surgiram com o passar do tempo. Lembrar que muitas vezes os pacientes após o ABCDE são submetidos, por exemplo, a cirurgias a fim de estabilizá-los, fazendo com que a avaliação secundária, detalhada e minuciosa seja feita posteriormente a fim de buscar ativamente por problemas que ainda não tenham sido identificados.

TRATAMENTO DEFINITIVO

Após identificação das lesões, a comunicação inter-hospitalar ajuda a determinar se o paciente deve ser transferido e para onde, levando em consideração as lesões identificadas, a estabilidade hemodinâmica do paciente e qualquer outro fator que possa influenciar o prognóstico.

REFERÊNCIAS BIBLIOGRÁFICAS

1. Maia DEF, Ribeiro Jr. MAF. Manual de condutas básicas em cirurgia. São Paulo: Roca; 2013. p. 125-9.
2. American College of Surgeons (ACS), Committee on Trauma. Advanced Trauma Life Suport. 9. ed. 2014.
3. Simões RL, Neto CD, Maciel GSB et al. Atendimento pré-hospitalar a múltiplas vítimas com trauma simulado. Rev Col Bras Cir. 2012; 39(3): 230-7.
4. Albino RM, Riggenbach V. Atendimento hospitalar inicial ao politraumatizado. Arq Catarinenses Med. 2014; 33(3):18-22.
5. Jorge MHPM, Koizumi MS. Gastos governamentais do SUS com internações hospitalares por causas externas: análise no Estado de São Paulo. Rev Bras Epidemiol. 2004; 7(2):228-38.
6. Kobayashi L, Constantini TW, Coimbra R. Hypovolemia shock ressucitation. Surg Clin N Am. 2012; 92:1403-23.
7. Ley EJ, Cloud MA, Srour MK, Barnajian M et al. Emergency department crystalloid resuscitation of 1.5 L or more is associated with increased mortality in elderly and nonelderly trauma patients. J Trauma. 2011; 70(2):398-400.

5 Reposição Volêmica no Trauma

Fernando Nunes Furlan
Murillo de Lima Favaro
Marcelo A.F. Ribeiro Jr.

INTRODUÇÃO

O choque hipovolêmico é uma das principais causas de morte em pacientes politraumatizados. Na distribuição trimodal das mortes em vítimas de trauma, ele é responsável por óbitos na segunda fase, em que as causas são, em sua maioria, evitáveis, tornando a intervenção precoce sobre as possíveis lesões o principal fator de melhora no prognóstico desses pacientes.[1,2]

As medidas necessárias para controle e correção do choque hipovolêmico são:

- Reconhecimento de sua existência
- Identificação de sua causa
- Controle definitivo do sangramento
- Restauração de um volume circulante adequado
- Correção dos desequilíbrios causados.

A reposição volêmica tem o objetivo de garantir volume intravascular circulante suficiente para manter perfusão e oxigenação teciduais de órgãos nobres (cérebro, coração e rins). Para alcançar essa perfusão, realiza-se a reposição com fluidos intravenosos.

Nos últimos 50 anos, discussões se estabeleceram a fim de determinar as melhores maneiras de realizar a reposição volêmica em pacientes politraumatizados. O Advanced Trauma Life Support (ATLS®) é o protocolo seguido oficialmente pelos serviços especializados em trauma; desse modo, ele será utilizado para as propostas terapêuticas deste capítulo. A reposição volêmica pode ser realizada com diversos tipos de soluções, que serão descritas a seguir.[3]

TIPOS DE SOLUÇÕES

Cristaloides | Solução fisiológica de cloreto de sódio 0,9% e lactato de Ringer

As soluções isotônicas são historicamente as mais utilizadas na reposição volêmica em pacientes com choque hemorrágico desde a confirmação de seu benefício, em estudos na década de 1950. São compostas de partículas iônicas e distribuem-se livremente no meio extracelular, com facilidade de atravessar a membrana vascular. Cerca de ¼ do volume infundido permanece no espaço intravascular; portanto, é necessária a infusão de 3 a 4 vezes o volume estimado perdido para reposição adequada do volume intravascular. Soluções hipertônicas foram estudadas por mobilizarem líquido para o meio intravascular através da osmose; porém, não são mais incluídas nos protocolos de atendimento ao politraumatizado.

Estudos recentes relacionaram a infusão de grandes volumes de cristaloides com aumento da resposta inflamatória, ocorrendo, além de edema celular, acúmulo de células inflamatórias nos tecidos e maiores produção e liberação de mediadores inflamatórios. Outra desvantagem na utilização de grandes volumes de solução fisiológica 0,9% é o desenvolvimento de acidose hiperclorêmica, atenuada quando a solução lactato de Ringer é utilizada.[3]

Coloides

Existem diferentes tipos de coloides disponíveis, como:

- Albumina
- Dextranas
- Hidroxietilamido (HEA).

Seu uso foi associado a efeitos deletérios no paciente politraumatizado devido a vários efeitos colaterais. As dextranas foram relacionadas com diminuição da função renal, déficits de coagulação e risco de anafilaxias. O HEA tem efeito negativo na função plaquetária por diminuir os níveis circulantes de fator VIII e fator de Von Willebrand, aumentando, portanto, complicações relacionadas com o sangramento. A albumina parece ser o coloide mais bem tolerado, mas não tem seu uso reconhecido no trauma e tem um custo elevado.

TERAPIA TRANSFUSIONAL

Pacientes que não respondem à terapia com cristaloides ou com volume estimado de perda sanguínea muito elevado são candidatos à terapia transfusional, que se baseia na reposição de fatores sanguíneos para aumento do volume intravascular circulante. O principal elemento sanguíneo utilizado é o concentrado de hemácias. Entretanto, a terapia transfusional desproporcional, em que os elementos sanguíneos representados por plasma, hemácias e fatores de coagulação são transfundidos em proporções diferentes das circulantes, está associada à coagulopatia. Para evitar essa complicação, a transfusão de fatores proporcionais ou sangue total seria a melhor opção. Não se podem ignorar outras complicações como rejeições e transmissão de doenças; esta última diminui a cada ano devido a testes cruzados realizados para as principais enfermidades transmitidas pelo sangue, como hepatites e o vírus da imunodeficiência humana (HIV).

REPOSIÇÃO VOLÊMICA NO TRAUMA

Na admissão do paciente, a aquisição de dois acessos venosos periféricos calibrosos assegura um fluxo adequado à administração de volume intravenoso, lembrando que a velocidade de infusão de fluidos intravenosos é diretamente proporcional ao calibre do cateter venoso em que é administrado.

Atualmente, preconiza-se a reposição volêmica inicial com até 1.000 mℓ de solução cristaloide isotônica, como lactato de Ringer ou solução fisiológica 0,9%, por ser uma solução barata, de fácil acesso em centros de saúde e com poucas repercussões deletérias. Com objetivo de prevenir a hipotermia e, com isso, a tríade letal, essa infusão deve estar na temperatura de 39°C. Em crianças, a reposição com as mesmas soluções é realizada com a administração de 20 mℓ/kg de peso. Durante a administração, observa-se a resposta hemodinâmica do paciente.

O protocolo do ATLS® sugere a reposição do volume sanguíneo perdido na proporção de 3:1, sendo, portanto, necessária a infusão de 3 mℓ de solução cristaloide para cada 1 mℓ de sangue perdido. Para estimativa de volume perdido de sangue, utilizam-se sinais indiretos de acordo com resultados de exame físico[3] (Tabela 5.1).

A utilização de cristaloides em pacientes com escores baixos de trauma e com sangramentos de baixo volume contidos permanece sendo a terapia de escolha, por ser barata e de fácil obtenção em qualquer ambiente de atendimento. Porém, em pacientes com escores altos, que provavelmente apresentam sangramentos de grande volume, contidos ou não, o uso precoce de hemoderivados é a escolha na reposição volêmica, uma vez que haverá reposição volumétrica associada a fatores sanguíneos necessários para a manutenção metabólica e controle das lesões teciduais.

A administração de fluidos cristaloides vista antigamente como não deletéria ao paciente mostrou-se responsável por alterações fisiológicas importantes

| Tabela 5.1 | Perda sanguínea estimada* com base na apresentação inicial do paciente. |

	Classe I	Classe II	Classe III	Classe IV
Perda sanguínea (ml)	Acima de 750	750 a 1.500	1.500 a 2.000	> 2.000
Perda sanguínea (% volume sanguíneo)	Acima de 15%	15 a 30%	30 a 40%	> 40%
Pulso (bpm)	< 100	100 a 120	120 a 140	> 140
Pressão sanguínea (mmHg)	Normal ou aumentada	Diminuída	Diminuída	Diminuída
Frequência respiratória	14 a 20	20 a 30	30 a 40	> 35
Volume urinário (ml/h)	> 30	20 a 30	5 a 15	Ausente
Nível neurológico	Levemente ansioso	Moderadamente ansioso	Ansioso, confuso	Confuso, letárgico
Reposição volêmica inicial	Cristaloide	Cristaloide	Cristaloide e hemoderivados	Cristaloide e hemoderivados

*Para um homem de 70 kg.

ao prognóstico. Essa reposição de fluidos seria a responsável pela coagulopatia pós-trauma, que está associada a lesão tecidual, hipotermia e acidose, mas tem como um dos fatores precipitantes a diluição dos fatores de coagulação pela reposição desproporcional de líquido em relação ao volume circulante dos agentes pró-coagulantes. Com a redução relativa das proteínas pró-coagulantes no sangue, ocorre a dificuldade de formação de coágulo e, com isso, a permanência do sangramento. Além disso, a coagulopatia pode apresentar-se com a reposição realizada com terapia transfusional.

A reposição de fatores sanguíneos desproporcionalmente entre hemácias, plasma com fatores de coagulação e plaquetas acarretaria a diminuição relativa dos fatores pró-coagulantes, mantendo o sangramento. Para evitar isso, preconiza-se, caso haja necessidade de grandes volumes de transfusões, a transfusão proporcional de hemácias, plasma fresco e plaquetas na proporção de 1:1:1, ou, em centros em que há disponibilidade, a reposição com sangue total, em que não ocorre a separação dos fatores sanguíneos.[4-6]

A observação da resposta à reposição volêmica leva à sequência do tratamento. A resposta é adequada quando ocorre a estabilização da pressão arterial e da frequência cardíaca de maneira sustentada. Além disso, a perfusão de extremidades ocorre normalmente (< 3 segundos), o volume urinário chega a 0,5 a 1,0 ml/kg/h (perfusão renal) e o nível de consciência volta ao normal (perfusão cerebral) (Tabela 5.2).

A resposta adequada em relação aos níveis pressóricos considerados normais, como em pressões sistólicas por volta de 120 mmHg e pressão diastólica por volta de 80 mmHg, pode não ser a melhor opção em pacientes sem o controle definitivo do foco de sangramento. Isso porque a hipotensão após o sangramento diminui consideravelmente o fluxo sanguíneo na região de lesão e, portanto, reduz a pressão nos vasos lesados, ajudando na formação de uma placa de coágulo.

Com a reposição volêmica agressiva e a restituição da pressão arterial a níveis considerados normais, a pressão vascular dos tecidos lesados aumenta consideravelmente, sendo responsável por destamponar o local do sangramento, reiniciando-o. Sob essa ótica, foi estabelecido o conceito de hipotensão permissiva, a qual deve ser considerada em traumas penetrantes em que o foco de sangramento não tenha sido controlado. Considera-se adequada uma pressão arterial sistólica entre 70 e 80 mmHg para vítimas de trauma, à exceção dos pacientes com trauma cranioencefálico cujo valor deve ser > 90 mmHg.[7]

Em idosos que podem estar em regime de baixa pressão por serem hipertensos de base e por serem mais vulneráveis às alterações hemodinâmicas

Tabela 5.2 Classificação da resposta sistêmica à reposição volêmica.

Resposta sistêmica à reanimação volêmica inicial*

	Resposta rápida	Resposta transitória	Resposta mínima ou sem resposta
Sinais vitais	Normais	Resposta transitória, com retorno da queda dos sinais vitais	Sem resposta
Perda sanguínea estimada	Mínima (10 a 20%)	Moderada (20 a 40%)	Grave (> 40%)
Necessidade de cristaloide	Baixa	Baixa a moderada	Moderada – ponte para transfusão
Necessidade de hemoderivados	Baixa	Moderada a acentuada	Imediata
Preparação do hemoderivado	Tipado e com prova cruzada	Tipado	Não tipado
Necessidade de intervenção cirúrgica	Possível	Provável	Altamente provável

*2.000 mℓ de cristaloide em adultos; 20 mℓ/kg em crianças.

com déficits de enchimento coronariano, evita-se hipotensão pós-trauma.

Além da diluição dos fatores de coagulação, o controle da coagulação no local da lesão leva a relativa anticoagulação ao redor do ferimento, para que não ocorra prejuízo da circulação a distância. Ocorre, então, uma fibrinólise perilesão, que pode influenciar na coagulação, e parada do sangramento caso a lesão seja de grande extensão e esta fibrinólise não se contenha ao local do ferimento. Com essa identificação na fisiopatologia da coagulopatia pós-trauma, sugere-se a utilização de um fator inibidor da fibrinólise, o ácido tranexâmico. Trata-se de um agente antifibrinolítico que tem como ação impedir a ligação do plasminogênio com a fibrina, não o ativando em plasmina e impedindo a degradação do coágulo. Esse fármaco deve ser administrado até 3 horas após o trauma, na dose de 1 g em bólus seguida de 1 g em 8 horas. O uso do ácido tranexâmico demonstrou diminuição significativa na mortalidade das vítimas de trauma e com politransfusão, sem aumentar o risco de efeitos trombóticos. Ele é indicado na identificação de pacientes vítimas de trauma com choque hipovolêmico com sangramento ativo ou presumido.[4,8]

REFERÊNCIAS BIBLIOGRÁFICAS

1. Gawryszewski VP, Koizumi MS, Jorge MHPM. As causas externas no Brasil no ano 2000: comparando a mortalidade e a morbidade. Cad Saúde Pública. 2004; 20(4):995-1003.
2. Jorge MHPM, Koizumi MS. Gastos governamentais do SUS com internações hospitalares por causas externas: análise no Estado de São Paulo, 2000. Rev Bras Epidemiol. 2004; 7(2):228-38.
3. American College of Surgeons (ACS), Committee on Trauma. Advanced Trauma Life Suport. 9. ed. 2014.
4. Teixeira PGR, Inaba K, Shulman I et al. Impact of plasma transfusion in massively transfused trauma patients. J Trauma. 2009; 66:693-7.
5. Mitra B, Mori A, Cameron PA et al. Fresh frozen plasma (FFP) use during massive blood transfusion in trauma resuscitation. Injury Int J Care Injured. 2010; 41:35-9.
6. Riskin D, Tsai TC, Hernandez-Boussard T et al. Massive transfusion protocols: the role of aggressive resuscitation versus product ratio in mortality reduction. J Am Coll Surg. 2009; 209(2):198-205.
7. Kobayashi L, Constantini TW, Coimbra R. Hypovolemic shock ressuscitation. Surg Clin N Am. 2012; 92:1403-23.
8. Luz L, Sankarankutty AJITH, Passos E et al. Ácido tranexâmico no tratamento da hemorragia no trauma. Rev Col Bras Cir. 2012; 39(1):77-80.

6 Via Aérea

Daniel Perin
Maurício Luiz Malito
Maurício do Amaral Neto

INTRODUÇÃO

O manejo da via aérea sempre foi motivo de preocupação para os profissionais que lidam com urgências e emergências.

Atualmente, deve-se entender que a intubação traqueal, apesar de importante, é secundária em um paciente com hipoxia. Nesse caso, deve-se primeiro ventilar e oxigenar o paciente e, se possível e necessário, usar técnicas alternativas ao laringoscópio convencional, caso seja difícil.

O manejo da via aérea no trauma traz desafios importantes, pois, além da necessidade de controle da ventilação, o tempo é um fator determinante na maioria dos casos; logo, as decisões devem ser rápidas e acertadas.

O local de atendimento inicial no ambiente intra-hospitalar é geralmente a sala de emergência ou a unidade de recepção do paciente traumatizado. Por isso, o trabalho em equipe do médico socorrista, do cirurgião e do anestesiologista deve estar coordenado para uma rápida avaliação do quadro clínico, determinando os riscos potenciais e estabelecendo a melhor estratégia de tratamento a fim de garantir a segurança das vias aéreas.[1]

A intubação orotraqueal sem sucesso com o laringoscópio convencional ocorre em uma taxa de 5 a 35 por 10.000 anestesias, e a situação não intubar e não ventilar (NINV) ocorre em uma taxa de 0,01 a 2,0 por 10.000 anestesias.[2]

Os profissionais que atuam na sala de emergência devem associar a experiência pessoal ao conhecimento de técnicas no manejo avançado da via aérea, pois são muitas as situações e condições do paciente traumatizado que podem complicar o tratamento, levando a distorções da árvore traqueobrônquica. Algumas delas são:

- Edema de mucosas
- Hematomas expansivos
- Sangramentos ativos
- Enfisemas subcutâneos e mediastinais.

Esses pacientes podem apresentar uma falsa estabilidade inicial, mas o quadro pode evoluir rapidamente para incapacidade de ventilação e insuficiência respiratória aguda. Muitas vezes, é preciso prever ou antecipar esses quadros e garantir precocemente o controle das vias aéreas.[1]

CONDIÇÕES CLÍNICAS QUE DIFICULTAM O MANEJO DAS VIAS AÉREAS

O exame clínico dos pacientes na sala de emergência normalmente é mais resumido. Pacientes pediátricos, neonatos e gestantes são sabidamente portadores de alterações anatomofisiológicas que dificultam o acesso às vias aéreas e/ou comprometem o tempo de reserva fisiológica à apneia (*safe apnea time*).

Em pacientes pediátricos e neonatais, a redução de tamanho por si só já agrega dificuldades no manejo das vias aéreas. A cefalização da laringe em relação a sua posição no adulto pode ser motivo de uma laringoscopia com pouca visualização, dificultando a intubação. Nessa população, a ventilação com pressão positiva sob máscara é uma ótima alternativa devido à baixa complacência torácica. Esse grupo apresenta ainda capacidade residual funcional reduzida e baixa tolerância à apneia.

As alterações da gestação enquadram a gestante na categoria de pacientes com via aérea difícil até que se prove o contrário. As pacientes apresentam-se edemaciadas, e os tecidos da faringe e laringe são friáveis pelo ingurgitamento venoso e apresentam baixa capacidade residual funcional. A hipertensão específica da gestação pode dificultar o manejo da via aérea dessas pacientes que cursam com coagulopatia e crises convulsivas.

Mais do que somente o índice de massa corpórea, deve-se observar a distribuição da gordura corporal. Pacientes com obesidade centrípeta e pescoço largo estão sob risco aumentado da ventilação com máscara facial impossível e intubação difícil. Essa distribuição centrípeta da gordura se acumula no abdome, rechaça o diafragma em direção cefálica e reduz a oxigenação nas bases pulmonares. Consequentemente, os pacientes apresentam capacidade residual funcional reduzida e queda rápida da saturação da hemoglobina (tempo de apneia seguro reduzido).

Pacientes com síndromes congênitas são um grande desafio em situações eletivas e mais ainda em situações de urgência. Algumas síndromes apresentam alterações importantes das vias aéreas, como a glossoptose presente no paciente com Pierre Robin, a restrição da abertura bucal de pacientes com síndrome de Goldenhar e a macroglossia daqueles com síndrome de Down. Em pessoas com síndrome de Kippel-Feil, a fusão das vértebras cervicais restringe a flexão/extensão cervical, tornando a laringoscopia impossível. Outras doenças, como Patau (síndrome do cromossomo 13), Treacher-Collins e Freeman-Sheldon, também cursam com dificuldade extrema tanto para ventilação com máscara facial quanto para intubação orotraqueal, necessitando de estratégia detalhada para cuidado desses tipos de pacientes.

O comprometimento das articulações temporomandibulares prejudica a abertura bucal e a translação da mandíbula, reduzindo o espaço disponível para a laringoscopia direta. Nos casos mais graves, essas disfunções podem prejudicar a execução da manobra de tração mandibular (*jaw thrust*). Aberturas bucais menores que 20 mm ou 2 cm dificultam muito a introdução de vários dispositivos supraglóticos.

Pacientes com hipertrofia das amígdalas linguais são difíceis de diagnosticar, e, como esse tecido fica na base da língua, pode causar obstrução e laringoscopia muito pobre. É uma das principais causas de via aérea difícil não prevista.

Finalmente, pacientes que apresentam redução ou posicionamento alterado do espaço mandibular, como retrognatia e micrognatia, tornam-se difíceis de intubar com a laringoscopia convencional.

TÉCNICAS PARA VENTILAÇÃO E OXIGENAÇÃO DE RESGATE

A permeabilização das vias aéreas em vítimas de trauma é uma das prioridades no atendimento desde suas etapas iniciais. Os traumas de face e cervicais podem comprometer a manipulação das vias aéreas desses pacientes de modo convencional com o laringoscópio. Já os traumas cranioencefálicos, por sua vez, podem levar a um rebaixamento do nível de consciência com consequente relaxamento da musculatura laríngea, causando obstrução das vias aéreas.

Qualquer que seja a etiologia, a obstrução das vias aéreas precisa ser tratada precocemente visando reestabelecer a ventilação e a oxigenação do paciente em níveis seguros.

A condição "estômago cheio", que acompanha as vítimas de trauma, sujeita esses pacientes a broncoaspiração de conteúdo gástrico e a todas as situações decorrentes desse evento. Portanto, sempre que possível, vítimas de trauma devem sempre ser intubadas (via aérea definitiva) para evitar o risco de broncoaspiração que está presente nas fases iniciais do atendimento. Nas emergências, em que a intubação orotraqueal parecer ou efetivamente se mostrar difícil, deverão ser utilizadas técnicas alternativas, pois a taxa de insucesso da intubação com laringoscópio convencional é maior nessas situações.

Em qualquer uma das etapas de atendimento aos pacientes vítimas de trauma e emergências, o manejo das vias aéreas pode ser necessário e geralmente é realizado por meio de indução e intubação em sequência rápida. A abolição da ventilação espontânea de um paciente é decisão do médico-assistente. A frase "nunca tire de um paciente aquilo que você não conseguirá devolver" deve ser guardada. Caso tenha dúvida se consegue ventilar o paciente, opte por preservar a ventilação espontânea dele. Caso contrário, poderá estar diante da situação NINV.

Excluídos os pacientes com deformidades anatômicas ou adquiridas nas vias aéreas (hematomas, corpos estranhos, enfisemas subcutâneos e lesões), todos os outros que apresentarem obstrução das vias aéreas traduzida em ventilação com máscara facial difícil devem-se ao desabamento da base da língua na parte posterior da faringe e/ou desabamento da epiglote sobre a fenda glótica. Dessa maneira, as manobras de resgate devem ter como objetivo a solução desses dois problemas. As manobras de tração mandibular (*jaw thrust*) e de elevação do mento (*chin lift*) são as primeiras utilizadas para desobstruir as vias aéreas. Infelizmente, em alguns pacientes, essas manobras não são suficientes ou não podem ser realizadas, pois existe suspeita de lesão cervical. Nesses casos, deve-se utilizar outra estratégia para manter as vias aéreas patentes e garantir ventilação e oxigenação.

O algoritmo da American Society of Anesthesiologists (ASA), na sua última versão (2013), recomenda que, no caso de falha da ventilação com máscara facial e tentativa de intubação orotraqueal, seja tentado inicialmente o resgate não invasivo das vias aéreas.[3]

Levando em consideração os locais de obstrução das vias aéreas, os dispositivos supraglóticos são uma excelente opção porque ultrapassam os dois pontos mais prováveis de colabamento das vias aéreas. Nos cenários em que há necessidade de restabelecer a patência das vias aéreas e existe dificuldade elevada de intubação traqueal, o uso do supraglótico é de grande valia. Apesar de nenhum dispositivo supraglótico impedir a broncoaspiração (mesmo os de segunda geração com canal de drenagem gástrica), eles apresentam baixas taxas desse evento na literatura e são inseridos de maneira simples e sem a necessidade de observação direta por laringoscopia.

Na década de 1960, surgiu o obturador esofágico, com a finalidade de ocupar o esôfago com um balonete, reduzir a distensão gástrica durante a ventilação com pressão positiva e diminuir o risco de regurgitação e broncoaspiração. Usando essa ideia, o Dr. Michael Frass desenvolveu o Combitube, um dispositivo mais rígido, que podia ser introduzido às cegas, tinha dois balonetes de insuflação e só havia disponíveis dois tamanhos adultos. Posteriormente, surgiu o tubo laríngeo, que é introduzido na boca do paciente às cegas, não necessita de hiperextensão cervical e apresenta um balão-piloto só para insuflar os dois coxins pneumáticos (esofágico e faríngeo); os mais recentes apresentam canal de drenagem gástrica. Os dispositivos de inserção esofágica não dependem do acoplamento anatômico com a laringe e se mostram eficazes para ventilação mesmo se estiverem parcialmente desviados da linha média.

As máscaras laríngeas ganharam espaço ao longo da década de 1990. Inicialmente, foram utilizadas por anestesistas como alternativa ao tubo traqueal em procedimentos eletivos. Após relatos de resgate das vias aéreas, foram rapidamente incluídas nas recomendações para atendimento emergencial justamente por permitirem acesso rápido, confiável e minimamente invasivo das vias aéreas. Apresentam um tubo respiratório acoplado a um balonete, que, uma vez insuflado, preenche de modo circunferencial o espaço ao redor da laringe e ocupa o seio piriforme. Com esse posicionamento, a interface ventilatória da máscara laríngea fica acoplada à laringe, permitindo tanto a ventilação espontânea quanto a controlada. Quanto melhor o acoplamento, melhor o desempenho e menor o vazamento do dispositivo.

Todos os supraglóticos apresentam o que chamamos de pressão de vazamento. É a pressão a partir da qual o vazamento de ar é clinicamente significativo, sendo recomendável a troca do tamanho do dispositivo caso o vazamento se inicie abaixo das pressões regularmente descritas na literatura.

Os dispositivos supraglóticos podem ser utilizados como canais de acesso e de passagem do tubo traqueal. Atualmente, existem algumas marcas de máscaras laríngeas de intubação. A mais pesquisada na literatura e mais antiga no mercado é a Fastrach®; porém, há outras disponíveis, como a Ambu Aura I® e a Air-Q®.

Com essas máscaras laríngeas de intubação, pode-se inserir um tubo traqueal tanto às cegas quanto guiado por broncofibroscopia. As taxas de sucesso variam conforme o dispositivo e o tipo de paciente, mas podem chegar até 96,5% às cegas em pacientes com via aérea difícil.

Segundo o algoritmo da ASA, após duas tentativas de passagem de supraglóticos de formatos diferentes, estamos diante do lado emergencial, e o tempo é adversário importante, já que o paciente apresenta-se na iminência ou já em queda de saturação de oxigênio (SatO$_2$).

Nesse momento, deve-se realizar acesso invasivo das vias aéreas, e a técnica indicada é a cricotireoidostomia – simples, rápida e eficaz. Porém, com falta de treinamento adequado, condições anatômicas desfavoráveis e sob o estresse da situação, a técnica pode ser de difícil execução, culminando em perda de tempo, lesão cerebral por hipoxia e óbito. Para a realização de cricotireoidostomia, deve-se ter:

- Preparo psicológico para abandonar as técnicas tradicionais e partir para o procedimento invasivo
- Preparo de logística, pois saber onde estão e quais são os materiais disponíveis faz a diferença na realização da técnica
- Preparo clínico para saber quando indicar seguindo algoritmos preestabelecidos.

Os trabalhos que comparam as técnicas para acesso cirúrgico de emergência normalmente apresentam casuística pequena e baixos níveis de evidência, ou foram executados em manequins. É difícil estabelecer a melhor técnica de acesso invasivo às vias aéreas. Pode-se dizer que a via de acesso por punção é mais rápida, enquanto a via de acesso cirúrgica apresenta maior taxa de posicionamento correto.[4]

SITUAÇÕES ESPECÍFICAS DA SALA DE EMERGÊNCIA

A decisão de intubar um paciente com trauma é uma das condutas mais importantes e desafiadoras durante as manobras de resgate e deve ser justificada por: condições clínicas na hora do atendimento, comorbidades, plano diagnóstico e terapêutico. Além disso, deve-se levar em conta a experiência do médico-assistente e os recursos disponíveis na sala de emergência.

Algumas perguntas-chave podem orientar a conduta:

- O paciente apresenta dificuldade ou ausência da capacidade de proteção da via aérea contra broncoaspiração?
- Ele é capaz de manter espontaneamente boa ventilação e oxigenação com oferta de oxigênio?
- Existe a suspeita de que o quadro clínico possa evoluir de maneira desfavorável?

Para a maioria dos pacientes politraumatizados que chegam à sala de emergência, a terceira pergunta é a mais importante para contribuir na melhora do prognóstico. Com base nas lesões e no tipo de trauma, é possível prever a evolução e deterioração das condições clínicas e agir antes que o paciente fique instável e em condições desfavoráveis para o manejo das vias aéreas.

Traumas maxilofaciais

Normalmente, os traumas maxilofaciais apresentam fraturas únicas e isoladas que em geral não impactam inicialmente a via aérea. Tung et al. (2000)[5]

estudaram 1.025 pacientes com fraturas de face, e apenas 17 (1,7%) necessitaram de uma via aérea definitiva de maneira emergencial.[5]

A obstrução geralmente ocorre devido a prolapso da maxila ou da base da língua, edema faríngeo ou hemorragia grave. Os pacientes com fraturas bilaterais da mandíbula estão especialmente sujeitos a esse risco; por isso, é necessária a fixação imediata e a utilização de cânulas orais ou faríngeas para garantir a permeabilidade das vias aéreas.

Para as fratura de maxila, Le Fort descreveu padrões de lesões, afirmando que, quanto maior a extensão do trauma, maior a necessidade e a dificuldade em obter uma via aérea definitiva.[6]

▶ **Fratura tipo Le Fort I.** Contém um traço de fratura na base do osso nasal com extensão pelo palato bilateral. Raramente leva a problemas obstrutivos, e a fratura pode ser reduzida com facilidade por meio de tração anterior dos dentes incisivos ou do arco alveolar.

▶ **Fratura tipo Le Fort II.** O traço da fratura estende-se da base do osso nasal medialmente para a órbita, inferiormente em direção à maxila e posteriormente aos molares. Nesse caso, o risco no manejo das vias aéreas advém do possível sangramento importante; eventualmente, fragmentos de ossos livres podem se deslocar e causar obstrução mecânica.

▶ **Fratura tipo Le Fort III.** É a mais grave, apresenta separação total entre a porção central da face e o restante dela e da base do crânio. O deslocamento posterior da faringe, o edema e a hemorragia comumente presentes comprometem a patência da faringe, necessitando o paciente da via aérea definitiva para garantia da ventilação e oxigenação.

Trauma facial

Um trauma facial relativamente frequente no Brasil, com grandes danos nas partes moles e perda de massa muscular e às vezes óssea da face é o decorrente de ferimentos por arma de fogo na face, principalmente em tentativas de suicídio malsucedidas em que a pessoa coloca o cano da arma abaixo da região mentoniana e puxa o gatilho em direção ao crânio. Geralmente, o coice da arma de fogo provoca extensão do pescoço, e o projétil é desviado anteriormente para a face, produzindo extensos danos aparentes. Nesses casos, muitas vezes, apesar de chocantes, a via aérea é exposta, ficando fácil introduzir o tubo traqueal.

Traumas que causam instabilidade na coluna cervical

Esses tipos de traumas representam um fator de altíssimo risco para a manipulação da via aérea porque têm o potencial de causar ou agravar uma lesão na medula espinal, levando a plegias. Geralmente ocorrem em casos com grande transferência de energia, como acidentes automobilísticos (50% dos casos), quedas, acidentes esportivos e violência interpessoal.[7]

Doenças prévias como artrite reumatoide e osteopenias também podem produzir comprometimento medular, mesmo em traumas de menos intensidade. No atendimento inicial da sala de emergência, é consenso que todo paciente que sofreu um trauma brusco deve ser considerado como um paciente com trauma cervical até que se descarte essa situação por meio de exames de imagem. Existe uma estimativa de que 2 a 14% dos traumas abruptos produzem lesão medular cervical.[8]

Por isso, devem ser tomadas todas as precauções para evitar o agravamento da possível lesão medular em todos os pacientes. O grande desafio é determinar quais os pacientes realmente têm uma lesão medular ou estão sob risco de terem uma antes de iniciar a manipulação das vias aéreas.

As radiografias de coluna cervical (três incidências: anteroposterior, perfil e transoral) infelizmente apresentam baixa sensibilidade para diagnosticar as lesões cervicais, haja vista que fraturas na junção cervicotorácica (C7-T1) não são visualizadas em pelo menos 25% delas.[9] Mesmo assim, as radiografias devem ser solicitadas, mas apenas se isso não retardar ou postergar os cuidados com a via aérea. O exame com maior acurácia para diagnóstico é a tomografia computadorizada, mas raramente é possível sua realização antes de se iniciarem os cuidados e o manejo do paciente.

A imobilização manual com alinhamento do pescoço e da coluna cervical ganha importância nesse contexto. Pode ser executada por um segundo operador localizado em frente ao paciente, apoiando os braços no seu próprio tórax e posicionando seus dedos ao redor do pescoço do paciente, com os polegares apoiados das mastoides sem tração. Essa fixação na linha média limita a movimentação cervical (flexão e extensão, além de lateralização) durante as manobras para intubação traqueal. O colar cervical não substitui a imobilização manual, pois existe mobilização mesmo na presença do colar cervical durante a laringoscopia.[10]

Traumas cranioencefálicos

Nos traumas cranioencefálicos, pode ocorrer tanto um ferimento penetrante com movimento brusco como desacelerações. A escala de coma de Glasgow, conhecida e utilizada mundialmente, é um bom instrumento para avaliar o impacto do trauma na função cerebral. Um escore abaixo de 8 indica coma e determina a intubação traqueal como maneira de proteção das vias aéreas e prevenção de deterioração clínica. Um escore de 12 ou menos pressupõe que houve um dano cerebral considerável e se deve fazer uma tomografia computadorizada de crânio para avaliar se existem sinais de hipertensão intracraniana e se o cérebro perdeu sua capacidade de autorregulação. Durante a intubação traqueal, a laringoscopia pode agravar o estado de hipertensão intracraniana por ação reflexa direta da estimulação laríngea e por causar uma resposta adrenérgica com taquicardia e hipertensão arterial.

Outras situações

Alguns fármacos utilizados nas manobras de intubação em sequência rápida, como a succinilcolina, também podem contribuir com aumento da pressão intracraniana. A succinilcolina apresenta um perfil farmacológico único com rápido início de ação e curta duração, mas produz fasciculações, aumentando o consumo cerebral de oxigênio.

Entre os protocolos de atendimento ao trauma, sugere-se a utilização de relaxantes musculares competitivos em doses defasciculantes, como rocurônio 0,06 mg/kg de peso ou vecurônio 0,01 mg/kg de peso, injetados 3 minutos antes da succinilcolina.[11] Outras opções visando ao controle da pressão intracraniana durante a intubação são: lidocaína 1,5 mg/kg de peso intravenosa e/ou fentanila 3 µg/kg de peso, também previamente à administração da succinilcolina.[12]

A laringoscopia direta deve ser a mais delicada e gentil possível para limitar seus efeitos adversos. Alguns autores discutem métodos alternativos que estimulam menos os reflexos para realizar a intubação traqueal, como estiletes luminosos e máscaras laríngeas de intubação.[12]

Nos pacientes com extensas áreas de queimaduras ou que apresentam sinais de inalação da queimadura (pelos nasais queimados, tosse com fuligem e queimadura intraoral), o controle precoce da via aérea é obrigatório. Para alguns autores, um paciente com mais de 40% da superfície corpórea queimada tem indicação imediata de intubação traqueal.[13]

A ocorrência de edema, sangramento, perda de superfície corpórea, dor, imobilização cervical e detritos na via aérea determina alto risco de obstrução e incapacidade de ventilação. Devido à complexidade de lesões, o pico de gravidade desses pacientes fica entre 24 e 72 horas do momento do trauma. Quadros graves como edema pulmonar, pneumonias, intoxicação por monóxido de carbono, trombose venosa profunda, embolias, septicemia, necrose tecidual e síndrome compartimental podem se instalar rapidamente. Sintomas como tosse, rouquidão e laringospasmo podem indicar evolução desfavorável do quadro e requerem cuidado intenso em relação às vias aéreas.[13,14]

CONSIDERAÇÕES FINAIS

O atendimento do paciente traumatizado deve ser individualizado e assertivo, pois normalmente não há uma segunda chance. Deve-se pesar entre proceder a intubação com anestesia tópica ou em sequência rápida e sempre lembrar que o óbito ocorre com mais frequência por hipoxia do que por broncoaspiração. Na vigência de hipoxia, devem-se utilizar dispositivos supraglóticos; caso não haja resultado, a realização da cricotireoidostomia é mandatória.

REFERÊNCIAS BIBLIOGRÁFICAS

1. Walls RM, Vissers RJ. The traumatized airway. In: Hagberg CA. Benumof and Hagberg's airway management. 3. ed. Philadelphia: Elsevier Saunders; 2012; 939-60.
2. Ramachandran SK, Klock Jr. PA. Definition and incidence of the difficult airway. Benumof and Hagberg's airway management. 3. ed. Philadelphia: Elsevier; 2013. p. 201-8.
3. American Society of Anesthesiologists (ASA). Task force on management of the dufficult airway: practice guidelines for management of the difficult airway. Anesthesiology. 2013; 118:251-70.
4. Finucane BT, Santora, AH. Surgical approaches to airway management. chapter 10. In: Principles of airway management. 3. ed. New York: Springer; 2003. p. 303-79.
5. Tung TC, Tseng WS, Chen CT et al. Acute life-threatening injuries in facial fracture patients: a review of 1,025 patients. J Trauma. 2000; 49:420-4.
6. Ng M, Saadat D, Sinha UK. Managing the emergency airway in Le Fort fractures. J Craniomaxillofac Trauma. 1998; 4:38-43.
7. Burney RE, Maio RF, Maynard F et al. Incidence, characteristics and outcome of spinal cord injury at trauma centers in North America. Arch Surg. 1993; 128:596-9.
8. Gonzalez RP, Fried PO, Bukhalo M et al. Role of clinical examination in screening for blunt cervical spine injury. J Am Coll Surg. 1999; 189:152-7.
9. Domenicucci M, Preite R, Ramieri A et al. Three-dimensional computed tomographic imaging in the diagnosis of vertebral column trauma: Experience based on 21 patients and review of the literature. J Trauma. 1997; 42:254-9.
10. Majernick TG, Bieniek R, Houston JB et al. Cervical spine movement during orotracheal intubation. Ann Emerg Med. 1986; 15:417-20.
11. Minton MD, Grosslight K, Stirt JA et al. Increases in intracranial pressure from succinylcholine: prevention by prior nondepolarizing blockade. Anesthesiology. 1986; 65:165-9.
12. Kihara S, Brimacombe J, Yaguchi Y et al. Hemodynamic responses among three tracheal intubation devices in normotensive and hypertensive patients. Anesth Analg. 2003; 96:890-5.
13. Evers LH, Bhavsar D, Mailänder P. The biology of burn injury. Exp Dermatol. 2010; 19(9):777-83.
14. Zak AL, Harrington DT, Barillo DJ et al. Acute respiratory failure that complicates the resuscitation of pediatric patients with scald injuries. J Burn Care Rehabil. 1999; 20:391-9.

7
Ultrassonografia em Urgências e Emergências

José Cruvinel Neto

INTRODUÇÃO

A avaliação inicial do paciente politraumatizado é um ponto primordial do atendimento e vem sendo proposta e sistematizada pelo Colégio Americano de Cirurgiões, por meio do programa Advanced Trauma Life Suport (ATLS®) desde 1977.[1] Ausculta dos campos pulmonares, percussão torácica, ausculta cardíaca e palpação abdominal fazem parte da semiologia do atendimento; porém, tornam-se subjetivos e podem transmitir poucas informações e até mesmo causar dúvidas em relação ao diagnóstico do paciente.[2-6]

Durante a avaliação primária do trauma, também podem ser utilizados métodos diagnósticos auxiliares, como a radiografia de tórax, na sala de emergência, evitando que o paciente seja transferido ao setor de radiologia para realizar o exame.[1] Entretanto, a sensibilidade da radiografia de tórax é de apenas 79% para o diagnóstico de pneumotórax, principalmente o de localização anterior, podendo passar despercebido pelo método.[6,7]

A ultrassonografia para avaliação do trauma abdominal é utilizada desde 1970 e foi inicialmente descrita como *focused abdominal sonography for trauma* (FAST), em que era realizada uma avaliação do abdome em busca de líquido livre, o qual poderia corresponder a sangue em pacientes politraumatizados com instabilidade hemodinâmica.[8,9] Com o passar dos anos, a denominação foi alterada para *focused assessment with sonography for trauma*, pois acrescentou a avaliação da janela pericárdica, criando um conceito de avaliação, e não somente um método diagnóstico. O método concretizou-se com a criação do *extended focused assessment with sonography for trauma* (e-FAST), tornando possível a avaliação dos campos pulmonares com excelentes resultados.[10,11]

Portanto, nos dias atuais, a ultrassonografia no atendimento ao trauma está muito mais relacionada com uma propedêutica armada do que com um método diagnóstico; afinal, associando o mecanismo de trauma ao exame físico e à ultrassonografia na sala de emergência, aumenta-se a acurácia diagnóstica (Figura 7.1).

AVALIAÇÃO DO TÓRAX

A avaliação do tórax é realizada no mesmo momento da ausculta pulmonar, de preferência utilizando uma sonda de alta frequência 7,5 Hz linear. Esta é posicionada na parede anterior, na linha clavicular média, percorrendo todo o hemitórax e realizando comparações entre ambos os hemitórax. Posteriormente, posiciona-se a sonda na linha axilar média, também realizando comparações.

Em função de o ar ser um péssimo condutor de som, não é possível visualizar o pulmão propriamente dito; por isso, utilizam-se métodos indiretos, como o deslizamento entre as pleuras parietal e visceral, para considerar que não existe pneumotórax.

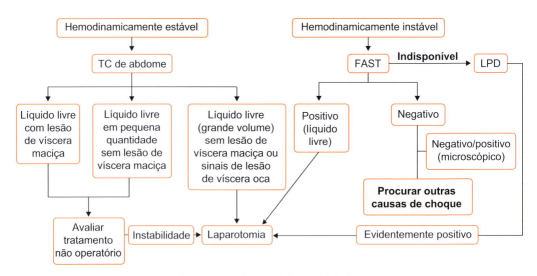

Figura 7.1 Trauma abdominal fechado.

TC: tomografia computadorizada; FAST: *focused assessment with sonography for trauma*; LPD: lavado peritoneal diagnóstico.

Assim, a ausência do deslizamento pleural (Figura 7.2) é um fator preditivo da presença de pneumotórax. Pode-se utilizar também a avaliação no modo M, em que se observa o "sinal da praia", que corresponde à ausência de pneumotórax, e o "sinal da estratosfera" ou "código de barra", demonstrando o oposto (Figura 7.3).[12]

É possível, também, avaliar o parênquima pulmonar se for considerada a presença de linhas A (reverberação da pleura parietal), que demonstra que o pulmão se encontra "seco", ou de linhas B, que simulam "rabos de cometa", correspondendo ao pulmão úmido. Porém, essa utilização tem maior espaço na unidade de terapia intensiva (Figura 7.4).[12,13]

Pequenos pneumotórax podem ser diagnosticados com essa forma de avaliação, e as auscultas diminuídas são perfeitamente diferenciadas entre contusões; portanto, na avaliação inicial do politraumatizado, podem ser obtidos diagnósticos precisos e rápidos.

AVALIAÇÃO HEMODINÂMICA

A ultrassonografia inicialmente foi utilizada para a detecção de líquido livre que poderia corresponder a sangue em pacientes com instabilidade hemodinâmica. Eram avaliados os quatro espaços: pericárdico, hepatorrenal, esplenorrenal e perivesical.[14]

Para essa avaliação, utiliza-se uma sonda de baixa frequência, de 3,5 MHz, curvilínea, pois é necessário maior profundidade de visualização.

O posicionamento da janela pericárdica é na região subxifóidea, onde se realiza uma leve compressão e se direciona a sonda para o ombro esquerdo

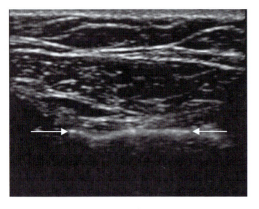

Figura 7.2 Pleura visceral e parietal (*seta branca*).

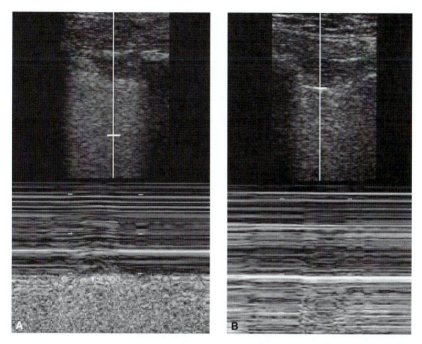

Figura 7.3 "Sinal da praia" no modo M (**A**), "Sinal da estratosfera" ou "código de barras" no modo M (**B**).

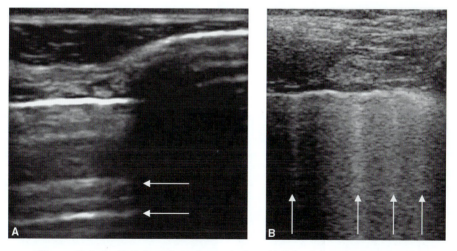

Figura 7.4 **A** e **B**. Linhas A (*setas brancas horizontais*), linhas B (*setas brancas verticais*).

do paciente (Figura 7.5); para a janela peri-hepática, ou espaço de Morrison, posiciona-se a sonda no 11º espaço intercostal direito, na linha axilar média (Figura 7.6); na janela periesplênica, a posição é no 11º espaço intercostal esquerdo, na linha axilar posterior (Figura 7.7); por fim, posiciona-se a sonda 2 cm acima do púbis com uma leve inclinação caudal para localizar a janela perivesical (Figura 7.8). Em todas as janelas busca-se a presença de líquido livre que possa corresponder a sangue.

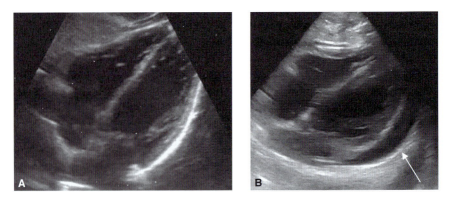

Figura 7.5 Espaço pericárdico normal (**A**), espaço pericárdico positivo (*seta branca*) (**B**).

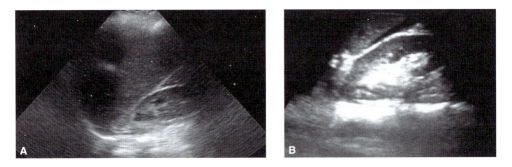

Figura 7.6 Espaço hepatorrenal normal (**A**), espaço hepatorrenal positivo (**B**).

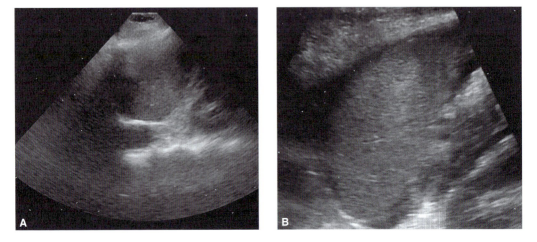

Figura 7.7 Espaço esplenorrenal normal (**A**), espaço esplenorrenal positivo (**B**).

Capítulo 7 Ultrassonografia em Urgências e Emergências

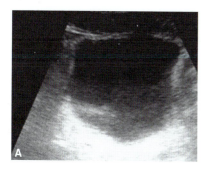
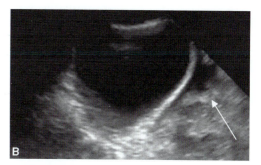

Figura 7.8 Espaço perivesical normal (**A**), espaço perivesical alterado (**B**).

Atualmente, a ultrassonografia viabiliza a avaliação hemodinâmica de maneira mais ampla, na qual se pode associar a avaliação das janelas habituais do FAST à avaliação da veia cava e à função cardíaca, tanto na sala de emergência como na unidade de terapia intensiva. Isso possibilita a tomada de decisões importantes, como reposição volêmica ou uso de vasopressores.[15]

A avaliação da veia cava é muito importante, pois permite, com bastante precisão, saber se o paciente em choque responde ao tratamento com volume. Uma veia cava com variação de mais de 50% do seu tamanho entre inspiração e expiração significa que o paciente responde a medidas de reposição volêmica; porém, se essa alteração for inferior a 50%, deve-se lançar mão de vasopressores.[16,17] Assim, tornou-se possível utilizar menos fluidos cristaloides, evitando efeitos deletérios como anasarca, coagulopatia, hemodiluição e hipotermia.[18,19]

Para obterem-se as imagens da veia cava, posiciona-se a sonda de baixa frequência na região subxifóidea longitudinalmente e com uma leve inclinação do paciente para a direita. Após a visualização da veia cava em modo B, utiliza-se o modo M para aferir seu tamanho durante a expiração e a inspiração (Figura 7.9).

A avaliação da função cardíaca pode ser feita posicionando a sonda nas seguintes localizações: subxifóidea, apical, paraesternal com eixo longo em direção ao ombro direito do paciente e paraesternal com eixo curto em direção ao ombro esquerdo (Figura 7.10).[15]

A função cardíaca é perfeitamente avaliada pela ultrassonografia e tem muita importância clínica quando associada à avaliação da veia cava. Isso porque um paciente que se encontra taquicárdico com boa contratilidade cardíaca e com uma veia cava colapsada pode estar apresentando um choque hipovolêmico ou séptico;

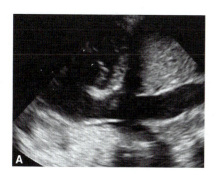
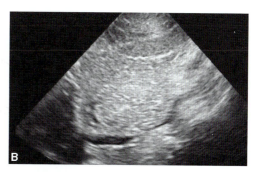

Figura 7.9 Veia cava com diâmetro normal (**A**), veia cava com diâmetro alterado (**B**).

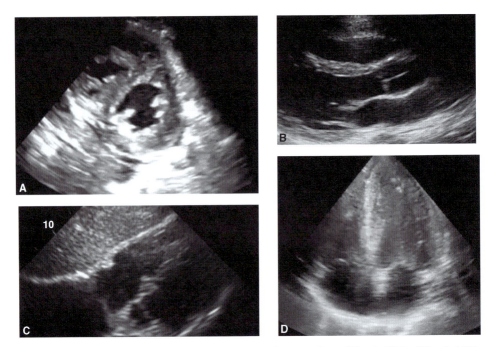

Figura 7.10 Paraesternal com eixo curto (**A**), paraesternal com eixo longo (**B**), subxifóidea (**C**), apical (**D**).

já um paciente com contratilidade reduzida e veia túrgida pode estar com uma disfunção miocárdica.[20,21]

CONSIDERAÇÕES FINAIS

A ultrassonografia é um excelente método para a avaliação do politraumatizado e deve ser realizada em todos os pacientes, independentemente da condição hemodinâmica da vítima.

É um método não invasivo que pode ser repetido de acordo com as necessidades.

No trauma, é muito mais uma propedêutica armada do que um método diagnóstico propriamente dito. Além disso, ela possibilita uma avaliação precisa da condição hemodinâmica do paciente.

REFERÊNCIAS BIBLIOGRÁFICAS

1. American College of Surgeons (ACS). ATLS® manual. 9. ed. Chicago, IL: ACS; 2012.
2. Ali J, Rozycki GS, Campbell JP et al. Trauma ultrasound workshop improves physician detection of peritoneal and pericardial fluid. J Surg Res. 1996; 63(1):275-9.
3. Rozycki GS, Ochsner MG, Feliciano DV et al. Early detection of hemoperitoneum by ultrasound examination of the right upper quadrant: a multicenter study. J Trauma. 1998; 45(5):878-83.
4. Scalea TM, Rodriguez A, Chiu WC et al. Focused Assessment with Sonography for Trauma (FAST): results from an international consensus conference. J Trauma. 1999; 46(3):466-72.
5. Kirkpatrick AW, Sirois M, Laupland KB et al. Handheld thoracic sonography for detecting post-traumatic pneumothoraces: the Extended Focused Assessment with Sonography for Trauma (e-FAST). J Trauma. 2004; 57(2):288-95.
6. Nandipati KC, Allamaneni S, Kakarla R al. Extended focused Assessment with Sonography for Trauma (e-FAST) in the diagnosis of pneumothorax: experience at a community based level I trauma center. Injury. 2011; 42(5):511-4.
7. Ball CG, Kirkpatrick AW, Laupland KB et al. Factors related to the failure of radiographic recognition of occult posttraumatic pneumothoraces. Am J Surg. 2005; 189(5):541-6; discussion 6.

8. Asher WM, Parvin S, Virgillo RW et al. Echographic evaluation of splenic injury after blunt trauma. Radiology. 1976; 118(2):411-5.
9. McGahan JP, Rose J, Coates TL et al. Use of ultrasonography in the patient with acute abdominal trauma. J Ultrasound Med. 1997; 16(10):653-62; quiz 63-4.
10. Dulchavsky SA, Schwarz KL, Kirkpatrick AW et al. Prospective evaluation of thoracic ultrasound in the detection of pneumothorax. J Trauma. 2001; 50(2):201-5.
11. Hoff WS, Holevar M, Nagy KK et al. Practice management guidelines for the evaluation of blunt abdominal trauma: the East practice management guidelines work group. J Trauma. 2002; 53(3):602-15.
12. Gargani L, Volpicelli G. How I do it: lung ultrasound. Cardiovasc Ultrasound. 2014; 12:25.
13. Shyamsundar M, Attwood B, Keating L et al. Clinical review: the role of ultrasound in estimating extravascular lung water. Crit Care. 2013; 17(5):237.
14. Bahner D, Blaivas M, Cohen HL et al. AIUM practice guideline for the performance of the Focused Assessment with Sonography for Trauma (FAST) examination. J Ultrasound Med. 2008; 27(2):313-8.
15. Ferrada P, Vanguri P, Anand RJ et al. A, B, C, D, echo: limited transthoracic echocardiogram is a useful tool to guide therapy for hypotension in the trauma bay – a pilot study. J Trauma Acute Care Surg. 2013; 74(1):220-3.
16. Stawicki SP, Braslow BM, Panebianco NL et al. Intensivist use of hand-carried ultrasonography to measure IVC collapsibility in estimating intravascular volume status: correlations with CVP. J Am Coll Surg. 2009; 209(1):55-61.
17. Ferrada P, Anand RJ, Whelan J et al. Qualitative assessment of the inferior vena cava: useful tool for the evaluation of fluid status in critically ill patients. Am Surg. 2012; 78(4):468-70.
18. Metzger A, Rees J, Segal N et al. "Fluidless" resuscitation with permissive hypotension via impedance threshold device therapy compared with normal saline resuscitation in a porcine model of severe hemorrhage. J Trauma Acute Care Surg. 2013; 75(2 Suppl 2):S203-9.
19. Wafaisade A, Wutzler S, Lefering R et al. Drivers of acute coagulopathy after severe trauma: a multivariate analysis of 1987 patients. Emerg Med J. 2010; 27(12):934-9.
20. Orme RM, Oram MP, McKinstry CE. Impact of echocardiography on patient management in the intensive care unit: an audit of district general hospital practice. Br J Anaesth. 2009; 102(3):340-4.
21. Prinz C, Voigt JU. Diagnostic accuracy of a handheld ultrasound scanner in routine patients referred for echocardiography. J Am Soc Echocardiogr. 2011; 24(2):111-6.

PARTE 3 — Lesões Específicas

8. Trauma Maxilofacial, 75
9. Trauma Cranioencefálico, 84
10. Trauma Ocular, 91
11. Trauma Cervical, 97
12. Trauma Raquimedular, 108
13. Trauma Vascular, 117

8 Trauma Maxilofacial

Fernando Cesar França Araujo
Álvaro Jorge de V. Tachibana

INTRODUÇÃO

As fraturas faciais são comuns nos atendimentos emergenciais em todo o mundo. Apresentam-se, muitas vezes, associadas a traumas de outros locais corporais, e seu atendimento deve seguir o protocolo de rotina do trauma (ABCDE). As lesões de face podem ser abordadas de maneira eletiva, exceto quando colocam em risco a vida do paciente, como no caso de sangramentos associados intensos ou compressão das vias aéreas.

O osso frontal é o mais resistente da face e o menos acometido por fraturas, enquanto o osso nasal é o mais lesionado, seguido pelo osso zigomático. A associação com traumas cranioencefálicos é comum, presente em 22% dos casos.[1]

As causas mais comumente relacionadas com os traumas de face são violência urbana e acidentes automobilísticos. A prevalência de sua ocorrência está diretamente ligada ao controle da violência e políticas de segurança no trânsito, reduzindo, nos últimos anos, em decorrência do incentivo ao uso de capacete, *air bags* e ao uso obrigatório do cinto de segurança.

ANATOMIA DA FACE

Nariz

O nariz localiza-se na região central da face, sendo o local mais frequente das fraturas faciais. Sua estrutura piramidal apresenta elementos ósseos e cartilaginosos interconectados, fornecendo suporte e, ao mesmo tempo, projeção para ele. A parte cartilaginosa é formada pelas cartilagens alares superiores e inferiores e o septo (cartilagem quadrangular), enquanto as estruturas ósseas incluem os ossos próprios do nariz, que são relativamente finos, o processo nasal do osso frontal, os processos frontais da maxila e os ossos do septo, que incluem o vômer e a lâmina perpendicular do osso etmoide[2] (Figura 8.1).

Seio frontal

O seio frontal apresenta uma parede anterior grossa e forte, e paredes posterior e inferior finas e delicadas. Uma espinha projeta-se desde a linha média da face endocraniana da parede posterior do seio e serve como inserção à *falx cerebri* (foice cerebral); nesse ponto, a dura-máter é facilmente atingida em uma fratura.[2]

Terço médio (zigoma, maxila e órbita)

A estrutura do terço médio da face consiste em um sistema de suportes horizontais e verticais que se combinam para formar uma estrutura entrelaçada que mantém as dimensões horizontais e verticais, e protege as órbitas, os seios paranasais e as cavidades oral e nasal. Os suportes verticais, também conhecidos como pilares da face, incluem os processos nasomaxilares, zigomaticomaxilares e pterigomaxilares, que se originam nos alvéolos maxilares e se

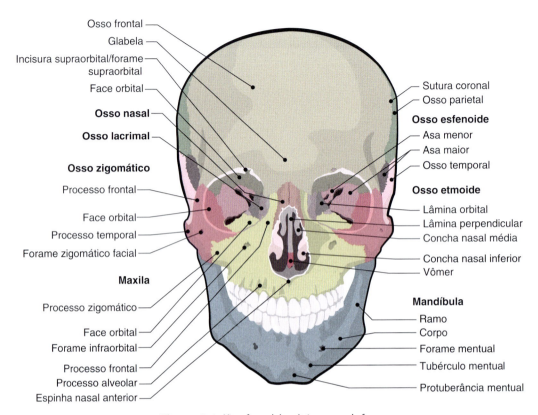

Figura 8.1 Vista frontal do crânio e ossos da face.

direcionam para a base do crânio. A borda superior das órbitas e o osso espesso da glabela constituem a "barra frontal" que forma o suporte vertical. Inferiormente, as estruturas que contribuem para o sistema são: bordas inferiores das órbitas, alvéolos maxilares, palato, processos zigomáticos dos temporais e asas maiores do esfenoide.[1,2]

O zigoma, que forma o ângulo do sistema de suporte e proporciona a proeminência malar, relaciona-se com estruturas adjacentes craniofaciais por meio de quatro projeções superficiais e duas profundas. As superficiais contribuem para formar dois arcos de contorno, vertical e horizontal, cuja interseção forma a proeminência malar. O arco vertical define o suporte zigomaticomaxilar, e o arco horizontal se estende da maxila ao temporal. As projeções profundas, esfenoidal e do assoalho da órbita, formam as paredes lateral e inferior da órbita.

O maior diâmetro da órbita é encontrado aproximadamente a 1,5 cm da borda inferior da mesma. O teto tem uma concavidade de 5 mm, e o assoalho tem uma profundidade de 3 mm em relação à borda orbitária. O assoalho apresenta convexidade posterior e lateroposteriormente se separa da grande asa do esfenoide pela fissura orbitária inferior. O forame do nervo óptico se localiza posteriormente no plano da parede orbitária medial, medialmente e superiormente ao ápice verdadeiro da órbita.[3]

Mandíbula

A mandíbula é um osso em forma de "U", móvel, unido à base do crânio pela articulação temporomandibular e por um complexo aparelho mastigatório neuromuscular (Figura 8.2).

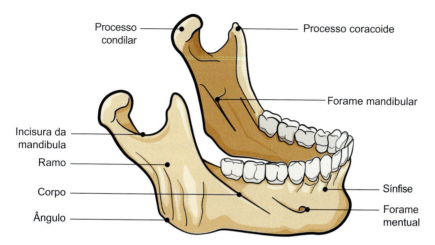

Figura 8.2 Anatomia da mandíbula.

Seus componentes anatômicos são: sínfise, parassínfise, corpo, ângulo, ramo, processo coroide, côndilo e processo alveolar. Existem regiões de maior resistência ao trauma e outras de maior sensibilidade. O corpo é composto de cortical óssea densa; entretanto, na região do ângulo, essa cortical é fina e frágil.

As fraturas mandibulares estão relacionadas com traumas de alta energia. Os locais mais acometidos são corpo (29,5%), ângulo (27,3%), côndilo (21,1%), sínfise (19,5%), ramo (2,4%) e coronoide (0,2%).[4]

MECANISMOS DO TRAUMA

As fraturas de face e suas implicações dependem da idade do paciente, da intensidade das forças aplicadas e da natureza do instrumento causador do trauma.

As forças laterais estão mais envolvidas nas fraturas nasais que as forças frontais, lesionando as estruturais mais frágeis (80% das lesões ocorrem nas regiões de junção entre osso nasal e maxilar e ramo ascendente da maxilar). O septo nasal ósseo pode estar acometido na junção osteocartilaginosa.

O osso frontal apresenta estrutura anterior resistente e parede posterior fina e delicada, tendo, dentre todos os ossos da face, a maior resistência ao trauma. Quando lesionados, costumam representar trauma com maior energia, associando-se a fraturas de outras regiões da face.

O terço médio da face tem estrutura formada para resistir às forças verticais, por sua participação direta na função mastigatória. É importante na sustentação devido à formação dos pilares da face; porém, está mais vulnerável as energias horizontais.[5]

DIAGNÓSTICO

Exame físico

A avaliação propedêutica das fraturas de face deve envolver rotineiramente o exame de todos os ossos da face na pesquisa de lesões associadas.

Nariz

As fraturas nasais apresentam-se com edema, alteração da estética nasal (laterorrinia, selamento de dorso nasal), dor, hematoma septal e desvio septal. As epistaxes estão relacionadas com frequência e costumam dificultar o exame, mas geralmente são autolimitadas. A presença de mobilidade dos fragmentos ósseos pode ser pesquisada à palpação digital e à pesquisa de mobilidade de modo delicado, por ser manobra dolorosa.[5]

Seio frontal

A avaliação do seio frontal pode revelar assimetria de face, com abaulamentos ou laceração de pele pelos fragmentos ósseos.[5]

Terço médio

A palpação da maxila deve ser sempre bimanual para comparar com o lado oposto. Fraturas orbitozigomáticas podem resultar em alterações visuais, sendo fundamental a avaliação da mobilidade e da acuidade visual, além da presença de enoftalmia, facilitada pela observação por meio da extensão cervical (visão inferior dos globos oculares), mas dificultada pelo edema. Deve ser avaliada a mobilidade da maxila. As rotações de globo relacionam-se com lesões musculares e neurológicas. A avaliação conjunta com a oftalmologia é fundamental.[4,5]

Mandíbula

Alterações no alinhamento dentário podem estar presentes tanto em fraturas maxilares como mandibulares. Limitações de abertura mandibular, desvios laterais, alterações de oclusão e formação de hematomas para o interior da cavidade oral são elementos sugestivos de fratura e costumam estar presentes. Durante a palpação, é importante avaliar a movimentação da sínfise da mandíbula e palpar os ramos com manobra dinâmica intra e extraoral, buscando alterações de mobilidade e do contorno da pele e da mucosa.[5]

Exames de imagem

Avaliação radiográfica

As radiografias da face permitem uma avaliação inicial das fraturas; porém, apresentam limitações intrínsecas ao método, como grande sobreposição de estruturas anatômicas, limitada visualização de partes moles e bidimensionalidade. As incidências radiológicas mais utilizadas são:[6]

- Mento-naso (Waters): para avaliação de maxila, zigomático e septo nasal
- Frontonaso (Caldwell): para seio frontal, margem superior da órbita e paredes nasais laterais
- Fronto-occipital (Towne): para paredes laterais da maxila e ramos e côndilos mandibulares
- Submento-vértice (Hirtz): para ramos zigomáticos
- Perfil: para avaliação de ossos nasais
- Panorâmica da mandíbula: possibilita uma boa visualização de toda a mandíbula, exceto as regiões sinfisária e parassinfisária, devido à sobreposição com a coluna cervical (Figura 8.3).

Tomografia computadorizada

A tomografia computadorizada (TC) *multislice* é o método padrão-ouro para avaliação das fraturas de face, pois permite avaliar com precisão até pequenas fraturas de todos os ossos da face, bem como lesões associadas, como hemossinus (acúmulo de sangue nos seios da face), enoftalmo (afundamento do globo ocular dentro da órbita, que ocorre em fraturas graves da órbita). Possibilita também identificar a integridade de outras estruturas que podem ser atingidas, como: base de crânio, músculos extrínsecos da órbita e nervo óptico.

A TC é imprescindível na maioria dos casos (em especial para terços médio e superior da face) e substitui a radiografia comum. Isso porque, além de visualizar a fratura, mostra o tamanho do desvio dos segmentos fraturados, o que é muito importante para a conduta adequada. Não é necessário contraste[6] (Figura 8.4).

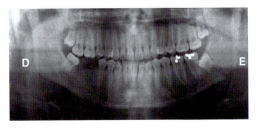

Figura 8.3 Radiografia panorâmica evidenciando fratura de ângulo de mandíbula à esquerda.

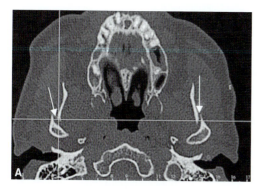
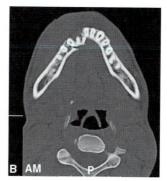

Figura 8.4 Tomografia de mandíbula em cortes axiais. Fratura de côndilo bilateral (**A**), fratura de sínfise e parassínfise à direita (**B**).

TRATAMENTO

Controle da via aérea

A obstrução da via aérea é a principal causa de mortalidade em trauma facial. Pode ser de início súbito (de fácil diagnóstico) ou tardio, devido à queda posterior da língua em fraturas múltiplas de mandíbula ou expansão de um hematoma ou edema. Por isso, esses casos devem ser mantidos em rígido monitoramento.[7]

Sequência para controle da via aérea:

- Aspiração oronasal
- Remoção de próteses dentárias e corpos estranhos (comumente fragmentos dentários)
- Inspeção da orofaringe quanto a edema retrofaríngeo e hemorragias
- Aporte de oxigênio, que pode ser com máscara ou cateter
- Caso, mesmo após essas medidas, haja sinais de insuficiência respiratória ou rebaixamento de consciência (Glasgow < 8), é necessário garantir uma via aérea temporária; porém, tais pacientes são de difícil intubação, devido a sangramento, edema, possível mobilidade da mandíbula e/ou maxila e, principalmente, porque 1 a 4% de todas as lesões faciais têm associação a lesão da coluna cervical. Assim, é importante fazer a avaliação correta antes da retirada do colar cervical. Entre os métodos de garantia da via aérea, estão:

- Intubação orotraqueal: pode ser guiada por nasofibroscopia nos casos em que não se pode manipular a coluna cervical
- Intubação nasotraqueal: é contraindicada em fraturas do terço médio
- Máscara laríngea
- Combitube®
- Cricotireoidostomia.

Também é contraindicado o uso de bloqueadores neuromusculares em pacientes com hematoma e/ou edema significativo do pescoço ou da face, porque, na impossibilidade de realizar a intubação, a ventilação fica muito difícil.[8]

Controle de hemorragias[7]

Por ser muito vascularizada, a face pode ser fonte de hemorragias importantes e ainda apresentar risco de aspiração. Epistaxe costuma ser pequena e autolimitada, deve ser tamponada rapidamente e da maneira correta, pois pode levar o paciente ao choque hipovolêmico. Sangramentos orais importantes são muito raros.

Existem muitas formas de tampão nasal, com produtos como Gelfoam®, Merocel®, Surgicel®, entre outros. Onde não estão disponíveis esses produtos, o mais simples e prático é feito, com dedo de luva e gaze, untado de pomada com antibiótico.

O passo a passo para a confecção do tampão com dedo de luva e gaze está descrito a seguir (Figura 8.5):

- De uma luva cirúrgica (qualquer tamanho), cortam-se o terceiro e quarto dedos, mantendo-os unidos
- Coloca-se uma gaze enrolada dentro do espaço de cada dedo
- Aplica-se pomada de antibiótico na parte externa dos dedos, que também facilita a colocação
- É introduzido um dedo em cada fossa nasal com uma pinça anatômica, sempre na horizontal, junto ao assoalho nasal.

Após qualquer tamponamento nasal (Figura 8.6), deve ser prescrito antibiótico por via oral por 10 dias, com espectro para germes da fossa nasal (p. ex., amoxicilina) para prevenção da rinossinusite aguda.

Tratamento das lesões de partes moles

A face é uma região de boa cicatrização e baixo índice de infecção, devido à grande vascularização. Mesmo assim, os reparos devem ser minuciosamente realizados em função do impacto psicológico das cicatrizes na face. Diferentemente das demais regiões, em que a sutura pode ser realizada no máximo 6 horas após a lesão, na face esse limite é de 24 horas em virtude da excelente irrigação sanguínea.[7]

Os princípios para reparos das lesões são:

- Lavagem exaustiva e retirada de corpos estranhos
- O desbridamento deve ser o mínimo possível, pela grande vascularização
- Aproximação em planos, com bordas coaptadas sem tensão. Caso haja tensão na ferida, deve-se fazer essa aproximação nos planos profundos, deixando, assim, a pele sem tensão.

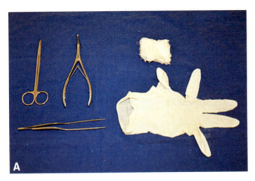
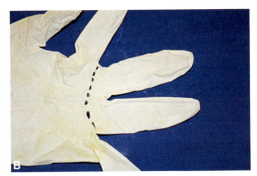
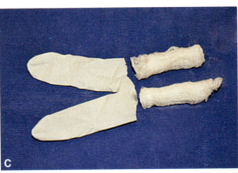
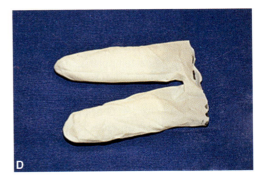

Figura 8.5 Passo a passo para a confecção de tampão com dedo de luva e gaze.

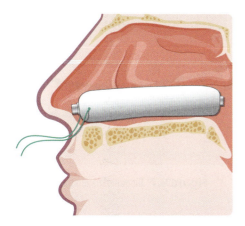

Figura 8.6 Posicionamento de tampão na cavidade nasal. Observe posicionamento rente ao assoalho.

Na mucosa, deve-se usar fio de ácido poliglicólico (Vicryl®) incolor ou categute simples número 4. Na derme, no tecido subcutâneo e no muscular, a indicação é usar preferencialmente fio de poliglecaprone (Monocryl®) incolor ou ácido poliglicólico (Vicryl®) incolor número 4 ou 5. Na pele, náilon número 5 ou 6
- Os pontos devem ser retirados após 5 dias
- Orientar proteção solar com, no mínimo, fator 30 de proteção por 40 dias.

Tratamento das fraturas dos ossos da face[7,9]

A maioria dos casos de fratura de face é tratada conservadoramente, pois a maior parte dos ossos da face são fixos, com exceção da mandíbula. A abordagem cirúrgica está indicada em casos selecionados, como os de desoclusão (alteração da oclusão dentária em situações de fratura de mandíbula ou maxila), redução da mobilidade ocular (em fraturas de órbita) ou alterações estéticas como afundamento (comum em fraturas de zigoma e frontal), enoftalmo e laterorrinia (desvio da pirâmide nasal). A mandíbula, que é um osso móvel e com menor irrigação sanguínea, exige maior atenção.

Nos casos com indicação cirúrgica, a cirurgia deve ser realizada o mais precocemente possível. Entretanto, até o 7º dia após o trauma, ela pode ser feita sem prejuízo, com tempo hábil para avaliação do cirurgião craniomaxilofacial e exames pré-operatórios. Enquanto se aguarda a cirurgia e/ou avaliação, a dieta deve ser pastosa (exceto em fraturas nasais ou do osso frontal), e o paciente deve ser medicado com anti-inflamatórios não esteroides (AINEs) e compressa gelada nas primeiras 48 horas.

Nariz

Como os ossos do nariz são fixos, fraturas alinhadas não necessitam de tratamento cirúrgico; porém, em casos com hematoma septal (acúmulo de sangue entre a mucosa e a cartilagem, lâmina perpendicular do etmoide e/ou vômer), é necessária a drenagem imediata para evitar a formação de abscesso. Quando a fratura apresenta um desvio importante, causando laterorrinia (desvio da pirâmide nasal) ou desvio septal associado a obstrução nasal, e isso incomoda o paciente, está indicada a redução cirúrgica fechada, que deve ocorrer de 3 a 7 dias após o trauma.[9,10]

Seio frontal

Sempre que houver lesão importante no seio frontal, mesmo que sem fraturas, é necessária uma avaliação neurológica. Para os casos com fratura isolada da tábua anterior que cause incômodo estético ao paciente, devem ser realizadas redução e fixação com miniplacas, podendo ocorrer nos primeiros 7 dias. Já nos casos de fraturas das tábuas anterior e posterior, é necessário o tratamento conjunto da equipe de neurocirurgia.[7,8]

Órbita

Os tipos mais comuns de fraturas de órbita são as do tipo *blow-out* (fratura do assoalho da órbita) e da lâmina papirácea (limite medial da órbita), por serem mais frágeis. Será indicada a correção cirúrgica se ocorrer redução da mobilidade ocular ou enoftalmo, que é difícil de ser diagnosticado nos primeiros dias devido ao edema. A correção cirúrgica é realizada com a colocação de malha dando suporte à órbita, também até o 7º dia após o trauma.[5,7]

Zigoma

Apesar de ser o segundo osso da face que mais sofre fraturas, o zigoma também é um osso fixo e só necessita de correção nos casos de fraturas com importante desalinhamento e que cause alterações estéticas, como perda de projeção malar ou afundamento do arco zigomático. A correção pode ocorrer até o 7º dia e, nos casos de fraturas simples, não é necessária a fixação com miniplacas, ficando isso reservado para pacientes com fratura cominutiva.[5,7]

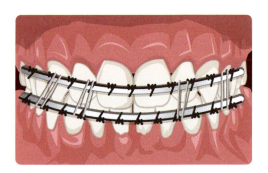

Figura 8.7 Bloqueio maxilomandibular.

Maxila

As fraturas da maxila dificilmente ocorrem exatamente no padrão de Le Fort e, salvo em fraturas graves, não causam alteração estética. Entretanto, podem provocar desoclusão e mobilidade maxilar, casos em que está indicada preferencialmente cirurgia com redução e fixação com miniplacas ou bloqueio maxilomandibular.[5]

Mandíbula

A mandíbula, por ser o único osso móvel e de menor vascularização, pode sofrer graves sequelas se as lesões não forem tratadas de maneira adequada. O tratamento depende do local acometido. Nas fraturas de sínfise, parassínfise, ângulo e corpo, quando ocorre instabilidade ou desoclusão, é necessário cirurgia com redução e fixação com miniplacas ou bloqueio maxilomandibular, pois os problemas podem evoluir para pseudoartrose da mandíbula, osteomielite ou desoclusão permanente. Já as fraturas de côndilo, devido a complicações do acesso cirúrgico (risco de lesão do nervo facial) e dificuldade de fixação (pelo tamanho reduzido dos fragmentos), raramente são abordadas com cirurgia e geralmente são tratadas com bloqueio maxilomandibular[5] (Figuras 8.7 e 8.8).

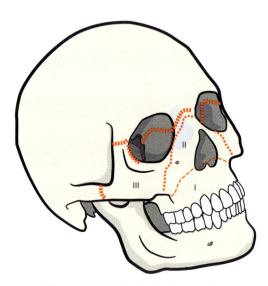

Figura 8.8 Aplicações de placas na face.

COMPLICAÇÕES

As complicações imediatas como epistaxe e obstrução da via aérea devem ser corretamente diagnosticadas e tratadas pelo emergencista, devido ao risco iminente de morte. Já entre as complicações tardias, merecem atenção especial as lesões de partes moles, em função de sequelas funcionais e impacto psicológico, embora muitas possam ser evitadas ou reduzidas por um adequado tratamento inicial, principalmente nos cuidados com as suturas.[5,6,9]

Entre as complicações tardias mais comuns estão: afundamento malar, enoftalmo, desoclusão e pseudoartrose da mandíbula, que, na maioria dos casos, são evitáveis se diagnosticadas e tratadas corretamente.

REFERÊNCIAS BIBLIOGRÁFICAS

1. Cummings CW. Otolaryngology-head and neck surgery. vol. 1. St. Louis, EUA: Mosby Year Book; 1993.
2. English FM. Otolaryngology-plastic and reconstructive surgery of head and neck. vol. 4. Philadelphia: JB Lippincott Company; 1993.
3. Bailey BJ. Head and neck surgery–otolaryngology. vol. 1. Philadelphia: JB Lippincott Company; 2001.
4. Miniti A, Bento RF, Butugan O. ORL clínica e cirúrgica. São Paulo: Atheneu; 1993.
5. Birolini D, Utiyama E, Steinman E. Cirurgia de emergência. São Paulo: Atheneu; 1997.
6. Loré AN. Atlas of head and neck surgery. 3. ed. chap. 13. Philadelphia: WB Saunders Company; 1988.
7. Manson PN, Clark N, Robertson B et al. The importance of sagital butresses, soft tissue reduction and sequencing treatment of segmental fractures. Plast Recontr Surg. 1999; 1287-306.
8. Jones TM, Nandapalan V. Manipulation of the fractured nose: a comparison of local infiltration anaesthesia and topical local anaesthesia. Clin Otolaryngol Allied Sci. 1999; 24:443-6.
9. Holt GR. Biomechanics of nasal septal trauma. Otolaryngol Clin North Am. 1999; 32(4):615-9.
10. Bateman N, Jones NS. The use of nasal endoscopy to control profuse epistaxis from a fracture of the basi-sphenoid in a seven-year old child. J Laryngol Otol. 1999; 113(6):561-3.

9 Trauma Cranioencefálico

José Cruvinel Neto
Cesar Vanderlei Carmona

INTRODUÇÃO

O trauma cranioencefálico (TCE) é uma das causas mais comuns de atendimento nos serviços de emergência. Nos EUA, ocorrem aproximadamente 1.700.000 casos de TCE por ano, dos quais 275.000 são hospitalizados e 52.000 evoluem para óbito. Devido a essa alta frequência, é de suma importância que o cirurgião geral e do trauma tenha conhecimentos específicos para garantir melhor atendimento à vítima.[1,2]

FISIOLOGIA CEREBRAL

Toda vítima de trauma deve ser atendida inicialmente segundo as diretrizes do Advanced Trauma Life Support (ATLS®) e seguindo o ABCDE dos cuidados ao doente politraumatizado, sendo o TCE avaliado na letra D, que corresponde ao estado neurológico. Durante a avaliação inicial, o maior objetivo do tratamento é prevenir a lesão cerebral secundária, já que esta está associada a pior prognóstico do paciente. Portanto, deve-se estabelecer pressão arterial adequada, visando à perfusão cerebral suficiente para garantir a oxigenação cerebral. A lesão cerebral primária é resultado de alterações provocadas diretamente pelo trauma, que ocorre em horas ou dias após o mesmo e se apresenta como edema cerebral, hidrocefalia, hipertensão intracraniana (HIC), vasospasmo e convulsões.[1,2]

Seguindo esses princípios, deve-se, então, garantir pressão de perfusão cerebral (PPC) suficiente para atender as necessidades metabólicas cerebrais. A PPC é definida como a pressão arterial média (PAM) menos a pressão intracraniana (PIC), apresentando como valores normais entre 50 e 150 mmHg. Porém, no paciente com perda da autorregulação cerebral, a PPC não pode ser inferior a 60 mmHg, pois provoca isquemia, e nem ultrapassar 95 mmHg, pois causa maior edema cerebral, lembrando que os valores normais da PIC se encontram abaixo de 10 mmHg.

$$PPC = PAM - PIC$$

PPC: perfusão cerebral; PAM: pressão arterial média; PIC: pressão intracraniana.

Portanto, qualquer valor que altere essa relação é prejudicial para a manutenção da PPC (p. ex., uma hemorragia intraparenquimatosa que aumente a PIC ou um choque hemorrágico que diminua a PAM [Tabela 9.1]).

Conforme demonstrado na Tabela 9.1, qualquer lesão que cause um efeito de massa pode aumentar a PIC e prejudicar a PPC; e se o paciente apresentar alguma fonte de sangramento que diminua a PAM, a PPC ficará em níveis muito baixos, fazendo com que ocorra a lesão cerebral secundária. Por isso, deve-se tratar agressivamente o choque hemorrágico antes de iniciar o tratamento do TCE.

Tabela 9.1 Relação entre pressão de perfusão cerebral (PPC), pressão arterial média (PAM) e pressão intracraniana (PIC).

Estado	PAM (mmHg)	PIC (mmHg)	PPC (mmHg)
Normal	90	10	80
Lesão com efeito de massa	90	30	60
Lesão com efeito de massa + choque hemorrágico	60	30	30

Se o paciente não se encontra em choque hipovolêmico, a própria autorregulação cerebral (se não houver lesão cerebral grave) atua na tentativa de manter a PPC, aumentando a PAM; esta é reconhecida como resposta de Cushing. Dessa maneira, pacientes com TCE associado a hipertensão arterial não devem ser tratados inicialmente com anti-hipertensivos, pois se trata de uma resposta fisiológica para a manutenção da PPC.

Hipoxia, hipocapnia provocando isquemia, hipercapnia provocando vasodilatação e edema cerebral são fatores importantes de lesão secundária. Na fase aguda do atendimento ao paciente com TCE grave, a hiperventilação temporária só tem lugar quando clinicamente se suspeita da iminência de herniação cerebral. Assim, o principal tratamento inicial do TCE é garantir boa ventilação, oxigenação e manutenção da PAM, com controle da hemorragia. O objetivo mais importante é prevenir a lesão cerebral secundária.

PROPEDÊUTICA NEUROLÓGICA

A avaliação neurológica é focada nos sinais de HIC. Nos casos de HIC descompensada, poderá ocorrer herniação cerebral com compressão do tronco cerebral. Sendo assim, alterações das pupilas e sinais de lateralização, como hemiplegia, movimentos de decorticação e evolução para descerebração, sugerem a iminência de evolução para morte encefálica, por bloqueio ao fluxo sanguíneo cerebral devido ao aumento exagerado da PIC.

A averiguação de trauma raquimedular fica reservada para avaliação secundária, pois requer um exame físico minucioso e completo, e o paciente precisa estar com os sinais vitais normalizados. Portanto, no atendimento inicial, a reanimação é a prioridade (*avaliação primária*); além disso, mantendo o paciente com os devidos cuidados de imobilização, que são o colar cervical e os protetores laterais, será possível adiar o diagnóstico de eventuais lesões da coluna (*avaliação secundária*).

Escala de coma de Glasgow

O TCE é classificado na avaliação inicial do traumatizado de acordo com a escala de coma de Glasgow (ECG) (ver Capítulo 2, Tabela 2.1), que define a gravidade da lesão e orienta as condutas iniciais.

A somatória dos escores de cada área de avaliação varia de 3 a 15; sendo assim, classifica-se o TCE, quanto à gravidade, do seguinte modo:

▶ TCE leve: ECG 13 a 15
▶ TCE moderado: ECG 9 a 12
▶ TCE grave: ECG 3 a 8.

É muito importante ressaltar que o nível de consciência e confusão mental do paciente que apresenta suspeita de intoxicação exógena deve ser considerado inicialmente como alterado *devido ao TCE*. São reconhecidos como diagnóstico de exclusão a confusão mental e a alteração do nível de consciência atribuídas ao *etilismo* ou a *drogas ilícitas*.

Indicações de tomografia computadorizada de crânio

A tomografia computadorizada (TC) é o método diagnóstico de escolha para os pacientes com suspeita de TCE e é indicada para todos os que apresentam os tipos moderado e grave.[3] As indicações para os pacientes com TCE leve são demonstradas na Tabela 9.2.

A indicação de TC é liberal independentemente da suspeita clínica.

Tabela 9.2	Indicações de tomografia computadorizada (TC) para pacientes com trauma cranioencefálico (TCE) leve.

- ECG < 15 até 2 h após o trauma
- Suspeita de fratura exposta ou afundamento
- Sinal de fratura de base de crânio
- Vômitos
- Idade superior a 65 anos
- Perda de consciência
- Amnésia de mais de 30 min
- Mecanismo de trauma perigoso

ECG: escala de coma de Glasgow.

Os achados tomográficos podem incluir:
- Hematomas intracranianos:
  - Epidural (Figura 9.1)
  - Subdural (Figura 9.2)
  - Contusões cerebrais
  - Hemorragia intraparenquimatosa (Figura 9.3)
  - Hemorragia subaracnoide (Figura 9.4)
- Lesão axonal difusa
- Fratura de crânio
  - Afundamento
  - Alinhada
  - Pneumoencéfalo.

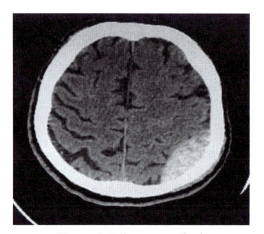

Figura 9.1 Hematoma epidural.

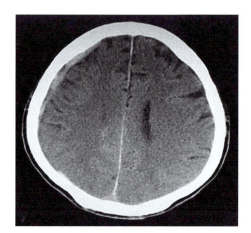

Figura 9.2 Hematoma subdural.

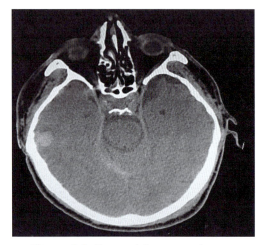

Figura 9.3 Hemorragia intraparenquimatosa.

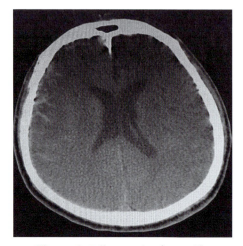

Figura 9.4 Hemorragia subaracnoide.

CONDUTAS NA AVALIAÇÃO PRIMÁRIA

Os pacientes com TCE leve poderão ser mantidos em observação e receber alta com segurança se não apresentarem alteração neurológica e se mostrarem assintomáticos durante o período, com a tomografia de crânio sem alterações. Eles devem receber orientações quanto ao tempo de observação em domicílio, por 24 horas, e se possível na presença de um acompanhante.

Já os pacientes com TCE moderado devem ser internados e solicitar uma avaliação com a equipe de neurocirurgia para orientação e acompanhamento do caso.

Nos pacientes com TCE grave, a conduta é semelhante à do TCE moderado; porém, a obtenção de uma via aérea definitiva se torna prioridade já na avaliação primária, pois, devido ao nível de consciência reduzido, eles não apresentam reflexos. Assim, deve-se proteger a via aérea e garantir uma oxigenação adequada.

TRATAMENTO CIRÚRGICO

O tratamento cirúrgico do TCE depende das condições neurológicas, tamanho e tipo de lesão; sendo possível realizar (Tabela 9.3):

- Drenagem do hematoma por craniotomia
- Craniectomia descompressiva com drenagem do hematoma
- Desbridamento e fixação de fragmentos ósseos.

TRATAMENTO INTENSIVO DO TRAUMA CRANIOENCEFÁLICO GRAVE

Após admissão em unidade de terapia intensiva (UTI), deve-se objetivar: manutenção da homeostase cerebral com a estabilização do paciente, prevenção de HIC, manutenção da PPC e prevenção de lesão cerebral secundária.[4]

Tabela 9.3 Tratamento cirúrgico do trauma cranioencefálico.

Hematoma epidural	Drenagem do hematoma por craniotomia: - > 30 cm³ ou - > 15 mm de espessura ou - > 5 mm desvio da linha média ou - ECG < 9
Hematoma subdural	Drenagem do hematoma por craniotomia: - > 10 mm de espessura ou - > 5 mm desvio da linha média ou - ECG < 9
Hematoma intraparenquimatoso	Craniectomia descompressiva com drenagem do hematoma: - HIC refratária ou - > 20 cm³ frontal ou temporal ou - > 50 cm³
Hematoma de fossa posterior	Craniectomia descompressiva suboccipital: - Deslocamento do 4º ventrículo ou desaparecimento das cisternas da base
Fratura de crânio desalinhada	Desbridamento e fixação do fragmento ósseo: - Afundamento maior que a espessura do crânio ou - Violação da dura-máter ou - Pneumoencéfalo ou - Lesão do seio frontal

ECG: escala de coma de Glasgow; HIC: hipertensão intracraniana.

Segundo diretrizes da Brain Trauma Foundation,[5] o monitoramento da PIC seria indicado em todos os pacientes com TCE grave e com alterações tomográficas, e nos pacientes com TCE grave com TC normal que apresentam dois ou mais dos seguintes fatores: idade superior a 40 anos, postura patológica uni ou bilateral, ou pressão arterial sistólica < 90 mmHg. Para isso, devem-se utilizar cateteres de monitoramento de PIC, que podem ser alocados nos espaços subdural, epidural, intraparenquimatoso ou intraventricular, sendo este último com melhor acurácia, além do que permitiria a drenagem de liquor no caso de aumento da PIC. O tratamento para HIC deve ser iniciado com valores de PIC acima de 20 mmHg, após 10 minutos. Ainda não existem evidências significativas do benefício da medida da PIC na sobrevida dos pacientes.

Uma maneira de avaliar a oxigenação cerebral seria por meio da saturação venosa de oxigênio do bulbo jugular, que é obtida pela punção retrógrada da veia jugular interna do lado da lesão cerebral (ou, no caso de lesões difusas, na jugular interna dominante, que em geral é à direita) e posicionando o cateter na base do crânio, sendo a posição ideal de sua ponta acima da transição C1-C2, conforme visto na radiografia em perfil. Assim, evita-se contato com sangue extracerebral. Valores abaixo de 55% de saturação de O_2 sugerem uma extração cerebral alta, o que corresponde a isquemia cerebral. Outras maneiras de avaliar o metabolismo cerebral poderiam ser por meio de: P_{O_2} tecidual, microdiálise cerebral, Doppler transcraniano (fluxo), monitoramento eletroencefalográfico e temperatura cerebral.

A analgossedação é muito importante para diminuir o consumo de O_2 e evitar elevações da PIC relacionadas com agitação e dor; logo, o objetivo é manter o paciente bem sedado com um escore de –5 na escala de RASS (Richmond Agitation-Sedation Scale). O fármaco de escolha é o propofol, pois, além de ter efeito rápido e curta duração de ação, permitindo janela neurológica mais rápida, diminui o metabolismo cerebral e o consumo de oxigênio. Deve-se atentar para altas doses de propofol e seu uso por mais de 48 horas, a fim de evitar a síndrome da infusão do propofol. Esta consiste em hiperpotassemia, hepatomegalia, acidose metabólica, falência miocárdica, rabdomiólise e falência renal. Outro cuidado a se tomar com o propofol é referente à instabilidade hemodinâmica por depressão miocárdica, que poderia prejudicar a PPC. Como ele é somente hipnótico, deve-se associar um analgésico como a fentanila, por exemplo. Como alternativa, especificamente nos pacientes muito instáveis do ponto de vista hemodinâmico, existe a possibilidade de analgossedação com dextrocetamina, que, por induzir anestesia dissociativa, não necessita de hipnótico associado, exceto nos casos de alucinação (5%). Devido ao efeito simpatomimético, evita a hipotensão e frequentemente permite o rápido desmame dos fármacos vasoativos. Uma contraindicação relatada, que seria o aumento da PIC, já foi descartada em vários trabalhos publicados, mas seria aplicada a pacientes com síndrome coronariana aguda descompensada.

Em relação à manutenção da oxigenação, deve-se evitar a hiperventilação nas primeiras 24 horas, pois pode reduzir ainda mais a perfusão tecidual cerebral, que já está diminuída. Os parâmetros ventilatórios devem ser ajustados para a manutenção de PaO_2 de 80 mmHg, oximetria de pulso acima de 95% e P_{CO_2} em torno de 35 a 40 mmHg. Deve-se evitar pressão positiva expiratória final (PEEP) elevada, pois o aumento da pressão intratorácica diminui o retorno venoso, aumentando a PIC. Classicamente, a ventilação mecânica para o paciente com TCE grave acaba sendo um modelo de lesão pulmonar, já que haverá tendência a ventilar o paciente com pressões de pico ou volumes correntes mais altos e PEEP baixa. A consequência dessa conduta será abertura e fechamento muito grandes dos alvéolos, o que provocaria maior cisalhamento e lesão alveolar e intersticial. Como o paciente com TCE grave frequentemente tem associada lesão pulmonar primária (pneumonia aspirativa, contusão) ou secundária (síndrome da angústia respiratória aguda [SARA]), frequentemente, na UTI, surge o dilema para evitar a hipoxia nesses pacientes. No paciente com insuficiência respiratória e TCE grave, é seguro trabalhar com PEEP até 15 cmH$_2$O; porém, o ideal naquele com TCE grave e SARA seria usar o monitoramento da PIC. Se trabalharmos com PEEP abaixo da PIC, será possível evitar, com segurança, o aumento maior da PIC e a isquemia cerebral. Por outro lado, está bem estabelecido que nesses pacientes estariam contraindicados protocolos de recrutamento alveolar; pelo Consenso Brasileiro de Ventilação Mecânica, estaria contraindicada a posição prona. É necessário manter a PAM entre 80 e 100 mmHg com o intuito de manter a PPC.

O tratamento do choque hemorrágico é fundamental. Depois disso, em alguns casos, é necessário utilizar fármacos vasoativos para alcançar o objetivo desejado.

O uso de manitol de maneira *profilática* ou *de horário* não é recomendado devido aos seus efeitos colaterais, como desidratação, hipotensão e insuficiência renal aguda pré-renal. Ele deve ter seu uso restrito aos casos evidentes de PIC superior a 20 mmHg, que não tenham respondido a medidas habituais e tenham risco de herniação cerebral. De acordo com o Protocolo Brasileiro de Neurointensivismo, desde a admissão do paciente na UTI ou a partir da resolução de problemas ameaçadores à vida, a meta deve ser manter o sódio em torno de 150 mEq/ℓ, o que poderia ser otimizado mantendo uma infusão de NaCl 3% e reavaliando periodicamente o sódio plasmático.

A hipotermia não tem sido demonstrada como uma alternativa útil para diminuição do metabolismo cerebral nas vítimas de TCE; porém, a febre deve ser tratada agressivamente.

A profilaxia de convulsões não é recomendada rotineiramente, exceto em pacientes com sinais de alto risco para convulsões, que são: ECG < 10, contusão cerebral, hematoma subdural, hematoma epidural, hematoma intraparenquimatoso, afundamento de crânio, ferimento penetrante e presença de convulsões com menos de 24 horas do trauma. O fármaco de escolha é a fenitoína, na dose de 20 mg/kg, em 30 minutos, seguida de 100 mg a cada 8 horas por 7 dias.

A profilaxia de trombose venosa profunda com heparina de baixo peso molecular deve ser iniciada em 48 a 72 horas do trauma na ausência de contraindicações como coagulopatia e sangramento ativo. Deve-se associar também a compressão mecânica dos membros inferiores.

A úlcera de estresse (úlcera de Cushing) deve ser prevenida com a utilização de bloqueadores de H2 ou inibidores da bomba de prótons. Não apresentando nenhuma contraindicação à nutrição, esta deve ser iniciada o mais breve possível, devido ao fato de o TCE ser hipercatabólico. A alimentação enteral é a opção de escolha; deve-se passar uma sonda nasoenteral o mais precocemente possível, tomando cuidado com possíveis fraturas na base do crânio. Neste último caso, é preciso lançar mão do acesso oral.

Os distúrbios do sódio são muito frequentes; por isso, é necessário avaliar adequadamente se há o desenvolvimento de diabetes insípido, síndrome perdedora de sal e síndrome da secreção inapropriada do hormônio antidiurético. O nível de sódio deve ser entre 150 e 155 mEq/ℓ, atentando-se para a manutenção do balanço hídrico levemente negativo.

Em resumo, a conduta progressiva sugerida para o TCE grave não cirúrgico, sempre sob orientação da equipe de neurocirurgia, seria:

▶ Otimização hemodinâmica e respiratória; sódio em 150 mEq/ℓ
▶ Cabeceira elevada com a cabeça em posição neutra
▶ Se em uso de colar cervical ou fixação de cânula traqueal, evitar compressão das veias jugulares
▶ No caso de acesso central, evitar jugulares, reservando-as para colocação de eventual bulbo jugular, caso tenha sido instalado cateter de PIC
▶ Analgossedação, tendo como meta RASS −5. Se optar por propofol, limitar sua administração preferencialmente em 3 dias
▶ Se a PIC estiver elevada apesar de os itens anteriores estarem adequados, usar manitol

- Caso persistam episódios de PIC > 20 mmHg por mais de 10 minutos, ou eventos frequentes, mesmo curtos, de aumento da PIC, com saturação venosa jugular normal, pode-se optar por hiperventilação somente por períodos curtos, evitando-se diminuir o CO_2 abaixo de 32 mmHg
- Caso o aumento da PIC ainda persista e não haja indicação cirúrgica, sobra como alternativa a indução de coma barbitúrico, que tem como efeitos colaterais a indução de instabilidade hemodinâmica ou a imunodepressão.

REFERÊNCIAS BIBLIOGRÁFICAS

1. American College of Surgeons. Advanced Trauma Life Support (ATLS®). 9. ed. Chicago-IL; 2012.
2. Coronado VG, Xu L, Basavaraju SV et al. Surveillance for traumatic brain injury-related deaths. EUA; 1997-2007.
3. Muakkassa FF, Marley RA, Paranjape C et al. Predictors of new findings on repeat head CT scan in blunt trauma patients with as initially negative head ct Scan. J Am Coll Surg. 2012; 214:965-72.
4. Haddad SH, Arabi YM. Critical care management of severe traumatic brain injury. Scan J Trauma. 2012; 20:12.
5. Brain Trauma Foundation. 3. ed. New York, NY, 2007. Disponível em: <https://www.braintrauma.org/pdf/protected/Guidelines_Management_2007w_bookmarks.pdf.

10 Trauma Ocular

Silvia Prado Smit Kitadai
Eric Pinheiro de Andrade

INTRODUÇÃO

Conhecimentos básicos para conduzir o primeiro exame e a conduta ocular no paciente traumatizado são de grande importância, pois determinam o prognóstico visual e/ou a preservação dos olhos e anexos.

O médico plantonista só deve iniciar a anamnese investigativa do trauma ocular após as condutas que levam à estabilização clínica do paciente. Os detalhes da história clínica são importantes porque esclarecem o ocorrido e direcionam as condutas que aumentarão as chances de preservar o olho e a recuperação da visão. A anamnese detalhada é importante também para questões médico-legais.

De acordo com Freeman et al. (1970),[1] as questões que norteiam a investigação do trauma ocular são:

1. Qual o local, a data e a hora do acidente?
2. O paciente estava ou não no ambiente de trabalho?
3. Ele usava a proteção ocular no trabalho caso fosse necessária?
4. A lesão ocular foi acidental, intencional, autoinfligida ou resultado de ato de violência?
5. Como foi o trauma ocular? Contuso ou com objeto perfurante?
6. É usuário de óculos ou lentes de contato? Quebrou ou perdeu no acidente?
7. Já fez cirurgia ocular prévia? Qual?
8. No caso de a lesão ter sido por impacto de um objeto, deve-se descrevê-lo, informar o local afetado no olho e a velocidade que o objeto alcançou
9. Na suspeita de corpo estranho ocular, qual o tipo de material? Vidro, metal, substância orgânica? Contaminada?
10. No caso de mordida de animal, qual? Doméstico? Desconhecido?
11. Houve ou não alteração da visão em relação ao que se via antes? Foi lentamente abaixando ou a perda da visão foi súbita?
12. Como foi o transporte do paciente até o hospital? Deitado ou sentado?
13. Se já passou em outro local de atendimento, se foi utilizado algum colírio, se tomou a vacina antitétano, há quanto tempo foi?
14. É portador de diabetes, hipertensão arterial ou outra doença crônica?
15. Qual foi o horário da última ingestão de comida e bebida?
16. Telefone de contato, se possível, de alguém que presenciou o acidente.

EXAME OCULAR NO PRONTO-SOCORRO E AVALIAÇÃO DA ACUIDADE VISUAL

Obtida a história clínica, há elementos para supor o ocorrido; assim, pode-se iniciar o exame ocular com cautela, observando os seguintes itens:

▶ Colocar luvas de procedimento antes de tocar nas feridas

- Caso o paciente esteja com dor ou fotofobia, pingar uma gota de colírio anestésico para deixá-lo mais colaborativo com o exame
- Orienta-se ao paciente que não coloque as mãos nos olhos e evite manobras de Valsalva ou movimentos que aumentem a pressão intraocular. Isso porque existe o risco, caso o olho esteja perfurado, de provocar a extrusão do conteúdo ocular (íris, cristalino, vítreo etc.) e a perda do olho
- Pelo mesmo motivo, o médico não deve forçar a abertura dos olhos com seus dedos, principalmente se as pálpebras estiverem com grandes hematomas e edemas que dificultem a abertura.

Ao exame, deve-se observar, em algumas estruturas oculares, se há lesões como:

- Córnea: perfuração, laceração, úlceras traumáticas ou corpos estranhos
- Câmara anterior: existência de sangue na câmara, formando nível líquido (hifema)
- Pupila e íris: anomalias na íris e na pupila (quanto a forma ou ruptura)
- Conjuntiva: hemorragias, corpos estranhos na conjuntiva
- Pálpebras e anexos oculares: lacerações, edemas, hematomas, corpos estranhos. Na órbita, fraturas dos ossos da órbita.

Suspeita de corpos estranhos intraoculares

É preciso confirmar a suspeita de corpos estranhos intraoculares, como pequena lesão na córnea, orifício na íris ou catarata localizada. Se o corpo estranho for metálico, será visível à radiografia simples da face, de frente e de perfil.

Pacientes que perderam a visão total ou parcial no trauma, mesmo que externamente não apresentem nenhuma alteração ocular, devem ser encaminhados prontamente ao oftalmologista por provável envolvimento do vítreo, da retina e/ou do nervo óptico (descolamento da retina, hemorragia vítrea etc.).

Caso o médico plantonista não consiga examinar o olho, deve fazer curativo *não compressivo com concha plástica* (para manter o curativo protegido, porém afastado do olho), prescrever jejum e encaminhar o paciente para atendimento especializado o quanto antes.

Medida da acuidade visual

A acuidade visual pode ser grosseiramente testada no pronto-socorro. A importância de verificar a situação da visão na entrada do pronto-socorro pode auxiliar no possível diagnóstico. Cada olho deve ser testado separadamente, e o olho afetado deve ser ocluído levemente, sem apertá-lo.

Uma maneira simples de avaliar a visão é se distanciar aproximadamente 4 m do paciente e mostrar a mão para que ele identifique quantos dedos estão sendo mostrados. Caso ele não consiga ver, diminui-se a distância para 3 m e repete-se o exame sucessivamente até a distância de 10 cm do olho, se necessário. Caso o paciente seja incapaz de contar dedos, é avaliado se ele pode reconhecer a luz de uma lanterna (se está acesa ou apagada. Registra-se como percepção luminosa). Deve-se sempre anotar o resultado do teste na ficha de atendimento. Caso ele não consiga ver a luz da lanterna, registra-se que o paciente deu entrada no pronto-socorro sem percepção luminosa de olho direito e/ou olho esquerdo.

PERFURAÇÃO OCULAR

As lesões graves que podem ocorrer são perfuração, laceração ou ruptura do bulbo ocular. Geralmente, as perfurações são causadas por objetos pontiagudos (canetas, brinquedos pontiagudos, agulhas etc.) ou cortantes; a ruptura ocorre devido ao intenso impacto de um objeto no olho, que rompe a esclera nos locais mais frágeis, ou seja, junto à inserção dos músculos retos.[2]

Quando suspeitar de perfuração

Nem sempre a perfuração ocular é visível ao exame direto, o que facilitaria o diagnóstico. Portanto, alguns sinais que sugerem perfuração ocular devem ser observados, como:

- Lacerações extensas das pálpebras ou perda das mesmas (geralmente há perfuração do olho também)
- Hematomas subconjuntivais (perfuração está sob a hemorragia)
- Irregularidades no formato da pupila (aspecto em gota devido à saída do humor aquoso e tamponamento da ferida pela íris)
- Hérnia de íris que parece ser coágulo ou corpo estranho sobre a córnea; porém, é a íris herniada (não tentar retirar)
- Baixa de visão
- Redução do volume do globo ocular (olho "muito murcho").

Nenhum outro exame ocular deve ser feito neste momento devido ao risco de agravar a situação.

Caso o paciente esteja com náuseas ou vômitos, deve-se prescrever antieméticos; se tiver dor, analgésicos. Não colocar nenhuma pomada ou colírios nos olhos. Pacientes com perfuração ocular devem ficar em jejum. Faz-se curativo com concha plástica, e ele é encaminhado prontamente ao oftalmologista para exame e sutura ocular no centro cirúrgico.

LESÕES DAS PÁLPEBRAS E SEUS ANEXOS

As pálpebras e seus anexos têm papel importante na proteção ocular. Após certificar-se de que as condições gerais do paciente traumatizado estão estabilizadas, deve-se recompor as pálpebras. Entretanto, o médico só está autorizado a manipulá-las se não existir perfuração ocular.

Se as lesões forem muito extensas, com envolvimento das vias lacrimais ou perda de tecido palpebral, deve-se encaminhar o paciente para o oftalmologista em até 24 horas após o trauma, devido à possibilidade de suturas realizadas de maneira inadequada deixarem sequelas ou serem desfigurantes.

As lacerações de pálpebra podem ser transfixantes ou não, e o canal lacrimal pode estar lesado se o corte tiver ocorrido na região nasal da mesma.

A primeira medida é examinar as feridas à procura de corpos estranhos alojados na pálpebra, solicitando ao paciente que mova os olhos em todas as direções para verificar se existe alguma restrição em algum campo do olhar. É preciso também palpar o rebordo orbitário em busca de solução de descontinuidade dos ossos orbitários ou de crepitação (presença de ar no subcutâneo), que sugerem fraturas de ossos da órbita.[3] Se tudo estiver dentro do esperado, iniciam-se então as suturas das pálpebras.

As lesões não transfixantes e que não envolvem os canalículos lacrimais requerem sutura em três planos para não deixar deformidades: tarso conjuntival, músculo e pele (borda palpebral e pálpebra propriamente dita).[1] Nesse caso, deve-se proceder da seguinte maneira:

- Primeiramente, suturar a margem palpebral com seda 6.0, dando três pontos para realinhar a margem. Manter as pontas dos fios longas, sem cortar, a fim de usá-los posteriormente para fazer a tração
- Suturar o tarso conjuntival e o músculo com fio absorvível 6.0
- Fechar a pele palpebral com seda 6.0
- Tracionar as pontas longas dos fios da margem palpebral, prendendo-os com esparadrapo na testa até a completa cicatrização da pele, para não deixar deformidade e retração na margem palpebral.

Deve-se observar se há necessidade de antitetânica e antibioticoterapia. Os fios utilizados para a sutura do músculo e do tarso são o absorvível 6.0, e para a pele, a seda 6.0. Os pontos da pele devem ser retirados aproximadamente 10 a 15 dias após a sutura.

As lesões que envolvem as vias lacrimais devem ser realizadas pelo oftalmologista, por necessitarem da correta identificação das duas bocas do canalículo roto e da reconstrução do canal lacrimal. Utiliza-se a introdução de um modelador (que pode ser um tubo de silicone), e só após fazer a sutura da mucosa e do canalículo, procede-se à sutura das três camadas: tendão, músculo e pele.

TRAUMA CONTUSO

Trauma contuso ocorre quando não há exposição do conteúdo ocular. Geralmente, é causado por objeto rombo, como bola de tênis, soco e rolha de champanhe.

As lesões mais frequentes são:[4]

- No segmento anterior do olho: abrasões na córnea, hifema (sangue na câmara anterior), luxação do cristalino, ruptura da íris, midríase (dilatação) pupilar traumática, uveíte traumática, hemorragias conjuntivais
- No segmento posterior do olho: edemas, hemorragias e rupturas da coroide; edemas, hemorragias e ruptura da retina; edema da mácula; hemorragia vítrea e descolamento de retina.

Sinais e sintomas

Os sinais e sintomas mais comuns do trauma contuso são:

- Diminuição da acuidade visual
- Hemorragia subconjuntival (hiposfagma)
- Fratura orbitária: principalmente nas paredes medial e inferior, devido à sua fragilidade. Pode apresentar dor à palpação, enoftalmo (olho afundado na órbita), alteração da motilidade ocular, diplopia, hematoma periocular, enfisema subcutâneo e epistaxe
- Lesões da córnea: com baixa da acuidade visual, lacrimejamento, fotofobia e dor
- Lesões pupilares: podem ser causadas tanto por lesão do III par craniano quanto por ruptura do músculo esfíncter da íris
- Uveíte traumática: reação inflamatória intraocular
- Hifema traumático: hemorragia na câmara anterior.

Todo paciente com trauma ocular contuso deve ser encaminhado ao oftalmologista devido ao risco de perder a função visual, além de poder ter um trauma aberto não diagnosticado. É preciso lembrar que, ao longo dos meses, o paciente pode desenvolver catarata no olho traumatizado.

FRATURAS ORBITÁRIAS

A órbita é composta por sete ossos (etmoide, frontal, lacrimal, maxilar, palatino, esfenoide e zigomático) e tem forma de pirâmide. A área mais frágil é a lâmina papirácea, localizada no etmoide.

As fraturas podem ocorrer na reborda, no assoalho, no teto e nas paredes laterais e mediais da órbita. São potencialmente perigosas por estarem perto de vasos, nervos e músculos.[1]

Fratura blowout ou de explosão

Ocorre quando há fratura dos ossos orbitários, mas com a rima orbital íntegra. Isso acontece quando a órbita é afetada por objeto em movimento (bola de tênis), em que a velocidade do impacto comprime o olho para dentro da órbita, provocando a fratura das paredes por explosão. Os sintomas imediatos são dor, diplopia e perda dos movimentos oculares, principalmente se houver fratura do assoalho da órbita com encarceramento do músculo reto inferior (paciente não consegue elevar o olho).

Fratura com rinorreia

Fraturas do terço médio da face que envolvem o nariz e a órbita podem comprometer a placa cribriforme, provocando uma fístula liquórica, o que leva à rinorreia. Essas fraturas requerem atenção imediata de um neurologista devido à grave possibilidade de lesão cerebral.[2]

Fratura com exoftalmia

Ocorre geralmente quando o teto da órbita é atingido, provocando uma grande hemorragia retro-orbitária, empurrando o olho para frente. Por se tratar do teto da órbita, pode haver comprometimento cerebral.

A presença de crepitação à palpação periorbitária sugere fratura da lâmina papirácea do osso etmoide, que permite a entrada de ar pelo subcutâneo.

Outros sinais que podem estar presentes em fraturas orbitárias são: diminuição da acuidade visual, hemorragias subconjuntivais, edema, hematomas, hemorragias vítreas, enoftalmo (olho para dentro da órbita) e edema de papila.[3]

TRAUMA OCULAR COM QUEIMADURAS

As queimaduras oculares podem levar a danos significativos na superfície ocular e no segmento anterior do olho. Quanto à sua natureza, podem ser químicas, térmicas, elétricas ou por radiação.[5,6]

Queimaduras químicas

São as mais frequentes e requerem um pronto atendimento. As lesões oculares causadas por gás lacrimogênio, fogos de artifício e foguetes de sinalização, por conterem produtos químicos, devem ser tratadas como queimaduras químicas e não térmicas.

Os agentes alcalinos, por combinarem com os lipídios das membranas celulares, provocam queimaduras mais graves que os ácidos, devido à rápida penetração na córnea e na câmara anterior.

Produtos alcalinos que causam queimaduras com mais frequência são: gesso, cimento, cal e aqueles que estão presentes em produtos de limpeza doméstica e industrial, como soda cáustica, amônia e hidróxido de potássio. Quanto maior o pH da substância, pior a queimadura; portanto, a gravidade da lesão ocular depende do produto, da concentração, da quantidade e do tempo decorrido entre a exposição e a irrigação para lavagem do olho.

▶ **Queimaduras por ácido.** A lesão máxima ocorre dentro dos primeiros momentos do acidente. Ao contrário dos alcalis, os ácidos precipitam as proteínas tissulares que formam uma barreira contra a penetração do mesmo no olho. Portanto, a queimadura se limita à área de contato. As substâncias mais frequentes são: ácido de bateria de automóvel, ácido acético glacial, água sanitária, produtos para refrigeração, agentes para corrosão de vidros e solventes.[5]

Queimaduras térmicas

Geralmente são causadas por cinza de cigarro, água fervente ou metais pesados derretidos, que são as mais graves.

Queimaduras por radiação

A mais frequente delas é a causada por solda elétrica, arco voltaico e lâmpadas solares. Pode-se evitar esse tipo de queimadura usando os óculos de proteção contra os nocivos raios ultravioleta.

A oclusão com pomada antibiótica e o uso de analgésicos são suficientes, uma vez que o epitélio queimado se refaz em 24 a 48 horas.

As queimaduras pelos raios infravermelhos ocorrem nos sopradores de vidro e levam ao edema transitório da córnea. A exposição crônica a esses raios provoca o desenvolvimento de catarata. Queimaduras mais graves pelos raios infravermelhos ocorrem em pessoas que focam diretamente o sol em eclipses solares ou em estados psicóticos com perda imediata da visão devido a queimadura das máculas.[5]

Queimaduras por radiação ionizante

Causadas por *laser*, radiação beta proveniente de radioterapias periorbitárias e acidentes nucleares. O uso dos óculos de proteção no manejo do *laser* previne lesões graves.

Tratamento das queimaduras

A conduta imediata para qualquer tipo de queimadura é a irrigação abundante dos olhos com soro fisiológico estéril ou água, desde que o olho não esteja perfurado. A lavagem deve ser feita segurando as pálpebras da vítima com gaze para mantê-las abertas após instilar colírio anestésico. Deve-se usar pelo menos 2 ℓ de soro para lavagem durante o período de meia hora. Com cotonete estéril, retira-se qualquer resíduo que possa estar retido nos fundos de sacos conjuntivais e, após a lavagem, ocluir o olho com pomada antibiótica e encaminhar para o oftalmologista. Analgésico sistêmico pode ser administrado devido à dor.

Durante a irrigação do olho, é preciso estar atento para qualquer sinal de dificuldade respiratória, pois a inalação de alguns produtos químicos tóxicos durante o acidente pode provocar queimaduras das vias aéreas, induzindo o edema de laringe e provocando obstrução aguda das mesmas.

CORPOS ESTRANHOS NA CÓRNEA E NA REGIÃO INTRAOCULAR

O corpo estranho fixo na superfície da córnea é o trauma ocular mais frequente nos prontos-socorros do Brasil. Pode ser único ou múltiplo e é visível com um bom foco de luz. Fragmentos de folhas, madeiras, cavaco de ferro ou partículas de outra natureza são os tipos mais comuns.[7] Os sinais e sintomas do corpo estranho na córnea são: lacrimejamento, dor que piora com a movimentação ocular, vermelhidão, sensação de corpo estranho, fotofobia e/ou visão borrada.

Tratamento

A retirada do corpo estranho fixo na córnea deve ser feita pelo oftalmologista, à lâmpada de fenda, onde é possível ver a profundidade de penetração. A tentativa de retirar com cotonete pode provocar o aprofundamento do corpo estranho na córnea, piorando a situação. Nunca se deve prescrever colírio anestésico, e o paciente deve ser encaminhado ao oftalmologista após ter seu olho ocluído com curativo para maior conforto da dor.

Corpos estranhos intraoculares são de difícil diagnóstico no pronto-socorro geral. Deve-se suspeitar quando, na história clínica, o paciente relatar que foi atingido por objeto com trajetória bem definida no acidente, sentiu o impacto no olho e apresenta comprometimento da acuidade visual.[8] Se o objeto for metálico, a radiografia simples ou a tomografia poderão ajudar. As incidências para localizar o corpo estranho na órbita com mais eficácia são a incidência de Waters e a lateral modificada de Bellow. A ressonância magnética não deve ser feita quando não se sabe a natureza do corpo estranho. É preciso sempre encaminhar o paciente ao oftalmologista para uma averiguação mais detalhada com exames específicos.

REFERÊNCIAS BIBLIOGRÁFICAS

1. Freeman HM, McDonald PR, Scheie HG. Ocular trauma: evaluation and the examination of the traumatized eye and adnexas. New York: Appleton-Century-Crofts; 1970.
2. Pavan-Langston D. Manual de oftalmologia: traumatismo ocular. Rio de Janeiro: Médica e Científica; 2001.
3. Abreu RAM, Moreira BC, Silveira ACL et al. Estudo prospectivo dos traumas orbitários e suas repercussões oftalmológicas no hospital de referência da PUC-Campinas. Rev Bras Cir Craniomaxilofac. 2009; 12(2):60-3.
4. Tongu MT, Bison SHDVF, Souza LB et al. Aspectos epidemiológicos do traumatismo ocular fechado contuso. Arq Bras Oftalmol. 2001; 64(1):57-61.
5. Noia LC, Araújo AHG, Moraes NSB. Queimaduras oculares químicas: epidemiologia e terapêutica. Arq Bras Oftalmol. 2000; 63(5):369-73.
6. Pavan-Langston D. Manual de oftalmologia: queimaduras e traumatismos. Rio de Janeiro: Médica e Científica; 2001.
7. Gerente VM, Melo GB, Regatieri CVS et al. Trauma ocupacional por corpo estranho corneano superficial. Arq Bras Oftalmol. 2008; 71(2):149-52.
8. Silva FM, Santos Jr. EC, Nóbrega MJ. Corpos estranhos intraoculares: análise de 22 casos. Arq Cat Med. 2005; 34(1):34-7.

11 Trauma Cervical

Stephanie Santin
Murillo de Lima Favaro
Alexandre Zanchenko Fonseca
Cesar Augusto Simões

INTRODUÇÃO

O pescoço é uma estrutura pequena, por onde passam estruturas nobres, vasculares e neurais, além do trato digestório e da via aérea, sendo um desafio para o cirurgião. Um dos primeiros relatos de trauma cervical foi descrito em *Ilíada*, de Homero, em que Aquiles desferiu um golpe fatal no pescoço de Heitor.[1]

O primeiro tratamento é de 1522, quando Ambroise Paré realizou a ligadura da artéria carótida direita e da veia jugular em um soldado francês vítima de ferimento por baioneta, o qual sobreviveu afásico, com hemiplegia à esquerda. Entretanto, o primeiro tratamento de sucesso ocorreu somente em 1803, com Fleming, que ligou a artéria carótida comum em um marinheiro que havia tentado suicídio. Apesar de a recuperação ter sido longa, o paciente sobreviveu sem sequelas.[1]

As guerras propiciaram muito conhecimento relacionado com esse tipo de trauma, já que, nesse período, muitas lesões na região do pescoço ocorreram. Antes da Segunda Guerra Mundial, os ferimentos penetrantes eram tratados de maneira expectante em sua maioria, e a mortalidade chegava a 35%. Então, adotou-se a exploração da cervical em todos os pacientes que tivessem lesão penetrante, o que diminuiu as taxas de mortalidade.[2]

Fogelman e Stewart (1956) relataram a experiência adotando a exploração cirúrgica "de princípio" frente a trauma penetrante de platisma, encontrando uma taxa de mortalidade de 6% para a exploração precoce contra uma taxa de 35% para a tardia.[3] Até os anos 1990, a exploração mandatória era realizada, com redução importante na mortalidade; porém, observou-se que havia muitas explorações negativas; por isso, a exploração seletiva começou a ser discutida, sendo os pacientes não operados imediatamente observados e submetidos a exames complementares. As justificativas de conduta seletiva são: alta incidência de cervicotomias brancas; maior morbidade de cervicotomia "de princípio"; risco de lesões à exploração rotineira; menor custo de exploração seletiva; e emprego de métodos endoscópicos, angiográficos e de imagem, como a tomografia computadorizada, associado a maior experiência dos serviços.[2]

O trauma cervical é classificado em: trauma contuso, em que não há descontinuidade da pele, e trauma penetrante, em que há penetração do músculo platisma.

ANATOMIA

A região do pescoço é complexa, com estruturas neurais, vasculares e do sistema digestório e via aérea, confinados a uma pequena área situada entre a cabeça e o tórax. É também revestido por músculos que lhe dão sustentação.[1]

A região cervical é definida entre a margem inferior da mandíbula e da linha da nuca do occipital até a borda superior da clavícula e fúrcula esternal. O músculo esternocleidomastoide divide a região em anterior e posterior. Na linha média, à palpação, encontra-se o osso hioide, a cartilagem cricoide, a tireoide e os anéis traqueais, mais profundamente, porém recobertos pela glândula tireoide.[1]

O músculo platisma é fino e recobre toda a parede anterior da cervical, sendo seu limite superior o ramo inferior da mandíbula e seu limite inferior a parte superior dos músculos peitoral maior e deltoide. Ele é importante durante a avaliação para determinar se um ferimento é penetrante ou não.

As estruturas encontradas na região cervical são:

- Sistema esquelético: coluna cervical da 1ª à 7ª vértebra cervical
- Sistema nervoso: com os pares cranianos IX, X, XI, XII
- Sistema respiratório: orofaringe, laringe e traqueia
- Sistema digestório: orofaringe e esôfago cervical
- Sistema vascular: artérias carótidas comum, interna e externa; artéria vertebral e veias jugulares interna e externa
- Sistema linfático: ducto torácico
- Sistema endócrino: tireoide e paratireoide

A região é recoberta por diversas fáscias, que podem conter sangramentos locais; porém, com aumento da região pelo hematoma, poderá comprimir a via aérea.[1]

ZONAS CERVICAIS

As zonas cervicais foram criadas para ajudar na abordagem dos pacientes com trauma penetrante cervical, já que, mediante a zona acometida, é discutido o tratamento (Figura 11.1). Em 1969, Monson et al. descreveram as zonas cervicais, que, posteriormente, foram pouco modificadas por Roon e Christensen em 1979.[4,5] Estas são utilizadas até os dias de hoje, sendo os limites descritos a seguir:

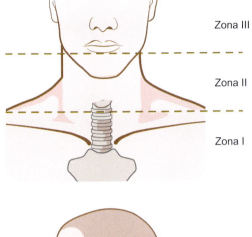

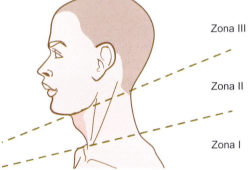

Figura 11.1 Zonas cervicais.

- Zona I: há divergências. A primeira hipótese a descreve como estruturas abaixo da borda superior da clavícula e da fúrcula esternal; porém, atualmente, é aceita como inferiormente à borda superior da clavícula e da fúrcula esternal e superiormente na cartilagem cricoide
- Zona II: da borda inferior da cartilagem cricoide até o ângulo da mandíbula
- Zona III: do ângulo da mandíbula até a base do crânio.

As nobres estruturas encontradas em cada região estão descritas na Tabela 11.1.

A zona cervical, além da divisão em zonas, foi dividida em triângulos, sendo o anterior margeado anteriormente pela linha média, posteriormente pelo músculo esternocleidomastoide

Capítulo 11 Trauma Cervical

Tabela 11.1	Zonas cervicais e suas estruturas anatômicas.
Zonas	Estruturas anatômicas
I	Artéria carótida comum e suas bifurcações, artérias vertebrais Veia jugular interna Laringe, traqueia Esôfago Medula espinal Nervos vago, acessório, hipoglosso
II	Artéria carótida comum e suas bifurcações, artérias vertebrais Veia jugular interna Laringe, traqueia Esôfago Medula espinal Nervos vago, acessório, hipoglosso
III	Artéria carótida interna, artérias vertebrais Veia jugular interna Medula espinal Nervos vago, facial, glossofaríngeo, acessório e hipoglosso

e superiormente pela mandíbula, área que contém as estruturas vitais e de maior importância. O triângulo posterior é margeado anteriormente pelo músculo esternocleidomastoide, posteriormente pelo músculo trapézio e inferiormente pela clavícula, com poucas estruturas nobres (Figura 11.2).[1,6]

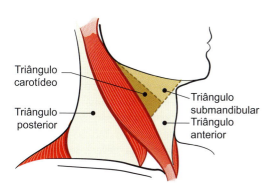

Figura 11.2 Triângulos cervicais.

MECANISMO DE TRAUMA

Trauma contuso

Os traumas cervicais fechados são menos frequentes que os penetrantes; contudo, o impacto direto sobre a região cervical ou a aceleração e desaceleração de acordo com as forças aplicadas podem levar a lesões por estiramento ou compressão.[1,6,7]

As lesões da coluna cervical serão abordadas no Capítulo 12, *Trauma Raquimedular*. As lesões do trato digestório e via aérea são raras, responsáveis por apenas 1,2% dos casos de trauma torácico contuso. Assim, os mecanismos que levam o indivíduo com trauma contuso a ter essas estruturas comprometidas são o golpe direto, a desaceleração brusca com cisalhamento da fixação da cricoide e da carina, a compressão e o esmagamento torácico com aumento da pressão em região cervical (este último rompe a traqueia na porção membranosa) e a hiperextensão cervical.[1,6,7]

As estruturas vasculares envoltas por fáscias e por musculatura apresentam baixa incidência de lesões; porém, as lesões de artérias vertebrais ocorrem mais frequentemente no trauma contuso que no trauma penetrante.[1,6,7]

Trauma penetrante

O trauma penetrante é decorrente de arma branca, arma de fogo ou qualquer objeto perfurocortante, mas aqui serão abordados os mecanismos mais frequentes, que são por arma branca e arma de fogo.

A lesão decorrente de arma branca dependerá da velocidade aplicada pelo agressor em seu golpe, e a energia cinética empregada definirá a gravidade do golpe. Assim, um ferimento por golpe de faca pode causar lesões graves ou superficiais, a depender da energia cinética imposta e do tamanho da arma. Não há cavitação nesse tipo de golpe; portanto, é possível estimar os órgãos lesados pelo tamanho da arma branca, pela força aplicada e pelo trajeto realizado.[1,2,5-12]

As lesões por arma de fogo representam outro tipo de lesão, pois há transferência de energia cinética para as células, provocando uma cavitação nos tecidos maiores que a do próprio orifício de entrada. Além disso, a energia cinética é maior, e o trajeto não é retilíneo. Assim, esse tipo de lesão tem potencial de lesar mais estruturas.[1,2,5-12]

As estruturas mais lesadas no trauma penetrante são as vasculares, seguidas das medulares, faríngeas, esofágicas, de via respiratória e plexo braquial, sendo as veias mais afetadas que as artérias. A artéria carótida comum (entre as artérias) e a veia jugular (entre as veias) são os vasos mais acometidos.[1,6]

Quadro clínico do trauma

O quadro clínico dos pacientes com trauma pode variar desde "assintomáticos" até "com múltiplos sintomas". Logo, para abordagem e tratamento, realiza-se uma divisão entre os pacientes com sintomas graves, moderados e assintomáticos.

Os sintomas podem variar de acordo com o órgão acometido e, consequentemente, a zona em que este é encontrado.[1,7] Nos quadros mais graves, são eles:

- Zona I:
  - Lesões vasculares com exsanguinação para o desfiladeiro torácico e intrapleural
  - Pneumotórax
- Zona II:
  - Lesão de via aérea com asfixia
  - Lesões vasculares com hematoma em expansão e sangramento ativo, que podem levar o paciente a asfixia por compressão da via aérea, choque hipovolêmico e sinais de acidente vascular encefálico
- Zona III:
  - Sangramento vascular que ocorre na base do crânio.

Outros sintomas que podem ocorrer nesses pacientes são:

- Vias aéreas: estridor, enfisema subcutâneo, disfonia, hemoptise, epistaxe, pneumomediastino, rouquidão
- Via digestiva: hematêmese, febre, taquicardia, fístula salivar, disfagia e odinofagia
- Neurológicos: desvio da língua, queda do canto boca, "Horner" (diminuição da sudorese do local afetado, ptose, exoftalmia e miose), déficit sensitivo ou motor.[12]

Tratamento do trauma

A abordagem do paciente quando adentra a emergência deve, inicialmente, seguir o protocolo de atendimento do Advanced Trauma Life Support (ATLS®). A maioria dos problemas encontrados é de via aérea, ventilatórios e de choque hemorrágico; logo, a abordagem da região cervical deverá ser após as medidas iniciais, de acordo com a gravidade dos sinais e sintomas que o paciente apresentar.

Manejo dos pacientes com sintomas graves

Via aérea

A lesão de via aérea normalmente se associa a alterações na fonação, hemoptise, taquipneia e cianose precoce. A saída de ar pelo ferimento levanta a suspeita de lesão de traqueia e de laringe, sendo indicada a intubação orotraqueal. Caso não seja possível, a via aérea cirúrgica deve ser realizada.[1,6,7]

Na lesão de laringe e nos traumas contusos, a disjunção da cricoide da traqueia leva o indivíduo à asfixia. Nesse caso, a melhor abordagem é a intubação orotraqueal; porém, se não for possível, a traqueostomia deve ser realizada abaixo da lesão.[1,6,7]

Quando a traqueia está envolvida no trauma, além dos sintomas anteriormente mencionados, pode ocorrer saída de ar pela lesão. Nessa situação, a intubação orotraqueal pode ser tentada. Caso a tentativa inicial não tenha êxito, opta-se por intubar o paciente pela lesão, com ampliação das bordas da pele, se necessário. Se isso não for possível, a traqueostomia deverá ser realizada. Nessa abordagem, é melhor evitar relaxantes musculares potentes, pois a via aérea pode estar aberta tão somente pelo uso da musculatura.[1,6,7,12]

Os hematomas formados em decorrência das lesões vasculares podem levar o indivíduo à asfixia por compressão da via aérea, o que requer a indicação de intubação orotraqueal precoce. Às vezes, a asfixia ocorre associada a aspiração do sangue na via aérea, dificultando o procedimento. Nesse caso, é necessária a cricotireoidostomia. É importante ressaltar que a traqueia pode estar desviada, também dificultando o procedimento. A utilização de métodos como a nasofibroscopia e dos dispositivos atuais como os videolaringoscópios pode ser útil para facilitar a intubação.[1,6]

Hemorragias

As hemorragias inicialmente devem ser contidas com a compressão local pelos dedos no ferimento. Se o sangramento persistir, a área onde está localizada a lesão deve ser ampliada a fim de facilitar a localização e o controle do sangramento, utilizando anestésico local ou não, na tentativa de conter o sangramento com compressão local. Se, ainda assim, o sangramento se mantiver, gazes podem ser utilizadas, ou um balão de Foley com a insuflação de 15 mℓ de água destilada pode ser empregado, para então encaminhar o paciente à exploração cirúrgica.[1,6,12]

Os sangramentos provenientes da zona I e da zona II inferior devem, se possível, ser controlados com compressão local. Na incapacidade de conter o sangramento ou se ele for contido temporariamente, a cirurgia deve ser realizada, e a via de acesso, determinada a partir da zona em que a lesão se encontra, visando garantir a estabilidade hemodinâmica. Ferimento envolvendo a artéria carótida comum proximal pode ser exposto por meio da incisão oblíqua anterior ao músculo esternocleidomastoide do mesmo lado acometido. Sangramentos provenientes do desfiladeiro torácico e com hemotórax em pacientes instáveis hemodinamicamente devem ser abordados pela toracotomia no quarto espaço intercostal do lado acometido, para clampeamento do vaso sangrante ou empacotamento. Em pacientes com choque hipovolêmico graus III e IV com lesões do lado direito, a despeito da reanimação, a abordagem pode ser realizada por meio de toracotomia no quinto espaço intercostal, com extensão transversa do esterno, e na aorta descendente torácica. O clampeamento pode ser realizado até que a toracotomia esquerda seja feita e o sangramento seja contido.[1,6,7,12]

A zona II é uma área de melhor localização por estar em uma área maior. Sua abordagem se dá pela incisão oblíqua acompanhando a borda anterior do músculo esternocleidomastoide.

As hemorragias decorrentes da zona III são de difícil acesso pela localização, sendo indicado, após as tentativas de conter o sangramento com compressão ou uso da sonda de Foley com insuflação do balão. Este deve ser inserido até onde for possível, de preferência um de 16 ou 18 French, insuflado e o paciente encaminhado para o centro cirúrgico. Se o sangramento se mantiver através do cateter de Foley ou o hematoma expandir, a retirada do mesmo deve ser realizada, e o cateter de Fogarty 3 ou 4 deve ser colocado. A insuflação deve ser realizado cuidadosamente até cessar o sangramento.

A cirurgia deve ser realizada com o controle da artéria carótida comum até a carótida interna. Quando houver o controle distal e proximal, a realização de sutura em bolsa com polipropileno 6.0 e, posteriormente, a abertura da artéria devem ser realizadas com a passagem de um cateter de Fogarty 3 ou 4 superiormente, para então ser insuflado até conter o sangramento. Após conter o sangramento, a investigação com angiotomografia de carótidas e o estudo das consequências da sua obstrução devem ser feitos, com a realização de eletroencefalograma, tomografia computadorizada de crânio para avaliar o edema cerebral e aferição da pressão intracraniana. A angiografia com colocação de *stent* para conter o sangramento e restabelecer o fluxo é utilizada atualmente. Após controle do sangramento e tratamento do edema cerebral, o cateter deve ser retirado após 24 a 72 horas.[1,6,7,12]

O algoritmo para o tratamento dos pacientes com sintomas e sinais graves está ilustrado na Figura 11.3.

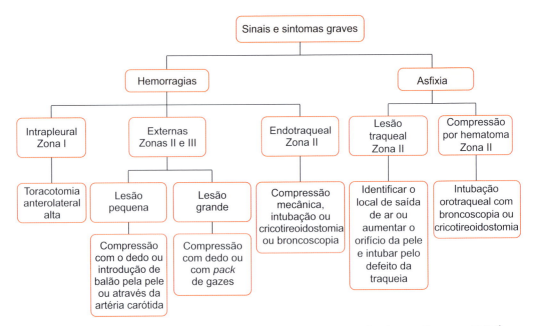

Figura 11.3 Manejo dos pacientes com sintomas graves. (*Fonte*: adaptada de Feliciano e Vercruysse, 2013.)[1]

Avaliação dos pacientes com sintomas moderados ou assintomáticos

Zona I

Pacientes com lesões em zona I que adentram o serviço de emergência, estáveis hemodinamicamente e sem comprometimento da via aérea, devem ser avaliados em busca de lesões despercebidas. Pela localização, a investigação deve ser procedida da mesma maneira que se avalia a região torácica, com ultrassonografia, radiografia e tomografia computadorizada do tórax (se na radiografia forem identificados hematomas). Se os exames avaliatórios estiverem normais, não haverá investigação adicional a realizar; porém, se houver imagens tomográficas de lesões, a programação cirúrgica com a melhor abordagem decorrente da lesão encontrada deverá ser procedida.[1,6,7]

Zona II

A abordagem seletiva dos ferimentos penetrantes de zona II é algo recente e se deu pelo grande número de abordagens não terapêuticas realizadas quando a cervicotomia nos ferimentos de zona II era mandatória. Os pacientes considerados assintomáticos são aqueles em que há penetração do músculo platisma, mas sem nenhum sintoma; os com sintomas moderados são aqueles que apresentam sangramento prévio do local do ferimento, hematoma não expansivo, rouquidão, alteração na fonação, crepitação, hemoptise, saída de ar pela ferida, pneumomediastino, dor cervical, disfagia, hematêmese, dor ao engolir água e disfagia.[1,2,6,7]

O exame físico tem grande valor em ambos os tipos de pacientes, e o exame físico seriado é mandatório, devendo ser repetido a cada 6 a 8 horas até completar 24 a 36 horas de observação. Quando houver suspeita de lesão vascular, uma ultrassonografia Doppler ou uma angiotomografia podem ser realizadas. A tomografia cervical é amplamente usada nos pacientes assintomáticos e estáveis, mas pouco acresce ao exame físico, embora dê ao cirurgião a segurança de que não há acometimento de lesão vascular, aérea ou digestória.[1,2]

Os exames complementares a serem realizados dependerão do objeto de investigação. Pacientes com sintomas moderados devem ser submetidos a investigação complementar, sendo a avaliação vascular realizada por angiotomografia, que é o método padrão-ouro. A ultrassonografia Doppler, o dúplex e a arteriografia também podem ser realizados, sendo a arteriografia a menos indicada.[1,6,7]

A avaliação do esôfago deverá ser realizada sempre que houver sintomas e o paciente sentir dor ao deglutir no teste em que se oferta água. A avaliação consiste em exame contrastado do esôfago, que pode ou não ser realizado, e esofagoscopia ou endoscopia.

A via aérea deve ser investigada sempre que houver suspeita. A laringoscopia e a broncoscopia podem ser realizadas, pois detectam possíveis lesões, e a tomografia computadorizada é um excelente método.[1,2,6,7]

Zona III

A investigação da zona III deve ocorrer se houver algum sinal de lesão vascular, com a realização de angiotomografia. Se houver lesão da íntima, pseudoaneurisma, a colocação de *stent* será o tratamento adequado. A lesão da hipofaringe deve ser investigada com laringoscopia, e o tratamento pode ser conservador.[1,6]

Trauma contuso

As lesões vasculares no trauma contuso estão associadas ao mecanismo de hiperextensão e hiperflexão e estiramento dos vasos frente à medula óssea ou aos ossos da base craniana. A investigação, de acordo com Miller et al. (2002),[13] deve ser realizada quando houver fraturas da coluna cervical, exame neurológico alterado não explicado pelo exame de imagem craniana, síndrome de Horner, fraturas de Le Fort II e III, fratura de base de crânio e lesões aparentes em região cervical, como impressão do cinto de segurança. O método deve ser a angiotomografia de cervical. Os achados de lesão da íntima, pseudoaneurisma e oclusão completa devem ser submetidos a anticoagulação, e, nos casos em que houver extravasamento de contraste, a cirurgia pode ser necessária.[1,13]

A Figura 11.4 mostra a avaliação dos pacientes assintomáticos e com sintomas moderados.

Tratamento cirúrgico

As indicações para o tratamento cirúrgico são:

▶ Se paciente instável por causa do ferimento cervical: explorar
▶ Se paciente estável, explorar quando houver:
  • História de perda sanguínea substancial ou sangramento ativo persistente
  • Hematoma pulsátil ou em expansão – pode evoluir com insuficiência respiratória
  • Hemoptise persistente
  • Enfisema, estridor, disfagia, fístula salivar
  • Compressão medular e desalinhamento vertebral.

Quando indicada a abordagem cirúrgica, se não houver contraindicação por lesão de coluna cervical, o pescoço do paciente deverá ficar hiperestendido, com a colocação de coxim nos ombros.

A incisão nas abordagens da zona II será a oblíqua anterior à borda do músculo esternocleidomastoide, estendendo-se até o processo mastoide e a fúrcula esternal, a depender da lesão suspeitada. Incisões menores podem ser realizadas dependendo da *expertise* do cirurgião e da suspeita diagnóstica.[1,6,7] A Figura 11.5 demonstra a incisão.

A incisão para zona I dependerá da suspeita, sendo possível a toracotomia alta no quarto espaço intercostal do lado acometido, nos casos de hemotórax maciço. Se o acometimento for do lado direito, além da toracotomia ipsolateral, a abertura transversa do esterno prolongada para toracotomia no quinto espaço à esquerda poderá ser realizada para clampeamento da aorta descendente. O acometimento do mediastino pode necessitar de esternotomia para melhor abordagem.[1,6]

A abordagem da zona III segue pelo mesmo princípio da cervicotomia em zona II.

A exploração pode ser difícil devido a distorção anatômica; portanto, a anatomia deve ser revisada e conhecida para que o procedimento

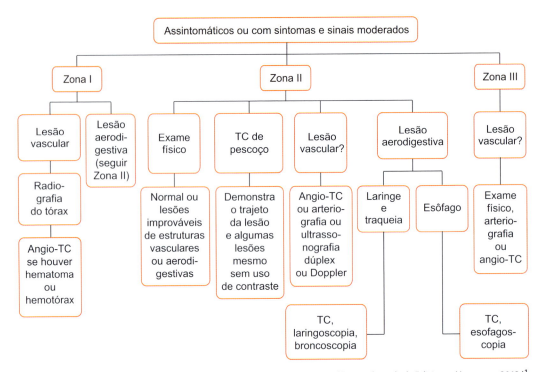

Figura 11.4 Avaliação dos pacientes assintomáticos ou com poucos sintomas. (*Fonte*: adaptada de Feliciano e Vercruysse, 2013.)[1]

Angio-TC: angiotomografia computadorizada; TC: tomografia computadorizada.

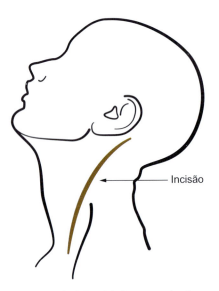

Figura 11.5 Incisão cirúrgica para abordagem de zona II.

não cause danos adicionais ao paciente. Ao incisar a borda anterior do músculo esternocleidomastoide com dissecção rente, a veia jugular interna será a primeira estrutura identificada, atentando-se para não lesar o nervo espinal acessório que se encontra no terço superior da dissecção.[1,6]

Após controle de eventual sangramento, podendo ocorrer ligadura total da jugular sem qualquer repercussão, deve-se explorar a artéria carótida, lembrando que apenas a carótida externa poderá ser ligada, identificada quando for visualizado um ramo vascular emergindo dela após o bulbo carotídeo. Outras lesões em carótida interna ou comum devem ser tratadas com rafias ou até mesmo enxertos e próteses vasculares, visando evitar isquemia cerebral pelo desconhecimento da perfusão acessória do polígono de Willis do paciente.[1,7,13]

Após a realização do tratamento vascular, medialmente aos vasos poderão ser visualizados e corrigidos danos na faringe, localizados até o nível inferior da cartilagem cricoide e do esôfago, a partir desse ponto em direção ao tórax. É importante ressaltar o trajeto do nervo laríngeo recorrente, que se localiza no sulco traqueoesofágico e penetra na borda inferior da cartilagem cricoide para evitar eventual dano ao mesmo e consequente paralisia de prega vocal com disfunção respiratória. Se houver qualquer lesão no tubo digestivo, a rafia poderá ser opcional de acordo com a extensão do ferimento; sob visão direta, deverá ser passada uma sonda nasoenteral para alimentação, oferecida logo no primeiro momento pós-operatório. A dieta oral deve ser proibida.[1,7]

Após dissecção, a via aérea cervical já se apresenta bem visível, e lesões na laringe e na traqueia podem ser visualizadas e eventualmente corrigidas, sempre com a segurança da realização de uma traqueostomia entre o segundo e terceiro anéis, obrigatória em qualquer manipulação cirúrgica de urgência, suspeita de lesão na via aérea superior ou acometimento dos nervos laríngeos. A cânula utilizada deve ser sempre com *cuff*, no maior diâmetro possível.[1,6,7]

Sempre após abordagem cervical de urgência, deve-se instalar dreno de sucção contínua ou tubulolaminar (Wattermam), com o intuito de evitar lojas de saliva ou sangue contaminadas, que podem alcançar o espaço retrofaríngeo, chamado *danger space*, causando mediastinite. O dreno também pode evitar hematomas, que podem levar à reabordagem cervical.[1,6,7]

Lesões específicas

Esôfago

Se a lesão não acometer a mucosa, deve-se realizar sutura muscular com pontos simples fio 3.0 absorvível. Se houver dúvida do acometimento da mucosa, pode ser realizada a infusão de 30 a 50 mℓ de azul de metileno com compressão do esôfago distal à lesão. A sutura com fio absorvível é preferida e pode ser em plano único ou não, na direção transversal às fibras. Devido ao alto risco de fístula, um dreno deverá ser alocado na região.[1,10]

Se houver perfuração identificada precocemente, o reparo em dois planos poderá ser realizado com fio absorvível e um dreno. Se a perda de substância for importante, a esofagostomia estará indicada, bem como nas situações em que o diagnóstico for tardio, sem permitir o reparo simples ou mesmo a anastomose terminoterminal.

Se houver lesões associadas, um *patch* do músculo esternocleidomastoide deverá ser interposto às lesões para evitar fístulas,[1,6,10] como demonstrado na Figura 11.6.

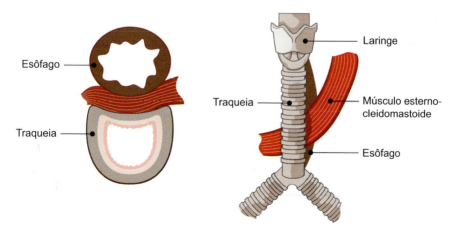

Figura 11.6 *Flap* do músculo esternocleidomastoide em lesões associadas. (*Fonte*: adaptada de Feliciano e Vercruysse, 2013.)[1]

Traqueia

No caso da traqueia, não é necessário o desbridamento da lesão. O reparo deve ser com fio absorvível 3.0, plano único independentemente do tamanho do orifício.

Quando houver perda de substância lateralmente ou anteriormente, o tubo deverá ser colocado pelo orifício até que o músculo esternocleidomastoide seja desinserido e o defeito seja corrigido, com a retirada do tubo traqueal.[1,6]

A Figura 11.7 mostra um algoritmo do tratamento para o trauma penetrante cervical.

CONSIDERAÇÕES FINAIS

O trauma cervical é um desafio ao cirurgião do trauma; logo, a suspeição das lesões é de extrema importância para o posterior diagnóstico.

A abordagem deve ser consciente, conhecendo conceitos anatômicos e de modo a evitar complicações posteriores, piores que a própria lesão.

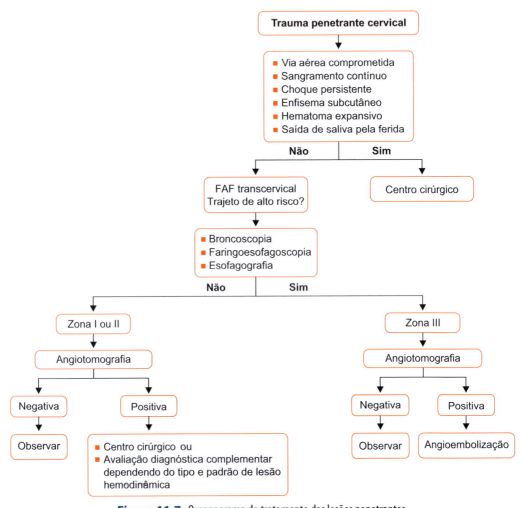

Figura 11.7 Organograma do tratamento das lesões penetrantes.

FAF: ferimento por arma de fogo.

REFERÊNCIAS BIBLIOGRÁFICAS

1. Feliciano DV, Vercruysse GA. Neck. In: Mattox KL, Moore EE, Feliciano DV (Eds.). Trauma. 7. ed. New York: McGraw-Hill; 2013. p. 414-29.
2. Tisherman AS, Bokhari F, Collier B et al. Clinical practice guideline: penetrating zone II neck trauma. J Trauma. 2008; 64:1392-405.
3. Fogelman MJ, Stewart RD. Penetrating wounds of the neck. Am J Surg. 1956; 91:581-96.
4. Monson DO, Saletta JD, Freeark RJ. Carotid vertebral trauma. J Trauma. 1969; 9:987.
5. Room AJ, Christensen N. Evaluation and treatment of penetrating cervical injuries. J Trauma. 1979; 19:391-7.
6. Newton K. Penetrating neck injuries. UpToDate. 2013; 1-19.
7. Feliciano DV. Penetrating cervical trauma. World J Surg. 2015; 28:1591-601.
8. Lorenção JL, Nahas SC, Margarido NF et al. Penetrating trauma of the neck: prospective study of 53 cases. Rev Hosp Clínicas Fac Med São Paulo. 1998; 53(5):234-41.
9. Bahten LCV, Duda JR, Zanatta PDS et al. Fermentos cervicais: análise retrospectiva de 191 casos. Res Col Bras Cir. 2003; 30(5):374-81.
10. Marsico GA, Azevedo ED, Guimaraes CA et al. Perfurações do esôfago. Res Col Bras Cir. 2003; 30(3):216-23.
11. Cruvinel Neto J, Dedivitis RA. Prognostic factors of penetrating neck trauma. Braz J Otorhinolaryngol. 2011;77(1):121-4.
12. Sperry JL, Moore EE, Coimbra R et al. Western Trauma Association Critical Decisions in Trauma: Penetrating neck trauma. J Trauma Acute Care Surg. 2013; 75(6):936-40.
13. Miller PR, Fabian TC, Croce Ma et al. Prospective screening for blunt cerebrovascular injuries: analysis of diagnostic modalities and outcomes. Ann Surg. 2002; 236(3):386-93.

12 Trauma Raquimedular

Paulo César Rozental Fernandes
Daniel Eichemberg Fernandes e Maia
Marcelo A.F. Ribeiro Jr.

INTRODUÇÃO

De acordo com o American College of Surgeons (ACS):

> Desde que a coluna do doente esteja devidamente protegida, o exame da coluna e a exclusão de lesões medulares podem ser adiados seguramente, especialmente na presença de alguma instabilidade sistêmica, como, por exemplo, hipotensão e insuficiência respiratória.

O trauma raquimedular (TRM), uma das mais frequentes causas de morbidade e mortalidade no mundo, é uma condição em que há lesão da medula espinal, permanente ou temporária, com alteração das funções motora, sensitiva e autonômica.[1]

Estima-se que ocorra lesão da medula espinal (LME) em 15 a 20% dos traumas em que são diagnosticadas fraturas da coluna vertebral. No Brasil, tal lesão decorre de acidentes automobilísticos, quedas, mergulhos em água rasa e ferimentos por arma de fogo, e a topografia da lesão tem relação direta com o mecanismo do trauma. A região cervical é a mais afetada nos traumas de coluna, com o acometimento medular em 27% dos casos.[2]

Pacientes com traumas múltiplos devem ser considerados e tratados como portadores de uma ou mais lesões espinais, independentemente da avaliação neurológica. Em torno de 5% dos pacientes com lesão no cérebro apresentam lesão associada na coluna; 25% daqueles que têm trauma em coluna apresentarão alguma lesão cerebral; e 10% das vítimas de trauma cervical que tenham fratura(s) na região apresentam uma segunda fratura associada.[3]

A ocorrência de lesões cervicais envolvendo a coluna em pacientes pediátricos é rara. Apesar de compreender menos de 1% dos casos, conduzi-los pode representar um grande desafio devido à incapacidade de comunicação de alguns e às "diferenças anatômicas" de cada idade.[3]

Estudo prospectivo realizado entre 2008 e 2012, envolvendo 321 pacientes, também demonstrou que os segmentos mais atingidos são a região cervical e a transição toracolombar. A fratura em explosão foi o tipo mais frequente de lesão. O mecanismo lesional inclui compressão axial do corpo vertebral, com alto grau de flexão, com eixo de rotação mantido na região central do disco, sendo cominutivas, envolvendo o platô superior e a margem posterior do corpo. O(s) fragmento(s) ósseo(s) pode(m) ser projetado(s) para o interior do canal medular. Registra-se ainda que a condição neurológica mais evidenciada por meio da escala da American Spinal Injury Association (ASIA) foi a E, sendo maiores as complicações respiratórias e a morbidade e mortalidade tanto quanto maior a classificação pela escala.[1]

Acerca das fraturas da coluna torácica e da lombar, uma análise prospectiva realizada em uma unidade hospitalar da zona leste da cidade de São Paulo confirmou a maior propensão de envolvimento de indivíduos do sexo masculino – aproximadamente 66% dos casos. Desenvolvida entre os meses de janeiro de 2006 e julho de 2009, a pesquisa avaliou dados provenientes de 100 pacientes tratados de forma cirúrgica e descreve a "queda de altura" como o mais frequente fator causal das lesões da coluna toracolombar, seguida pelos acidentes automobilísticos. A pesquisa pontua ainda que a junção toracolombar é a topografia mais afetada, e que a lesão neurológica é diretamente proporcional à gravidade da fratura vertebral.[4]

O aumento de ferimentos por armas de fogo (FAFs) na coluna vertebral acompanha a elevação nos índices de violência que assola a sociedade brasileira. Entre 1991 e 2010, em decorrência de FAFs acometendo a coluna vertebral, 290 pacientes foram submetidos a tratamento cirúrgico, somente no Hospital Geral do Estado da Bahia.[5]

Lesões vertebrais causadas por armas de fogo são mais frequentes nos finais de semana e na região do tórax; contudo, ao atingirem a coluna cervical, costumam ser mais graves em decorrência das sequelas neurológicas produzidas. Em sua maioria, as vítimas de FAFs na coluna vertebral são do sexo masculino e têm entre 15 e 34 anos.[5,6]

A gravidade das lesões depende da energia transmitida aos tecidos, que varia com a massa do projétil e o quadrado da velocidade com que este atinge a vítima. Estarão envolvidos na gênese das lesões os traumas mecânico direto e térmico, e as lesões secundárias por isquemia. Assim, surgem as lesões de medula espinal e/ou das raízes nervosas, tornando rara a inexistência de déficit neurológico parcial ou total nesses pacientes.[5,6]

A sintomatologia corresponde ao nível da lesão, à extensão e ao tempo de acometimento. Faz-se necessário ofertar um atendimento multidisciplinar, uma vez que são muito frequentes as lesões associadas de vísceras abdominais e torácicas, estruturas neurais, vasculares e cardiopulmonares. Há ainda os pacientes que podem apresentar mudanças nas funções fisiológicas, representadas por alterações respiratórias, vasculares, urinárias, intestinais e musculoesqueléticas.[6]

Lesões incompletas e da cauda equina têm potencial de recuperação de 47 e 86%, respectivamente. Todavia, as lesões completas têm diminuto potencial de recuperação. Uma das variáveis mais aceitas como fator prognóstico é a apresentação clínica à admissão.[6]

Estima-se que as lesões raquimedulares causem um relevante impacto econômico para a sociedade, considerando a perda da força de trabalho de cada vítima e os altos custos aos cofres públicos inerentes ao tratamento e à reabilitação.[5] A importância de se considerarem as etiologias mais comuns reside na possibilidade de desenvolver campanhas preventivas, utilizar estratégias para conscientizar a população e tentar reduzir o número de vítimas.[2,4]

Pacientes do sexo masculino, em "idade economicamente ativa", apresentando "queda da laje" como principal mecanismo de trauma – ultrapassando os acidentes automobilísticos –, com fraturas envolvendo a região toracolombar como lesões mais comuns, seguida pela cervical, compõem o perfil do grupo de dados mais frequente em algumas localidades da periferia da cidade de São Paulo. Conhecer tal fato possibilita o planejamento de intervenções efetivas e racionais, tanto para prevenção quanto para alocação de recursos no tratamento dos casos. Por isso, a prevenção de tais tipos de trauma passa pela fiscalização e interrupção de construções, ocupação e utilização de terrenos abandonados indiscriminadamente. Exemplos de "vigilância urbana" são ações fundamentais para a redução dos casos de TRM.[7]

ANATOMIA

A coluna vertebral é formada por 33 a 34 vértebras: 7 cervicais, 12 torácicas, 5 lombares, 5 sacrais e 4 ou 5 coccígeas. O forame vertebral é formado pela parede posterior do corpo vertebral e pela parede anterior do arco vertebral. A superposição dos vários forames vertebrais forma o canal medular, que abriga e protege a medula espinal, a qual, nos adultos, tem cerca de 45 cm e estende-se desde a altura do atlas (C1) até a primeira ou segunda vértebra lombar.[8]

A exposição e a capacidade de executar múltiplos movimentos tornam a coluna cervical o seguimento mais vulnerável dessa estrutura. A coluna torácica, por sua vez, tem movimentos mais limitados e recebe apoio dos arcos costais. Assim, fraturas torácicas são menos frequentes e pouco associadas a lesões medulares, ocorrendo mais por compressão. Entretanto, por suas vértebras terem canais vertebrais mais estreitos, em casos de fraturas associadas a luxações, evidenciam-se lesões medulares completas.[3]

A medula espinal divide-se em segmentos com raízes nervosas que emergem da medula ao nível de cada segmento. Cada raiz nervosa recebe informações sensitivas de áreas da pele denominadas dermátomos e, de modo similar, inerva um grupo de músculos denominados miótomos. Essas são considerações relevantes para a avaliação dos níveis de acometimento medular durante a avaliação física, presentes caso haja suspeita dessas lesões.[8]

A medula espinal divide-se em substância branca, perifericamente, e substância cinzenta, na área central, onde a maioria dos corpos celulares dos neurônios espinais está localizada. Ao corte transversal, a substância cinzenta apresenta a forma de H e subdivide-se em cornos anterior, lateral e posterior. No corno anterior, estão localizados os corpos celulares dos neurônios motores e visceromotores (aferentes); no posterior, os neurônios sensitivos (eferentes); e no lateral, os neurônios do sistema simpático. As fibras motoras, oriundas do corno anterior, juntam-se às fibras sensitivas do posterior para formarem o nervo espinal.[8]

No trauma, a transferência de energia cinética para a medula espinal, o rompimento dos axônios, a lesão das células nervosas e a ruptura dos vasos sanguíneos causam lesão primária. No estágio agudo da lesão (até 8 horas após o trauma), ocorrem hemorragia e necrose da substância cinzenta, resultando em destruição central. Como consequência de uma redução geral do fluxo sanguíneo no local da lesão, esta pode estender-se para a substância branca nas 4 a 8 horas seguintes.[8]

DIAGNÓSTICO

Segundo o manual do curso de alunos do Advanced Trauma Life Support (ATLS®) do ACS, em sua nona edição, atualmente, médicos e demais integrantes da equipe de saúde incumbida de receber politraumatizados, potenciais portadores de trauma de coluna, deverão estar permanentemente vigilantes aos riscos advindos de mobilização ou imobilização inadequadas desses pacientes.[3]

Por isso, o atendimento pré-hospitalar é de grande importância para a avaliação inicial, assim como o reconhecimento e a prevenção de lesões adicionais durante o seu resgate e transporte para o local onde deverá receber o atendimento definitivo. Deve-se considerar sempre a hipótese de lesão da coluna vertebral, mantendo a imobilização do paciente até que esse tipo de lesão possa ser avaliado com segurança por meio do exame físico ou outros exames complementares, quando necessário.

Manifestações neurológicas ou agravamento da sintomatologia apresentada pelo paciente à entrada podem ser decorrentes de aumento do edema da medula, progressão de áreas de isquemia ou técnica inadequada de imobilização. São encontrados em aproximadamente 5% dos pacientes com lesões na coluna.[3]

O primeiro passo para o diagnóstico compreende a anamnese, devendo ser avaliados: a história e o mecanismo do trauma, o cenário ou ambiente em que ele ocorreu e o estado de saúde das vítimas envolvidas. A presença de trauma cranioencefálico, intoxicação alcoólica, lesões múltiplas e traumas de face e acima da clavícula aumenta a probabilidade de concomitância de fraturas de coluna vertebral.[3]

A avaliação inicial deve ser feita seguindo os preceitos do ATLS®, privilegiando, inicialmente, a investigação das vias aéreas e a estabilização da coluna cervical.

Ausência de alterações neurológicas, sintomas álgicos ou hipersensibilidade no trajeto da coluna indicam a inexistência de maiores lesões na coluna; no entanto, pacientes que se apresentarem rebaixados ou comatosos necessitarão de radiografias, devendo permanecer imobilizados durante todo o período de atendimento e realização de exames.[3]

A associação entre hipotensão e bradicardia caracteriza o *choque neurogênico*. Nesses pacientes, a lesão das vias eferentes do sistema nervoso simpático medular e a consequente vasodilatação dos vasos viscerais e das extremidades, associadas à perda do tônus simpático cardíaco, impossibilitam a elevação da frequência cardíaca.[3]

O choque neurogênico é uma condição rara em lesões abaixo de T6; logo, outras opções devem ser investigadas quando for o caso de paciente hipotenso. Faz-se necessário o rápido reconhecimento dessa condição e a diferenciação em relação ao *choque hipovolêmico* (causa mais comum de choque no trauma), no qual espera-se encontrar hipotensão associada a taquicardia. A reposição de líquidos deve ser moderada no choque neurogênico, para não haver sobrecarga, e o uso cauteloso de substâncias vasopressoras deve ser considerado como opção terapêutica.[3]

Em casos marcados pela perda do tônus muscular após lesão na medula, concomitante a perda de reflexos, deve-se cogitar a ocorrência de *choque medular* afinal. Ainda que não se encontre "destruída", a medula apresenta-se sem qualquer função, por período de tempo indeterminado.

Dor local, podendo irradiar para membros, e incapacidade funcional acompanhada de espasmos da musculatura adjacente são sintomas possivelmente presentes nos pacientes com fratura da coluna vertebral sem lesões neurológicas. Naqueles com lesão medular completa, destituídos de sensibilidade, o diagnóstico de lesões de órgãos torácicos e abdominais torna-se ainda mais difícil e deve ser sempre pesquisado, levando-se em conta o trajeto percorrido pelo projétil e as estruturas vizinhas a ele.[7] Perda da resposta aos estímulos dolorosos, respiração diafragmática, incapacidade de efetuar movimentos voluntários dos membros, alterações do controle esfincteriano, priapismo e reflexos patológicos (*Babinski, Oppenheim*) também podem estar presentes, indicando lesão do neurônio motor superior.[8]

O exame neurológico consiste na avaliação da sensibilidade, da função motora e dos reflexos. A área de sensibilidade do paciente é examinada no sentido craniocaudal, pela avaliação da sensibilidade à variação de temperatura, dolorosa e tátil. Tais funções são mediadas pelo trato espinotalâmico lateral, cujas fibras estão na porção anterolateral da medula espinal. A avaliação da vibração por meio de diapasão investiga as condições do trato posterior da medula espinal (funículos grácil e cuneiforme).[8]

As lesões da medula espinal podem ser classificadas de acordo com o *nível neurológico* de lesão, a *gravidade* do déficit neurológico, o *tipo de síndrome medular* e a *morfologia*.[3]

O nível sensorial faz referência aos segmentos medulares mais caudais, que conservam suas funções sensoriais fisiológicas. Alguns dermátomos guardam relação com pontos da anatomia de superfície e ajudam na avaliação inicial: mamilos (T4), processo xifoide (T7), cicatriz umbilical (T10), região inguinal (T12-L1) e região perineal (S2-S3-S4).[3]

A avaliação dos reflexos tendinosos profundos, em especial sua ausência, permite identificar lesão de nervo periférico, sendo os mais importantes na clínica: bicipital (C5), estilorradial (C6), tricipital (C7), patelar (L4) e aquileu (S1).[3]

Os reflexos abdominais e cremastéricos são testes para avaliação do neurônio motor superior, e sua ausência indica presença de lesão. As lesões do neurônio motor superior também podem ser diagnosticadas pela existência de reflexos patológicos, evidenciados pelo teste de *Babinski* ou *Oppenheim*. A perda assimétrica sugere lesão no neurônio motor inferior.[8]

O reflexo bulbocavernoso, testado por meio de estímulo na glande ou no clitóris e evidenciando contração do esfíncter anal, é de grande importância na avaliação dos pacientes com TRM que apresentam choque medular. Nessa situação, o paciente apresenta ausência total da sensibilidade e dos seus movimentos.[8]

Quanto à *gravidade*, as lesões da medula podem ser classificadas em:

- Paraplegia incompleta
- Paraplegia completa
- Quadriplegia incompleta
- Quadriplegia completa.

Tais quadros estão relacionados com as lesões torácica incompleta, torácica completa, cervical incompleta e cervical completa, respectivamente.[3]

Frankel, em 1969, desenvolveu um método de classificação simples que continua sendo utilizado até os dias de hoje.[9] Ele subdivide os níveis de lesão em:

- Frankel A: ausência de sensibilidade e motricidade distal ao nível da lesão
- Frankel B: paralisia motora completa, com alguma sensibilidade preservada distal ao nível da lesão
- Frankel C: presença de alguma força motora, porém sem função prática
- Frankel D: força motora efetiva distal ao nível de lesão, porém com algum grau de deficiência
- Frankel E: ausência de alterações neurológicas.

Em 1992, a ASIA publicou uma classificação neurológica e funcional, que avalia os níveis de sensibilidade de C2 até S4-S5 e a função dos grupos musculares e reflexos relacionados com as raízes nervosas de C5 a T1 (plexo braquial) e L2 a S1 (plexo lombar). Essa classificação, cujo objetivo é definir o prognóstico, procura apontar com exatidão o nível da lesão neurológica e o grau do comprometimento funcional.

A avaliação neurológica é baseada na sensibilidade e na função motora, e tem uma etapa compulsória segundo a qual é determinado o nível da lesão neurológica, o nível motor e o nível sensitivo, obtendo-se números que, em conjunto, fornecem um escore. A outra etapa é opcional (avaliação da sensibilidade profunda, propriocepção, dor profunda) e não participa na formação do escore, mas acrescenta importantes informações na avaliação clínica dos pacientes.

O exame da sensibilidade é realizado por meio da avaliação da sensibilidade tátil e dolorosa do paciente, pesquisada nos 28 dermátomos, bilateralmente, atribuindo-se uma avaliação numérica de acordo com o achado clínico:

- 0: ausente
- 1: alterada
- 2: normal
- NT (não testada): quando a avaliação do dermátomo não puder ser realizada por qualquer motivo.

O esfíncter anal externo também deve ser examinado, por meio da introdução do dedo do examinador no orifício anal, com a finalidade de determinar se a lesão é completa ou incompleta (sensibilidade presente: sim; ausente: não).

A avaliação da função motora é realizada investigando-se ambos os lados dos músculos denominados "músculos-chave" em 10 pares de miótomos, e a força muscular deve ser graduada de acordo com a seguinte escala:

- 0: paralisia total
- 1: contração palpável ou visível
- 2: movimento ativo eliminado pela força da gravidade
- 3: movimento ativo que vence a força da gravidade
- 4: movimento ativo contra alguma resistência
- 5: normal
- NT (não testada).

Os músculos selecionados para a avaliação e os níveis neurológicos correspondentes são:

- C5: flexores do cotovelo
- C6: flexores do punho
- C7: extensores do cotovelo
- C8: flexores do dedo (falanges média e distal)
- T1: abdutores (dedo mínimo)
- L2: flexores do quadril
- L3: flexores do joelho
- L4: dorsiflexores do tornozelo
- L5: extensor longo dos dedos
- S1: flexores plantares do tornozelo.

Adicionalmente ao exame dos 10 pares de miótomos mencionados, o esfíncter anal externo deve ser também examinado para se avaliar a sua capacidade de contração voluntária (sim ou não), que auxilia na diferenciação entre lesão incompleta ou completa.[8]

Opcionalmente, o diafragma, o deltoide e os isquiotibiais são também avaliados, e sua força, anotada como ausente, reduzida ou normal. A somatória dos diferentes valores numéricos referentes a força motora, sensibilidade tátil e sensibilidade dolorosa dá origem a escores, cujo valor máximo é 100 para a avaliação motora e 112 para a avaliação sensitiva.

A avaliação da deficiência é baseada na modificação da escala de Frankel, que foi feita pela ASIA[10] e consiste em 5 graus de incapacidade:

- Lesão completa: não existe função motora ou sensitiva nos segmentos sacrais S4-S5
- Lesão incompleta: preservação da sensibilidade e perda da força motora abaixo do nível neurológico, estendendo-se até os segmentos sacrais S4-S5
- Lesão incompleta: a função motora é preservada abaixo do nível neurológico, e a maioria dos músculos-chave abaixo do nível neurológico tem grau *menor ou igual* a 3
- Lesão incompleta: a função motora é preservada abaixo do nível neurológico, e a maioria dos músculos-chave abaixo do nível neurológico tem grau *maior ou igual* a 3
- Normal: sensibilidade e força motora normais.

Quanto aos tipos de *síndromes medulares* mais comuns, podem estar presentes os seguintes:

- Síndrome central da medula: perda de força acentuada em extremidades superiores e graus variáveis de perda sensorial
- Síndrome anterior da medula: paraplegia e dissociação da perda sensorial com perda de sensibilidade à dor e à temperatura. Tem o pior prognóstico dentre as lesões incompletas
- Síndrome de Brown-Séquard: fruto da hemissecção da medula, em geral por trauma penetrante, com dano motor ipsolateral e perda da sensibilidade postural, associados a perda contralateral da sensibilidade térmica e dolorosa.[3]

Quanto à *morfologia*, lesões produzidas por traumas de coluna podem ser descritas como: fraturas, fraturas-luxações, lesões medulares sem anormalidades radiológicas e penetrantes, podendo, ainda, cada uma delas ser classificada como instável ou estável.[3]

Avaliação radiológica

A realização de exames radiológicos deverá suceder um exame clínico adequado e criterioso. Indicam-se radiografias a politraumatizados que apresentem os seguintes achados (um ou mais):

- Dor em linha média cervical
- Sensibilidade à palpação
- Déficit neurológico relacionado com a coluna cervical
- Alteração do nível de consciência
- Suspeita de intoxicação
- Mecanismo de trauma significativo que cause lesão que desvie atenção.

A coluna vertebral deve ser avaliada por meio de radiografias realizadas nos planos anteroposterior, lateral e transoral, para visualização e avaliação do odontoide. Em qualquer um dos casos apontados anteriormente, se disponível, a tomografia computadorizada (TC) axial, com cortes finos desde o occipício até (vértebra) T1, com reconstruções sagital e coronal deverá ser realizada, em detrimento da radiografia simples.[3]

De modo geral, deve-se avaliar a simetria, o alinhamento das vértebras e as rupturas das partes moles. Durante a avaliação da radiografia lateral, é primordial visualizar a base do crânio, todas as vértebras cervicais e a transição para o tórax, com a primeira das vértebras torácicas. Na avaliação da anteroposterior, pode-se obter informações que permitam o diagnóstico de luxações unilaterais, não identificáveis na incidência lateral. Já a radiografia transoral, para correta avaliação do processo odontoide, deverá incluir também as articulações direita e esquerda de C1 e C2.[3]

A visualização de todas as vértebras da coluna cervical e da transição cervicotorácica é muito importante. Na impossibilidade de visualizar esse segmento da coluna vertebral por meio das radiografias convencionais, a realização das radiografias sob tração dos membros superiores ou na posição do nadador pode auxiliar na obtenção de boas imagens. A sensibilidade para detecção de lesões instáveis da coluna cervical, por exemplo, pode chegar a 97%, se garantidas a boa qualidade das imagens e a interpretação adequada.[11]

A utilização da TC de coluna cervical na investigação diagnóstica das vítimas de trauma contuso demonstrou eficácia ao identificar as lesões vertebrais e medulares, apesar do custo envolvido, justificando-se seu emprego dentro dos critérios atualmente estabelecidos.[11] A TC possibilita o diagnóstico de fraturas ocultas da região cervical, sendo também muito útil na avaliação da morfologia da fratura e da estabilidade do segmento lesado, da compressão de fragmentos da(s) vértebra(s) fraturada(s) e da compressão do canal vertebral.[3]

A ressonância magnética tem auxiliado sobremaneira o diagnóstico dos TRMs e, sempre que possível, deve ser utilizada na fase primária do diagnóstico, pois ela permite uma análise detalhada, com melhor visualização de contusões ou rupturas medulares, hematoma extradural, lesões de partes moles, ligamentos paraespinais, hérnias discais traumáticas e coleções líquidas. Na impossibilidade de realização do exame, seja por instabilidade do paciente ou indisponibilidade de equipamento, os diagnósticos de hérnia discal traumática causando compressão aguda medular ou hematoma extradural poderão ser afastados com a realização de mielografia por TC.[3]

Investigações radiográficas de coluna toracolombar utilizam-se de indicações semelhantes àquelas listadas para a coluna cervical. Na incidência anteroposterior, deve-se atentar para o alinhamento vertical dos pedículos, bem como para o espaço entre os pedículos de vértebras torácicas e lombares, que estará aumentado em casos de fraturas instáveis. Incidências laterais podem indicar subluxações, "fraturas por compressão" e de Chance. Se o paciente apresentar-se estável e o equipamento estiver disponível, a TC poderá ser usada inicialmente como triagem, se presentes as indicações para tal. Fraturas de estruturas vertebrais posteriores e estimativa de grau de compressão do canal medular, em casos de fratura com explosão, são utilidades da TC.[3]

TRATAMENTO

Em termos gerais, imobilização, oferta de fluidos intravenosos, prescrição de medicações e transferência para serviço especializado, se necessário, configuram os pilares básicos do tratamento do TRM.[3]

Durante o atendimento, a imobilização do paciente deverá ser realizada superior e inferiormente à topografia suspeita de lesão de coluna, assim permanecendo até verificação do quadro por estudo radiológico. As posições neutras, supina e sem arqueamentos são as preferidas e mais adequadas para manutenção do paciente durante o atendimento, não sendo recomendado o alinhamento de quaisquer desvios.[3]

Na dúvida, deve-se manter o colar cervical adequadamente posicionado. Apesar da necessidade de utilização do colar semirrígido, seu uso exclusivo pode não representar a estabilização completa desejada. Assim, o uso de pranchas rígidas longas é uma boa alternativa, de preferência com dispositivos adequados para apoio do polo cefálico.[3]

Contudo, após a remoção do paciente do local onde ocorreu o trauma, o mesmo deverá ser retirado da prancha o mais breve possível. A mobilização, o rolamento ou a elevação do paciente deverão ser feitos em bloco, mantendo-se o "alinhamento anatômico neutro" da coluna vertebral. Mesmo na presença de déficits neurológicos (paraplegia ou quadriplegia, por exemplo), essa conduta deve ser seguida, já que os déficits sensitivos tornam os pacientes mais propensos a produzirem úlceras por pressão.[3]

Dor, hipoxia, hipotensão, distúrbios psiquiátricos e uso abusivo de álcool ou drogas podem desencadear inquietação, agitação ou violência. Mesmo nesses casos, a imobilização deve ser mantida, procedendo-se à intubação precoce se houver suspeita de comprometimento das vias aéreas.[3]

A reposição de fluidos intravenosos deve ser realizada nos pacientes com suspeita de TRM de modo semelhante àquela feita em politraumatizados, durante a reanimação. É necessário suspeitar de choque neurogênico em caso de refratariedade após a administração de 2 ℓ ou mais de soluções líquidas. O uso de substâncias vasopressoras, monitoramento invasivo e sondagem vesical para monitoramento do débito urinário são estratégias possíveis na condução do caso.[3]

Atualmente, não há evidências suficientes para afirmar que haja benefícios no uso de esteroides em TRM.[3]

Nos casos em que houver déficit neurológico ou fraturas vertebrais comprovados, a transferência do paciente para centros especializados deverá ser providenciada. É primordial manter toda a imobilização da coluna, devido à hipótese de lesões potenciais não diagnosticadas, e evitar qualquer demora desnecessária.[3]

Nas últimas décadas, observou-se uma diminuição no uso de técnicas de tratamento conservador, tais como "gesso Minerva", "halo-gesso" e "cerclagem com fios de aço", parecendo haver consenso entre ortopedistas e neurocirurgiões quanto à maior redução da utilização das duas primeiras citadas. Técnicas como a fixação da coluna, que evita a imobilização externa e confere maior estabilidade, têm sido preferidas nos casos de lesões cervicais.[12]

Sistemas pediculares de fixação das vértebras são cada vez mais utilizados em lesões traumáticas de coluna toracolombar, enquanto hastes de Harrington, Luque ou o retângulo de Hartchild parecem estar caindo em desuso, tanto por ortopedistas quanto por neurocirurgiões.[12]

Constam como indicações cirúrgicas: lesões incompletas com déficit progressivo por compressão com evidência radiológica; presença de corpo estranho (fragmentos do projétil); hematoma extradural compressivo; intoxicação por chumbo; proximidade do projétil de facetas ou líquido sinovial; e fístulas liquóricas. A laminectomia é a principal opção na busca pela descompressão do canal medular. Contudo, também podem ser realizadas a fixação de uma coluna instável ou a descompressão radicular para alívio da dor.[6]

Por fim, a introdução de tecnologias inovadoras no tratamento cirúrgico das diferentes doenças do aparelho locomotor, com novos implantes e técnicas, reforçaram o arsenal terapêutico dos cirurgiões de coluna do país.[12]

REFERÊNCIAS BIBLIOGRÁFICAS

1. Morais DF, Spotti AR, Cohen MI et al. Perfil epidemiológico de pacientes com traumatismo raquimedular atendidos em hospital terciário. Coluna/Columna. 2013; 12(2):149-52.
2. Vasconcelos ECLM, Roberto M. Caracterização clínica e das situações de fratura da coluna vertebral no município de Ribeirão Preto, propostas para um programa de prevenção do trauma raquimedular. Coluna/Columna. 2011; 10(1):40-3.
3. American College of Surgeons (ACS). ATLS Student Course Manual: Advanced Trauma Life Support. 9. ed. Chicago: ACS; 2012.
4. Rodrigues LCL, Bortoletto A, Matsumoto MH. Epidemiologia das fraturas toracolombares cirúrgicas na zona leste de São Paulo. Coluna/Columna. 2010; 9(2):132-7.
5. Pimentel MG, Gomes EGF, Gusmão MS et al. Estudo epidemiológico dos traumas raquimedulares por projétil de arma de fogo no Hospital Geral do Estado da Bahia. Coluna/Columna. 2012; 11(4): 298-301.
6. Araujo Junior FA, Heinrich CB, Cunha MLV et al. Traumatismo raquimedular por ferimento de projétil de arma de fogo: avaliação epidemiológica. Coluna/Columna. 2011; 10(4):290-2.
7. Anderle DV, Joaquim AF, Soares MS et al. Avaliação epidemiológica dos pacientes com traumatismo raquimedular operados no Hospital Estadual "Professor Carlos da Silva Lacaz". Coluna/Columna. 2010; 9(1):58-61.
8. Defino HLA. Trauma raquimedular. Medicina. 1999; 32(6):388-400.

9. Rios GMR, Martins RS, Zanon-Colange N et al. Classificação das fraturas tóraco-lombares baseada em investigação por imagem – avaliação de 33 casos. Arq Neuropsiq. 2006; 64(3):824-8.
10. Neves MAO, Mello MP, Antonioli RS et al. Escalas clínicas e funcionais no gerenciamento de indivíduos com lesões traumáticas da medula espinhal. Rev Neurocienc. 2007; 15(3):234-9.
11. Pinheiro DFC, Fontes B, Shimazaki JK et al. Valor diagnóstico da tomografia de coluna cervical em vítimas de trauma contuso. Rev Col Bras Cir. 2011; 38(5):299-303.
12. Defino HLA, Herrero CFPS, Zardo EA. O que eu não faço mais na cirurgia da coluna vertebral: pesquisa entre cirurgiões de coluna brasileiros. Coluna/Columna. 2011; 10(4):336-42.

13 Trauma Vascular

Alexandre Campos Moraes Amato
Ricardo Virgínio dos Santos
Salvador José de Toledo Arruda Amato

INTRODUÇÃO

Somados os homicídios, os acidentes e as vítimas de trânsito, o Brasil é recordista mundial de mortes por causas externas. Em 18 meses, são 70 mil vítimas de homicídios no país, 45 mil por ano, em torno de 1 a cada 12 minutos. São 50 mil mortes por ano em decorrência de acidentes de trânsito (136 mortes/dia).

Para qualquer médico que atue em pronto-socorro, é fundamental ter raciocínio rápido para realizar uma sequência de procedimentos a fim de manter a vida do doente, que, na maioria das vezes, é jovem e, devido a um acidente, pode ter sua expectativa de vida reduzida.[1-3]

EPIDEMIOLOGIA

As principais causas do trauma vascular são as de origem iatrogênica, os ferimentos por arma branca (FABs) ou por arma de fogo (FAFs) e os traumas fechados.

O trauma penetrante, que abrange FAF, FAB, iatrogênicos e fragmentos de vidro, é o predominante (70 a 80%), enquanto o contuso, que engloba acidentes automobilísticos, acidentes de trabalho, traumas domésticos, quedas e lesões esportivas, consiste em 5 a 15% dos casos. Dos penetrantes, a maioria (50 a 80%) são FAFs, enquanto os FABs correspondem a 10 a 30%. O trauma vascular iatrogênico está aumentando sua frequência à medida que aumentam os procedimentos invasivos. Tem sido relatada frequência de lesões iatrogênicas em 33% dos casos de trauma vascular.[4]

São menos comuns, porém não menos importantes, as lesões por vibração crônica, lesões por frio ou calor, corrente elétrica de alta tensão e acidentes com animais.

De modo geral, as artérias são mais lesadas do que as veias, e as extremidades, mais do que outras regiões anatômicas.[4]

Ferimento por arma de fogo

As lesões vasculares causadas por FAFs variam de acordo com a arma utilizada. Em situações de combates militares, as armas usadas e os explosivos têm alta energia cinética, causando lesões destrutivas de difícil reparo cirúrgico, altas taxas de mortalidade e, mais frequentemente, perda de extremidades. Porém, cada vez mais utilizam-se armamentos militares em ambiente civil, o que expõe a população urbana a lesões complexas de difícil tratamento. O projétil causa ferimento direto no local atingido; porém, devido à alta energia de armas potentes, pode também provocar cavitação temporária e vácuo aspirativo, em que há um orifício pequeno de entrada e um enorme orifício de saída (Figura 13.1). As lesões por escopeta ou cartucheira são complexas devido ao efeito "bola de bilhar", no qual há um desvio do trajeto dos fragmentos de chumbo.[5,6]

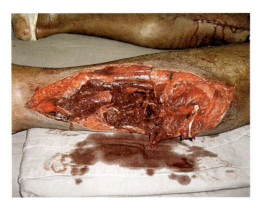

Figura 13.1 Ferimento por arma de fogo de alta velocidade, que, devido à alta energia cinética, causa grande lesão tecidual.

Ferimento por arma branca

As lesões causadas por facas, estiletes e objetos pontiagudos são definidas como FABs e têm o potencial de causar dano direto na parede do vaso, que, mais frequentemente, manifesta-se com sangramentos ou grandes hematomas. Outro tipo de FAB são as lesões iatrogênicas, causadas principalmente pelo aumento da frequência de procedimentos em que é necessário puncionar uma artéria para realizar diagnóstico ou tratamento. Lesões iatrogênicas também podem ser causadas por procedimentos cirúrgicos, como os ortopédicos e de coluna.[7]

Lesão iatrogênica

O aumento da frequência de lesão iatrogênica ocorre devido aos tratamentos que necessitam de cateterismo; porém, ela também está associada a procedimentos ortopédicos e de coluna. A cateterização é mais comumente realizada pela técnica de Seldinger, que consiste na passagem de uma agulha pelas paredes anterior e posterior do vaso a ser cateterizado, seguida da passagem de um fio-guia. Essa técnica permite um acesso vascular de fácil reutilização e é relativamente segura, mas tem como complicação a formação de pseudoaneurismas (Figura 13.2) e fístulas arteriovenosas.[8]

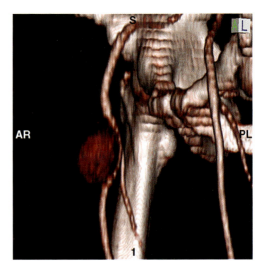

Figura 13.2 Grande pseudoaneurisma de artéria femoral comum direita, causando compressão extrínseca de artéria femoral superficial, decorrente de punção para cateterização cardíaca.

Trauma fechado

As lesões nesse tipo de trauma são decorrentes de movimentos de impacto ou desaceleração intensos, causando o trauma vascular sem solução de continuidade na pele, como ocorre nos ferimentos penetrantes ou perfurocortantes. São muito frequentes em acidentes de trânsito ou em fraturas de ossos longos. Fratura de punho, fratura supracondiliana de úmero e fratura de perna podem estar associadas a lesões vasculares.[9]

FISIOPATOLOGIA

Simplificando muito, o trauma pode ser caracterizado em penetrante ou contuso (Tabela 13.1). Entretanto, a gravidade da lesão depende de vários fatores: lesão direta dos vasos por objetos penetrantes; transferência de energia e calor para os tecidos (energia cinética); efeito de cavitação em objetos de alta velocidade; forças compressivas e de cisalhamento no contuso, que podem desencadear trombose; *flap* intimal e dissecção; e, menos frequentemente, embolização de objetos (fragmentos, projéteis etc.).[5]

Tabela 13.1 Tipos de lesões vasculares.

Instrumento	Energia aplicada sobre	Mecanismo	Ferimento	Exemplo
Perfurante	Ponto	Pressão-penetração	Punctório	Alfinete, agulha, sovela, prego, estilete
Cortante	Linha	Deslizamento	Inciso	Navalha, gilete
Contundente	Área + massa	Pressão-esmagamento Pressão-esgarçamento	Contuso Lacerocontuso	Cassetete, chão, para-choque, pau
Perfurocortante	Ponto + linha	Pressão-deslizamento	Perfuroinciso	Peixeira, faca
Perfurocontundente	Ponto + massa	Pressão-penetração	Perfurocontuso	FAF, chave de fenda
Cortocontundente	Linha + massa	Pressão-esmagamento Pressão-esgarçamento	Cortocontuso	Machado, dente, foice, unha, facão
Lacerante	Linha + massa	Esgarçamento	Laceração	Serra, motosserra, serrote

FAF: ferimento por arma de fogo.

DIAGNÓSTICO

No diagnóstico de uma lesão vascular, é fundamental conhecer o estado hemodinâmico do paciente. Assim, antes de iniciar a avaliação clínica, é importante conhecer a pressão arterial e a frequência cardíaca da vítima para realizar uma adequada correlação com os achados do exame clínico.

O diagnóstico de lesão vascular sem exteriorização de hemorragia pode ser difícil. Por isso, o relato detalhado do trauma – tempo da ocorrência, sangramento no local do acidente, contaminação, perda de tecidos, agente causador, trajetória, desaceleração e lesão neurológica – são informações que devem ser obtidas com os presentes.[10]

Entre os sinais e sintomas, alguns são considerados "maiores" e não necessitam de diagnóstico por imagem. São eles: hemorragia arterial ativa, hematoma em expansão, evidência de isquemia (sem pulso distal, 6 "Ps" [dor/**p**ain, **p**alidez, **p**arestesia, **p**aralisia, ausência de **p**ulso, **p**oiquilotermia – diminuição da temperatura]), sopro ou frêmito.

Sinais "menores" sugerem lesão vascular e incluem: hematoma de tamanho moderado, história de perda sanguínea ou hipotensão pré-hospitalar, ferida próximo a estruturas vasculares ou a lesão óssea, pulso distal diminuído e déficit neurológico ipsilateral. Os sinais "menores" necessitam de auxílio com exames de imagem para o diagnóstico.

Os traumas vasculares podem ser classificados em três síndromes clínicas: isquêmica, hemorrágica e tumoral. A síndrome isquêmica consiste em ausência de pulsos, palidez ou cianose, hipotermia, retardo no enchimento venoso, colabamento das veias superficiais, parestesias e paralisias, dor, rigidez e, tardiamente, gangrena. A síndrome hemorrágica consiste em equimose, hematoma, sangramento arterial ou venoso e sinais de choque hipovolêmico, como hipotensão arterial, sudorese, palidez e taquicardia. A síndrome tumoral consiste na presença de tumor pulsátil, frêmito e sopro.[10]

Exames subsidiários

Na presença de sinais clínicos maiores de trauma vascular, não se deve perder tempo, direcionando o atendimento à vítima imediatamente para o reparo cirúrgico da lesão. Entretanto, em algumas situações, as manifestações não são tão evidentes, e é preciso uma avaliação clínica sistemática do paciente para afastar a hipótese de uma lesão potencialmente fatal ou mutilante.

O índice tornozelo-braço (ITB) é um método muito objetivo e prático de mensuração da circulação, sendo útil no manejo de pacientes com lesão de extremidades, principalmente em jovens que não teriam o ITB alterado de base por não terem doença arterial obstrutiva crônica nessa faixa etária, necessitando apenas do aparelho de Doppler contínuo e de esfigmomanômetro. Assim, no caso de ITB < 0,9 em paciente jovem com suspeita de lesão arterial, é necessário realizar exame de imagem da região suspeita.

O ecodoppler é uma opção de baixo custo, útil na avaliação periférica e preciso na suspeita de lesão oculta. Contudo, fragmentos ósseos, interposição gasosa e dificuldade de avaliação de vasos torácicos são suas desvantagens. Tem como indicação acompanhar lesões mínimas não operadas e trajetos vasculares em pacientes sem sinais de isquemia e sem os sinais "maiores" já mencionados.

A arteriografia é padrão-ouro; porém, por ser um exame invasivo, não deve ser realizado em todos pacientes. Se for empregado em todas as vítimas de trauma, somente 10% serão positivos.

A arteriografia pode demonstrar oclusão por trombo, lesão intimal, lacerações parciais, transecção total, pseudoaneurismas e fístulas arteriovenosas. Deve ser realizada apenas no intraoperatório se houver sinais maiores de lesão vascular, mas deve ser realizada de modo diagnóstico em FAFs em perna e antebraço, lesões por escopeta e pacientes com arteriopatia crônica.

A angiotomografia está sendo cada vez mais utilizada devido à possibilidade de avaliar traumas multissistêmicos de maneira rápida e precisa.

CARACTERÍSTICAS DOS DANOS VASCULARES

A contusão pode causar edema da parede do vaso e consequente vasospasmo, uma resposta miogênica ao trauma, provocando constrição e estenose segmentar visível na arteriografia. Seu tratamento é conservador. O espasmo, ao diminuir o fluxo sanguíneo, pode causar trombose local (Figura 13.3).

Pode ocorrer laceração do vaso com lesão de todas as camadas da parede arterial, mantendo, porém, segmento circunferencial íntegro, o que impede retração e trombose de extremidades. A laceração pode desencadear sangramento local, trombose, pseudoaneurisma, embolia ou fístula arteriovenosa (Figura 13.4).

Na lesão de íntima, ou contusão com *flap* intimal, ocorre falha de enchimento na arteriografia ou é visualizada irregularidade da parede arterial (Figura 13.5). Pode evoluir com trombose local ou pseudoaneurisma.

A contusão com hematoma subintimal ou dissecção é uma lesão silenciosa e tem evolução desfavorável se não for diagnosticada (Figura 13.6).

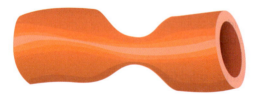

Figura 13.3 Vasospasmo.

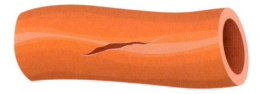

Figura 13.4 Laceração.

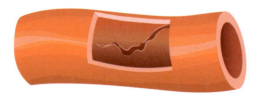

Figura 13.5 Lesão de íntima.

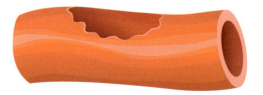

Figura 13.6 Contusão com hematoma subintimal.

A secção parcial ocorre por instrumentos pontiagudos ou espículas ósseas. O sangramento pode cessar espontaneamente ou formar pseudoaneurisma. A correção cirúrgica é a sutura simples total, ou seja, abrangendo as camadas íntima, media e adventícia (Figura 13.7).

A secção completa é a divisão do vaso lesado, causando retração e trombose das extremidades, diminuindo hemorragia local e causando isquemia distal. O tratamento cirúrgico é a anastomose terminoterminal (Figura 13.8).

A trombose secundária é a extensão da trombose em direção distal e proximal do vaso acometido, agravando o processo de isquemia.

Lesões mais extensas requerem pontes ou derivações com veia safena ou próteses.

A fístula arteriovenosa consiste na comunicação entre artéria e veia, repercutindo clinicamente com insuficiência cardíaca congestiva (Figuras 13.9 e 13.10). À palpação, é identificado um frêmito intenso no local, devido à passagem do sangue do sistema arterial de pressão alta para um sistema venoso de baixa pressão. Esse frêmito, à ausculta, apresenta-se como sopro sistodiastólico. Ocorrem também aumento da circulação venosa colateral e edema na extremidade afetada, devido ao aumento pressórico venoso.

O pseudoaneurisma consiste em uma lesão vascular com extravasamento sanguíneo (Figura 13.11). Ocorre a formação de um hematoma pulsátil em que o sangue não coagula; portanto, o fluxo sanguíneo é mantido em comunicação

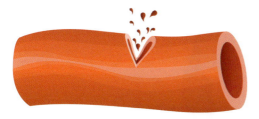
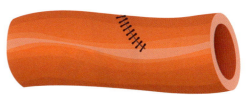

Figura 13.7 Secção parcial e seu tratamento cirúrgico, que é a sutura simples total.

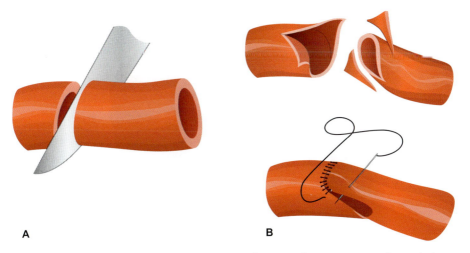

A B

Figura 13.8 Secção completa e seu tratamento cirúrgico, que é a anastomose terminoterminal.

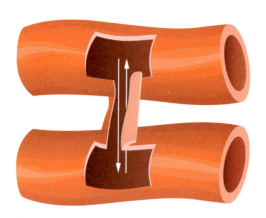

Figura 13.9 Fístula arteriovenosa: comunicação traumática entre artéria e veia.

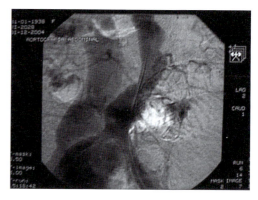

Figura 13.10 Arteriografia evidenciando fístula entre a artéria ilíaca e a veia ilíaca. Note que o contraste arterial passou para o sistema venoso rapidamente, opacificando ambos os vasos em uma mesma imagem arteriográfica.

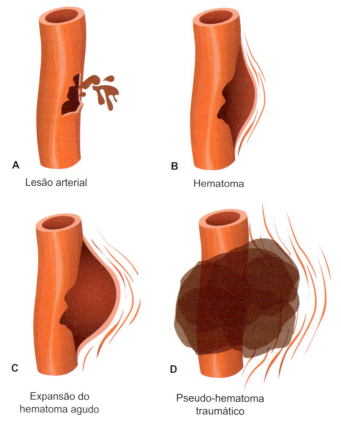

A Lesão arterial

B Hematoma

C Expansão do hematoma agudo

D Pseudo-hematoma traumático

Figura 13.11 Formação do pseudoaneurisma, ou hematoma pulsátil. Não tem as camadas arteriais e é contido pelo tecido conectivo ao seu redor. Evolui de um hematoma de parede ou secção parcial, expandindo e comprimindo estruturas adjacentes.

com o sistema arterial. Não tem as camadas arteriais (íntima, média e adventícia), de modo que é contido apenas pelos tecidos conectivos ao redor do vaso. Pode comprimir extrinsecamente outras estruturas importantes adjacentes e também pode romper, levando a choque hipovolêmico.

Sistema arterial

As consequências de uma lesão arterial dependerão do vaso acometido, da circulação colateral e da extensão da lesão, podendo desencadear, a curto prazo, gangrena, fístula arteriovenosa (ver Figura 13.9) e pseudoaneurismas (ver Figura 13.11); e, mais a longo prazo, claudicação intermitente. Lesões menores ou em regiões com circulação colateral boa podem evoluir sem sequelas a curto ou longo prazo.

Sistema venoso

As consequências de uma lesão venosa corresponderão ao vaso acometido e à extensão da lesão. A síndrome do desconforto respiratório agudo do adulto pós-trauma por embolia pulmonar (TEP) pode ser decorrente de trombose venosa profunda (TVP) de membros inferiores ou mesmo da formação de trombo em outros locais, visto que muitos pacientes com TEP não apresentam TVP no ecodoppler de membros inferiores. A incidência geral de TVP em pacientes politraumatizados é de 2%, e a de TEP é de 0,5%, embora se acredite que seja subestimada. O maior risco para TVP é de 5,4% na associação de fratura pélvica, fratura de membros inferiores e trauma cranioencefálico. A consequência da TVP a longo prazo é a síndrome pós-trombótica com insuficiência venosa crônica, devido às lesões valvulares e ao aumento da pressão venosa.[11]

Sistema linfático

As consequências de uma lesão linfática, como linfedema, linfocele ou linforragia, podem não ser tão evidentes inicialmente e podem aparecer posteriormente.

PRINCÍPIOS BÁSICOS DO TRATAMENTO

O tratamento consiste em realizar a cirurgia o mais precocemente possível, diminuindo o tempo de isquemia ou sangramento. Antes de explorar o local do trauma, é necessário o controle proximal e distal da lesão, principalmente se o sangramento não for visível ou tiver cessado por meio de um coágulo. Isso pode demandar incisões distantes do trauma ou mesmo extensas, devido a grandes hematomas. O controle dos vasos pode ser feito no intraoperatório, com fitas vasculares, *loops*, pinças vasculares, pressão digital ou mesmo por via endovascular, com o uso de balão oclusivo.

O uso da heparina, embora útil para evitar a trombose secundária, é limitado na cirurgia do trauma, sendo contraindicado quando houver lesões de outros órgãos. Entretanto, quando o trauma vascular for isolado, a heparina deve ser utilizada. A decisão de uso deve ser individualizada, de acordo com as lesões e o paciente, pois o sangramento venoso é de difícil controle.

Deve ser feito o desbridamento de vasos e tecidos desvitalizados e danificados, pois deixar uma lesão intimal aumenta significativamente o risco de trombose pós-operatória. A ressecção de tecido além da lesão visível pode ser necessária devido à progressão de lesão cinética.

Para lesão lacerante de grandes vasos, em que o dano não ultrapassa 50% de sua circunferência, a sutura lateral pode ser suficiente. Vasos menores requerem o uso de remendos venosos (*patch*) para prevenir sua estenose (Figura 13.12).

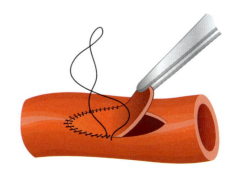

Figura 13.12 *Patch* para prevenir estenose durante a sutura.

A ressecção de até 1 cm de vaso com anastomose terminoterminal pode ser realizada em lesões mais complexas, desde que não haja tensão na anastomose. Para cada 1 cm de artéria ressecada é necessário mobilizar 3 cm de artéria para não haver tensão na anastomose; porém, mais de 1 cm de lesão pode precisar de uma ponte, sendo a veia safena a substituta ideal.

Os vasos sanguíneos devem ser recobertos com tecido viável de modo a protegê-los.

A fasciotomia (secção cirúrgica da fáscia para liberar a musculatura subjacente edemaciada) deve ser realizada quando a isquemia for prolongada, para diminuir a síndrome compartimentar e a compressão dos vasos.[12-14]

CONSIDERAÇÕES FINAIS

O trauma vascular é assunto extenso e variado, e lesões diversas podem ocorrer em qualquer vaso do organismo. Este capítulo não teve o intuito de esgotar o assunto, mas apenas direcionar o diagnóstico e o tratamento inicial, principalmente das lesões mais frequentes. Aqueles que lidam diretamente com o trauma devem manter-se atualizados e reciclados com a realização do curso do Advanced Trauma Life Support (ATLS®).

REFERÊNCIAS BIBLIOGRÁFICAS

1. World Life Expectancy. 2011. Disponível em: http://www.worldlifeexpectancy.com/.
2. Associação Paulista de Medicina (APM). Disponível em: https://issuu.com/associacaopaulistamedicina/docs/2006-02-apm-564?e=2876763/2837784
3. MontFort – Associação Cultural. Disponível em: https://web.archive.org/web/20091002044946/http://www.montfort.org.br/index.php?secao=imprensa&subsecao=brasil&artigo=brasil20031204_1&lang=bra
4. Caps MT. The epidemiology of vascular trauma. Sem in Vasc Surg. 1998; 11(4):227-31.
5. Nguyen T, Kalish J, Woodson J. Management of civilian and military vascular trauma: lessons learned. Semin Vasc Surg. 2010; 23(4):235-42.
6. Mäkitie I, Mattila VM, Pihlajamäki H. Severe vascular gunshot injuries of the extremities: a ten-year nation-wide analysis from Finland. Scand J Surg. 2006; 95(1):49-54.
7. Modrall JG, Weaver FA, Yellin AD. Diagnosis and management of penetrating vascular trauma and the injured extremity. Emerg Med Clin North Am. 1998; 16(1):129-44.
8. Nehler MR, Taylor LM Jr, Porter JM. Iatrogenic vascular trauma. Sem in Vasc Surg. 1998; 11(4):283-93.
9. Carnell C, Rodriguez A, Omert L. Blunt vascular trauma. Curr Problems in Surg. 1992; 29(5):286-357.
10. Salazar GM, Walker TG. Evaluation and management of acute vascular trauma. Tech Vasc Interv Radiol. 2009; 12(2):102-16.
11. Stawicki SP, Grossman MD, Cipolla J et al. Deep venous thrombosis and pulmonary embolism in trauma patients: an overstatement of the problem? Am Surg. 2005; 71(5):387-91.
12. Choudry R, Schmieder F, Blebea J et al. Temporary femoral artery bifurcation shunting following penetrating trauma. J Vasc Surg. 2009; 49(3):779-81.
13. Gifford SM, Aidinian G, Clouse WD et al. Effect of temporary shunting on extremity vascular injury: an outcome analysis from the global war on terror vascular injury initiative. J Vasc Surg. 2009; 50(3):549-55.
14. Atkins MD, Marrocco CJ, Bohannon WT et al. Stent-graft repair for blunt traumatic aortic injury as the new standard of care: is there evidence? J Endovasc Ther. 2009; 16(Suppl 1):53-62.

PARTE 4   Trauma Torácico

14. Trauma do Mediastino e do Coração, 127
15. Trauma Torácico, 137
16. Lesões Diafragmáticas, 149

14 Trauma do Mediastino e do Coração

Arnaldo Cavalcanti Barreto Filho
Thiago Almeida Barroso

TRAUMA DE AORTA

O trauma de aorta torácica (TAT) representa uma condição de alta morbidade e mortalidade. Apenas uma pequena parcela dos pacientes com esse tipo de traumatismo chega com vida ao pronto-socorro. Entretanto, nas últimas décadas, o uso liberal da tomografia computadorizada de múltiplos canais (TCMC) e a evolução permanente das técnicas endovasculares vem aumentando o número de casos diagnosticados e diminuindo a mortalidade relacionada a esse traumatismo.

Trauma penetrante de aorta

Epidemiologia

O trauma penetrante de aorta apresenta mortalidade superior a 90%, e 80% dos pacientes que chegam com vida ao pronto-socorro necessitam de uma toracotomia de emergência para o reparo da lesão. Os ferimentos podem ser por arma de fogo, arma branca e, aumentando em frequência, lesões iatrogênicas.[1,2]

Mecanismo de trauma

Os ferimentos por arma branca que não determinam instabilidade hemodinâmica são raros, porém graves, e devem ser rapidamente diagnosticados. A localização do ferimento (região interescapulo-vertebral esquerda, por exemplo) deve chamar atenção para a possibilidade da lesão da aorta.[2]

Os ferimentos encravados não devem ser retirados até o paciente estar em ambiente de centro cirúrgico, anestesiado e com toda a sala cirúrgica preparada para um possível destamponamento abrupto.

Em geral, os ferimentos por arma de fogo determinam outras lesões associadas, muitas vezes de gravidade equiparada à do trauma de aorta isolado.

Situação rara, porém descrita na literatura, é a embalia, que corresponde à presença do projétil dentro da aorta, em geral alojado na sua bifurcação, causando isquemia de membros inferiores.

É importante salientar também as lesões iatrogênicas da aorta. As cirurgias para correção ortopédica de patologias de coluna torácica, esofagectomias e procedimentos de cateterismo venoso central são exemplos de situações relacionadas com essa possibilidade.

Quadro clínico e diagnóstico

A maioria das vítimas de ferimento penetrante de aorta não sobrevive ao traumatismo. Quando sobrevive, apresenta um quadro de choque hemorrágico grave, com hemotórax maciço à esquerda, o qual, muitas vezes, é responsável pelas toracotomias de reanimação na sala de emergência.

Há uma minoria de pacientes que se apresentam estáveis hemodinamicamente na sala de trauma. Nesses casos, em geral, o trauma de aorta é o achado de uma investigação de outros traumas associados, como os ferimentos transfixantes de mediastino.

O diagnóstico de trauma de aorta nos ferimentos penetrantes de tórax se inicia na suspeita clínica, com análise do tipo de arma e do trajeto do ferimento. Além disso, a radiografia de tórax na sala do trauma é capaz de fornecer dados importantes para se suspeitar de trauma de aorta. A Tabela 14.1 enumera algumas alterações.[3]

Nos casos selecionados, com o paciente apresentando estabilidade hemodinâmica, uma TCMC deve ser realizada para confirmar a lesão e programar a terapêutica adequada. Outros métodos auxiliares na identificação serão mais bem explicados na seção de trauma contuso de aorta torácica.

Tratamento

Todos os traumas na aorta torácica decorrentes de ferimentos penetrantes devem ser tratados. Nos casos em que a toracotomia de reanimação é realizada, o clampeamento da aorta proximal à lesão é fundamental para o controle da hemorragia e para garantir maior pressão na raiz da aorta, assegurando uma boa perfusão coronariana. Há várias maneiras de controlar o sangramento, mas elas exigem rapidez e destreza por parte do cirurgião. A mais habitual é a utilização de *clamps* vasculares tipo Potts ou Satinsky, proximal e distalmente à lesão, para controle do sangramento anterógrado e retrógrado. Caso não estejam disponíveis *clamps* vasculares adequados, uma opção é colocar uma sonda vesical de Foley® pelo orifício do projétil e insuflar o balão imediatamente antes do ferimento, fazendo o mesmo distalmente. Por fim, em situações extremas, o tamponamento digital da lesão também pode ser realizado. Uma vez controlado o sangramento e o paciente restabelecendo suas funções vitais, transferir a vítima para o centro cirúrgico é prioritário para o controle definitivo da lesão.

Na pequena parcela que apresenta trauma penetrante de aorta e chega ao hospital com vida e estável, um exame de imagem é fundamental para estabelecer o melhor método de correção da lesão. Entre eles, podem ser citados a angiotomografia computadorizada de múltiplos canais, o ecocardiograma transesofágico e a arteriografia.

É importante lembrar que a lesão após a emergência da artéria subclávia esquerda é a que apresenta melhor prognóstico, sendo as lesões penetrantes de aorta ascendente e arco aórtico de extrema mortalidade pré e intra-hospitalar.

Trauma contuso de aorta

Epidemiologia

Segundo o National Trauma Databank, a incidência global do trauma contuso de aorta torácica (TCAT) é de 0,3%.[4] Representa a segunda causa de mortalidade nos traumatismos fechados no local do acidente, após o trauma cranioencefálico (TCE). As principais etiologias são: acidentes automobilísticos (70%), acidentes de moto (13%) e queda de altura superior a 3 m (7%).[4] Apenas 80% dos pacientes com TCAT chegam com vida ao hospital.[4,5]

O local mais comumente relacionado com o TCAT é o istmo,[4] localizado na porção proximal da aorta descendente torácica, logo após a origem da artéria subclávia esquerda. Nessa topografia localiza-se o ligamento arterial, resquíscio embriológico do ducto arterioso. A Figura 14.1 mostra as localizações habituais da lesão contusa da aorta.[6]

Tabela 14.1	Sinais sugestivos de trauma de aorta na radiografia de tórax.

- Alargamento de mediastino > 8 cm
- Relação entre as larguras do mediastino e do tórax > 0,25
- Contorno aórtico anormal
- Desaparecimento do espaço aorticopulmonar
- Desvio da traqueia para a direita
- Desvio do tubo oro/nasogástrico para a direita
- Tampão apical esquerdo
- Alargamento das linhas paraespinais
- Depressão do brônquio-fonte esquerdo
- Derrame pleural à esquerda
- Fratura de escápula
- Fratura de esterno
- Fratura de coluna vertebral torácica
- Fratura da primeira ou da segunda costela
- Fraturas de múltiplas costelas

Capítulo 14 Trauma do Mediastino e do Coração

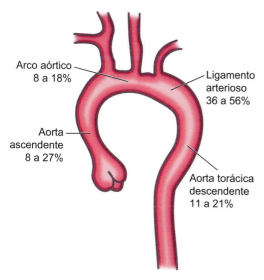

Figura 14.1 Localização dos traumas contusos de aorta torácica (TCATs).

Esses dados, no entanto, são referentes a necropsias. Na prática clínica, 80 a 100% das lesões são no istmo.[5] Provavelmente, a lesão nas outras regiões está relacionada com alta mortalidade pré-hospitalar.

Quadro clínico

Nem a história clínica nem o exame físico são sensíveis ou específicos para o diagnóstico de TCAT. Assim, o mecanismo de trauma e a energia cinética envolvida no mesmo devem ser o ponto de partida da investigação. Acidentes automobilísticos, acidentes de moto e quedas de altura, bem como os mecanismos de trauma envolvendo aceleração e desaceleração importantes, indicam a busca ativa de lesão de aorta. As lesões associadas também devem chamar atenção para a suspeita do TCAT, principalmente traumatismos intracranianos, fraturas múltiplas de costelas, contusão pulmonar, pacientes que apresentam tórax instável, fratura pélvica, fratura de esterno, entre outras.

Em trabalho recente do serviço de cirurgia vascular da Santa Casa de Misericórdia de São Paulo, foi identificado que o TCE, a instabilidade hemodinâmica e o índice de gravidade da lesão (ISS) elevado são os fatores mais relacionados com a mortalidade no trauma de aorta.[7] Por fim, a radiografia simples de tórax na sala de trauma também fornece informações valiosas para o diagnóstico de TCAT. A Tabela 14.1 informa os sinais radiológicos relacionados com o traumatismo de aorta.[8]

Pacientes com mecanismo de trauma correspondente, lesões associadas presentes e sinais sugestivos na radiografia simples de tórax na sala de trauma devem ser investigados incisivamente na busca de trauma de aorta pelos métodos diagnósticos complementares.

Diagnóstico

TOMOGRAFIA COMPUTADORIZADA DE MÚLTIPLOS CANAIS

A TCMC passou a ser, no início do século, o padrão-ouro para o diagnóstico de lesão traumática de aorta, uma vez que tem quase 100% de especificidade e sensibilidade, 90% de valor preditivo positivo e 100% de valor preditivo negativo, superando a aortografia.[9]

A grande vantagem da tomografia é que ela permite o estudo da aorta e de diversos outros traumas em demais segmentos corpóreos, uma vez que está cada vez mais fazendo parte da avaliação dos pacientes traumatizados, inclusive com protocolos de tomografia de corpo inteiro. Outro benefício é possibilitar a mensuração das medidas e do formato da aorta para a escolha do material adequado a um possível tratamento endovascular, se confirmada a lesão. A principal desvantagem do método é o uso do contraste iodado.

A graduação do TCAT e sua classificação também são definidas por meio da tomografia. Lee et al. (2011)[7] graduaram este trauma da seguinte maneira (Figura 14.2):

- Grau I – *flap* intimal
- Grau II – hematoma Intramural
- Grau III – pseudoaneurisma
- Grau IV – ruptura da aorta.

Essa classificação tem implicação direta no tratamento da patologia.

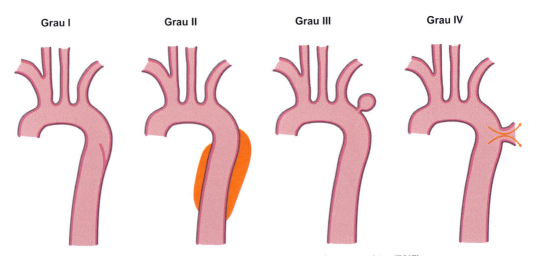

Figura 14.2 Classificação do trauma contuso de aorta torácica (TCAT).

Ecocardiograma transesofágico

O ecocardiograma transesofágico (ECOTE) representa um bom método para o diagnóstico de lesão traumática da aorta torácica, pois tem sensibilidade e especificidade próximas de 97%.[10] Entre suas vantagens está a possibilidade de exame no leito e o diagnóstico de lesões cardíacas associadas. Sua desvantagem é não estar disponível 24 horas por dia, além de ser um exame dependente do observador.

Ressonância magnética

A ressonância magnética (RM) é o método com 100% de sensibilidade, comparado a 86% da aortografia em determinada série.[9] Entretanto, não é um exame adequado ao diagnóstico do TCAT devido à demora na sua execução, sendo o tempo uma variável importante no tratamento do paciente politraumatizado. Sua importância se revela no seguimento dos pacientes submetidos a tratamento conservador e que não podem utilizar contraste iodado.

Ultrassonografia intravascular

O advento da ultrassonografia intravascular (USIV) permite a visualização de lesões em que se apresenta um hematoma intramural importante sem ser identificado nenhum sinal de *flaps*, pseudoaneurismas ou rupturas.[11]

Aortografia

Considerado o método padrão-ouro até o final da década de 1990, atualmente, a aortografia tem importância no tratamento do TCAT pela correção endovascular.

Em resumo, pacientes que apresentam mecanismo de trauma para TCAT, lesões associadas presentes e sinais sugestivos na radiografia simples de tórax devem ser submetidos a uma angiotomografia de múltiplos canais para o diagnóstico da lesão. O ECOTE tem seu papel nos pacientes que não podem ser transportados, e a aortografia está indicada no momento do tratamento, em que a USIV pode ser utilizada também para localizar lesões que porventura não forem propriamente definidas pela TCMC.

Tratamento

Além de uma alta mortalidade pré-hospitalar, o trauma de aorta está associado a um risco de morte de 1%/hora na internação,[5] o que mostra a necessidade de tratamento dessa afecção. Entretanto, cada vez mais a literatura vem descobrindo algumas evidências de que o tratamento conservador pode ser instituído em alguns casos.

O suporte do paciente e a manutenção de uma via aérea pérvia, bem como ventilação, reposição volêmica e *status* hemodinâmico adequados, devem ser prioridade nesses pacientes como em qualquer outra vítima de trauma.

A maioria dos pacientes que sobrevive ao trauma de aorta chega ao hospital estável hemodinamicamente. Logo, o foco, neste momento, é evitar o destamponamento da lesão. O controle agressivo da pressão arterial (100 mmHg de pressão arterial sistólica [PAS] e 80 mmHg de pressão arterial média [PAM]).[8]

O tratamento do trauma de aorta depende de sua classificação. As lesões tipo I podem ser tratadas com controle rigoroso da pressão arterial, repetindo a tomografia em 6 semanas.[12] Nas lesões tipos II, III e IV, o tratamento cirúrgico se impõe.

A tomografia também define a forma de tratamento cirúrgico. As lesões que ocorrem após a origem da artéria subclávia esquerda são consideradas anatomicamente candidatas ao reparo endovascular. Por uma feliz coincidência, a maior parte das lesões está nessa topografia.

Através de um acesso femoral, é realizada uma aortografia para confirmar a lesão e estudar o local ideal para a liberação da prótese (Figuras 14.3 e 14.4). Então, a endoprótese é posicionada e liberada, cobrindo a lesão.[2]

Os pacientes que não são considerados anatomicamente candidatos ao reparo endovascular são os que apresentam lesões localizadas na aorta ascendente e no arco aórtico, mas representam a minoria dos casos. Nestes, o tratamento cirúrgico aberto se impõe.

O momento da intervenção vem sendo motivo de discussão na literatura. Alguns trabalhos já mostram que pacientes com lesões graus II e III, com alto risco cirúrgico e lesões associadas mais graves, podem se beneficiar de um reparo semieletivo.[12] Contudo, mais evidências são necessárias para suportar tal conduta (Figura 14.5).

Vale salientar que, nos dias atuais, a conduta na lesão dos grandes vasos da base é de tratamento cirúrgico aberto e necessita de experiência tanto para o controle do sangramento como para a decisão de que tipo de reconstrução vascular será feita. As opções de reconstrução variam desde simples ligadura até a interposição de enxertos, passando pelas anastomoses terminoterminais. O mais importante é, principalmente nos pacientes estáveis hemodinamicamente, sempre suspeitar dessas lesões a partir do mecanismo de trauma, lesões associadas suspeitas e alterações da radiografia simples de tórax.

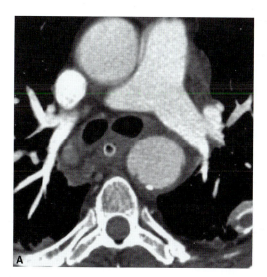 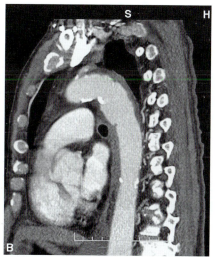

Figura 14.3 **A.** Corte transversal de angiotomografia evidenciando ruptura contida de aorta torácica descendente.
B. Corte sagital de angiotomografia do mesmo caso mostrando a ruptura e o grande hematoma periaórtico.

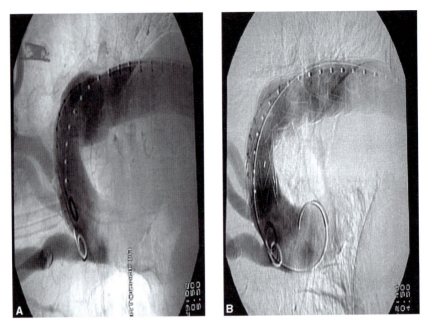

Figura 14.4 **A.** Aortografia evidenciando trauma de aorta. **B.** Aspecto final do tratamento.

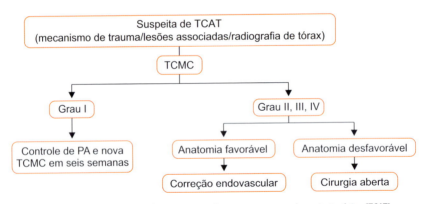

Figura 14.5 Algoritmo de tratamento do trauma contuso de aorta torácica (TCAT).

TCMC: tomografia computadorizada de múltiplos canais.

TRAUMA DE GRANDES VASOS

Tronco braquicefálico

O ferimento penetrante tem prevalência maior que o trauma fechado, sendo o primeiro responsável por 9% dos traumas de grandes vasos torácicos e o segundo 5%.[13] A regra é o tratamento cirúrgico aberto por meio de esternotomia mediana com cervicotomia direita, se necessário, com confecção de enxerto da aorta ascendente para o tronco braquicefálico. Em casos de exceção, é possível o reparo endovascular. Como exemplo uma lesão iatrogênica de tronco braquicefálico, após uma tentativa de punção venosa central, pode ser tratada com um *stent* revestido.

Artéria carótida comum esquerda

O trauma penetrante também representa a maior parte das lesões neste vaso no mediastino. Como na lesão de tronco braquicefálico, o acesso é realizado por uma esternotomia mediana com cervicotomia esquerda, se necessário. A ligadura da artéria carótida é uma conduta de extrema exceção, sendo sempre escolhida a reconstrução vascular. O prognóstico está intimamente relacionado com o estado neurológico do doente na admissão e a mortalidade é em torno de 17%.[13]

Artéria subclávia esquerda

Representa 1 a 5% dos traumas vasculares torácicos. Quando se trata dos ferimentos de grandes vasos torácicos penetrantes, é responsável por 21% dos casos.[13] A artéria subclávia é dividida em três segmentos, e aquele dentro do mediastino é o seu primeiro segmento, o proximal. A lesão é identificada pela tomografia nos pacientes estáveis e durante a intervenção cirúrgica nos instáveis. A toracotomia anterolateral esquerda é a incisão clássica para acesso da artéria subclávia esquerda proximal; entretanto, muitos cirurgiões preferem a esternotomia mediana, uma opção viável.

Grandes veias torácicas

As feridas penetrantes também predominam neste vaso e apresentam uma taxa de mortalidade de aproximadamente 60%.[13]

O trauma da veia cava superior normalmente é tratado com sutura simples, com clampeamento lateral da veia cava, manobra que se torna difícil se o acometimento se apresentar na sua porção intrapericárdica.

As veias inominadas também se apresentam com taxa de mortalidade alta e necessidade de esternotomia mediana para seu reparo. Vale a pena lembrar que as lesões iatrogênicas desses vasos estão aumentando cada vez mais com o uso maior de cateterização venosa central para múltiplos propósitos.

A lesão da veia cava inferior torácica tem tratamento bastante complexo, pois se encontra intrapericárdica no mediastino. Logo, manobras difíceis e que exigem experiência do cirurgião são necessárias para o controle da lesão, como *shunts* atriocavais ou cavocavais.

Artéria torácica interna

Costuma ser uma lesão não pensada a *priori* e, não raro, costuma ser ocasionada nas toracotomias ou esternotomias para controle de outro trauma torácico. Saber a localização anatômica dessa lesão e considerar sempre a sua possibilidade são fatores importantes para que não passe despercebida.

TRAUMA CARDÍACO

O trauma cardíaco é uma lesão de extrema gravidade e altíssima mortalidade. A complexidade no diagnóstico e no tratamento, principalmente no trauma fechado, necessita de uma compreensão individualizada do trauma penetrante e do trauma fechado.[14-16]

As lesões podem ser classificadas como simples ou complexas. As primeiras são aquelas que afetam apenas as paredes do coração e normalmente se apresentam com um quadro de tamponamento cardíaco. As complexas são aquelas que acometem, além da própria parede do órgão, seus componentes mais nobres do ponto de vista funcional, como os componentes valvares (ocasionando um distúrbio hemodinâmico grave além do sangramento) e das artérias coronárias (levando a um quadro de isquemia coronariana). É de se concluir que as lesões complexas do coração são as mais associadas a um desfecho desfavorável no pré-hospitalar.[16]

Trauma penetrante

Pacientes com esse trauma têm mortalidade pré-hospitalar em torno de 85 a 90%.[16] Estudos da África do Sul e de Los Angeles (este prospectivo)[16,17] mostram uma diferença significativa entre o trauma penetrante cardíaco por arma branca e por arma de fogo. O estudo africano mostrou mortalidade de 15,6% por arma branca e 81% por arma de fogo (p < 0,0001), e o estudo norte-americano evidenciou uma sobrevida de 65% nos ferimentos por arma branca e de 16% por arma de fogo. Esses dados podem ser explicados pela complexidade das lesões cardíacas envolvendo o ferimento por arma de fogo.[16,17]

A anatomia topográfica do tórax é bastante importante para a suspeita diagnóstica do trauma penetrante cardíaco. Para tal, Ziedler elaborou um quadrilátero na parede anterior do tórax a fim de identificar a probabilidade de lesões cardíacas, tendo os seguintes limites anatômicos: direito – linha paraesternal direita; esquerdo – linha axilar média; superior – segundo espaço intercostal; inferior – quarto espaço intercostal anteriormente, sexto espaço intercostal lateralmente e oitavo espaço intercostal posteriormente. No ferimento penetrante, identificou-se que 10% das lesões cardíacas estavam presentes nessa topografia.

A principal manifestação clínica é o tamponamento cardíaco, diagnosticado pela tríade de Beck, definida como: hipotensão, turgência jugular e abafamento das bulhas cardíacas. Esse tripé está presente em 90% dos casos de trauma penetrante do coração.

Como método diagnóstico auxiliar, torna-se de extrema importância a ultrassonografia FAST (US FAST) na sala de trauma. A gravidade do tamponamento cardíaco é destacada no Advanced Trauma Life Support (ATLS®) quando ele é categorizado no trauma torácico como uma lesão potencialmente fatal, que deve ser identificada e tratada ainda na avaliação primária. Desde 1989, Plummer[18] já mostrava a importância do método, que tem evidência suficientemente ampla, demonstrando sua sensibilidade e especificidade. A baixa voltagem na cardioscopia também deve chamar atenção para a possibilidadade de tamponamento cardíaco.

Tratamento

Nos pacientes estáveis, na suspeita da lesão cardíaca, deve-se realizar a US FAST na janela pericárdica. Se o resultado for positivo, recomenda-se o tratamento cirúrgico imediato. Em qualquer sinal de instabilidade, a pericardiocentese de alívio deve ser realizada. Ela e as vias de acesso para o tratamento definitivo serão descritas adiante.

É importante salientar que, em locais onde não se dispõe de US FAST e em pacientes estáveis com alta suspeita de lesão cardíaca (lesões na zona de Ziedler, por exemplo), há necessidade de investigação invasiva do trauma do coração. Isso é possível através de uma janela pericárdica cirúrgica, cuja via de acesso pode ser por toracoscopia, laparoscopia ou subxifóidea, a depender se é um ferimento cardíaco exclusivo ou se está localizado na transição toracoabdominal, por exemplo.

Nos pacientes instáveis, a US FAST ou a tríade de Beck indicam a pericardiocentese de alívio e o encaminhamento imediato, em caráter de emergência, ao centro cirúrgico, para o tratamento definitivo da lesão cardíaca. Deve-se lembrar que, nos traumas cardíacos complexos com lesões de estruturas valvares, cordoalhas tendíneas e artérias coronárias, o tratamento definitivo pode ser desafiador, e o resultado dependerá da experiência do cirurgião.

A pericardiocentese de alívio deve ser realizada 1 a 2 cm abaixo da junção xifoesternal esquerda, com uma agulha de 16 ou 18 Gauge conectada a uma seringa e fazendo um ângulo de 45° com a pele, direcionada para a ponta da escápula esquerda. Observa-se a cardioscopia enquanto se introduz a agulha; se houver alteração no eletrocardiograma (normalmente alterações do segmento ST), significa que penetramos o miocárdio. Puxa-se a seringa aspirando, observando o retorno de sangue. O máximo de sangue não coagulado deve ser retirado. Uma ótima opção é aproveitar a punção pericárdica e, pela técnica de Seldinger, introduzir um cateter no espaço pericárdico. Uma vez observado que o tamponamento foi refeito, aspira-se mais sangue. Tal manobra é importante porque a pericardiocentese é apenas para alívio enquanto não é estabelecido o tratamento definitivo.

Algumas manobras cirúrgicas são importantes em caso de toracotomia de reanimação na sala de trauma. Uma vez identificada uma lesão cardíaca, algumas condutas fundamentais para o sucesso do procedimento podem ser aplicadas. O primeiro cuidado técnico é na abertura do pericárdio, se for identificado tamponamento. Deve-se incisar a membrana serosa de modo longitudinal, com a finalidade de evitar a lesão do nervo frênico com corte longitudinalmente ao saco pericárdico. Observada a lesão, pode-se introduzir uma sonda de Foley® e tracionar levemente, tamponando o orifício na câmara cardíaca lesionada. Com o objetivo de melhorar a *performance* hemodinâmica do paciente, em uma toracotomia de reanimação também é possível realizar clampeamento da aorta torácica e massagem cardíaca interna.

Outro detalhe fundamental durante o reparo de lesões penetrantes do coração é o tipo de sutura realizada. Recomenda-se uma sutura com fio monofilamentar de prolene 3.0 com pontos em "U", com o objetivo de não ocluir uma artéria coronária que porventura esteja próxima à lesão.

Os traumas complexos com lesões valvares e de artérias coronárias exigem um cirurgião experiente e, preferencialmente, com formação em cirurgia cardiovascular.

Trauma fechado

O trauma fechado apresenta grande dificuldade diagnóstica e um espectro clínico diversificado, além de importante gravidade. As lesões decorrentes podem variar desde contusões cardíacas sem repercussão clínica até ruptura cardíaca e morte. A maioria dos traumas cardíacos fechados é decorrente de acidente automobilístico, e a necessidade de tratamento depende do tipo de lesão encontrada (a de tratamento cirúrgico é de 13%).[19]

A suspeita diagnóstica, semelhante a outros traumatismos fechados em outros segmentos corpóreos, é feita pelo mecanismo de trauma e, principalmente, pelas lesões associadas ao trauma cardíaco fechado, que são: fratura de esterno, fraturas de costelas, tórax instável e contusão pulmonar maior que 20% do parênquima.

As evidências demonstram que é mais fácil excluir uma lesão cardíaca fechada do que diagnosticá-la.[20] Eletrocardiograma normal e troponina I negativa são resultados que, associados, têm valor preditivo negativo de 100% para trauma cardíaco.[21,22]

Diversas são as apresentações clínicas do trauma cardíaco fechado:

- *Commotio cordis*: é uma condição rara associada a morte súbita. Acontece quando uma contusão forte na área do precórdio coincide com o início da onda T
- Ruptura cardíaca: apresentação bastante encontrada em estudos de trauma cardíaco envolvendo necropsias. É raro chegar ao hospital. A câmara cardíaca mais lesada é o ventrículo direito, devido à sua localização anterior
- Herniação cardíaca: complicação relatada em 0,4% de traumas graves. Os poucos casos que chegam com vida ao hospital apresentam uma taxa de sobrevivência em torno de 36,4 a 42,9%.[19]

FERIMENTO TRANSFIXANTE DE MEDIASTINO

O ferimento penetrante de mediastino vem diminuindo sua morbidade devido a métodos diagnósticos cada vez menos invasivos para excluir lesões nesse segmento corpóreo. Um trauma que transfixa a linha média e apresenta orifício de saída no outro hemitórax pode estar associado a inúmeras lesões de órgãos extremamente vitais.

Para a análise do coração, a janela pericárdica nas diversas maneiras possíveis é utilizada para excluir a lesão. Por meio de toracoscopia, por exemplo, podem-se excluir lesões diafragmáticas, cardíacas e pulmonares periféricas.

A análise dos vasos é possível por meio de tomografia e arteriografia, métodos que permitem excluir o trauma com alta sensibilidade e especificidade.

Para avaliação dos órgãos ocos – vias aéreas e esôfago –, os procedimentos endoscópicos são fundamentais. A mediastinoscopia pode ajudar a verificar lesões que não acometem a mucosa.

Assim, uma angiotomografia bem feita associada a endoscopia e broncoscopia podem excluir boa parte de lesões mediastinais. Se necessário, procedimentos videoassistidos podem ser utilizados.

REFERÊNCIAS BIBLIOGRÁFICAS

1. Demetriades D, Theodorou D, Murray J et al. Mortality and prognostic factors in penetrating injuries of the aorta. J Trauma. 1996; 40(5):761-3.
2. Demetriades D, Velmahos GC, Scalea TM et al. American Association for the Surgery of Trauma Thoracic Aortic Injury Study Group: operative repair or endovascular stent graft in blunt traumatic thoracic aortic injuries – results of an American Association for the Surgery of Trauma Multicenter Study. J Trauma. 2008; 64(3):561-70; discussion 570-1.
3. Fabian TC, Richardson JD, Croce MA et al. Prospective study of blunt aortic injury: multicenter trial of the American Association for the Surgery of Trauma. J Trauma. 1997; 42(3):374-80.
4. Arthurs ZM, Starnes BW, Sohn VY et al. Functional and survival outcomes in traumatic blunt thoracic aortic injuries: an analysis of the national trauma databank. J Vasc Surg. 2009; 49(4):988-94.
5. Bertrand S,, Cuny S, Petit P et al. Traumatic rupture of thoracic aorta in real-world motor vehicle crashes. Traffic Inj Prev. 2008; 9(2):153-61.
6. Burkhart HM, Gomez GA, Jacobson LE et al. Fatal blunt aortic injuries: a review of 242 autopsy cases. J Trauma. 2001; 50(1):113-5.
7. Lee WA, Matsumura JS, Mitchell RS et al. Endovascular repair of traumatic thoracic aortic injury: clinical practice guidelines of the Society for Vascular Surgery. J Vasc Surg. 2011; 53(1):187-92.
8. Parmley LF, Mattingly TW, Manion WC et al. Nonpenetrating traumatic injury of the aorta. Circulation. 1958; 17(6):1086-101.
9. Mirvis SE, Shanmuganathan K, Buell J et al. Use of spiral computed tomography for the assessment of blunt trauma patients with potential aortic injury. J Trauma. 1998; 45(5):922-30.
10. Cinnella G, Dambrosio M, Brienza N et al. Transesophageal echocardiography for diagnosis of traumatic aortic injury: an appraisal of the evidence. J Trauma. 2004; 57(6):1246-55.
11. Azizzadeh A, Valdes J, Miller CC et al. The utility of intravascular ultrasound compared to angiography in the diagnosis of blunt traumatic aortic injury. J Vasc Surg. 2011; 53(3):608-14.
12. Fattori R, Celletti F, Bertaccini P et al. Delayed surgery of traumatic aortic rupture. Role of magnetic resonance imaging. Circulation. 1996; 94(11):2865-70.
13. Gonçalves R, Saad Junior R. Vias de acesso aos grandes vasos mediastinais no trauma torácico. Rev Col Bras Cir. 2012; 39(1):64-73.
14. Asensio JA, Murray J, Demetriades D et al. Penetrating cardiac injuries: a prospective study of variables predicting outcomes. J Am Coll Surg. 1998; 186(1):24-34.
15. Campbell NC, Thomson SR, Muckart DJ et al. Review of 1.198 cases of penetrating cardiac trauma. Br J Surg. 1997; 84(12):1737-40.
16. Degiannis E, Loogna P, Doll D et al. Penetrating cardiac injuries: recent experience in South Africa. World J Surg. 2006; 30(7):1258-64.
17. Demetriades D, Van der Veen B. Penetrating injuries of the heart: experience over two years in South Africa. J Trauma. 1983; 23:1034-41.
18. Plummer D. Principles of emergency ultrasound and echocardiography. Ann Emerg Med. 1989; 18(12):1291-7.
19. Mirvis SE, Shanmuganathan K. Diagnosis of blunt traumatic aortic injury 2007: still a nemesis. Eur J Radiol. 2007; 64(1):27-40.
20. Menezes PC, Razuk A, Karakhanian WZ et al. Lesão traumática de aorta torácica – Série de dez casos. Trabalho de conclusão de curso da disciplina de Cirurgia Vascular da Santa Casa de São Paulo (em elaboração).
21. Salim A, Velmahos GC, Jindal A et al. Clinically significant blunt cardiac trauma: role of serum troponin levels combined with electrocardiographic findings. J Trauma. 2001; 50(2):237-43.
22. Velmahos GC, Karaiskakis M, Salim A et al. Normal electrocardiography and serum troponin I levels preclude the presence of clinically significant blunt cardiac injury. J Trauma. 2003; 54(1):45-50; discussion 50-1.

BIBLIOGRAFIA CONSULTADA

Arajarvi E, Santavirta S, Tolonen J. Aortic ruptures in seat belt wearers. J Thorac Cardiovasc Surg. 1989; 98(3):355-61.

Feczko JD, Lynch L, Pless JE et al. An autopsy case review of 142 nonpenetrating (blunt) injuries of the aorta. J Trauma. 1992; 33(6):846-9.

Hilgenberg AD, Logan DL, Akins CW et al. Blunt injuries of the thoracic aorta. Ann Thorac Surg. 1992; 53(2):233-8.

Rozycki GS, Ballard RB, Feliciano DV et al. Surgeon performed ultrasound for the assessment of truncal injuries: lessons learned from 1540 patients. Ann Surg. 1998; 228(4):557-67.

Rozycki GS, Feliciano DV, Ochsner MG et al. The role of ultrasound in patients with possible penetrating cardiac wounds: a prospective multicenter study. J Trauma. 1999; 46(4):543-51; discussion 551-2.

Rozycki GS, Feliciano DV, Schmidt JA et al. The role of surgeon-performed ultrasound in patients with possible cardiac wounds. Ann Surg. 1996; 223(6):737-44; discussion 744-6.

Teixeira P, Inaba K, Georgiou C et al. Blunt thoracic aortic injuries: lesson learned from the coroner Southern California Chapter of the American College of Surgeons Annual Meeting, Santa Barbara, California, USA; 2009.

Trauma Torácico

Alana Coutinho Torres
Antônio Alberto Vieira de Sousa
Marcelo A.F. Ribeiro Jr.

INTRODUÇÃO

O traumatismo é a causa mais comum de morte na população economicamente ativa, e o trauma torácico é responsável direta ou indiretamente por um quarto desses óbitos.[1,2]

A mortalidade dos pacientes hospitalizados com lesão isolada no tórax varia de 4 a 8%, e essa incidência aumenta para 10 a 25% quando outro órgão é envolvido, elevando-se para 35% quando há comprometimento de múltiplos sistemas orgânicos.

Embora a incidência de morte nas lesões torácicas ocupe lugar de destaque nas estatísticas, 85% dos pacientes podem ser tratados prontamente com suporte ventilatório, analgesia e drenagem pleural. Somente em 10% dos traumas torácicos fechados, e em 15 a 30% dos penetrantes, é necessária uma abordagem cirúrgica.

Sendo assim, apesar de o trauma torácico ser uma das principais causas de mortalidade, a maioria dessas mortes poderia ser evitada com a realização imediata do diagnóstico e do tratamento.[1-3]

Os traumatismos torácicos abertos e fechados diferem entre si pela comunicação ou não da cavidade torácica com o meio externo.[3]

As lesões torácicas podem ser classificadas em penetrantes ou não penetrantes. O ferimento penetrante pode ser: simples, acometendo zonas periféricas pulmonares; complicado, no qual ocorre hemorragia, lesão brônquica ou corpos estranhos na pleura; ou complexo, em que é associado a lesão transfixante do mediastino, lesão toracoabdominal ou toracotomia traumática.[1,3]

Os traumatismos fechados podem ser classificados em: contusão torácica, na qual podem ocorrer fraturas, lacerações pulmonares, lesão esofágica, lesão traqueal, lesão no coração e em grandes vasos; ou contusão toracoabdominal, em que ocorre síndrome peritoneal ou evisceração traumática do diafragma.

Serão abordados, neste capítulo, os principais tipos de trauma torácico, diagnóstico e conduta (ver *Anexos* ao final do capítulo).[1,3]

PNEUMOTÓRAX

O pneumotórax é definido como a presença de ar ou gás no espaço pleural após uma lesão do parênquima pulmonar, ocasionando perda da pressão negativa intratorácica normal, o que resulta em um colapso parcial ou total do pulmão.[1,4]

Pode ser classificado como espontâneo ou adquirido.

O pneumotorax espontâneo é caracterizado pela ausência de doença pulmonar subjacente ou trauma; incide principalmente em homens entre 20 e 30 anos longilíneos com diâmetro torácico anteroposterior reduzido (Figura 15.1).[4]

O pneumotórax adquirido pode ser traumático, quando secundário ao trauma torácico penetrante e fechado (contuso); ou iatrogênico,

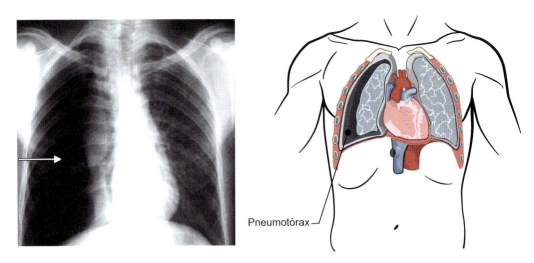

Figura 15.1 Esquematização de pneumotórax.

quando secundário a procedimentos invasivos intratorácicos, como biopsia transtorácica, biopsia transbrônquica, punção venosa profunda, biopsia pleural, toracocentese e ventilação mecânica. Entre as diferentes causas de pneumotórax, 60,3% são espontâneos, 33,6% são traumáticos e 18,1% são iatrogênicos.

O pneumotórax pode ser aberto quando houver uma lesão na parede torácica com passagem contínua de ar, como em ferimentos por arma branca, por arma de fogo ou ferimentos complexos do tórax.[5]

É considerado fechado quando a passagem de ar pela pleura visceral é temporária, como na lesão do parênquima pulmonar por fratura de costela, contusão pulmonar e ruptura alveolar.

No pneumotórax simples, ocorre um colapso gradual do pulmão ipsilateral sem que ocorram deslocamentos mediastinais. Esse tipo de complicação causa, principalmente, diminuição da capacidade vital pulmonar e, por conseguinte, redução da pressão parcial de oxigênio. O pneumotórax simples é muito bem tolerado por pacientes jovens e sem doenças pulmonares prévias, enquanto os idosos e aqueles com doenças pulmonares são mais suscetíveis a complicações, devido à diminuição da função pulmonar.

Tais pacientes apresentam quadro clínico de dor torácica do tipo pleurítico, dispneia e taquipneia. No exame físico, podem apresentar redução da expansibilidade, hipersonoridade à percussão, diminuição ou ausência do murmúrio vesicular ipsilateral e, às vezes, enfisema subcutâneo. No pneumotórax de menor volume, os achados são menos característicos e podem passar despercebidos.

Para auxilio no diagnóstico, em lesões cujo exame físico não tenha mostrado alterações exuberantes, pode-se optar pela radiografia de tórax, que revela uma linha de pleura visceral afastada do gradil costal. Porém, o tratamento não deve ser postergado em função da realização de exames radiológicos, principalmente naqueles pacientes com condições clínicas desfavoráveis.[1,4,6]

No pneumotórax hipertensivo (Figura 15.2), a passagem do fluxo respiratório para o espaço pleural ocorre em um mecanismo de "válvula unidirecional", impedindo o retorno parcial deste ar. Isso provoca colapso total do pulmão por compressão e desvio do mediastino para o lado oposto, tendo como consequência a diminuição do retorno venoso. Caracteriza uma situação de alto risco para a vida do paciente, necessitando de intervenção imediata. O seu diagnóstico é clínico.

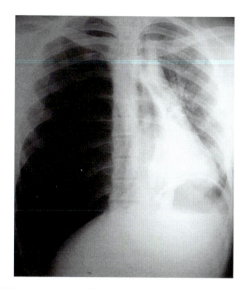

Figura 15.2 Radiografia torácica com pneumotórax hipertensivo à direita.

No quadro clínico desses pacientes, ocorrem instalação aguda de dispneia, agitação motora e até cianose. No exame físico, além dos achados típicos de pneumotórax, como diminuição da expansibilidade, hipertimpanismo, abolição do murmúrio vesicular, desvio contralateral da traqueia, enfisema subcutâneo, há ainda sinais relacionados com o comprometimento hemodinâmico, como pulso paradoxal, turgência jugular e hipotensão.

O tratamento deve ser instituído tão logo haja suspeita e exige descompressão imediata com a inserção de uma agulha de grosso calibre no segundo espaço intercostal na linha hemiclavicular, no lado afetado. Essa manobra converte o pneumotórax hipertensivo em pneumotórax simples. Posteriormente, deve ser realizada a drenagem torácica, que consiste na passagem de um dreno torácico tubular multiperfurado e calibroso, sob selo d'água, no quinto ou sexto espaço intercostal da linha axilar medioanterior. Isso porque, no trauma, com frequência ocorre associação dessa patologia com hemotórax.[1,4,6]

No pneumotórax aberto, também chamado de "ferida torácica aspirativa", ocorrem lesões penetrantes do tórax, em que a abertura da parede torácica é maior ou igual a 2/3 do diâmetro da traqueia. Essa ferida torna-se a passagem preferencial e de menor resistência ao ar, levando à compressão do parênquima pulmonar. O resultado é uma ventilação não efetiva com hipoxia e hipercapnia.

O tratamento consiste na confecção de um curativo que cubra todo o ferimento e que seja fixado com fita adesiva em três dos quatro lados. Com isso, durante a inspiração o curativo oclui, e o ferimento permanece bloqueado à entrada de ar. Durante a expiração ocorre saída do ar da cavidade torácica em uma válvula unidirecional. A drenagem de tórax é necessária e deve ser realizada logo que possível. Caso necessário, o procedimento cirúrgico pode ser feito para fechamento definitivo da lesão.[1,4,6]

HEMOTÓRAX

O hemotórax é definido pela presença de sangue na cavidade pleural. É uma complicação bastante comum dos traumas torácicos, sendo o hemopneumotórax a lesão mais frequente no trauma torácico aberto (45,6%) e o hemotórax, no fechado (48,8%) (Figura 15.3).

O hemotórax é causado por fraturas de arcos costais, lesões de veias intercostais, lesão venosa do parênquima pulmonar e, menos comumente, por lesões arteriais.

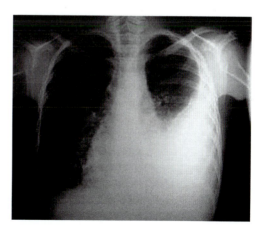

Figura 15.3 Radiografia com hemotórax à esquerda.

O exame físico pode apresentar evidências de lesão torácica contusa ou penetrante sobrejacente, expansibilidade torácica diminuída, murmúrio vesicular reduzido ou ausente, macicez à percussão ou, mais raramente, desvio traqueal.

O hemotórax maciço é definido pelo rápido acúmulo de sangue na cavidade torácica, superior a 1.500 ml ou maior ou igual a 1/3 do volume sanguíneo total circulante do paciente. Essa patologia caracteriza uma emergência do trauma torácico.

O exame físico, nesse caso, estará associado a sinais de choque hipovolêmico, que requer o tratamento do hemotórax e da hipovolemia simultaneamente. A terapêutica consiste na reposição volêmica de acordo com o grau de choque instalado, geralmente necessitando de transfusões sanguíneas e drenagem torácica.

As indicações cirúrgicas estão fundamentadas no tempo de evolução, no volume estimado de perdas e nas condições clínicas do paciente.[1,7,8]

A toracocentese faz o diagnóstico de certeza do hemotórax e identifica o local da drenagem definitiva, que é o tratamento definitivo do hemotórax limitado até 500 ml. A drenagem torácica também pode ser uma possibilidade de tratamento definitivo para hemotórax volumoso no trauma torácico fechado, com tempo de evolução longo, como em até 30 dias.

A pleuroscopia convencional ou videoassistida no manejo diagnóstico e terapêutico de pacientes vítimas de traumatismo torácico consiste em uma alternativa eficaz e minimamente invasiva.

A autotransfusão deve ser preparada na suspeita do hemotórax maciço e utilizada sempre que possível; afinal, é um procedimento seguro nas primeiras 24 horas decorridas do trauma.

A toracotomia em hemotórax traumático está indicada quando o hemotórax maciço é recente e mantém repercussões hemodinâmicas mesmo após reposição volêmica adequada, e na drenagem de 200 ml/h de sangue nas primeiras 2 a 4 horas após o procedimento, mantendo deterioração da função hemodinâmica do paciente.[1,6-8]

TAMPONAMENTO CARDÍACO

O tamponamento cardíaco é definido pela presença de líquido na cavidade pericárdica comprimindo as câmaras cardíacas. Essa compressão leva à restrição diastólica, que provoca um colapso circulatório.

Os traumas que levam ao tamponamento podem ser abertos ou contusos, nos traumas fechados; podem ocorrer por ruptura cardíaca ou lesão de vasos sanguíneos cardíacos e pericárdicos. O tamponamento cardíaco acontece principalmente por ferimento torácico penetrante à esquerda.

Os sinais clínicos que caracterizam essa patologia são: fácies pletórica, estase jugular, hipotensão arterial, bulhas cardíacas abafadas e pulso paradoxal de Kussmaul, que se caracteriza pela diminuição da amplitude do pulso durante a inspiração profunda.

O diagnóstico do tamponamento cardíaco é essencialmente clínico e primordial para que ocorra uma rápida intervenção. Os exames de imagem podem auxiliar no diagnóstico, como o eletrocardiograma, apresentando complexos de baixa voltagem; a radiografia de tórax, com aumento da área cardíaca; o ecocardiograma, com derrame pericárdico e sinais indiretos de tamponamento, como o *swimming heart*; e principalmente a ultrassonografia *focused assessment with sonography for trauma* (US FAST)[1,6-10] (Figura 15.4).

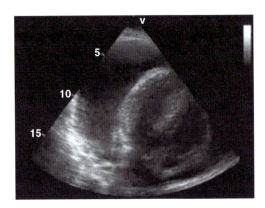

Figura 15.4 Tamponamento cardíaco na US FAST. (*Fonte*: Serviço de Cirurgia Geral do Hospital Geral do Grajaú, SP.)

A punção de Marfan é feita com a introdução de uma agulha no ângulo formado entre o apêndice xifoide e o rebordo costal esquerdo, com inclinação de 30° em relação ao plano frontal. De preferência, é realizada com monitoramento do ritmo cardíaco. O aparecimento de extrassístole ventricular denota o contato com o coração, e a aspiração de sangue não coagulável o confirma (Figura 15.5).

A confirmação diagnóstica indica a pericardiocentese, que é a drenagem da cavidade pericárdica, feita também por via subxifóidea, sob anestesia local ou geral.

A observação de sangramento contínuo pelo dreno e o estado clínico do doente indicarão a toracotomia de emergência nas contusões torácicas. Nos casos de ferimentos penetrantes

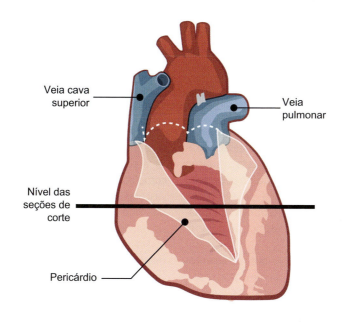

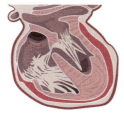

Efusão pericárdica (hemorragia entre o pericárdio e o coração) causa pressão interna nos ventrículos

Seção de corte através de um coração com tamponamento cardíaco

Figura 15.5 Esquematização do tamponamento cardíaco.

torácicos, a presença de tamponamento sempre será indicação de toracotomia de emergência.

TÓRAX INSTÁVEL

No tórax instável ocorre fratura de pelo menos duas costelas em dois ou mais pontos diferentes, levando à movimentação paradoxal de um segmento da caixa torácica.

O segmento fraturado da caixa torácica encontra-se em descontinuidade com a parede torácica e, durante a fase inspiratória, devido à pressão atmosférica externa e à pressão negativa intrapleural, ele afunda em relação à parede torácica.

Na fase expiratória, a parede torácica retorna à sua posição de repouso, e a pressão intratorácica fica menos negativa. Essa variação pressórica causa a movimentação do segmento instável para fora. A mecânica do segmento instável, que se movimenta no oposto da dinâmica torácica, é chamada de respiração paradoxal (Figura 15.6).

As fraturas causam prejuízo dos movimentos normais da parede torácica; porém, por si sós, não provocam déficit de oxigenação. As lesões do parênquima pulmonar, associadas ao trauma contuso e à dor local, restringem os movimentos respiratórios e as trocas gasosas, resultando em hipoxia.

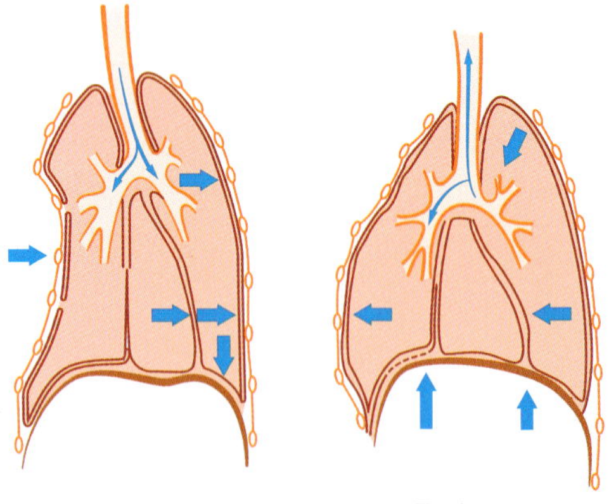

Além do exame físico, a radiografia de tórax auxilia no diagnóstico. A gasometria arterial identifica a gravidade da hipoxemia.

A terapia definitiva consiste em garantir a oxigenação adequada, podendo necessitar de intubação orotraqueal com ventilação mecânica e analgesia potente para melhorar a ventilação.[1,9,11]

CONTUSÃO PULMONAR

A contusão pulmonar é o mais frequente dos traumatismos torácicos potencialmente fatais e pode ocorrer em ferimentos abertos ou fechados, com ou sem fratura de costelas associada. A contusão origina lesões na parede alveolocapilar e edema intersticial, além de diminuição da complacência pulmonar, aumento da resistência vascular e alteração na oxigenação alveoloarterial. Esse quadro pode causar atelectasias e consolidações.

Na ocorrência de trauma torácico fechado, quedas, explosões e feridas por projétil de alta velocidade no tórax, deve-se sugerir o diagnóstico de contusão pulmonar. O exame clínico inicialmente sutil não exclui a gravidade da lesão, podendo a insuficiência respiratória ocorrer após algum tempo. Sinais como taquipneia, dispneia, hemoptise, cianose e hipotensão podem estar presentes.

Os exames de imagem podem inicialmente não apresentar muitos comemorativos. Na radiografia de tórax, a presença de infiltrados pulmonares pode sugerir o diagnóstico, e a tomografia de tórax tem maior sensibilidade para diagnóstico, orientação terapêutica e prognóstico (Figuras 15.7 e 15.8).[1,6,9]

O tratamento é baseado na história clínica do paciente. Aqueles com contusão pulmonar podem se tornar críticos rapidamente; portanto, deve-se mantê-los em monitoramento contínuo. Comorbidades como doença pulmonar crônica ou insuficiência renal requerem intubação orotraqueal

Figura 15.6 Esquematização do tórax instável.

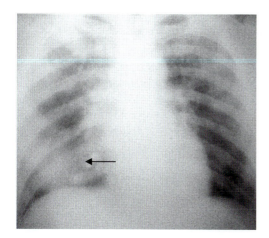

Figura 15.7 Radiografia com contusão pulmonar.

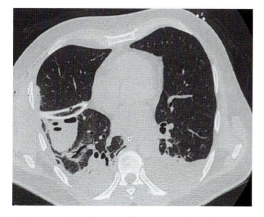

Figura 15.8 Tomografia com contusão pulmonar.

precoce e ventilação mecânica. Saturação de oxigênio (SaO_2) < 90% ou pressão parcial de oxigênio no sangue arterial (PaO_2) < 65 é indicativa de intubação orotraqueal.[1,9,12,13]

TRAUMA TRAQUEOBRÔNQUICO

O trauma da traqueia e do brônquio principal é causado por mecanismos que levam a fratura, lacerações ou rupturas. É um trauma pouco comum, potencialmente fatal e geralmente esquecido na avaliação inicial.

A maioria dos pacientes morre antes de chegar ao hospital, no local do trauma. Os que chegam até o hospital, além da lesão, podem ter piora no prognóstico devido a atrasos nos diagnósticos e associação com outros ferimentos.

Os mecanismos envolvidos nesse trauma são desacelerações bruscas e compressões diretas. As lesões geralmente ocorrem 2,4 cm da carina principal.

Os sinais e sintomas clínicos comumente envolvidos são o enfisema subcutâneo, a hemoptise, a presença de pneumotórax hipertensivo e a permanência de fuga de ar significativa no dreno de tórax após o tratamento do pneumotórax.

A broncoscopia confirma o diagnóstico, planeja o tratamento e estima o prognóstico. A tomografia computadorizada do tórax pode ser usada para avaliar lesões associadas.

A colocação de mais de um dreno de tórax pode ser necessária devido à grande saída de ar, e a intubação seletiva pode ajudar a manter a oxigenação adequada.

Nos pacientes em que não se consegue manter a via aérea, devido a distorções anatômicas por hematomas paratraqueais e lesões orofaríngeas, está indicada a cirurgia imediata. Nos pacientes estáveis, o tratamento cirúrgico pode ser adiado até a melhora da inflamação aguda e do edema.[1,6,14]

RUPTURA DA AORTA TORÁCICA

Ruptura traumática da aorta torácica tem como principais causas as colisões automobilísticas e as quedas de grandes alturas. Esse trauma torácico tem crescente incidência e alta letalidade, com mortalidade pré-hospitalar chegando a 85%.

Apesar de a minoria dos pacientes sobreviverem ao evento inicial, a identificação precoce e o tratamento tornam possível a recuperação.

Seu diagnóstico pode estar associado a: ruptura completa da aorta torácica, levando a imediata hemorragia fatal; ruptura incompleta, podendo formar um hematoma restrito ao mediastino, em que, por integridade da camada adventícia, ocorre a prevenção da morte imediata; laceração da parede, que, sendo pequena, pode ser diagnosticada posteriormente como falso aneurisma sacular; e dissecção traumática da íntima, em que ocorrem comemorativos tardios que se assemelham aos da coarctação da aorta. Sinais e sintomas específicos estão frequentemente ausentes, por isso a importância da investigação relacionada com o mecanismo do trauma.

Alguns sintomas ou sinais clínicos podem ajudar no diagnóstico, como: disfonia; hipotensão; ausência de pulsos nas extremidades; diferença na medida de pressão entre os braços; contusão pré-esternal; fratura da primeira costela, da segunda costela, da escápula e do esterno; e fratura da coluna torácica.

Alguns sinais radiológicos podem estar presentes, como alargamento do mediastino, desvio da traqueia para a direita, alargamento da janela aortopulmonar, fratura do primeiro e segundo arcos costais, desvio do esôfago para a direita, hematoma extrapleural apical, fratura da escápula, depressão ou desvio do brônquio principal esquerdo e alargamento da faixa paratraqueal.[15]

A radiografia de tórax nas incidências posteroanterior e de perfil pode identificar achados sugestivos. A tomografia computadorizada se mostrou como um método de rastreio preciso: se negativo, pode excluir o diagnóstico; se positivo, a realização da aortografia para avaliar a extensão da lesão está indicada.

O tratamento cirúrgico deve ser realizado o mais rápido possível, por cirurgião qualificado e com suporte adequado. A toracotomia exploradora é a abordagem de escolha nos casos de instabilidade hemodinâmica.[1,16]

RUPTURA TRAUMÁTICA DO DIAFRAGMA

O mecanismo dos ferimentos contusos do diafragma geralmente está associado ao trauma, com aumento abrupto da pressão intra-abdominal e consequente rompimento do diafragma. As lesões diafragmáticas são mais comumente diagnosticadas do lado esquerdo, já que o lado direito fica com o defeito protegido ou resolvido por causa do fígado.

Os sintomas e sinais clínicos irão depender da extensão da lesão diafragmática e do conteúdo que se apresentará na cavidade torácica. Esses podem ser comuns a pneumotórax, hemotórax ou compressão pulmonar extrínseca. A herniação pode ocorrer imediatamente ou após algum tempo e até anos depois da lesão. Associações com lesões em outros órgãos são comuns, como em baço, fígado, pulmões e arcos costais (Figura 15.9).

A radiografia do tórax pode apresentar apenas a elevação diafragmática no lado direito. A colocação de sonda nasogástrica na suspeita de laceração diafragmática à esquerda, pode-se evidenciar a lesão com a presença da sonda no tórax, não necessitando de estudo contrastado.

No caso de uma radiografia do tórax não identificar a lesão diafragmática, a tomografia computadorizada poderá ser realizada, além de exames contrastados, endoscópicos e cirúrgicos, como laparoscopia e toracoscopia. Durante a laparotomia exploratória por trauma, a avaliação do diafragma é mandatória.[17-19]

TRAUMA CARDÍACO CONTUSO

Os mecanismos envolvidos na contusão miocárdica ocorrem principalmente por compressão e fraturas. Podem levar a contusão miocárdica, ruptura de câmaras cardíacas, dissecção ou trombose das artérias coronárias e rupturas valvulares.

Os sinais e sintomas clínicos podem ser comuns ao tamponamento cardíaco, porém com evolução mais lenta, além de achados como dispneia, taquicardia, dor torácica, arritmia e sopros, hipotensão e alterações durante a inspeção torácica. Na contusão do ventrículo direito, pode haver aumento da pressão venosa central.

O diagnóstico é sugerido nos casos de hipotensão, arritmias e alterações eletrocardiográficas.

O trauma pode ser ocasionado por infarto agudo do miocárdio; por isso, a avaliação com enzimas cardíacas deve ser realizada no caso dessa suspeita.

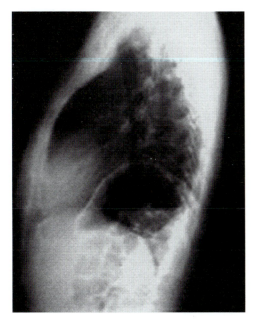 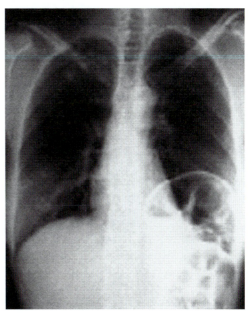

Figura 15.9 Radiografia com hérnia diafragmática.

Os achados mais comuns no eletrocardiograma são extrassístoles, bloqueio de ramo direito, taquicardia sinusal, alterações do segmento ST e fibrilação atrial.

A realização de exames como o ecocardiograma, a US FAST e o eletrocardiograma ajuda no diagnóstico.

A evolução hemodinâmica dos pacientes determinará a lesão cardíaca; porém, todos os traumas precisam ser monitorados pelo menos nas primeiras 24 horas devido ao risco de arritmias fatais.[1,6,13]

TRAUMA DE ESÔFAGO

As lesões esofágicas são eventos raros, em parte pela localização posterior do órgão, podendo ser letais caso o diagnóstico não seja suspeitado, reconhecido e tratado.

O mecanismo envolve traumas com alta energia na região superior do abdome, que levam à expulsão forçada do conteúdo gástrico para o esôfago, causando laceração e rompimento das suas fibras. A ruptura do esôfago provoca mediastinite, que, se não tratada, pode evoluir para empiema.

Deve-se suspeitar da lesão nos pacientes com mecanismo de trauma compatível, associado a: pneumotórax ou hemotórax à esquerda, com ausência de fraturas nos arcos costais; história clínica incompatível com lesão aparente; presença de partículas no coletor do dreno de tórax; hidropneumotórax; e enfisema mediastinal ou subcutâneo. Ao exame físico, esses pacientes podem apresentar taquicardia e taquipneia. Nos casos de retardo do diagnóstico ou de procura por hospital para atendimento por mais de 24 horas, podem surgir sinais e sintomas de sepse.

O estudo do esôfago contrastado confirma o diagnóstico, e estudos endoscópicos podem avaliar, excluir ou reparar a lesão. O tratamento cirúrgico via toracotomia está indicado nos outros casos. A sutura primária da lesão está indicada nas primeiras horas; após as 24 horas iniciais o prognóstico piora, e a exclusão esofágica definitiva ou temporária é preconizada.[13,20]

ANEXOS

Trauma torácico – Atendimento na sala de emergência

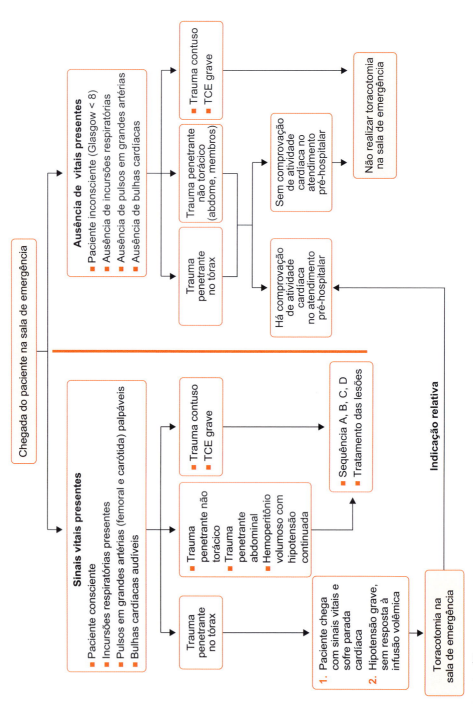

TCE: trauma craniocefálico.

Ferimento transfixante do mediastino

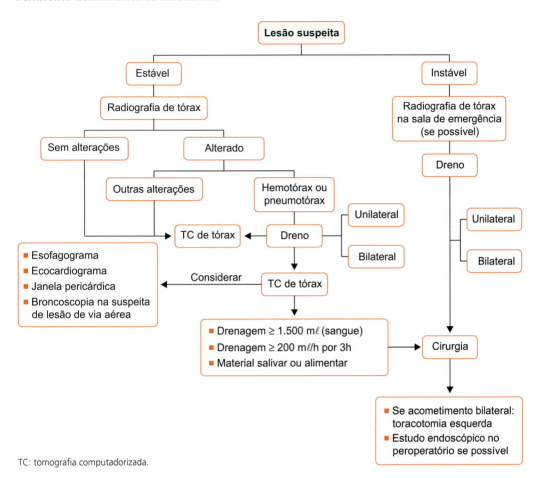

TC: tomografia computadorizada.

REFERÊNCIAS BIBLIOGRÁFICAS

1. American College of Surgeons (ACS). ATLS Student Course Manual: Advanced Trauma Life Support. 9. ed. Chicago: ACS; 2012.
2. Gonçalves R, Saad Jr. R. Vias de acesso aos grandes vasos mediastinais no trauma torácico. Rev Col Bras. 2012; 39(1):64-73.
3. Souza VS, Santos AC, Pereira LV. Perfil clínico-epidemiológico de vítimas de traumatismo torácico submetidas a tratamento cirúrgico em um hospital de referência. Scientia Medica (Porto Alegre). 2013; 23(2):96-101.
4. Stocco JLS Jr., Ishie RT, Cardoso JJD. Pneumotórax em hospital geral: análise dos casos e condutas. Arq Catarin Med. 2007; 36(2):8-14.
5. Feliciano DV, Rozycki GS. Advances in the diagnosis and treatment of thoracic trauma. Surg Clin North Am. 1999; 79:1417.
6. Hoyt DB, Coimbra R, Potenza B. Management of acute trauma. Sabiston, Textbook of surgery. 17. ed. Philadelphia: Elsevier; 2004. p. 483-531.
7. Fenili R, Alcacer JAM, Cardona MC. Traumatismo torácico – uma breve revisão. Arq. Catarinense Med. 2002; 31(1):31-6.
8. Peytel E, Menegaux F, Cluzel P et al. Initial Imaging assessment of severe blunt trauma. Intensive Care Med. 2001; 27:1756-61.
9. Prêtre R, Chilcott M. Blunt trauma to the heart and great vessels. N Engl J Med. 1997; 336(9):626-32.
10. Rowan KR, Kirkpatrick AW, Liu D et al. Traumatic pneumothorax detection with thoracic US:

correlation with chest radiography and CT – initial experience. Radiology. 2002; 225:210-4.
11. Maia DEF, Ribeiro Jr. MAF. Manual de condutas básicas em cirurgia. Rio de Janeiro: Roca; 2013.
12. Mansour K, Bongiorno P. Blunt trauma: Chest wall, lung, pleura, heart, great vessels, thoracic duct, and esophagus. In: Pearson F, Cooper J, Deslauries J et al. Toracic surgery. Philadelphia: Churchill Linvigstone; 2002. p. 1832.
13. Saad Jr. R, Carvalho WR, Netto MX et al. Cirurgia torácica geral. 2. ed. vol. 1. Rio de Janeiro: Atheneu; 2010. p. 985-108.
14. Kiser AC, O'Brien SM, Detterbeck FC. Blunt tracheobronchial injuries: treatment and outcomes. Ann Thorac Surg. 2001; 71(6):2059-65.
15. Parker MS, Matheson TL, Rao AV et al. Making the transition: the role of helical CT in the evaluation of potentially acute aortic injuries. AJR. 2001; 176:1267-72.
16. Jones RK, Jurkovich GJ, Nathens AB et al. Timing of urgent thoracotomy for hemorrhage after trauma. Arch Surg. 2001; 136:513-8.
17. Rubikas R. Diaphragmatic injuries Eur J Cardiothorac Surg. 2001; 20:53-7.
18. Nchimi A, Szapiro D, Ghaye B et al. Helical CT of blunt diaphragmatic rupture. AJR. 2005; 184:24-30.
19. Shapiro MJ, Heiberg E, Durham RM et al. The unreliability of CT scans and initialchest radiographs in evaluating blunt trauma induced diaphragmatic rupture. Clin Radiol. 1996; 51:27-30.
20. Andrade AC, Andrade APS et al. Perfuração de esôfago. Rev Col Bras Cir. 2008; 35(5):292-7.

BIBLIOGRAFIA CONSULTADA

Giannini JA, Soldá SC, Saad Júnior R. Trauma de tórax. In: Coimbra RSM, Soldá SC, Casaroli AA et al. Emergências traumáticas e não traumáticas. São Paulo: Atheneu; 2001. p. 57-69.

Sanidas E, Kafetzakis A, Valassiadou K et al. Management of simple thoracic injuries at a level I trauma centre: can primary health care system take over? Injury. 2000; 31(9):669-75.

16 Lesões Diafragmáticas

Murillo de Lima Favaro
Alexandre Zanchenko Fonseca
Stephanie Santin

INTRODUÇÃO

As lesões traumáticas do diafragma são raras, correspondendo a 0,8 a 5% dos pacientes que chegam nas unidades de trauma.[1-4] Apesar disso, têm sua relevância devido ao potencial de complicação e à dificuldade de se realizar o diagnóstico.[3,5,6]

QUADRO CLÍNICO

Clinicamente, não há nenhum sinal ou sintoma típico na lesão diafragmática. Ela ocorre geralmente em pacientes politraumatizados, e sua apresentação pode ser encoberta por lesões associadas, presentes em 52 a 100% dos pacientes em diversos estudos.[3,4]

MECANISMO DE TRAUMA

A detecção da lesão diafragmática requer um alto índice de suspeição, e as informações clínicas sobre o mecanismo de lesão são de suma importância. Os acidentes de trânsito são a causa mais comum de lesão contundente diafragmática (90%),[4,7,8] seguidos por qualquer força de impacto que leve ao aumento da pressão intra-abdominal com subsequente ruptura do diafragma. A avulsão dos ligamentos do diafragma após um golpe lateral à parede torácica e a lesão direta do mesmo por arcos costais fraturados também têm sido propostas como mecanismos de lesão (Figuras 16.1 e 16.2).[9-11]

CLASSIFICAÇÃO

A lesão diafragmática contusa ocorre mais frequentemente no lado esquerdo, devido à fraqueza congênita da região posterolateral do hemidiafragma esquerdo e ao efeito protetor do fígado do lado direito. A herniação imediata dos órgãos abdominais para a cavidade torácica pode ocorrer na lesão diafragmática romba, dependendo do tamanho do defeito.[12-14]

Ao contrário de casos de lesão diafragmática contundente, as penetrantes provocam lesão diafragmática por laceração direta, e as fendas resultantes são tipicamente pequenas. Portanto, a maioria

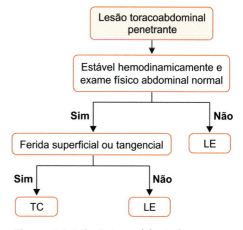

Figura 16.1 Lesão toracoabdominal penetrante.
LE: laparotomia exploratória; TC: tomografia computadorizada.

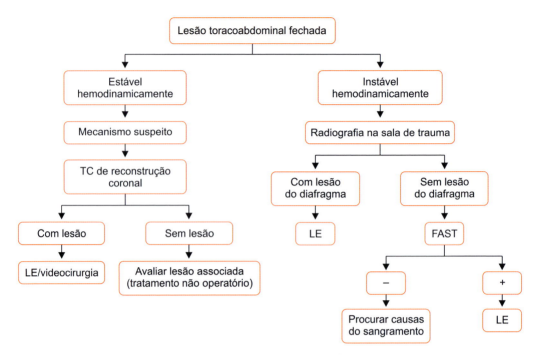

Figura 16.2 Lesão toracoabdominal fechada.

TC: tomografia computadorizada; LE: laparotomia exploratória; FAST: *focused assessment with sonography for trauma*.

dos pacientes com lesão penetrante diafragmática não desenvolve complicações imediatas relacionadas com a herniação dos órgãos abdominais.[4]

A hérnia geralmente se desenvolve mais tarde, se a lesão diafragmática não for diagnosticada durante a avaliação inicial. Ela ocorre frequentemente (42%) em pacientes com ferimentos na região toracoabdominal, definida pela linha dos mamilos superiormente e pela margem costal inferiormente.[12]

Foi proposta pela American Association for the Surgery of Trauma (AAST) uma classificação de lesão diafragmática em graus (I a V), dependendo do tamanho da laceração e da quantidade da perda tecidual (Tabela 16.1).

Tabela 16.1 Classificação do grau de lesão diafragmática segundo a AAST.

Grau I	Contusão
Grau II	Laceração < 2 cm
Grau III	Laceração de 2 a 10 cm
Grau IV	Laceração > 10 cm + perda tecidual < 25%
Grau V	Laceração > 10 cm + perda tecidual > 25%

Fonte: adaptada de Moore et al., 1994.[15]

chegando a apenas 39 a 65% dos casos, geralmente associados a grandes herniações, mais comuns no trauma abdominal fechado.[7,16] Já as lesões ainda sem componente herniado ou com outras associadas normalmente não são diagnosticadas[13] (Figura 16.3).

As reconstruções coronais da tomografia computadorizada (TC) multicanal hoje são realizadas de maneira rápida e são mais adequadas para a

EXAMES COMPLEMENTARES

A radiografia de tórax, exame de triagem utilizado em todo paciente politraumatizado, tem pouca precisão para a detecção de lesões diafragmáticas,

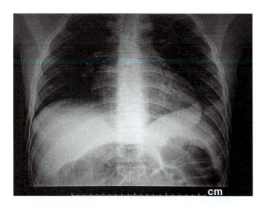

Figura 16.3 Radiografia de tórax demonstrando hérnia diafragmática à esquerda.

avaliação do diafragma, fornecendo esperança de uma solução para o dilema de diagnóstico das lesões no mesmo (Figuras 16.4 a 16.6).[4]

TRATAMENTO

Eventualmente, pequenas lesões diafragmáticas não tratadas podem aumentar de tamanho e apresentar sintomas anos mais tarde.[17] As principais complicações relacionadas com as hérnias são risco de encarceramento e isquemia com o potencial de perfuração subsequente. Estômago, cólon, omento e baço são as estruturas que mais comumente herniam quando o paciente tem uma lesão diafragmática do lado esquerdo, enquanto o fígado pode herniar em casos de lesão do lado direito.[8]

Um dos grandes problemas da lesão diafragmática é que o gradiente pleuroperitoneal negativo e a mobilidade diafragmática contínua impedem a cura da lesão. Portanto, o tratamento não operatório não é uma opção.[18]

A ventilação com pressão positiva, comum no paciente grave politraumatizado, erradica o gradiente pleuroperitoneal; porém, com a extubação após a melhora do estado clínico do paciente, hérnias de órgãos abdominais para a cavidade torácica podem ser evidenciadas.

Portanto, sendo diagnosticada uma hérnia diafragmática, deve-se operá-la, e nos casos de cirurgias realizadas em paciente com mecanismos de trauma compatíveis com essas lesões, a visualização do diafragma e a busca ativa das lesões devem ser realizadas.[13,19]

A videocirurgia deve ser estimulada no diagnóstico e tratamento das lesões diafragmáticas isoladas em pacientes estáveis hemodinamicamente,

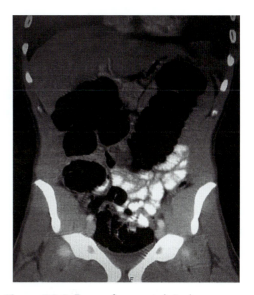

Figura 16.4 Tomografia computadorizada com reconstrução coronal demonstrando hérnia diagramática à esquerda com herniação do cólon esquerdo.

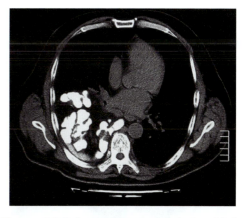

Figura 16.5 Tomografia computadorizada axial demonstrando hérnia diagramática à direita. (*Fonte*: Muroni et al., 2010.)[1]

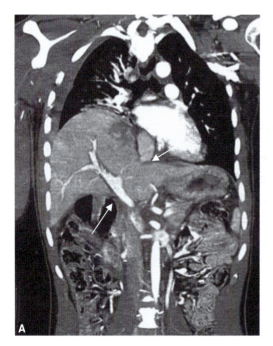 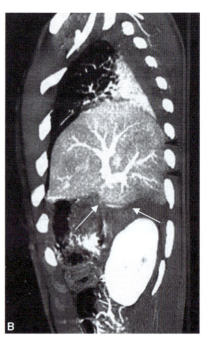

Figura 16.6 Tomografia computadorizada com reconstrução coronal (**A**) e sagital (**B**) demonstrando hérnia diafragmática à direita. (*Fonte*: Patlas et al., 2014.)[4]

podendo ser feita por via laparoscópica ou por toracoscopia, sendo a última mais indicada no caso de hemo ou pneumotórax.[13,17]

O reparo cirúrgico deve ser utilizado, de preferência, com sutura separada em "U", utilizando fio não absorvível (Figura 16.7).[13]

A utilização de tela para correção dos defeitos herniários deve ser reservada para os casos crônicos e associados a grandes defeitos musculares.

Já nos casos agudos, o reparo primário deve ser realizado por meio de sutura.[9,13] Além disso, nos casos crônicos, a via de correção preferencial é a toracotomia, devido ao risco de aderências abdominais, que dificultam o acesso por laparotomia.

REFERÊNCIAS BIBLIOGRÁFICAS

1. Muroni M, Provenza G, Conte S et al. Diaphragmatic rupture with right colon and small intestine herniation after blunt trauma: a case report. J Med Case Rep. 2010; 4:289.
2. Ouazzani A, Guerin E, Capelluto E et al. A laparoscopic approach to left Diaphragmatic rupture after blunt trauma. Acta Chir Belg. 2009; 109:228-31.
3. Sangster G, Ventura VP, Carbo A et al. Diaphragmatic rupture: a frequently missed injury in blunt thoracoabdominal trauma patients. Emerg Radiol. 2007; 225-30.
4. Patlas MN, Leung VA, Romano L et al. Diaphragmatic injuries: why do we struggle to detect them? Radiol Med. 2014; 120:12-20.
5. Bosanquet D, Farboud A, Luckraz H. A review diaphragmatic injury. Respir Med CME. 2009; 2:1-6.

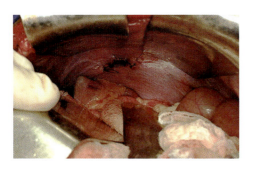

Figura 16.7 Rafia diafragmática.

6. Vilallonga R, Pastor V, Alvarez L et al. Right-sided diaphragmatic rupture after blunt trauma. An unusual entity. World J Emerg Surg. 2011; 6:3.
7. Chughtai T, Ali S, Sharkey P et al. Update on managing diaphragmatic rupture in blunt trauma: a review of 208 consecutive cases. Can J Surg. 2009; 52:177-81.
8. Desir A, Ghaye B. CT of blunt diaphragmatic rupture. Radiographics. 2012; 477-98.
9. Hanna WC, Ferri LE. Acute traumatic diaphragmatic injury. Thorac Surg Clin. 2009; 19:485-9.
10. Scharff JR, Naunheim KS. Traumatic diaphragmatic injuries. Thorac Surg Clin. 2007; 81-5.
11. Rashid F, Chakrabarty MM, Singh R et al. A review on delayed presentation of diaphragmatic rupture. World J Emerg Surg. 2009; 4:32.
12. Vatansev C, Aksoy F, Tekin S et al. Diaphragmatic rupture in abdominal trauma. Ulus Travma Acil Cerrahi Derg. 2003; 9:285-90.
13. Ties JS, Peschman JR, Moreno A et al. Evolution in the management of traumatic diaphragmatic injuries: a multicenter review. J Trauma Acute Care Surg. 2014; 76(4):1024-8.
14. Shehata SMK, Shabaan BS. Diaphragmatic injuries in children after blunt abdominal trauma. J Pediatr Surg. 2006; 41:1727-31.
15. Moore E, Malangoni M, Cogbill T. Organ injury scaling IV: thoracic vascular, lung, cardiac and diaphragm. J Trauma. 1994; 36:229.
16. Bergeron E, Clas D, Ratte S et al. Impact of deferred treatment of blunt diaphragmatic rupture: a 15-year experience in six trauma centers in Quebec. J Trauma. 2002; 52:633-40.
17. Powell BS, Magnotti LJ, Schroeppel TJ et al. Diagnostic laparoscopy for the evaluation of occult diaphragmatic injury following penetrating thoracoabdominal trauma. Injury. 2008; 39(5):530-4.
18. Khan MA, Bilal A, Aslam V et al. Management of traumatic diaphragmatic hernias. JPMI. 2008; 22(04):281-4.
19. Tan KK, Yan ZY, Vijayan A et al. Management of diaphragmatic rupture from blunt trauma. Singapore Med J. 2009; 50:1150-3.

PARTE 5 — Trauma Abdominal e Pélvico

17. Trauma de Esôfago, 157
18. Trauma do Fígado e das Vias Biliares, 162
19. Trauma Esplênico, 170
20. Trauma de Duodeno e Pâncreas, 176
21. Trauma de Cólon, 185
22. Trauma Retroperitoneal, 191
23. Trauma do Sistema Urinário, 198
24. Hipertensão Intra-abdominal e Síndrome Compartimental Abdominal, 208
25. Trauma Pélvico, 214

17 Trauma de Esôfago

Mario Eduardo de F. Mantovani
Thiago Rodrigues A. Calderan

INTRODUÇÃO

O trauma de esôfago tem ocorrência rara, diagnóstico difícil e morbidade e mortalidade bastante altas. A real incidência das lesões secundárias às causas externas não é bem conhecida, mesmo em centros de referência em que os atendimentos a esse tipo de trauma não somam 1% do total, perfazendo menos de cinco atendimentos ao ano.[1,2]

As lesões esofágicas estão entre as mais graves e letais do trato digestório, e o principal motivo disso é a inexperiência dos cirurgiões com tal tipo de trauma e as características anatômicas do órgão, que dificultam tanto o diagnóstico quanto a terapêutica. Além disso, quando relacionadas com causas externas, as lesões de esôfago geralmente vêm acompanhadas de lesões em outros órgãos e estruturas adjacentes, principalmente traqueia e grandes vasos. Tal fato tem impacto direto em sua morbidade e mortalidade associada.[1]

ANATOMIA DO ESÔFAGO

O esôfago é um órgão tubular de aproximadamente 25 cm de comprimento, subdividido em três segmentos: cervical, torácico e abdominal, cada um com sua particularidade. Trata-se de uma estrutura composta pelas camadas mucosa, submucosa e muscular; porém, não tem o revestimento externo pela camada serosa, exceto em seu segmento abdominal, que é recoberto por tecido areolar frouxo. Essa característica anatômica favorece a ocorrência de complicações locais (mediastinite, peritonite), pois promove fácil acesso de enzimas digestivas e resíduos alimentares a estruturas nobres, além de dificultar o reparo da lesão, já que torna o órgão friável à realização de suturas e pode favorecer a ocorrência de fístulas.

MECANISMOS DE LESÃO

As lesões por causas externas podem advir de traumas penetrantes ou contusos. Entre os mecanismos de traumas penetrantes, os ferimentos por projétil de arma de fogo e os ferimentos por arma branca, apesar de raros, são os mais prevalentes. Dentre eles, aproximadamente 90% dos casos apresentam lesões associadas do trato respiratório e lesões vasculares.[3,4]

O trauma contuso do esôfago é ainda mais infrequente e está relacionado a mecanismos com alta transferência de energia e desaceleração, como em acidentes com veículos automotores. No esôfago cervical, a hiperextensão do pescoço pode promover a laceração do órgão, assim como sua compressão direta pelo cinto de segurança. No segmento torácico, pode ocorrer a lesão por compressão do esôfago entre o esterno e os corpos vertebrais da coluna. Nas porções torácica e abdominal, a ruptura pode estar relacionada com o aumento da pressão intraluminal após compressão abdominal ou torácica. Além disso, a perfuração pode ser tardia e estar associada a isquemia por desvascularização segmentar após tração do órgão pela desaceleração; ou ainda pode ser decorrente de fragmentos ósseos advindos de fraturas adjacentes.[3]

DIAGNÓSTICO

O diagnóstico das lesões do esôfago é bastante difícil e requer um alto índice de suspeita do médico que realiza o atendimento ao paciente vítima do trauma. Sinais e sintomas sugestivos geralmente ocorrem quando o diagnóstico das lesões é tardio, sendo a dor o sintoma mais comum, podendo estar acompanhada de febre, dispneia e crepitação, dentre outros. Em casos extremos, podem estar presentes abscesso cervical, mediastinite ou peritonite, que têm prognósticos mais reservados e podem cursar com quadros de sepse grave associada.

O intervalo de tempo entre a lesão e o diagnóstico é um dos principais fatores relacionados com a evolução desse tipo de trauma; portanto, devem ser utilizados métodos diagnósticos que favoreçam a identificação precoce a fim de reduzir a morbidade e a mortalidade.[5,6]

O diagnóstico pode ser realizado por exploração cirúrgica, quando já indicada, ou por meio de métodos complementares, entre eles o exame radiográfico (ER), a tomografia computadorizada (TC) e a endoscopia digestiva alta (EDA).

Exame radiográfico

O estudo radiográfico pode ser realizado por exame simples ou contrastado (esofagograma). O ER simples apresenta sinais indiretos, como enfisema subcutâneo, pneumotórax, pneumomediastino, alargamento do mediastino, efusão pleural e ar subfrênico. Esses sinais podem sugerir lesão de órgão oco, entre eles o esôfago; porém, podem não indicar nenhuma anormalidade em 12 a 33% dos casos.

O esofagograma identifica a lesão por meio do extravasamento de contraste, mas depende da colaboração do paciente para ingerir o contraste e ainda apresenta uma incidência de 10 a 43% de resultado falso-negativo. Dentre as opções de contraste existem o baritado e o iodado. Geralmente utiliza-se o contraste hidrossolúvel à base de iodo, por ser mais inócuo localmente, só causando reações nos pacientes alérgicos ao componente. O contraste baritado propicia melhor visibilidade; entretanto, quando identifica a lesão, há também o seu extravasamento para o mediastino, que leva à mediastinite química. Apesar de causar uma reação inflamatória mais intensa quando há extravasamento, o contraste baritado deve ser uma opção no caso de suspeita de lesão que não pôde ser identificada mesmo após a utilização do contraste hidrossolúvel.[7]

Tomografia computadorizada

A TC *multislice* atualmente é o método inicial de investigação de lesão do esôfago, principalmente porque, nas vítimas de trauma que apresentam estabilidade hemodinâmica, há necessidade de uma investigação ampla para identificar lesões associadas. O principal achado é o pneumomediastino, mas o método pode ser sensibilizado com a ingestão de contraste por via oral, identificando a lesão pelo seu extravasamento. No entanto, o uso do contraste oral aumenta o risco de broncoaspiração em doentes traumatizados e deve ser empregado somente em casos selecionados. Nos ferimentos penetrantes, a TC ainda possibilita o estudo de trajetos de lesão por projéteis de arma de fogo e armas brancas, o que aumenta a suspeita e facilita a busca por lesões associadas.[8,9]

Endoscopia digestiva alta

A EDA flexível visualiza diretamente a lesão em sua localização e extensão, com sensibilidade de 67 a 100% e especificidade de 83 a 100%. Entretanto, pode não identificar lesões pequenas ou em terço superior do esôfago, devido à dificuldade anatômica. No emprego da EDA, atualmente se discute, em casos selecionados, a terapia endoscópica para tratamento de lesões pequenas e com pouca contaminação, suprindo a necessidade de um procedimento cirúrgico.[10]

Embora não exista nenhum exame com acurácia suficiente para se evitarem resultados falso-negativos, já se sabe que, quando combinados os métodos diagnósticos, a ocorrência de lesões despercebidas torna-se quase nula, o que pode ser visualizado em um fluxograma (Figura 17.1).

CLASSIFICAÇÃO

A classificação das lesões, junto aos índices de trauma, favorece de maneira objetiva e específica a gravidade do trauma, norteando condutas e uniformizando e padronizando o atendimento e o entendimento entre os diversos serviços de cirurgia.

As lesões do esôfago são classificadas segundo a American Association for the Surgery of Trauma (AAST), com base em parâmetros anatômicos para identificar a gravidade da lesão (Tabela 17.1).[11]

Tabela 17.1 Classificação das lesões conforme a AAST.

Grau	Descrição da lesão	AIS – 90
I	Contusão/hematoma	2
	Laceração parcial pequena	3
II	Laceração menor ou igual a 50% da circunferência	4
III	Laceração superior a 50% da circunferência	4
IV	Perda de segmento ou desvascularização menor ou igual a 2 cm	5
V	Perda de segmento ou desvascularização superior a 2 cm	5

AIS: *abbreviated injury scale*.

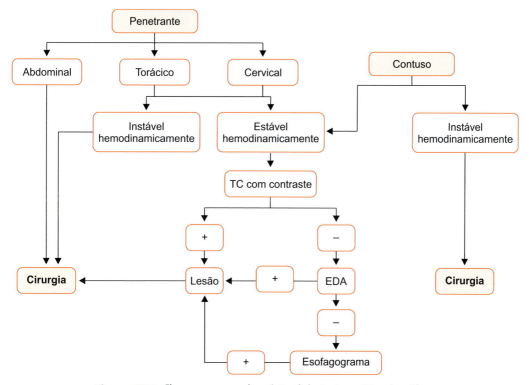

Figura 17.1 Fluxograma para o diagnóstico de lesões traumáticas do esôfago.
EDA: endoscopia digestiva alta; TC: tomografia computadorizada.

TRATAMENTO

O tratamento das lesões do esôfago secundárias a causas externas é iminentemente cirúrgico. Contudo, existem alguns relatos de tratamento não operatório, baseados em experiências de perfurações não traumáticas. Esse ainda é um assunto bastante controverso e com pouco embasamento na literatura.[12] Discute-se também a terapêutica endoscópica em casos selecionados.[13,14]

O tratamento cirúrgico é específico em cada segmento esofágico, assim como suas complicações e seus resultados. Porém, independentemente da localização da lesão, o sucesso do tratamento está diretamente relacionado com o intervalo de tempo entre o trauma e o início do tratamento, o grau de contaminação, a condição clínica do paciente e a gravidade do trauma.[4,15-17]

Ainda não há um consenso estabelecido sobre o intervalo de tempo ideal entre uma boa ou má perspectiva de evolução, mas se sabe que o tempo de evolução superior a 24 horas implica um aumento significativo da morbidade e mortalidade desses pacientes.[1,15,16,18,19]

Esôfago cervical

As lesões neste segmento apresentam menor morbidade e, portanto, melhor prognóstico que lesões nos demais segmentos. O acesso cirúrgico pode ser feito por cervicotomia em colar ou por cervicotomia esquerda, e o tratamento, na maioria das vezes, consiste em desbridamento com sutura primária seguido de drenagem. Em alguns casos com grandes lacerações ou perdas teciduais, a opção é a derivação com esofagostomia terminal.[20]

Esôfago torácico

Perfurações nesta porção podem ser tratadas com reparo primário e, preferencialmente, com *patch* de reforço, podendo-se utilizar estruturas vizinhas (pleura, diafragma) quando a situação for favorável. Contudo, mesmo nos casos mais favoráveis podem ocorrer fístulas; porém, quando presente nesse segmento, sua morbidade é menor. O acesso cirúrgico deve ser feito por toracotomia direita.

Outra opção cirúrgica é a exclusão esofágica (esofagostomia cervical, com gastrostomia descompressiva e jejunostomia para nutrição), por cervicotomia e laparotomia, a julgar pela experiência do cirurgião, quando houver lesões maiores ou com contaminação mais extensa. No entanto, em casos de mediastinite já instalada, a esofagectomia com drenagem ampla e esofagostomia proximal ainda é a opção mais segura.[15,16,21,22]

Esôfago abdominal

As lesões do esôfago abdominal são identificadas, na maioria das vezes, durante o ato operatório e dependem, para isso, da busca ativa do cirurgião, pois nem sempre o acesso ao órgão é fácil. O acesso cirúrgico é feito por laparotomia mediana. O reparo primário após o desbridamento seguido de *patch* de reforço é a opção na maioria das situações.

Sempre que a opção for pela sutura, esta deve ser realizada em plano único, com fio não absorvível e preferencialmente com *patch* de reforço com estruturas vizinhas ao esôfago, para garantir reforço, uma vez que o órgão não possui a camada serosa de revestimento.

O paciente com lesão do esôfago, independentemente do segmento acometido, deve ser submetido a antibioticoterapia de amplo espectro e suporte nutricional precoce por via enteral ou parenteral.[23,24]

COMPLICAÇÕES

As complicações desse tipo de lesão podem ser decorrentes das lesões esofágicas propriamente ou das lesões associadas. Quando relacionadas a lesões associadas, a morbidade é mais elevada, pois o esôfago se liga anatomicamente a estruturas nobres (grandes vasos, pulmão, coração, dentre outras).

As complicações diretamente relacionadas com a lesão do esôfago, na maioria das vezes, estão condicionadas ao diagnóstico tardio, quando surgem os sintomas clínicos e o processo inflamatório já se encontra instalado, como na mediastinite ou peritonite. A gravidade do trauma também influencia o prognóstico; sabidamente, lesões com AAST-AIS > 2 têm fator de risco para o desenvolvimento de complicações.

A mortalidade desse tipo de paciente geralmente relaciona-se com o mecanismo de lesão, a gravidade do trauma e as lesões associadas. Dessa maneira, traumas contusos que ocasionam lesões esofágicas são decorrentes de grande troca de energia; portanto, há maior ocorrência de lesões associadas e maior gravidade dessas lesões quando presentes. Outro fator primordial é o intervalo de tempo entre o trauma, o diagnóstico e a terapêutica, pois o tratamento de um indivíduo vítima de trauma, com múltiplas lesões, apresentando mediastinite ou peritonite, é uma situação bastante complexa e grave.[25]

REFERÊNCIAS BIBLIOGRÁFICAS

1. Asensio JA, Chahwan S, Forno W et al. Penetrating esophageal injuries: multicenter study of the American Association for the Surgery of Trauma. J Trauma. 2001; 50(2):289-96.
2. Skipworth RJ, McBride OM, Kerssens JJ et al. Esophagogastric trauma in Scotland. World J Surg. 2012; 36(8):1779-84.
3. Bryant AS, Cerfolio RJ. Esophageal trauma. Thorac Surg Clin. 2007; 17(1):63-72.
4. Degiannis E, Yilmaz TH, Burnell LA. Penetrating trauma to the thoracic oesophagus. In: Velmahos VC, Degiannis E, Dool D. Penetrating Trauma. Berlin: Springer Heidelberg; 2012. p. 253-8.
5. Onat S, Ulku R, Cigdem KM et al. Factors affecting the outcome of surgically treated non-iatrogenic traumatic cervical esophageal perforation: 20 years experience at a single center. J Cardiothorac Surg. 2010; 5:46.
6. Shaker H, Elsayed H, Whittle I et al. The influence of the 'golden 24-h rule' on the prognosis of oesophageal perforation in the modern era. Eur J Cardiothorac Surg. 2010; 38(2):216-22.
7. Soreide JA, Viste A. Esophageal perforation: diagnostic work-up and clinical decision-making in the first 24 hours. Scand J Trauma Resusc Emerg Med. 2011; 19:66.
8. Young CA, Menias CO, Bhalla S et al. CT features of esophageal emergencies. Radiographics. 2008; 28(6):1541-53.
9. Fadoo F, Ruiz DE, Dawn SK et al. Helical CT esophagography for the evaluation of suspected esophageal perforation or rupture. AJR Am J Roentgenol. 2004; 182(5):1177-9.
10. Flowers JL, Graham SM, Ugarte MA et al. Flexible endoscopy for the diagnosis of esophageal trauma. J Trauma. 1996; 40(2):261-5; discussion 265-6.
11. Moore EE, Jurkovich GJ, Knudson MM et al. Organ injury scaling. VI: Extrahepatic biliary, esophagus, stomach, vulva, vagina, uterus (nonpregnant), uterus (pregnant), fallopian tube, and ovary. J Trauma. 1995; 39(6):1069-70.
12. Plott E, Jones D, McDermott D et al. A state-of-the-art review of esophageal trauma: where do we stand? Dis Esophagus. 2007; 20(4):279-89.
13. Amir A, Dullemen Hv, Plukker JTM. Selective approach in the treatment of esophageal perforations. Scand J Gastroenterol. 2004; 39(5):418-22.
14. Brundage S, Hoyt D, Winchell R et al. Penetrating esophageal injuries: multicenter study of the American Association for the Surgery of Trauma. J Trauma. 2001; 50(2):289-96.
15. Richardson JD. Management of esophageal perforations: the value of aggressive surgical treatment. Am J Surg. 2005; 190(2):161-5.
16. Biancari F, D'Andrea V, Paone R et al. Current treatment and outcome of esophageal perforations in adults: systematic review and meta-analysis of 75 studies. World J Surg. 2013; 37(5):1051-9.
17. Udelnow A, Huber-Lang M, Juchems M et al. How to treat esophageal perforations when determinants and predictors of mortality are considered. World J Surg. 2009; 33(4):787-96.
18. Asensio JA, Berne J, Demetriades D et al. Penetrating esophageal injuries: time interval of safety for preoperative evaluation how long is safe? J Trauma. 1997; 43(2):319-24.
19. Eroglu A, Can Kurkcuogu I, Karaoganogu N. Esophageal perforation: the importance of early diagnosis and primary repair. Dis Esophagus. 2004; 17(1):91-4.
20. Demetriades D, Theodorou D, Cornwell E et al. Transcervical gunshot injuries: mandatory operation is not necessary. J Trauma. 1996; 40(5):758-60.
21. Biancari F, Saarnio J, Mennander A et al. Outcome of patients with esophageal perforations: a multicenter study. World J Surg. 2013; 1-8.
22. Salo JA, Isolauri JO, Heikkila LJ et al. Management of delayed esophageal perforation with mediastinal sepsis. Esophagectomy or primary repair? J Thorac Cardiovasc Surg. 1993; 106(6):1088-91.
23. Eroglu A, Turkyilmaz A, Aydin Y et al. Current management of esophageal perforation: 20 years experience. Dis Esophagus. 2009; 22(4):374-80.
24. Abbas G, Schuchert MJ, Pettiford BL et al. Contemporaneous management of esophageal perforation. Surgery. 2009; 146(4):749-55; discussion 755-6.
25. Smakman N, Nicol AJ, Walther G et al. Factors affecting outcome in penetrating oesophageal trauma. Br J Surg. 2004; 91(11):1513-9.

18 Trauma do Fígado e das Vias Biliares

Alexandre Zanchenko Fonseca
Murillo de Lima Favaro
Stephanie Santin
Marcelo A.F. Ribeiro Jr.

INTRODUÇÃO

O fígado está entre os órgãos mais lesados no trauma aberto e é o segundo no trauma contuso.[1] A apresentação clínica dos pacientes vítimas de trauma hepático depende do mecanismo de trauma, da presença ou não de sangramento volumoso e de lesões de órgãos abdominais associados. Lesões hepáticas isoladas podem não cursar com instabilidade hemodinâmica e peritonite (ver Anexo ao final do capítulo).[2] O trauma hepático é classificado de acordo com a American Association for the Surgery of Trauma (AAST), conforme a Tabela 18.1.

O trauma das vias biliares é raro e corresponde a apenas 0,1% dos casos de trauma abdominal, em sua maioria penetrante.[3] A maior dificuldade desse tipo de lesão é que geralmente apresenta uma lesão de difícil manejo associada, como, por exemplo, no duodeno e no pâncreas.

TRAUMA HEPÁTICO PENETRANTE

No trauma aberto ou penetrante, a incidência de lesões no fígado é de até 40%.[1] Nos ferimentos por arma branca, há menor energia cinética do

Tabela 18.1 Classificação das lesões hepáticas segundo a AAST.

Grau	Lesão	Características ao exame tomográfico
I	Hematoma	Subcapsular < 10% da área de superfície
	Laceração	Ruptura capsular < 1 cm de profundidade no parênquima
II	Hematoma	Subcapsular, 10 a 50% da área de superfície; intraparenquimatoso, < 2 cm de diâmetro
	Laceração	1 a 3 cm de profundidade no parênquima, < 10 cm de extensão
III	Hematoma	Supcapsular > 50% da área de superfície ou em expansão; ruptura subcapsular ou hematoma parenquimatoso; hematoma intraparenquimatoso > 2 cm ou em expansão
IV	Laceração	Superior a 3 cm de profundidade
	Laceração	Dilaceração do parênquima envolvendo 25 a 75% do lobo hepático ou um a três segmentos de Coinaud no mesmo lobo
V	Laceração	Dilaceração do parênquima > 75% do lobo hepático ou três segmentos de Coinaud no mesmo lobo
	Vascular	Lesões de veias justa-hepáticas ou veias hepáticas/veia cava retro-hepática
VI	Vascular	Avulsão hepática

agente agressor, o que permite, em casos selecionados, o manejo não operatório dos doentes.[4] Nas lesões por projéteis de arma de fogo, geralmente ocorrem múltiplas lesões no fígado e em órgãos adjacentes, devido à maior distância percorrida pelo agente lesivo e à formação de projéteis secundários (criados pela quebra do principal em estruturas ósseas). Nesse tipo de trauma, o fígado chega a ser afetado em até 30% dos casos.[1]

Como há indicação de laparotomia por penetração do peritônio, o diagnóstico de lesão hepática penetrante se dá no intraoperatório, o que implica um rigoroso inventário da cavidade abdominal.

A incisão inicial deve ser a mediana, pois é a que propicia melhor exposição da cavidade, permitindo o acesso e o reparo de lesões intracavitárias. A colocação de compressas entre o fígado e o diafragma desloca o fígado anterior e inferiormente, tornando possível o acesso a lesões nos segmentos anteriores. Caso seja necessária a abordagem dos segmentos posteriores, a secção dos ligamentos triangulares, coronal e falciforme ajuda na exposição. Nessas lesões, se a sutura for insuficiente, os ligamentos devem ser preservados, pois auxiliam no adequado tamponamento hepático.[2] A realização de uma incisão subcostal direita adicional favorece essa manipulação, principalmente em lesões posteriores do lobo direito. Convém salientar que essa via de acesso só deve ser adotada, em geral, se as condições clínicas e hemodinâmicas permitirem uma cirurgia prolongada; pode ser realizada também após o controle do dano, durante a fase de reabordagem para a retirada de compressas e reparo definitivo das lesões.

Na maioria dos casos (80 a 85%), procedimentos simples como compressão direta, uso de agentes hemostáticos, eletrocoagulação e sutura costumam conter o sangramento hepático.[2] Caso ele seja abundante e as medidas anteriores não tenham sido efetivas, a manobra de Pringle pode ser realizada na tentativa de bloquear temporariamente o aporte sanguíneo portal e arterial do fígado. Tal manobra consiste no clampeamento através do forame de Winslow por, no máximo, 15 minutos da tríade portal. Esse forame comunica o espaço sub-hepático com a retrocavidade dos epíploos. A manobra é ineficaz se o sangramento tiver um componente predominante das veias hepáticas, sendo este responsável por boa parte dos grandes sangramentos nas lesões complexas do fígado.

Em lacerações profundas, o controle do sangramento deve ser realizado com pontos igualmente profundos e aproximação cuidadosa das bordas para não haver rompimento do tecido. Se a lesão estiver próxima à borda hepática e a sutura não for suficiente devido à profundidade da lesão uma hepatotomia cuidadosa da borda até a lesão poderá ser realizada, para o controle adequado e de acordo com uma visão direta do foco hemorrágico. Tanto um fio absorvível como um não absorvível poderá ser utilizado.

Quando há formação de um túnel atravessando o parênquima hepático, geralmente causado por um projétil de arma de fogo, o tratamento do sangramento é desafiador. A aplicação de agentes hemostáticos no trajeto não costuma ser efetiva.[2] Quando esse trajeto se localiza na periferia do fígado, a hepatotomia do trajeto também pode ser realizada, com controle direto das estruturas lesadas; porém, quando está localizado na região central, a sua abertura deve ser evitada pelo risco de novos focos de sangramento. Nessas situações, recomenda-se como manobra de controle de danos a inserção do balão esofágico de Sengstaken-Blakemore por um dos orifícios do trajeto, com insuflação apenas do componente esofágico. Assim, há compressão de todo o trajeto. Atualmente, existem dispositivos semelhantes e específicos para tal situação. Ressalta-se a importância das manobras de controle de dano, com escopo de interromper e/ou diminuir os sangramentos e evitar a contaminação progressiva da cavidade. Essa fase não deve ultrapassar 60 minutos. As manobras técnicas para contenção do sangramento hepático requerem do cirurgião conhecimento detalhado da anatomia e dos princípios de cirurgia hepática, devendo ser reservada a cirurgiões experientes na área. No contexto emergencial, a hemorragia deve ser controlada o quanto antes, a fim de evitar que o paciente entre em exaustão fisiológica (tríade letal do trauma).

Em ferimentos causados por projéteis com alta energia cinética, pode ocorrer lesão de grande quantidade de parênquima hepático, o que impossibilita a resolução do sangramento apenas com sutura ou outro procedimento simples. Nesse caso, a ressecção não regrada deve ser realizada. Ressecções anatômicas devem ser desencorajadas no trauma, pois apresentam altas taxas de mortalidade, além de levarem prolongado tempo operatório e requererem habitualmente materiais e insumos pouco disponíveis nos serviços de emergência.[2] Ainda nesses pacientes, uma boa opção no trauma complexo de fígado é a cirurgia de controle de danos e o tamponamento hepático.[5] Porém, essa terapêutica deve ser indicada precocemente, assim que o cirurgião avaliar a localização e extensão do ferimento e decidir que seus esforços não controlarão a hemorragia, evitando que o paciente entre na tríade letal do trauma (coagulopatia, hipotermia e acidose) ou a piore. A técnica correta do tamponamento é de fundamental importância para o sucesso e o controle do sangramento (Figura 18.1).

Como dito anteriormente, os ligamentos do fígado não devem ser seccionados, e a colocação das compressas não deve ser de maneira desordenada, mas sim organizada de maneira que crie vetores de força; isso é conseguido com aproximadamente cinco compressas. O abdome das vítimas submetidas ao controle de danos não deve ser fechado, para evitar a síndrome compartimental abdominal, levando-se em consideração que ele será reoperado após estabilização hemodinâmica, correção de hipotermia e acidose, o que ocorre geralmente em até 48 horas.[2]

Lesões penetrantes da veia cava retro-hepática e justa-hepática e lesões muito complexas são as mais desafiadoras pelo difícil acesso dessa região anatômica. Isso explica a alta mortalidade relacionada.[6] O óbito geralmente ocorre por hemorragia maciça ou por embolia gasosa.[2] No intraoperatório, essas lesões se traduzem como hematomas ou como sangramento ativo. Hematomas contidos e estáveis devem apenas ser observados, uma vez que a sua manipulação pode destamponar o sangramento e levar o paciente a óbito; a rotação do fígado e a exposição da região lesada geralmente pioram o sangramento.[2] Após adequada exposição, a sutura primária é o tratamento de escolha; na sua impossibilidade, um *shunt* átrio-caval ou a

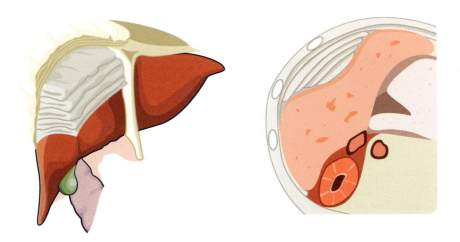

Figura 18.1 Tamponamento hepático.

exclusão vascular do fígado devem ser realizados.[2,6] Esta última manobra consiste no clampeamento da aorta abaixo do diafragma, com o clampeamento da veia cava inferior acima e abaixo do fígado, e o da veia porta (Figura 18.2). O *shunt* pode ser realizado com um tubo endotraqueal ou até com um dreno de tórax calibroso (Figura 18.3).

TRAUMA HEPÁTICO CONTUSO

O fígado é o segundo órgão mais atingido nesse tipo de trauma.[1] Felizmente, a maioria dos pacientes são adequadamente manejados com tratamento não operatório (TNO); para tal, uma rigorosa avaliação clínica e de imagem, por meio de tomografia computadorizada (TC) de abdome, deve ser realizada. Ausência de peritonite e estabilidade hemodinâmica são mandatórias para o início dessa terapêutica.[7] Lesões associadas que necessitam de reparo também devem ser descartadas, pois são responsáveis por falhas do TNO.

Avaliação clínica seriada do abdome, controle hematimétrico, repouso no leito, monitoramento e disponibilidade de cirurgião e centro cirúrgico a qualquer momento são indispensáveis.

O índice de sucesso do manejo não operatório é alto e se aproxima de 100%, especialmente em lesões consideradas menos graves (I-III); nos traumas mais complexos, esses índices também são altos, porém menores.[7-10] Por isso, os pacientes devem ser bem selecionados, e o suporte hospitalar deve ser adequado (Figura 18.4).

O paciente que se encontra estável hemodinamicamente com trauma hepático contuso e não apresenta nenhuma outra indicação de laparotomia exploratória (instabilidade hemodinâmica após reanimação volêmica, peritonite e lesões associadas que exijam reparo) deve obrigatoriamente ser submetido à TC de abdome com contraste intravenoso, para o correto estadiamento da lesão. Aquele paciente que, na admissão, encontra-se instável, mas responde bem e rapidamente à reanimação volêmica, pode ser tratado de maneira conservadora sem maiores problemas.

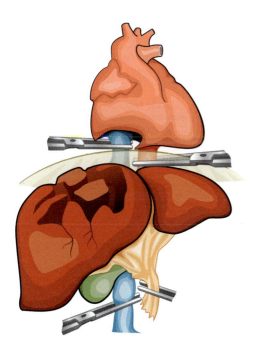

Figura 18.2 Exclusão vascular hepática.

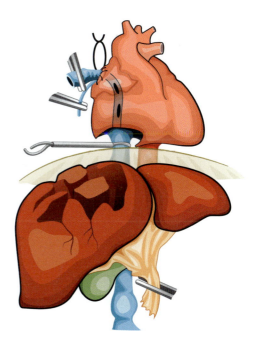

Figura 18.3 *Shunt* átrio-caval.

Avaliando-se a TC, deve-se averiguar se há ou não extravasamento de contraste próximo à lesão. Caso não haja, o paciente deve ser encaminhado para a unidade de cuidados intensivos, monitorado e rigorosamente acompanhado. No caso de extravasamento de contraste, o sangramento pode parar espontaneamente, ou a embolização por angiografia será necessária.[8,9] A taxa de sucesso do procedimento também é alta e ultrapassa os 90%.[8] Outras possíveis indicações da embolização são queda de hemoglobina e/ou hipotensão durante o curso do TNO e necessidade de embolização de outros órgãos como o baço.[11] Os pacientes submetidos à cirurgia de controle de danos com tamponamento hepático também são candidatos ao procedimento intervencionista após a cirurgia.

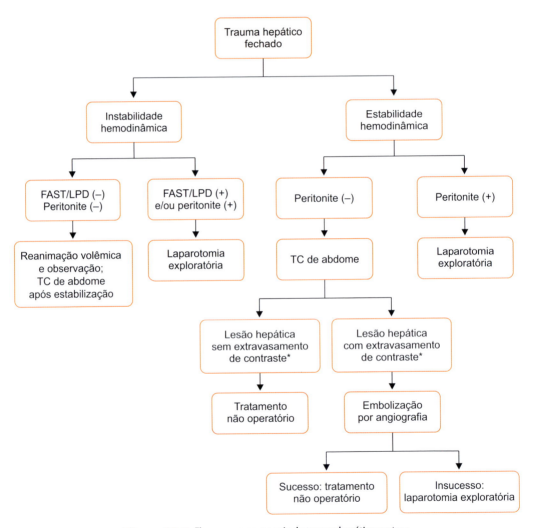

Figura 18.4 Fluxograma no manejo do trauma hepático contuso.

*Considera-se que, nesses pacientes, não há pneumoperitônio na TC. Além disso, o grau da lesão hepática, a idade e o volume do hemoperitônio não são relevantes, pois não são contraindicações absolutas para o TNO.

FAST: *focused assessment with sonography for trauma*; LPD: lavado peritoneal diagnóstico; TC: tomografia computadorizada.

Fatores que antigamente eram considerados preditivos para falha do TNO, como volume do hemoperitônio, grau e gravidade da lesão hepática, ocorrência inicial de choque e de lesões intra e extra-abdominais associadas, atualmente não são considerados em vários estudos.[7-10]

TRAUMA DE VIA BILIAR EXTRA-HEPÁTICA

O trauma da via biliar extra-hepática é desafiador para o cirurgião não afeito à cirurgia hepatobiliopancreática. A maioria das lesões são penetrantes e a região mais afetada é a vesícula biliar;[2,3] o manejo adequado dessas lesões depende de vários fatores, como diâmetro da via biliar, localização e estado hemodinâmico do paciente (Figura 18.5). Na ocorrência de choque, a cirurgia de controle de danos deve ser realizada e apenas a exteriorização com drenos do local da lesão deve ser feita. Após controle fisiológico do paciente, o tratamento definitivo então ocorrerá.[3] Se o paciente estiver estável, o reparo primário da lesão deverá ser realizado. Caso haja dúvida da presença ou não de lesão, a colecistectomia com colangiografia intraoperatória deve ser realizada.

Geralmente, o diâmetro não ultrapassa 1 cm e, caso haja transecção completa da árvore biliar ou laceração maior que 50% do diâmetro da via biliar, a anastomose terminoterminal deve ser desencorajada devido ao elevado índice de estenose pós-operatória. O procedimento de escolha em ambos os casos deve ser a anastomose biliodigestiva em Y de Roux, de preferência hepáticojejunal.[2,3] Lesões parciais, que acometam até 50% da circunferência, podem ser reparadas com sutura primária e inserção com tubo T (dreno de Kehr) exteriorizado por outra abertura na via biliar, e não pela lesão suturada.[2]

O trauma penetrante da via biliar intra-hepática é de mais fácil manejo, e apenas a drenagem da região já resolve a maioria dos casos. Na ocorrência de fístulas, estas se resolvem espontaneamente.[3] Caso necessário, a realização de papilotomia endoscópica costuma diminuir a pressão da via biliar e, consequentemente, o fechamento da fístula a montante, além de permitir a passagem de uma prótese biliar. No trauma contuso, pode ocorrer a formação de bilomas, o que passa despercebido durante a cirurgia. Drenagem percutânea associada a papilotomia endoscópica é o tratamento de escolha nessas situações.

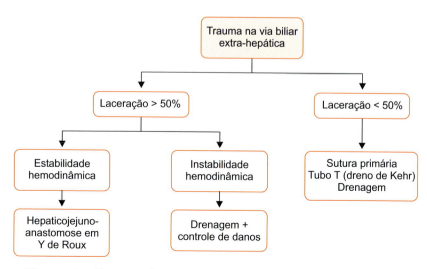

Figura 18.5 Fluxograma do manejo das lesões penetrantes da via biliar extra-hepática.

ANEXO
Tratamento não operatório | Lesão hepática

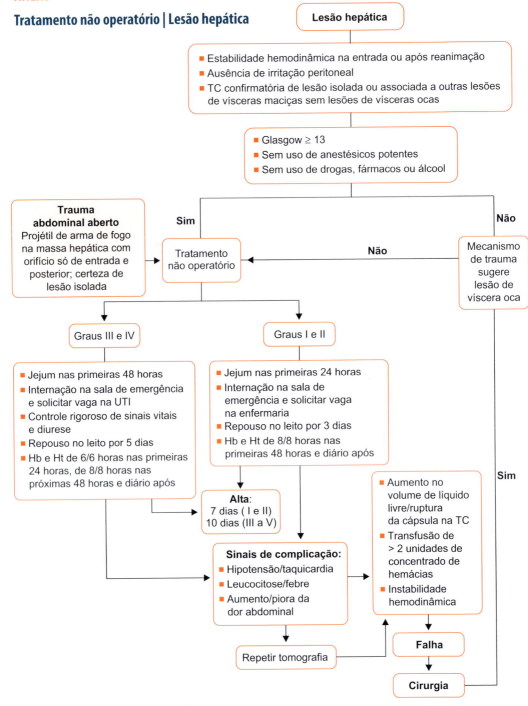

Hb: hemoglobina; Ht: hematócrito; TC: tomografia computadorizada; UTI: unidade de terapia intensiva.

REFERÊNCIAS BIBLIOGRÁFICAS

1. Colégio Americano de Cirurgiões: Comitê de Trauma. Suporte Avançado de Vida no Trauma para Médicos. 9. ed. Chicago; 2012.
2. Shecter WP, Hirshberg A. Injuries to the liver and biliary tract. In: Jarnagin WR, Blumgart LH. Blumgart's surgery of the liver, biliary tract and pancreas. Philadelphia: Elsevier; 2012. p. 1806-14.
3. Thomson BN, Nardino B, Gumm K et al. Management of blunt and penetrating biliary tract trauma. J Trauma Acute Care Surg. 2012; 72(6):1620-5.
4. Navsaria PH, Berli JU, Edu S et al. Non-operative management of abdominal stab wounds an analysis of 186 patients. South African J Surg. 2007; 45(4):128-33.
5. Edelmuth RCL, Buscariolli YS, Ribeiro Jr MAF. Cirurgia para controle de danos: estado atual. Rev Col Bras Cir. 2013; 40(2):142-51.
6. Fonseca AZ, Ribeiro MAF. Penetrating injury to the inferior vena cava. Surgery. 2015; 157(6):1174-5.
7. Stassen NA, Bhullar I, Cheng JD et al. Nonoperative management of blunt hepatic injury: an Eastern association for the surgery of trauma practice management guideline. J Trauma Acute Care Surg. 2012; 73(5 Suppl 4):S288-93.
8. Li M, Yu WK, Wang XB et al. Non-operative management of isolated liver trauma. Hepatobiliary & Pancreatic Diseases International. 2014; 13(5): 545-50.
9. Hommes M, Navsaria PH, Schipper IB et al. Management of blunt liver trauma in 134 severely injured patients. Injury. 2015; 46(5):837-42.
10. Hsieh TM, Tsai TC, Liang JL et al. Non-operative management attempted for selective high-grade blunt hepatosplenic trauma is a feasible strategy. World J Emerg Surg. 2014; 9(51):1-8.
11. Kong YL, Zhang HY, He XJ et al. Angiographic embolization in the treatment of intrahepatic arterial bleeding in patients with blunt abdominal trauma. Hepatobiliary & Pancreatic Dis Int. 2014; 13(2):173-8.

19 Trauma Esplênico

Fernanda Mielotti da Silva Barros
Marcelo A.F. Ribeiro Jr.

INTRODUÇÃO

O baço é um dos órgãos mais comumente lesados no trauma abdominal fechado, o qual tem como mecanismos mais frequentes acidentes automobilísticos, atropelamentos de pedestres por automóveis, quedas e agressões.

Os traumas esplênicos são importantes pela frequência e pela dificuldade diagnóstica, já que alguns pacientes podem apresentar ruptura esplênica significativa na ausência de sinais externos de lesão.[1]

A lesão do baço deve ser suspeitada em todo paciente com dor abdominal após trauma contuso, especialmente se houver dor no quadrante superior esquerdo, ou quando a dor abdominal estiver associada a fraturas dos últimos arcos costais à esquerda.

O tratamento convencional das lesões esplênicas costumava ser a esplenectomia; mesmo que as lacerações no baço após trauma fossem mínimas, era comum a realização de esplenectomia total. Essa abordagem, no entanto, vem sendo substituída pelo tratamento não operatório (TNO) como tática para preservar o parênquima esplênico, a fim de evitar infecção fulminante pós-esplenectomia (IFPE).[2,3]

ANATOMIA

O baço é localizado no quadrante superior esquerdo do abdome, mantido na posição pelos ligamentos gastresplênico, frenesplênico, lienorrenal e lienocólico. Esses ligamentos colocam o baço em risco de avulsão durante uma desaceleração rápida. O suprimento sanguíneo é realizado pela artéria esplênica, que compreende um dos ramos do tronco celíaco. Ela origina a artéria polar superior, a partir da qual as artérias gástricas derivam. A artéria esplênica também dá origem a ramos terminais, superior e inferior, os quais penetram no hilo esplênico. Essa distribuição segmentar das artérias é responsável pelas fraturas transversais observadas frequentemente e pelo padrão segmentar dos traumatismos esplênicos.[1]

DIAGNÓSTICO

Clínico

Cerca de 30% dos pacientes vítimas de trauma abdominal fechado com lesão esplênica poderão relatar dor no quadrante superior esquerdo do abdome. A dor irradiada para o ombro esquerdo caracteriza o sinal de Kehr.

No exame físico do paciente com lesão esplênica, devem-se observar:[4]

▶ Sinais de choque hipovolêmico: sudorese fria, hipotermia, palidez cutânea, mucosas descoradas, agitação psicomotora, taquicardia, hipotensão arterial
▶ Alterações no exame físico abdominal: dor, hipersensibilidade, defesa abdominal, irritação peritoneal, distensão abdominal, ausência de ruídos intestinais, ascite

- Escoriações ou equimoses sobre o tronco e a parte superior do abdome
- Trauma torácico: fraturas dos últimos arcos costais à esquerda têm uma alta incidência de lesão esplênica concomitante.

Radiológico

As lesões esplênicas podem ser diagnosticadas por meio de ultrassonografia (US) e tomografia computadorizada (TC) de abdome. Em ambos os exames é possível identificar líquido livre (sangue) ao redor do baço e na goteira parietocólica esquerda.

A US tem a vantagem de poder ser realizada durante a fase de avaliação inicial, ainda na sala de trauma (FAST, *focused assessment with sonography for trauma*). O fato de ser um exame operador-dependente é sua grande desvantagem.

A TC de abdome realizada com contraste intravenoso é o exame mais sensível para diagnosticar lesões esplênicas, assim como o padrão e o grau de lesão do baço, além de permitir uma estimativa do volume de sangue intra-abdominal. A TC direciona o tratamento com base na seriedade da lesão. Ao diagnosticar os pacientes com sangramento ativo (*blush*), a TC auxilia na definição de quais poderão ser tratados com angiografia com embolização.[4,5]

ESCALA DE LESÕES ESPLÊNICAS

A escala de lesão orgânica da American Association for the Surgery of Trauma (AAST) é a classificação utilizada para avaliar as lesões esplênicas e tem por objetivo auxiliar na tomada das decisões terapêuticas (Tabela 19.1).[6]

MANEJO DAS LESÕES ESPLÊNICAS

Tratamento não operatório

Se no passado as lesões esplênicas eram tratadas com intervenção cirúrgica obrigatória (esplenectomia), hoje a abordagem mostra-se variada: manejo não operatório, esplenectomia parcial e arteriografia com embolização.

Quando a abordagem cirúrgica está indicada, visa, em primeiro lugar, ao controle do sangramento e à preservação do parênquima esplênico quando possível.

Tabela 19.1 Classificação anatômica para lesão esplênica segundo a AAST.

Grau	Lesão	Descrição	AIS-90
I	Hematoma	Subcapsular, não expansivo < 10% da área de superfície	2
	Laceração	Capsular, sem sangramento, < 1 cm de profundidade no parênquima	2
II	Hematoma	Subcapsular, não expansivo, área de superfície de 10 a 50%; intraparenquimatoso, não expansivo, < 2 cm de diâmetro	2
	Laceração	Na cápsula, sangramento ativo, 1 a 3 cm de profundidade no parênquima que não envolve vasos trabeculares	2
III	Hematoma	Supcapsular, área de superfície > 50% ou em expansão; hematoma subcapsular roto com sangramento ativo; hematoma intraparenquimatoso > 2 cm ou em expansão	3
	Laceração	> 3 cm em profundidade no parênquima ou envolvendo vasos trabeculares	3
IV	Hematoma	Ruptura de hematoma intraparenquimatoso com sangramento ativo	4
	Laceração	Envolvendo vasos segmentares ou hílares, produzindo grande desvascularização (25% do baço)	4
V	Laceração	Explosão esplênica	5
	Vascular	Lesão no hilo com desvascularização do baço	5

AIS: *abbreviated injury scale*.

Após atendimento inicial segundo os preceitos do Advanced Trauma Life Support (ATLS®), os pacientes estáveis hemodinamicamente, com lesões esplênicas de grau I, II ou III que não apresentarem lesões intra-abdominais associadas que exijam intervenção cirúrgica imediata, são potenciais candidatos ao TNO. É importante ressaltar que a gravidade da lesão, o extravasamento de contraste na TC ou o líquido livre intra-abdominal não contraindicam necessariamente o TNO.

O TNO se utiliza da TC com contraste intravenoso inicial para definir a extensão da lesão do órgão parenquimatoso, e de exames abdominais seriados para detectar a deterioração da condição clínica do paciente. O TNO tornou-se o padrão-ouro em hospitais com recursos adequados para a sua prática.

Em pacientes com lesão esplênica, o TNO apresenta taxas de sucesso em 60 a 98% dos casos, quando a triagem dos indivíduos submetidos a essa modalidade terapêutica ocorre de maneira apropriada. Esse tratamento exige que o paciente se encontre em serviço hospitalar com equipe cirúrgica disponível 24 horas por dia, internação em unidade de terapia intensiva e banco de sangue. O TNO não é recomendado se a instituição for incapaz de acompanhar o paciente de maneira seriada.

São critérios para o TNO de lesões esplênicas em adultos: estabilidade hemodinâmica, manutenção do nível de consciência, ausência de achados físicos ou quaisquer lesões associadas que indiquem laparotomia, documentação da lesão esplênica por técnicas de imagem e estabilidade dos níveis de hemoglobina/hematócrito em mensuração seriada.

O TNO não deve ser realizado em pacientes com sinais de instabilidade hemodinâmica de provável fonte intra-abdominal ou peritonite (risco de lesões de vísceras ocas associadas), nem na presença de lesão cerebral significativa (risco de lesão cerebral secundária por hipotensão).[2-5,7]

A arteriografia com embolização é uma ferramenta importante no TNO, sendo suas indicações a TC com extravasamento de contraste com indícios de hemorragia ativa, queda nos níveis de hemoglobina e formação de pseudoaneurisma. Angiografia com embolização da artéria esplênica deve ser realizada rotineiramente em pacientes hemodinamicamente estáveis com lesões esplênicas graves (IV e V), uma vez que o risco de falha do TNO é alto e a ausência de extravasamento de contraste não excluiu de modo confiável o sangramento ativo.

O risco de hemorragia do baço após o TNO é baixo, em torno de 1 a 8%, sendo o risco maior em pacientes com lesões esplênicas mais graves.

Deve ser ressaltado que o TNO não é 100% seguro, e sua incidência de falha varia entre 2 e 22%. A presença de múltiplas lesões, volumoso hemoperitônio, idade superior a 55 anos e índice de gravidade do trauma (ISS) alto são fatores importantes associados à falha do TNO.[6]

As indicações para laparotomia exploratória urgente após tentativa de TNO incluem: instabilidade hemodinâmica, indícios de hemorragia esplênica contínua e lesão intra-abdominal associada, a qual requer cirurgia.

Tratamento operatório

Instabilidade hemodinâmica, instabilidade após reposição volêmica e persistente queda de hemoglobina e hematócrito são preditores da necessidade de laparotomia ou angiografia, e os pacientes que apresentam esses sintomas *não* são candidatos ao TNO. Aqueles com suspeita de lesões de vísceras ocas associadas também devem ser encaminhados para a laparotomia.

O paciente que se encontre em serviço hospitalar *sem* equipe cirúrgica disponível 24 h/dia, *sem* internação em unidade de terapia intensiva e *sem* acesso a um banco de sangue também deve ser considerado como candidato à laparotomia.[7]

Abordagem do baço

A melhor maneira de acessar o baço em trauma é por meio de laparotomia mediana. Deve-se manusear o órgão tomando-se o cuidado para não agravar as lesões já existentes.

A preservação do baço pode ser uma opção, desde que as condições hemodinâmicas e ventilatórias permitam prolongar o procedimento.

As tentativas de preservação devem ser precedidas de ampla mobilização do leito esplênico. As lesões localizadas nos polos são as mais adequadas para tentar a preservação do órgão.

Nos pacientes instáveis hemodinamicamente, o cirurgião deve priorizar abordagens cirúrgicas rápidas e efetivas, além das modalidades operatórias que lhe são familiares.

Na laparotomia do trauma, assim que a cavidade peritoneal for acessada, deve-se: retirar a maior quantidade de sangue/coágulos (atentando para a possibilidade de autotransfusão); eviscerar o intestino delgado; fazer um inventário rápido para verificar a existência de local evidente de sangramento, o qual poderá sem controlado por meio de compressão direta; e colocar compressas em todos os quadrantes do abdome, as quais serão retiradas posteriormente a partir do local de menor probabilidade de origem do sangramento. Sendo o baço a fonte da hemorragia, seguem algumas opções para a sua abordagem.

▸ **Baço sem hemorragia ativa.** Se no intraoperatório foi identificado que o baço não apresenta sangramento ativo, o mesmo não será abordado.
▸ **Hemorragia apenas da superfície esplênica.** Essas lesões geralmente cursam com resolução do sangramento de maneira espontânea ou após uma combinação de compressão manual, colocação de compressas, diatermia, colas de fibrina ou outros agentes hemostáticos locais.[7]
▸ **Lacerações menores.** Podem ser suturadas com fios absorvíveis ou com o emprego de colas de fibrina ou de outros agentes hemostáticos locais.
▸ **Ruptura esplênica.** Se as lacerações forem profundas, com envolvimento de superfícies côncava ou convexa, a melhor e mais eficaz maneira de preservar o baço será com uma esplenorrafia. Se as lacerações envolverem apenas um polo ou a metade do órgão, deverá ser realizada a ligadura dos respectivos vasos e uma esplenectomia parcial. A esplenorrafia é feita com pontos em "U" de fio absorvível número 0 ou 1, ancorados em retalhos de epíploo ou esponja hemostática.

▸ **Esplenectomia parcial.** Geralmente reservada para um polo isquêmico demarcado após ligadura dos vasos segmentares. É possível realizar a esplenectomia parcial com auxílio de grampeadores lineares.
▸ **Esplenectomia total.** Os ligamentos esplênicos devem ser seccionados antes da abordagem dos vasos hilares. Após mobilização do baço, a artéria e a veia espênica devem ser isoladas e ligadas separadamente, uma vez que existe risco (apesar de baixo) de formação de fístula arteriovenosa. O acesso ao pedículo esplênico pode ser por via anterior ou posterior. Na abordagem anterior, os vasos gástricos curtos devem ser ligados longe do estômago, a fim de evitar uma eventual necrose isquêmica da grande curvatura do estômago, impedindo uma fístula gástrica. A abordagem posterior implica a mobilização manual e a rotação medial do baço. Deve-se tomar cuidado com a cauda do pâncreas. A loja esplênica não é drenada rotineiramente após uma esplenectomia; deve ser drenada (dreno sentinela) em caso de lesão da cauda do pâncreas ou para vigiar eventuais sangramentos. No caso de suspeita de lesão na cauda do pâncreas, a drenagem fechada esvazia as secreções pancreáticas, diminuindo o risco de formação de abscesso e pseudocisto pancreático. A drenagem faz parte do tratamento da fístula pancreática, facilitando seu controle até que ocorra a sua resolução.[7]

COMPLICAÇÕES PÓS-ESPLENECTOMIA[4]

▸ Hemorragia intraperitoneal: ocorre pela ligadura não efetiva dos vasos esplênicos
▸ Trombose esplenoportal: febre, dor abdominal mal caracterizada, principalmente na realimentação, e distensão abdominal. Essa complicação deve ser sempre lembrada no pós-operatório de uma esplenectomia
▸ Abscesso subfrênico: decorre principalmente de fístula pancreática. Caso o abscesso ocorra em paciente não drenado, a drenagem percutânea pode ser realizada, guiada por US ou TC
▸ Sepse precoce e tardia pós-esplenectomia: o risco de desenvolvimento da infecção ocorre tanto em adultos quanto em crianças, podendo surgir

em qualquer época pós-cirurgia. É mais comum nos primeiros 2 anos, acometendo cerca de 50 a 70% de todos os casos (80% em crianças). Os principais patógenos causadores de IFPE são *Streptococcus pneumoniae*, que causam cerca de 85% das infecções; em segundo lugar, o *Haemophilus influenzae* e a *Neisseria meningitidis*. Uma alternativa para imunodeficiência pós-esplenectomia é a imunização ativa (vacinas para pneumococos e a meningocócica).

Não existem recomendações formais sobre aspectos práticos do tratamento de lesões esplênicas graves, como: duração da hospitalização e frequência de exames abdominais seriados, dosagens periódicas de hemoglobina, momento para o início da profilaxia para tromboembolismo, duração e intensidade da restrição de atividades, período ideal para permanência na unidade de terapia intensiva e no hospital (Figura 19.1).

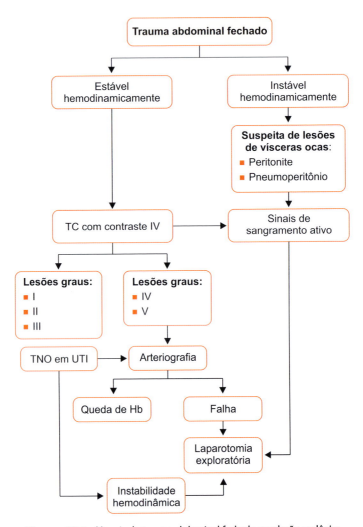

Figura 19.1 Manejo do trauma abdominal fechado com lesão esplênica.

Hb: hemoglobina; IV: contraste intravenoso; TC: tomografia computadorizada; TNO: tratamento não operatório; UTI: unidade de terapia inteisva.

REFERÊNCIAS BIBLIOGRÁFICAS

1. Boffard K. Manual de cuidados cirúrgicos definitivos em trauma. 2. ed. Coimbra, Portugal: Almedina; 2010. p. 214-7.
2. Fernandes TM, Dorigatti AE, Cruvinel J et al. Tratamento não operatório de lesão esplênica grau IV é seguro usando-se rígido protocolo. Rev Col Bras Cir. 2013; 40(4):323-9.
3. Branco BC, O'Keeffe T et al. Selective nonoperative management of high-grade splenic trauma. Rev Col Bras Cir. 2013; 40(3):246-50.
4. Peitzman AB, Heil B, Rivera L et al. Blunt splenic injury in adults: multi-institutional study of the Eastern association for the surgery of trauma. J Trauma. 2000; 49(2):177-87; discussion 187-9.
5. Pachter HL, Guth AA, Hofstetter SR et al. Changing patterns in the management of splenic trauma: the impact of nonoperative management. Ann Surg. 1998; 227(5):708-17; discussion 717-9.
6. Bonnano AP, Bonnano Junior S, Ribeiro Junior MAF. Papel do tratamento conservador no trauma esplênico. Emerg Clin. 2008; 4(15):31-4.
7. Utiyama EM, Rasslan S, Birolini D. Procedimentos básicos em cirurgia. São Paulo: Manole; 2008. p. 145-57.

20 Trauma de Duodeno e Pâncreas

Stephanie Santin
Orlando Contrucci Filho
Murillo de Lima Favaro
Alexandre Zanchenko Fonseca
Marcelo A.F. Ribeiro Jr.

INTRODUÇÃO

O trauma duodenal e pancreático é incomum, mas não é raro, sendo um desafio para os cirurgiões do trauma desde o seu diagnóstico até o tratamento. Ao longo dos anos, procedimentos como a cirurgia de controle de danos e os exames de imagem foram desenvolvidos; porém, em 25 anos, houve poucas mudanças na taxa de morbidade e mortalidade dessa afecção, justamente pela baixa incidência. Além disso, há pouca experiência no tratamento da doença, e a maioria dos centros de trauma não está adequadamente preparada para manejar tais pacientes.[1,2]

A localização retroperitoneal do duodeno e do pâncreas oferece um efeito protetor, mas dificulta o diagnóstico por métodos de imagem e a identificação precoce de possíveis lesões por meio do exame físico, levando a maior morbidade e mortalidade. Portanto, o alto grau de suspeição mediante mecanismos de trauma que favorecem essas lesões deve ser levado em consideração, com uma busca ativa para o diagnóstico precoce.[2,3]

A maioria das lesões duodenais e pancreáticas pode ser resolvida com simples reparo ou tratamento conservador, deixando o tratamento definitivo de lesões mais complexas em uma segunda etapa.[2,3]

A incidência de lesões pancreáticas é de 4% de todos os traumas abdominais, e a duodenal ocorre em 3 a 5% dos casos. O trauma duodenopancreático isolado é raro, sendo que devido à proximidade com outras estruturas intracavitárias, a média lesões associadas de outras estruturas abdominais é de 3 a 4 órgãos, sendo o fígado o mais acometido.[1-4]

A mortalidade precoce de pacientes com trauma duodenal e pancreático está relacionada com choque hemorrágico, por lesões vasculares associadas, e os pacientes que sobrevivem às primeiras 48 horas morrem por infecção e complicações ligadas ao trauma. A mortalidade aumenta de 11 para 40% se o diagnóstico de lesão pancreática for realizado após 24 horas do evento. A taxa de mortalidade dos traumas duodenais em ferimento penetrante é de 14%, e a do trauma contuso, de 18%. Já no trauma pancreático, a taxa nos penetrantes é de 20%, e nos traumas contusos, 19%.[3,4]

ANATOMIA

A anatomia do pâncreas e do duodeno e suas relações com órgãos vizinhos são de suma importância para uma abordagem melhor durante o procedimento cirúrgico. Essas estruturas têm localização retroperitoneal na região do epigastro e estão em íntimo contato com fígado, estômago, baço, rins, cólon transverso e flexura esplênica, bem como estruturas vasculares importantes, como veia cava inferior, aorta, veia mesentérica superior e veia porta.[3]

O duodeno é dividido em quatro porções. A primeira é a intraperitoneal; começa no piloro e vai até o ligamento hepatoduodenal, onde se insere o ducto biliar comum. A segunda é a retroperitoneal; vai do ducto biliar comum até a ampola de Vater, onde se inicia a terceira porção. Esta se estende até a junção com a quarta porção, onde é demarcada pela passagem dos vasos mesentéricos superiores anteriormente e termina no ângulo de Treitz, com a saída para o peritônio, na altura da segunda vertebra lombar.[3]

O pâncreas é dividido em cinco partes: cabeça, processo uncinado, colo, corpo e cauda. A cabeça do pâncreas está envolta pelo arco duodenal e se encontra à direita da artéria mesentérica superior. O processo uncinado é uma extensão posterior da cabeça e está atrás dos vasos retropancreáticos e anterior à veia cava inferior e à aorta. O colo é a parte mais estreita e está sobreposto à veia mesentérica superior. O corpo e a cauda estão à esquerda dos vasos mesentéricos superiores e não têm divisão anatômica importante que os diferencie. A cauda está anterior ao rim esquerdo.

A rica vascularização dessas estruturas contribui sobremaneira para sangramentos de grandes proporções. A cabeça pancreática e o duodeno são nutridos por artérias pancreaticoduodenais anterior e posterior, e ramos da artéria mesentérica superior e da artéria gastroduodenal. Além disso, o pâncreas é nutrido por colaterais da artéria esplênica e ramos da artéria gástrica esquerda.[3]

MECANISMO DE TRAUMA

O trauma penetrante é o mais frequente e corresponde a 70% dos casos. Os 30% restantes compreendem o trauma abdominal fechado. Nos penetrantes, há grande associação a lesão de mais um órgão.[2-4]

O mecanismo associado ao trauma contuso é um trauma de alto impacto na região do epigastro. Em 75 a 85% das vezes, ocorre por acidentes automobilísticos, e as outras causas são relacionadas com o trauma associado a bicicletas e motocicletas, em que há um esmagamento dos órgãos retroperitoneais entre a coluna vertebral e o volante, guidão ou cinto de segurança.[2-4]

As localizações mais frequentes de lesão do trauma pancreático são a cabeça e o colo pancreático, correspondendo a 37% dos casos. O corpo tem 36%, e a cauda, 27%. O acometimento em múltiplos locais da glândula só ocorre em 3% dos casos. As regiões do duodeno correspondem a 33% na segunda porção, 20% na terceira e quarta, e 14% na primeira porção.[4]

AVALIAÇÃO CLÍNICA

O exame físico do paciente pode não ser confiável, e a história clínica pode ser inespecífica. Portanto, diante de qualquer informação sobre golpe e/ou lesão em região epigástrica, deve-se suspeitar de trauma duodenopancreático. O mecanismo de trauma em acidentes automobilísticos requer avaliação do veículo e do modo da colisão. Em ferimentos penetrantes, deve-se avaliar o objeto que penetrou a cavidade. Essa é uma etapa importante na avaliação.[3,4]

A irritação peritoneal pode identificar lesões intra-abdominais associadas, pois a peritonite só ocorre quando há extravasamento de líquidos do retroperitônio para a cavidade peritoneal. Assim, alguns sinais clínicos e sintomas favorecem a suspeição. Ao examinar um abdome, equimose na parede abdominal, marca do cinto de segurança e fratura da coluna torácica inferior e das lombares superiores aventam a hipótese de lesão abdominal, e esses órgãos podem estar acometidos. O aumento de dor abdominal, sensibilidade, leucocitose e amilase, além de vômitos persistentes e hipotensão inexplicada, podem sugerir lesões duodenais e pancreáticas não diagnosticadas.[3,5]

DIAGNÓSTICO

O diagnóstico dessas lesões permanece um desafio, e a identificação das mesmas dita o tratamento. O diagnóstico é facilitado se por alguma razão o paciente tiver indicação de laparotomia precocemente; em contrapartida, em casos nos quais não há indicação cirúrgica de imediato, a suspeita de trauma do duodeno e do pâncreas deve ser investigada por exames de imagem.[1-3,5]

Avaliação laboratorial

Os exames laboratoriais ajudam a corroborar a hipótese, mas não excluem nem afirmam se há ou não lesão desses órgãos. A amilase sérica permanece normal em torno de 40% dos pacientes com trauma pancreático; porém, seu aumento e seus valores mantidos altos podem levar à suspeita de lesão desses órgãos. A sensibilidade desse exame para detecção de trauma pancreático em pacientes com trauma abdominal fechado é de 48 a 85%, e a especificidade varia de 0 a 81%. Assim, a amilase elevada não confirma necessariamente o diagnóstico de trauma duodenal ou pancreático, mas indica que deve ser investigado.[3,4]

Exames de imagem

A radiografia do abdome é pouco utilizada e pode levar ao diagnóstico apenas em um terço dos casos, considerando os achados de imagem como pneumoperitônio, retropneumoperitônio e apagamento do músculo psoas. O exame utilizado atualmente é a tomografia computadorizada (TC) de abdome e pelve com contraste, por fazer o diagnóstico das lesões parenquimatosas de vísceras ocas.[3-6]

A TC do abdome e da pelve tem sensibilidade de 76 a 82%, dependendo da qualidade do exame nas lesões duodenais. A sensibilidade e a especificidade das lesões pancreáticas é de 70 a 90%, mas a acurácia está associada à qualidade das imagens, aos tomógrafos *multislice*, ao radiologista e ao tempo entre o trauma e o exame. Para se obter melhor imagem do duodeno, pode ser injetado contraste via sonda nasogástrica. A visualização de ar retroperitoneal, extravasamento de contraste e borramento da gordura e fluidos não explicados localmente leva à suspeita de trauma duodenal. O trauma pancreático é diagnosticado após injeção de contraste intravenoso. A identificação de fratura pancreática, líquido no retroperitônio, hematomas e líquido separando a veia esplênica do corpo pancreático sugere o diagnóstico. O resultado falso-negativo em 40% dos casos é associado ao fato de o tempo decorrido entre o trauma e o exame ser muito curto.[3-6]

A grande importância desses exames é que, além de diagnosticar as lesões, dependendo dos achados, o tratamento poderá ser conservador ou necessitar de abordagem cirúrgica, sendo a perfuração duodenal e a lesão do ducto pancreático as principais indicações.[3-6]

A ressonância magnética (RM) das vias biliares e pâncreas anteriormente era utilizada eletivamente, mas vem ganhando espaço na suspeita de lesão do ducto pancreático, como um exame não invasivo e com maior sensibilidade do que a TC. Sua indicação deve ser concentrada na suspeita de lesão ductal em pacientes estáveis hemodinamicamente, e não ser o primeiro exame a ser realizado. A sensibilidade desse exame aumenta quando há injeção de secretina a 1 mg/kg, que estimula o pâncreas a produzir suco pancreático e identificar o extravasamento do suco na cavidade. O exame ainda é útil no acompanhamento das lesões em pacientes com tratamento conservador.[3-6]

A colangiopancreatografia retrógrada endoscópica (CPRE) é outro método utilizado para diagnóstico de lesões do ducto principal pancreático e ainda pode oferecer tratamento. Esse exame não é utilizado de rotina e requer que o paciente esteja hemodinamicamente estável; porém, tem a vantagem de poder ser realizado inclusive durante o ato operatório. É o melhor método para diagnóstico de lesões ductais, mas é necessário um endoscopista treinado e anestesia geral para a sua realização.[3,4] A avaliação do trauma duodenal e pancreático deve ser seguida conforme a Figura 20.1.

A avaliação por laparotomia está indicada apenas quando forem diagnosticados a necessidade de controle de hemorragias e lesões associadas, e quando a abordagem do duodeno e do pâncreas ocorrer frente a hematoma retroperitoneal, trajetória próxima do ferimento penetrante, saponificação da gordura, represamento de bile no retroperitônio e edema pancreático. A manobra de Kocher se faz necessária para a exposição dessas estruturas, e, às vezes, o ligamento de Treitz deve ser retirado.

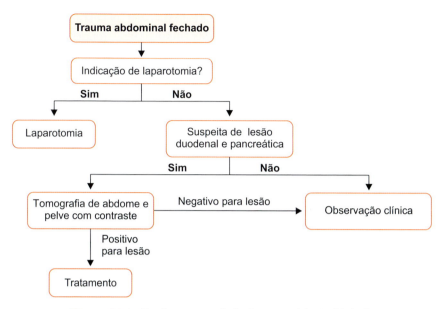

Figura 20.1 Algoritmo para avaliação de trauma abdominal fechado.

A avaliação do ducto pancreático comum no intraoperatório pode ser realizada com canulação ampular e CPRE por meio da duodenotomia, métodos muito invasivos, porém factíveis. Há também as opções de canular com agulha a vesícula biliar, injetar 30 a 75 ml de contraste e realizar a fluoroscopia com identificação do ducto. Não se faz necessária a realização de colecistectomia pós-procedimento.[3,4-6]

TRATAMENTO

O tratamento segue as bases do atendimento inicial, conforme o Advanced Trauma Life Support (ATLS®), e a avaliação da lesão duodenal e pancreática segue a classificação proposta pela American Association for the Surgery of Trauma (AAST), ambas descritas na Tabela 20.1. Respeita-se o princípio de que as lesões associadas normalmente têm alta letalidade, especialmente as hemorragias, e, portanto, devem ser as primeiras a serem controladas. A avaliação do pâncreas e do duodeno é difícil em função de o acesso estar ligado a múltiplos órgãos e grande vascularização, não sendo fácil a abordagem. Além disso, a aproximação de tecidos saudáveis deve ser sem tensão, para que não haja lesão, e a saída de bile e suco pancreático deve ser controlada.[3,4,7]

Duodeno

Os tratamentos das lesões duodenais devem levar em conta o quadro clínico do paciente e medidas para controle de danos realizadas, se indicado. O tratamento pode ser cirúrgico ou não; durante o tratamento operatório, há duas etapas a serem seguidas: a primeira consiste no reparo da lesão, e a segunda, em evitar complicações como fístulas.[3,7-9]

Em pacientes elegíveis ao tratamento não operatório, além das medidas básicas necessárias referentes ao doente e ao atendimento hospitalar, o grau de lesão deve ser avaliado, já que o tratamento é indicado apenas em indivíduos com trauma graus I e II, sem que se esqueça de avaliar as lesões associadas que possam contraindicar o tratamento conservador. Os pacientes com lesão graus I e II por vezes evoluem com sintomas obstrutivos, sendo necessária a passagem de sonda nasogástrica e dieta parenteral. Passados de 7 a 14 dias, exames de imagem devem ser repetidos, e o doente deve ser avaliado, porque, se não houver melhora nesse período, a abordagem cirúrgica estará indicada.[3,7-9]

Os tipos de reparo dependerão do grau de lesão encontrado e das condições clínicas do paciente. Tal indicação será aplicada apenas se o doente estiver em condições favoráveis.[3,7-9] Assim, o fluxograma descrito na Tabela 20.2 deve ser utilizado, e os reparos, como os demonstrados nas Figuras 20.2 e 20.3.

Tabela 20.1 Escala de lesão traumática do duodeno e do pâncreas.

Estrutura	Grau	Característica da lesão
Duodeno	I	▸ Hematoma em apenas uma porção duodenal ▸ Laceração superficial sem perfuração
	II	▸ Hematoma em mais de um segmento ▸ Laceração pequena (< 50% da circunferência)
	III	▸ Laceração de 50 a 75% de D2 e 50 a 100% de D1, D2 e D3
	IV	▸ Laceração grande, acometendo de 75 a 100% de D2 ▸ Ruptura do ducto biliar comum distal ou da ampular
	V	▸ Desvascularização duodenal e destruição maciça do duodeno e do pâncreas
Pâncreas	I	▸ Hematoma pequeno sem lesão de ducto ▸ Laceração superficial sem lesão de ducto
	II	▸ Hematoma extenso sem lesão de ducto e sem perda tecidual ▸ Laceração maior sem lesão de ducto e sem perda tecidual
	III	▸ Transecção distal ▸ Laceração do parênquima com lesão ductal
	IV	▸ Transecção proximal ▸ Laceração envolvendo a ampola
	V	▸ Disjunção da cabeça pancreática

D1, D2, D3, D4: 1ª, 2ª, 3ª e 4ª porções do duodeno, respectivamente.

Tabela 20.2 Tratamento das lesões duodenais.

Graus I e II – hematoma	Graus I e II – laceração
▸ Diagnosticado no intraoperatório: • Considerar a evacuação do coágulo e o fechamento ▸ Diagnosticado por imagem: • Nutrição parenteral total e sonda nasogástrica	Sutura do tecido *tension free* em tecido saudável
Graus III e IV	
▸ Reparo primário é a primeira escolha. Se o reparo não for possível, será de acordo com a localização da lesão • D1: ressecção do segmento com reconstrução à Billroth I ou II • D2: ressecção ou não com reconstrução em Y de Roux • D3-D4: ressecção com mobilização local e reconstrução primária	
Grau V	**Exclusão pilórica**
Completar a ressecção do tecido desvitalizado e realizar reconstrução à Whipple	Considerar em qualquer lesão, mas normalmente é deixada para traumas mais graves com lesões associadas

Capítulo 20 Trauma de Duodeno e Pâncreas

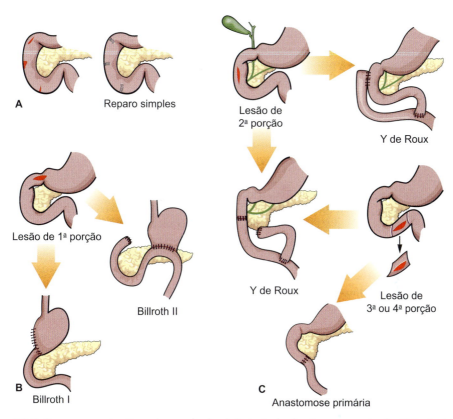

Figura 20.2 Reparo e reconstruções no trauma duodenal. **A.** Lesão duodenal com reparo simples. **B.** Lesão da 1ª porção duodenal com reconstrução em Billroth I e II. **C.** Lesão na segunda porção duodenal sem possibilidade de reparo primário, com reconstrução em Y de Roux. Avaliar a ampola de Vater. Lesão na 3ª e 4ª porções sem possibilidade de reparo primário. É preferível a anastomose primária; porém, se não for possível, realizar Y de Roux.

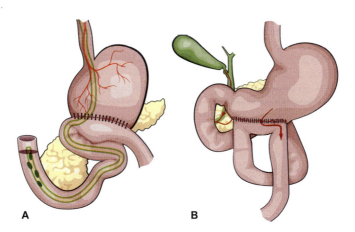

Figura 20.3 A. Diverticulização duodenal. **B.** Exclusão pilórica.

Pâncreas

O tratamento no trauma pancreático baseia-se em duas informações importantes para a definição do mesmo: se há lesão do ducto pancreático principal e o tempo entre a lesão ductal e o tratamento definitivo. O tratamento não operatório é uma opção, e a drenagem ou reparo cirúrgico são outras possibilidades, que serão discutidas adiante.

O tratamento não operatório é possível desde que haja estabilidade do paciente e o trauma pancreático seja caracterizado como grau I e II, sempre considerando a possibilidade de lesão ductal e dispondo de exames de imagem para o acompanhamento. Caso haja pseudocisto ou coleção estes podem ser drenados por via percutânea ou transgástrica.[3,10,11]

O trauma grau I corresponde a 50% dos traumas pancreáticos, e o grau II, a 25% dos casos, sendo possível o tratamento não cirúrgico. Entretanto, se por outras indicações o paciente for abordado cirurgicamente, a melhor opção consistirá em realizar a hemostasia e a drenagem com sucção da cavidade fechada (dreno Jackson-Pratt). A laceração do parênquima não deve ser rafiada, pois, ao fechá-la, complicações como o pseudocisto podem ocorrer. Logo, a melhor opção é a drenagem e o acompanhamento do fechamento da fístula. Ao diminuir amilase e lipase do líquido drenado para os níveis séricos, o dreno pode ser retirado.[3,10,11]

Os vasos mesentéricos superiores determinam anatomicamente a cabeça do corpo pancreático, considerando as lesões à esquerda dos vasos como distais e, à direita, como proximais. Isso é determinante na decisão de classificar os traumas graus III e IV. O trauma grau III com lesão de ducto deve ser tratado cirurgicamente com pancreatectomia distal com ou sem esplenectomia, preferencialmente. Se, durante a avaliação, houver dúvida quanto à integridade do ducto proximal, deve-se realizar uma pancreatografia da parte distal para a proximal; se não houver mais lesões, o pâncreas deve ser rafiado, o fechamento do ducto deve ser realizado com ponto em U e fio não absorvível, e a cavidade, drenada. O fechamento com sutura mecânica também está indicado.[3,10,11]

A transecção proximal do pâncreas com lesão ductal tem um manejo difícil e há discussões sobre a melhor abordagem. Primeiramente deve-se controlar a hemostasia, a seguir o controle da contaminação da cavidade e, posteriormente, as opções para tratamento das lesões devem ser avaliadas. Pacientes instáveis indicados à cirurgia de controle de danos devem ser drenados com múltiplos drenos de Jackson-Pratt e investigados com CPRE precocemente e colocação de *stent*, se necessário, ou para então programar o reparo definitivo. Se houver lesão do ducto principal sem lesão da ampola e do duodeno, a pancreatojejunostomia em Y de Roux pode ser realizada, embora seja pouco utilizada, ou a pancreatectomia subtotal está indicada. A melhor terapêutica consiste em drenagem e posterior avaliação para reconstrução, se necessário.[3,4,10,11.] O fluxograma para o tratamento está descrito nas Tabelas 20.3 e 20.4, e as reconstruções, na Figura 20.4.

Tabela 20.3 Tratamento das lesões pancreáticas com diagnóstico pré-operatório.

Grau I	Tratamento não operatório com repetição de imagem, se necessário
Grau II	Tratamento não operatório e realização de CPRE ou RM para identificação do ducto
Grau III	Pancreatectomia distal com ou sem preservação esplênica
Grau IV	Drenagem da cavidade por sucção fechada (Jackson-Pratt) com reavaliação para nova abordagem cirúrgica
	Pancreatojejunostomia com reconstrução em Y de Roux no pâncreas distal
Grau V	Duodenopancreatectomia com reconstrução à Whipple

CPRE: colangiopancreatografia retrógrada endoscópica; RM: ressonância magnética.

Capítulo 20 Trauma de Duodeno e Pâncreas

Tabela 20.4	Tratamento das lesões pancreáticas com diagnóstico intraoperatório.
Proximal (cabeça)	▸ Drenagem por sucção fechada com dreno de Jackson-Pratt e reavaliação do quadro; opção por tratamento cirúrgico ou endoscópico ▸ Pancreatojejunostomia se duodeno e ampola preservados ▸ Duodenopancreatectomia com reconstrução em Y de Roux (cirurgia de Whipple)
Corpo (cauda)	▸ Lesão ductal ou alta suspeita para lesão de ducto principal: pancreatectomia distal com ou sem preservação esplênica ▸ Sem lesão ou baixa suspeita: drenagem da cavidade com dreno de sucção fechado (Jackson-Pratt)

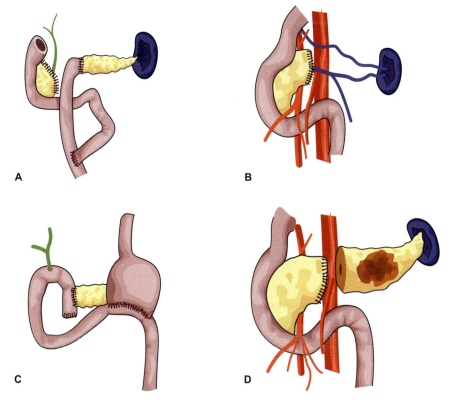

Figura 20.4 A. Pancreatojejunostomia. **B.** Pancreatectomia distal com preservação esplênica. **C.** Gastroduodenopancreatectomia com reconstrução em alça única. **D.** Pancreatectomia distal sem preservação esplênica.

O trauma duodenopancreático, discutido no trauma duodenal, normalmente se associa a outras lesões, e os princípios de controle da hemorragia e controle da contaminação permanecem os mesmos. Após o equilíbrio adequado, a avaliação desse tipo de trauma consiste em identificar a integridade do ducto biliar comum e a ampola, se estes estiverem conservados. O reparo primário do duodeno, a exclusão pilórica e o tratamento do pâncreas, como descrito anteriormente, devem ser considerados. Quando não há a possibilidade de avaliar a integridade do ducto pancreático, a cavidade deve ser drenada, e a investigação deve prosseguir com a realização de CPRE e RM. Lesões maciças devem ser submetidas à cirurgia de Whipple.[3,10,11]

CONSIDERAÇÕES FINAIS

O suporte nutricional do paciente é de extrema importância, e a melhor opção nos casos cirúrgicos é a passagem de sonda nasoenteral à frente das anastomoses ou da lesão, para início do suporte nutricional. Se não for possível, deve-se considerar a jejunostomia.

A incidência de complicações é alta, entre 20 e 40% dos casos, e, portanto, deve ser investigada. As mais frequentes são fístulas duodenal e pancreática, abscesso pancreático, pancreatite, pseudocisto e hemorragia secundária. A insuficiência endócrina e exócrina do pâncreas ocorre raramente.

REFERÊNCIAS BIBLIOGRÁFICAS

1. Fonseca-Neto OCL, Anunciação CEC, Miranda AL. Estudo da morbimortalidade em pacientes com trauma pancreático. ABCD Arq Bras Cir Dig. 2007; 20(1):8-11.
2. Debi U, Kaur R, Prasad KK et al. Pancreatic trauma: a concise review. World J Gastroenterol. 2013; 19(47):9003-11.
3. Brundage SI, Maggio P. Management of duodenal and pancreatic trauma in adults. UpToDate. 2015; 1-35
4. Linsenmaier U, Wirth S, Reiser M et al. Diagnosis and classification of pancreatic and duodenal injuries in emergency radiology. Radiographics. 2008; 28(6):1591-601.
5. Stovall RT, Petz E, Jurkovich J. Duodenal and pancreatic trauma. Scient American Surg. 2013; 6:1-19.
6. Asensio JA, Petrone P, Roldan G et al. Pancreatic and duodenal injuries. complex and lethal. Scandin J Surg. 2002; 91:81-6.
7. Ordoñez C, García A, Parra MW et al. Complex penetrating duodenal injuries: Less is better. J Trauma Acute Care Surg. 2014; 76(5):1177-83.
8. Luther A, Mann C, Hart C et al. Duodenal rupture secondary to blunt trauma from a football. J Surg Case Report. 2013; 1:1-2.
9. Bozkurt B, Ozdemir BA, Kocer B et al. Operative approach in traumatic injuries of the duodenum. Acta Chir Belg. 2006; 106(4):405-8.
10. Jones RC. Management of pancreatic trauma. Ann Surg. 1978; 187(5):555-62.
11. Tan KK, Chan DX, Vijayan A et al. Management of pancreatic injuries after blunt abdominal trauma. Experience at a single institution. J Pancreas. 2009; 10:657-63.

BIBLIOGRAFIA CONSULTADA

Ahmadi KA, Ahmed N. Outcomes after pancreatic trauma: experience at a single institution. J Can Chir. 2008; 51(2):118-24.

Chen G, Yang H. Management of duodenal trauma. Chin J Traumat. 2011; 14(1):61-4.

Fonseca AZ, Ribeiro MAF, Contrucci O et al. Spleen preserving distal pancreatectomy in an isolated blunt pancreatic trauma. World J Gastroenterol. 2011; 5(9):138-41.

Fraga GP, Blazatto G, Bartolo JB et al. The use of pyloric exclusion of treating duodenal trauma: case series. São Paulo Med J. 2008; 126(6):337-41.

Neto JC, Pereira BMT, Ribeiro MAF et al. Is there a role for pyloric exclusion after severe duodenal trauma? Rev Col Bras Cir. 2014; 41(3):228-31.

Oniscu GC, Parks RW, Garden J. Classification of liver and pancreatic trauma. HPB. 2006; 8:4-9.

Silveira HJV, Mantovani M, Fraga GP. Trauma do pâncreas: fatores preditivos de morbidade e mortalidade relacionados a índices de trauma. Arq Gastroenterol. 2009; 46(4):270-8.

21 Trauma de Cólon

Thiago Rodrigues A. Calderan
Mario Eduardo de F. Mantovani

INTRODUÇÃO

As lesões de vísceras ocas, no contexto do trauma abdominal, em especial do cólon, merecem atenção especial, pois apresentam, muitas vezes, dificuldades de diagnóstico e grande controvérsia referente ao tratamento.

HISTÓRICO

As lesões de cólon tiveram grande mudança de conduta ao longo da história, espelhada nos resultados apresentados nas guerras e publicações norte-americanas.

No século 19, as lesões abdominais, principalmente penetrantes, eram tratadas de maneira conservadora. Na Primeira Guerra Mundial, havia divergência de conduta entre os exércitos americanos e franco-britânico – conduta cirúrgica e expectante, respectivamente. Além disso, a publicação apresentada por Wallace, em 1916, demonstrou mortalidade de 53,9% das lesões do intestino grosso isoladas tratadas cirurgicamente.[1]

Com esses achados, Ogilvie (1946), na Segunda Guerra Mundial, preconizou o uso da colostomia mandatória para todas as lesões de cólon, e a taxa de mortalidade geral foi de 58%. Vale ressaltar que naquele período houve evolução nos cuidados médicos, com o uso de hemoderivados, antibioticoterapia e avanços anestésicos, além da experiência adquirida pelas equipes médicas com os cuidados intra e pós-operatórios.[2]

Após o período das grandes guerras, houve a primeira apresentação científica de casos estudados fora do ambiente militar, com Woodhall e Ochsner (1951), que começaram a indicar o reparo primário como tratamento para lesões de cólon quando este se apresentasse em pequenas lesões, na borda contramesentérica, após desbridamento da lesão.[3]

O marco no tratamento das lesões de cólon é a metanálise de Stone e Fabian, de 1979, que foi categórica em indicar reparo primário em casos selecionados, ou seja, quando não houvesse um dos sete critérios avaliados:[4]

- Choque pré-operatório profundo com pressão arterial menor que 80 × 60 mmHg
- Intervalo entre o trauma e o tratamento cirúrgico superior a 8 horas
- Hemorragia intraperitoneal estimada em mais de 1.000 mℓ de sangue
- Intensa contaminação da cavidade peritoneal por fezes
- Extensa lesão do cólon que justificasse ressecção
- Mais de dois órgãos intra-abdominais acometidos
- Associação com o cólon e lesão extensa na parede abdominal.

Nos anos 1980, diversos autores estudaram os critérios para indicar ou não o reparo primário como conduta para o tratamento das lesões dos cólons, sem haver um consenso.

Atualmente, o reparo primário do cólon é adotado como conduta de escolha. Sua incidência, que variava de 27,6 a 48,7% no começo dos anos 1980, foi registrada como 63,6 a 90,8% na última década.[5]

O novo desafio para os cirurgiões que operam trauma está no contexto da cirurgia de controle de danos, em que alguns autores têm indicado o reparo primário do cólon na abordagem ou reabordagem cirúrgica. A estratégia da cirurgia de controle de danos consiste em abordagem abreviada por meio da contenção do sangramento e contaminação na primeira abordagem cirúrgica, sendo possível a anastomose intestinal rápida. Após a estabilização do paciente, na segunda fase (depois da primeira abordagem cirúrgica), corrigindo os distúrbios que o levariam à morte, tem-se a reabordagem cirúrgica, fase em que o reparo primário também pode ser considerado.[6,7]

EPIDEMIOLOGIA

A incidência do trauma de cólon é de 15 a 20%. Com base no mecanismo de trauma, as lesões de cólon decorrem de traumatismo contuso em 5% dos casos e de traumatismo penetrante na maioria (95%), sendo que, em 75%, decorre de ferimentos por arma de fogo (FAF), e, em 20%, de ferimentos por arma branca (FAB).[4,5,8-12]

Alguns estudos têm evidenciado um aumento na proporção dos traumas contusos, principalmente em países desenvolvidos, como os EUA, com a proporção de 44% para trauma penetrante e 56% para trauma contuso.

Devido às particularidades do cólon, como sua localização, mobilidade, extensão, associadas aos mecanismos de trauma relacionados, é frequente a presença de lesões associadas. O cólon é atingido em 25 a 41% dos FAF e em 5 a 20% dos FAB que acometem o abdome (Tabela 21.1)[4,5,10-12]

Tabela 21.1 Acometimento dos órgãos no trauma abdominal.

Trauma contuso do abdome	Trauma penetrante do abdome	
	FAF	FAB
1º baço	1º intestino delgado	1º fígado
2º fígado	2º cólon	2º intestino delgado
3º retroperitônio		3º cólon

FAF: ferimento por arma de fogo; FAB: ferimento por arma branca.

DIAGNÓSTICO

As lesões de cólon geralmente são diagnosticadas no intraoperatório, visto que pacientes vítimas de traumatismo penetrante em geral, ou que já apresentem sinais de peritonite no exame físico à admissão, são encaminhados à laparotomia exploratória.

Os pacientes admitidos hemodinamicamente estáveis, com trauma contuso do abdome, mas sem sinais de peritonite, são encaminhados à investigação abdominal adicional com tomografia computadorizada (TC), sendo o sinal mais sugestivo de lesão de víscera oca a presença de pneumoperitônio (Figura 21.1).

Outros achados tomográficos que sugerem lesão traumática intestinal, principalmente quando estiverem associados, são existência de descontinuidade da parede intestinal com ar intramural, interrupção da parede intestinal superior a 4 mm e hematoma mesentérico com grande realce de contraste (> 30 HU) ou com extravasamento arterial.

A presença de pneumoperitônio, somada à solução de continuidade da parede da alça e ao extravasamento de contraste oral, representa um conjunto de sinais patognomônicos de lesão intestinal.

A laparoscopia é a opção para diagnóstico das lesões no trauma abdominal, com precisão na confirmação da cavidade abdominal em 100%, mas com 2% de lesões despercebidas.

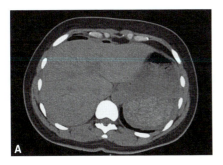 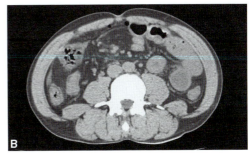

Figura 21.1 **A.** Pneumoperitônio peri-hepático. **B.** Pequenos focos de pneumoperitônio.

CLASSIFICAÇÃO

A gravidade do trauma é determinada objetivamente pela classificação das lesões, junto aos índices de trauma. Isso permite uniformizar e padronizar condutas entre os diversos centros que atendem e operam vítimas de trauma (Figura 21.2).

As lesões de cólon são classificadas segundo a American Association for the Surgery of Trauma (AAST), com base em critérios anatômicos, conforme a Tabela 21.2.

TRATAMENTO

As lesões de cólon são tratadas cirurgicamente, variando entre vertentes de dois grupos principais: reparo primário e derivação intestinal.

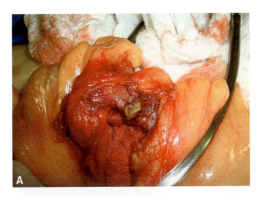
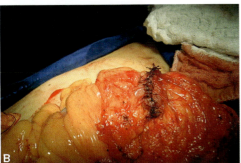

Figura 21.2 **A.** Lesão de cólon grau III. **B.** Sutura primária da lesão de cólon grau III.

Tabela 21.2	Classificação das lesões segundo a American Association for the Surgery of Trauma (AAST)	
Grau		Descrição da lesão
I	Hematoma	Contusão ou hematoma sem perfuração ou desvascularização
II	Laceração	Laceração menor que 50% da circunferência
III	Laceração	Laceração maior ou igual a 50% da circunferência, sem transecção
IV	Laceração	Transecção do cólon, sem perda segmentar de tecido
V	Hematoma	Transecção do cólon, com perda segmentar de tecido
	Laceração	Segmento desvascularizado

Fonte: adaptada de Moore et al., 1990.[13]

O *reparo primário* consiste em sutura primária de uma lesão ou colectomia segmentar seguida de anastomose, sem que haja qualquer derivação proximal do trânsito intestinal (ileostomia ou colostomia).

Alguns cirurgiões adotam a sistematização de Haddad, descrita em 1972, para a realização ou não de sutura de lesões de cólon. Os critérios adotados por ele são:

- Reavivamento das bordas do ferimento
- Sutura primária em dois planos (total e seromuscular) nas lesões contramesenteriais com extensão menor que 6 cm
- Contraindicação de sutura primária em lesões maiores que 6 cm de extensão, ou na existência de ferimentos múltiplos do cólon, ou com hematoma na parede intestinal, ou lesão vascular no segmento lesado
- Não realização de sutura primária na vigência de peritonite
- Indicação de hemicolectomia direita com anastomose primária em lesões extensas do cólon direito, múltiplas ou próximas, sem peritonite
- Drenagem da região da sutura, exteriorizando o dreno por contra-abertura.

O reavivamento das bordas do ferimento é uma conduta adotada até hoje, para todas as suturas de vísceras ocas.

Alguns outros critérios foram estudados posteriormente a Haddad, e não houve concordância em todos. Assim, foram adotadas condutas diversas, quanto à forma da realização da sutura (um ou dois planos, fio absorvível ou não absorvível e também monofilamentar ou multifilamentar) e quanto à drenagem da cavidade. Nesse aspecto, alguns cirurgiões somente drenam em situações de abscesso localizado.

A sutura primária pode ser realizada em lesões menores (< 6 cm); porém, nas maiores ou com múltiplas lesões segmentares, é possível adotar a conduta de ressecção com anastomose.

A *derivação intestinal* consiste em colectomia segmentar com colostomia terminal (procedimento de Hartmann) ou exteriorização da lesão, por meio de uma colostomia ou sutura primária com derivação próxima do trânsito intestinal (ileostomia ou colostomia).

Para muitos cirurgiões, essa é a conduta com menor risco de complicações, visto que minimiza a chance de fístula ou deiscência de anastomose, por estar com o trânsito desviado. Porém, não se pode esquecer de que a derivação intestinal com ileostomia ou colostomia altera a qualidade de vida do paciente, e, naqueles em que será realizada a reconstrução do trânsito posteriormente, um novo procedimento cirúrgico acontecerá, com todos os riscos inerentes ao mesmo.

No contexto da estratégia cirúrgica de controle de danos, a lesão de cólon não deverá ser a primeira a ser abordada, e a cirurgia deverá ser o mais breve possível, a fim de minimizar o risco de morte. Para isso, a contaminação intracavitária secundária à lesão do cólon deverá ser contida precocemente, com ligadura (grampeadores intestinais, fita cardíaca etc.) ou *clamps* para posterior ligadura. Nesse caso, o tempo cirúrgico não deverá ser prolongado com procedimentos definitivos, como anastomoses manuais e grandes ressecções – condutas que deverão ser deixadas para a reabordagem cirúrgica. Em casos selecionados, o reparo primário poderá ser realizado, mas esse ainda é um assunto controverso e de estudo no momento atual.[3,5]

Índices de trauma

Alguns índices de trauma podem ser adotados e utilizados para correlacionar com complicações e mortalidade, como:

- Revised trauma score (RTS): escore fisiológico determinado na cena ou na admissão de um paciente em um centro de trauma. Baseia-se nos parâmetros: frequência respiratória, pressão arterial sistólica e escala de coma de Glasgow. Seu valor alterado mostra maior gravidade do paciente[14,15]
- Injury severity score (ISS): escore anatômico determinado por pontuação das lesões apresentadas pelo paciente segundo a *Abbreviated Injury Scale* (AIS), sendo considerados os três segmentos acometidos com lesão de maior nota. Seu valor varia de 1 a 75, sendo diretamente proporcional à mortalidade.[14-16]

COMPLICAÇÕES

A mortalidade decorrente das lesões traumáticas de cólon já foi elevada, mas atualmente varia de 10 a 20%, sendo registrada no serviço do Hospital de Clínicas da Unicamp em 13,6%.[9,11,12,17] Os fatores relacionados com aumento da mortalidade são: RTS alterado na admissão ao serviço, ISS ≥ 25, lesões de cólon com grau > III (AAST), necessidade de transfusão sanguínea e presença de coagulopatia.

As complicações podem estar relacionadas com o cólon ou ser decorrentes da internação. Os fatores que podem ocasionar complicações, independentemente de quais sejam, são: RTS alterado na admissão, lesões de cólon com grau > III, presença de hemoperitônio estimado em mais de 500 mℓ, mais de duas lesões abdominais associadas ao cólon e lesões associadas no tórax.

Entre as complicações diretamente ligadas ao tratamento da lesão do cólon, não há fatores estatisticamente estabelecidos para indicar o motivo de suas ocorrências, já tendo sido avaliados os diversos aspectos relatados por Stone e Fabian (1979) e por Haddad (choque na admissão; tempo entre trauma e cirurgia, usando como ponto de corte 6 horas; hemorragia intraperitoneal estimada em mais de 500 mℓ, contaminação intracavitária moderada a intensa; lesões de cólon de maior graduação, segundo a classificação da AAST; e lesões abdominais associadas).

A *fístula ou deiscência de anastomose* é a complicação mais temida, principalmente no contexto do reparo primário. Sua incidência varia de 3 a 5,2%. Seu diagnóstico pode ser feito por mudança do aspecto do dreno intracavitário, que se torna espesso ou fecaloide nos casos em que está presente. Nas situações sem drenagem intracavitária, o paciente apresentará história clínica de abscesso ou peritonite.[6,11,17]

Nos quadros de fístula drenada de baixo débito com manutenção clínica do paciente em bom estado geral, o tratamento consiste em antibioticoterapia, manutenção da dieta e suporte clínico. Com fístulas de alto débito com manutenção clínica do paciente em bom estado geral, é necessária a suspensão da alimentação oral/enteral e a introdução de nutrição parenteral até que o débito da fístula se torne baixo. Nos casos de piora clínica do paciente, com sinais de sepse/choque séptico, a reintervenção cirúrgica deve ser pensada o mais precocemente possível.

Abscesso intracavitário ou *peritonite* ocorrem em 8 a 14% dos casos. Geralmente, originam-se da proliferação bacteriana da própria contaminação decorrente do trauma, mas podem decorrer da presença de fístula ou deiscência de anastomose na minoria dos casos. O paciente apresenta-se com quadro infeccioso abdominal, podendo apresentar um ou mais dos seguintes sintomas: inapetência; náuseas ou vômitos; alteração do hábito intestinal, com diarreia ou constipação intestinal. Além disso, o débito de ileostomia ou colostomia pode aumentar se houver febre e sinais de sepse.[18]

Na maioria das vezes, a confirmação diagnóstica será feita após a realização de exame de imagem, prioritariamente uma TC com contraste intravenoso, que evidenciará coleção intra-abdominal com realce na fase contrastada.

No tratamento de abscessos pequenos, pode-se tentar a radiologia intervencionista, com punção e esvaziamento do abscesso por meio de punção percutânea guiada por ultrassonografia ou TC, podendo inclusive introduzir dreno para facilitar a resolução do processo. Coletar amostra e enviar para cultura e antibiograma para guiar o esquema antibiótico é uma medida obrigatória.

Nos abscessos maiores, naqueles em que houve falha do tratamento por via percutânea ou na presença de peritonite, há necessidade de reabordagem cirúrgica para limpeza da cavidade.

REFERÊNCIAS BIBLIOGRÁFICAS

1. Wallace C. A study of 1.200 cases of gunshot wounds of the abdomen. Br J Surg. 1916; 4(16): 679-743.
2. Ogilvie W. Abdominal wounds in the Western Desert. Bulletin of the US Army Medical Department United States Army Medical Dept. 1946; 6(4):435.
3. Woodhall JP, Ochsner A. The management of perforating injuries of the colon and rectum in civilian practice. Surgery. 1951; 29(2):305-20.

4. Stone HH, Fabian TC. Management of perforating colon trauma: randomization between primary closure and exteriorization. Ann Surg. 1979; 190(4):430-6.
5. Burch JM, Brock JC, Gevirtzman L et al. The injured colon. Ann Surg. 1986; 203(6):701-11.
6. Otto MM, Norris PR, Diaz JJ et al. Colon anastomosis after damage control laparotomy: recommendations from 174 trauma colectomies. J Trauma. 2011; 70(3):595-602.
7. Kashuk JL, Cothren CC, Moore EE et al. Primary repair of civilian colon injuries is safe in the damage control scenario. Surgery. 2009; 146(4):663-8; discussion 8-70.
8. American College of Surgeons (ACS). Advanced Trauma Life Support (ATLS®). 9. ed. Chicago; 2012.
9. Ferrada R, Rodriguez A, Ivatury RR et al. Trauma. Sociedade Pan-Americana de Trauma. Rio de Janeiro: Atheneu; 2010. p. 329-39.
10. Mantovani M. Controvérsias no diagnóstico e no tratamento das lesões do cólon. In: Controvérsias e iatrogenias na cirurgia do trauma. Rio de Janeiro: Atheneu; 2007.
11. Burch JM. Lesões do colo e reto. In: Mattox KL FD, Feliciano DV, Moore EE. Trauma. 4. ed. Rio de Janeiro: Revinter; 2005. p. 763-82.
12. Klug WA, Bin FC, Valezi AC et al. Tratamento cirúrgico de ferimentos do cólon: análise de 432 pacientes/Surgical treatment of injuries of colon: analysis of 432 patients. Rev Bras Colo-Proctol. 2003; 23(2):82-7.
13. Moore EE, Cogbill TH, Malangoni MA et al. Organ injury scaling II: Pancreas, duodenum, small bowel, colon, and rectum. J Trauma. 1990; 30(11):1427-9.
14. Mantovani M, Fraga GP. Escores e índices de trauma. In: Petry HS, Gabiatti G. Cirurgia do trauma, condutas terapêuticas e diagnósticas. Rio de Janeiro: Atheneu; 2003. p. 19-37.
15. Mantovani M, Fraga GP. Avaliação da gravidade. Escalas do trauma. In: Freire E. Trauma, a doença dos séculos. Rio de Janeiro: Atheneu; 2001. p. 403-20.
16. Baker SP, O'Neill B, Haddon W et al. The injury severity score: a method for describing patients with multiple injuries and evaluating emergency care. J Trauma. 1974; 14(3):187-96.
17. Papadopoulos VN, Michalopoulos A, Apostolidis S et al. Surgical management of colorectal injuries: colostomy or primary repair? Tech Coloproctol. 2011; 15(Suppl 1):S63-6.
18. Dente CJ, Tyburski J, Wilson RF et al. Ostomy as a risk factor for posttraumatic infection in penetrating colonic injuries: univariate and multivariate analyses. J Trauma. 2000; 49(4):628-34; discussion 34-7.

22 Trauma Retroperitoneal

Murillo de Lima Favaro
Calogero Presti
Alexandre Zanchenko Fonseca
Stephanie Santin

INTRODUÇÃO

O diagnóstico e o tratamento do trauma retroperitoneal são um desafio ao cirurgião do trauma. Seus sintomas frustos e a baixa sensibilidade dos exames de triagem, como radiografia, lavado peritoneal diagnóstico (LPD) e *focused assessment with sonografy for trauma* (FAST), provocam essa dificuldade.[1-3]

A taxa de mortalidade no hematoma retroperitoneal chega a índices de 18 a 60%, causada por lesões de grandes estruturas vasculares, vísceras ocas, órgãos sólidos, estruturas musculoesqueléticas ou uma combinação delas.[4]

MECANISMO DE TRAUMA

Os mecanismos de trauma contuso que sugerem esse tipo de lesão são os traumas de alta energia cinética e a contusão direta lombar. Além disso, há o trauma penetrante, no qual a localização dos orifícios ajuda a supor o acometimento retroperitoneal.[5,6]

QUADRO CLÍNICO

Os sinais e sintomas do trauma retroperitoneal são inespecíficos, dentre os quais estão: dor, distensão e massa abdominal, dor lombar e dor no quadrante inferior.[4]

EXAMES COMPLEMENTARES

As dificuldades de diagnóstico fazem com que a tomografia computadorizada de múltiplos canais (TCMC) desempenhe um papel importante na avaliação de órgãos retroperitoneais e, portanto, no diagnóstico de hematoma retroperitoneal traumático.[2,3,7-9]

A TCMC chega a sensibilidade de 94%, especificidade de 100% e acurácia de 97% na avaliação de lesões. Isso pode ajudar na seleção de pacientes que necessitem de intervenção cirúrgica de urgência, ao contrário daqueles nos quais o tratamento não cirúrgico é possível. Diferente de antigamente, quando a laparotomia diagnóstica era amplamente utilizada, hoje se sabe que a taxa de morbidade para uma laparotomia exploratória (LE) desnecessária, na qual os achados são completamente negativos ou não terapêuticos na definição de trauma, é entre 8,6 e 25,9%.[2,10,11]

TRATAMENTO

Esse manejo clinicocirúrgico depende de vários fatores, como a presença de extravasamento de contraste e o tamanho e a estabilidade do hematoma, além do estado hemodinâmico do paciente. Como opções de tratamento, existem intervenção cirúrgica, embolização angiográfica e observação clínica.[2,12]

As fontes de hemorragia e a história natural do hematoma variam consideravelmente, dependendo da etiologia. Em casos de ferimento penetrante, a maioria dos hematomas de retroperitônio pode ser acompanhada de lesão visceral abdominal, e a LE deve ser realizada imediatamente. Já na lesão contusa, a presença de hematoma em expansão, massa pulsátil e massa abdominal pode indicar a necessidade de exploração cirúrgica.[4,13]

Além disso, posições anatômicas diferentes do hematoma retroperitoneal têm características clínicas e estratégias de tratamento distintas, seguindo uma classificação em zonas do trauma retroperitoneal que foi inicialmente descrita na literatura cirúrgica em 1982 (Figuras 22.1 a 22.4).[14-17]

Zona 1

O hematoma retroperitoneal na zona centro-medial (zona 1) geralmente é consequência de lesão de duodeno, pâncreas ou grandes vasos. Aumento progressivo dos sintomas, aumento da amilase, gás livre dentro da cavidade abdominal (pneumoretroperitônio) (Figura 22.5) e líquido em torno do duodeno ou do pâncreas indicam a lesão dos mesmos (Figura 22.6), necessitando de intervenção cirúrgica. Tais lesões são discutidas no Capítulo 20, *Trauma de Duodeno e Pâncreas*. Na presença de hematoma estável, sem lesão de órgão na zona 1, o tratamento não operatório ainda é discutível; porém, se for realizado, deverá ser monitorado de perto.[18]

Os traumatismos dos grandes vasos abdominais retroperitoneais são incomuns, mas altamente letais. As lesões da aorta abdominal estão associadas a grandes perdas sanguíneas, e as manobras para o controle do sangramento são um grande desafio. O essencial para o sucesso do tratamento cirúrgico dessas lesões é a familiaridade do cirurgião com as técnicas de acesso e o controle vascular proximal e distal, combinados com indicação adequada do reparo, derivação ou ligadura arterial.

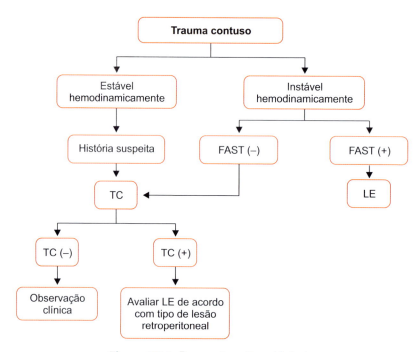

Figura 22.1 Trauma retroperitoneal fechado.

FAST: *focused assessment with sonography for trauma*; LE: laparotomia exploratória; TC: tomografia computadorizada.

Capítulo 22 Trauma Retroperitoneal

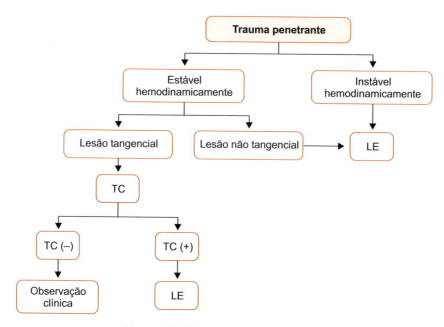

Figura 22.2 Trauma retroperitoneal aberto.

LE: laparotomia exploratória; TC: tomografia computadorizada.

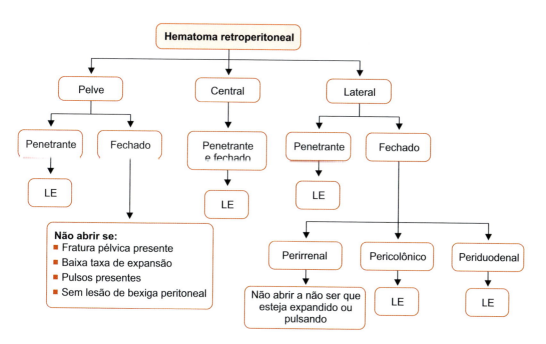

Figura 22.3 Hematoma retroperitoneal.

LE: laparotomia exploratória.

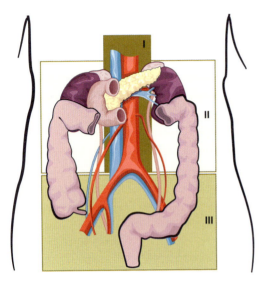

Figura 22.4 Zonas do trauma retroperitoneal. Zona I: centro-medial; zona II: lateral; zona III: pélvica. (*Fonte*: adaptada de Daly et al., 2008.)[2]

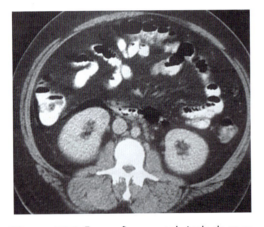

Figura 22.5 Tomografia computadorizada de pneumorretroperitônio.

Lesões arteriais

Nos pacientes instáveis hemodinamicamente, a compensação da volemia é prioridade. Quando esta não for possível, a indicação de exploração cirúrgica deverá ser feita em caráter de emergência.[19]

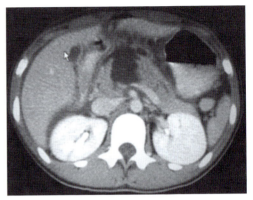

Figura 22.6 Tomografia computadorizada de trauma pancreático.

Nos pacientes estáveis hemodinamicamente, o exame com eco-Doppler colorido, a angiotomografia ou a arteriografia digital podem confirmar lesão arterial retroperitoneal. Dependendo do tipo de lesão, da localização anatômica e das condições do paciente, pode-se indicar a correção aberta ou por técnica endovascular.[14,20]

A restauração arterial aberta pode ser realizada por arteriorrafia em lesões lineares (ferimentos cortocontusos), ou enxertos arteriais em lesões mais extensas, contusas.[14]

A correção endovascular é uma prática cada vez mais frequente em traumatologia vascular; no entanto, exige infraestrutura diagnóstica e terapêutica especializada e equipe de profissionais treinados disponíveis nos serviços de urgência.

Para o reparo arterial, em cirurgia aberta, o uso de material autógeno é de indicação preferencial ao uso de substitutos sintéticos, devido ao risco de infecção. Em especial quando há lesão de víscera oca associada a contaminação da cavidade, se não houver possibilidade técnica para uso de materiais autógenos, as derivações da aorta e de artérias ilíacas podem ser realizadas por meio de enxertos arteriais extra-anatômicos (axilofemoral e femorofemoral), constituindo-se em opções de extrema utilidade na cirurgia de urgência vascular nesse território. Como exemplos, podem ser citadas a restauração do fluxo arterial da artéria ilíaca direita em paciente com lesão associada do cólon esquerdo e a contaminação da cavidade peritoneal com conteúdo fecal. Procede-se, então, à ligadura da ilíaca e, após fechamento do abdome, à restauração do fluxo arterial para o membro inferior direito por meio de enxerto femorofemoral da esquerda para a direita, com veia autógena, prótese de Dacron® ou politetrafluoretileno (PTFE). Da mesma maneira, as lesões da aorta infrarrenal associadas a lesões das vísceras ocas e contaminação da cavidade abdominal e/ou do retroperitônio podem ser tratadas com ligadura da aorta abdominal infrarrenal e, após fechamento da cavidade, confecção de derivação arterial de uma das artérias axilares para as duas artérias femorais (enxerto femorofemoral cruzado). Este é um procedimento extra-anatômico, em que a prótese arterial passa totalmente por via subcutânea.[14,19]

Em suma, os traumatismos dos vasos retroperitoneais têm alta morbidade e mortalidade. A melhora dos resultados ainda está longe de ser realidade e depende de: procedimentos de alta complexidade; equipe multiprofissional formada por intensivistas, radiologistas, cirurgiões do trauma e cirurgiões vasculares; modernos métodos de diagnóstico de imagem; e ambientes cirúrgicos com recursos de radiologia intervencionista disponíveis nos serviços de urgência.

Lesões venosas

No trauma penetrante, as lesões da veia cava inferior (VCI) estão entre as mais desafiadoras para os cirurgiões de trauma. São raras devido a sua proteção anatômica e se encontram em menos de 4% de todas as laparotomias. Apesar disso, as taxas de mortalidade chegam aos 59%.[21] (Figuras 22.7 e 22.8).

Ligadura e sutura primária são os tratamentos cirúrgicos mais comuns. Enxertos são raramente utilizados e devem ser evitados. O tratamento ideal é a reparação com sutura primária, mas isso nem sempre é possível devido ao estado crítico do paciente, ou em função de lesões complexas.[21]

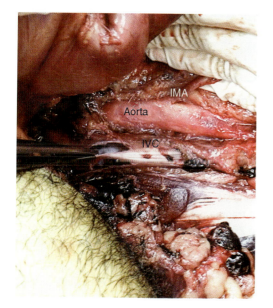

Figura 22.7 Lesão penetrante da veia cava inferior causada por ferimento com projétil de arma de fogo. IMA: artéria mesentérica inferior; IVC: veia cava inferior. (*Fonte*: Fonseca e Ribeiro, 2014.)[21]

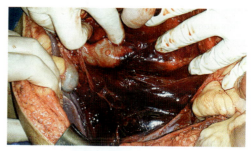
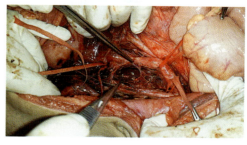

Figura 22.8 Hematoma retroperitoneal e posterior abertura com identificação da lesão de veia cava inferior (pinças) e controle arterial distal e proximal.

Os pacientes tratados por ligadura podem evoluir com edema dos membros inferiores, o que geralmente é autolimitado e responde bem ao uso de meias elásticas e elevação da perna.[21]

Fasciotomias devem ser consideradas após a ligadura da veia cava, quando houver o aumento das pressões dos compartimentos acometidos. Elas podem ser retardadas, mas isso exige monitoramento contínuo com acompanhamento rigoroso. Fasciotomias profiláticas não são necessárias.[21]

A sutura primária em ferimentos em VCI suprarrenal é indicada, embora ligadura simples seja a modalidade mais aceitável.[21]

Lesões retro-hepáticas da VCI são as mais difíceis de tratar por causa de sua posição anatômica e difícil exposição. Isso também explica as maiores taxas de mortalidade associadas a ela (em comparação com as outras lesões da VCI). O reparo primário deve ser tentado; porém, nos casos em que não seja possível, uma derivação atriocaval pode ser utilizada.[21]

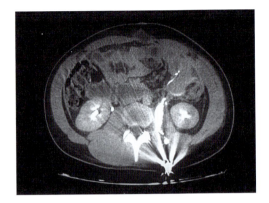

Figura 22.9 Tomografia computadorizada de lesão do ureter com extravasamento de contraste.

Zona 2

Diferentemente da abordagem mais agressiva dos hematomas centro-mediais, os hematomas laterais (zona 2) geralmente são tratados com conduta conservadora, fato mais bem discutido no Capítulo 23, *Trauma do Sistema Urinário*. O fiel da balança será a estabilidade hemodinâmica (Figuras 22.9 e 22.10).

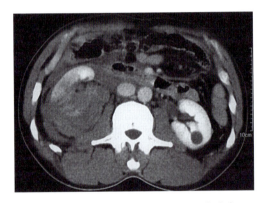

Figura 22.10 Tomografia computadorizada de hematoma retroperitoneal com lesão renal direita.

Zona 3

O tipo mais comum de hematoma retroperitoneal é localizado na zona pélvica (zona 3), e sua principal causa é a fratura pélvica. O sangramento geralmente é reduzido após reanimação volêmica adequada e estabilização pélvica. Normalmente, hematoma restrito à zona 3 não é indicativo de LE, mesmo na instabilidade hemodinâmica; assim, podem-se utilizar outras táticas, como a embolização angiográfica e a compressão pélvica após fixação cirúrgica. Tolga et al. (2004)[22] sugerem que hematoma no espaço retroperitoneal pode ser controlado com a aplicação de pressão sobre a região sangrante, enquanto a LE para esse hematoma pode resultar em hemorragia incontrolável e até mesmo na morte dos pacientes. O trauma pélvico também é discutido no Capítulo 25, *Trauma Pélvico*.[23-25]

REFERÊNCIAS BIBLIOGRÁFICAS

1. Brown MA, Casola G, Sirlin CB et al. Blunt abdominal trauma: screening us in 2.693 patients. Radiology. 2001; 218(2):352-8.
2. Daly KP, Ho CP, Persson DL et al. Traumatic retroperitoneal injuries: review of multidetector CT findings. Radiographics. 2008; 28(6):1571-90.

3. Radwan MM, Abu-Zidan FM. Focused assessment sonography trauma (FAST) and CT scan in blunt abdominal trauma: Surgeon's perspective. Afr Health Sci. 2006; 6:187-90.
4. Wang F, Wang F. The diagnosis and treatment of traumatic retroperitoneal hematoma. Pak J Med Sci. 2013; 29(2):573-6.
5. El-Menyar A, Abdelrahman H, Al-Thani H et al. Compartmental anatomical classification of traumatic abdominal injuries from the academic point of view and its potential clinical implication. J Trauma Manag Outcomes. 2014; 8(1):14.
6. Grieco JG, Perry JF. Retroperitoneal hematoma following trauma: its clinical importance. J Trauma. 1980; 20(9):733-6.
7. Ishikawa K, Nakao S, Murakami G et al. Preliminary embryological study of the radiological concept of retroperitoneal interfascial planes: what are the interfascial planes? Surg Radiol Anat. 2014; 36:1079-87.
8. Fischedick AR, Müller RP, Kramps H et al. Computertomographie retroperitonealer Traumen. RöFo – Fortschritte auf dem Gebiet der Röntgenstrahlen und der bildgebenden Verfahren. 1982. p. 56-9.
9. Lang EK. Intra-abdominal and retroperitoneal organ injuries diagnosed on dynamic computed tomograms obtained for assessment of renal trauma. J Trauma. 1990; 30(9):1161-8.
10. Mitchell TA, Hutchison T, Becker TE et al. Nontherapeutic laparotomy in American combat casualties. J Trauma Acute Care Surg. 2014; 77(3):S171-5.
11. Ahvenjärvi L, Mattila L, Ojala R et al. Value of multidetector computed tomography in assessing blunt multitrauma patients. Acta radiol. 2005; 46:177-83.
12. Abdullah M, Al-Salamah SM. Extensive retroperitoneal hematoma in blunt trauma. Saudi Med J. 2010; 31(11):1232-7.
13. Costa M, Robbs J V. Management of retroperitoneal haematoma following penetrating trauma. Br J Surg. 1985; 72(8):662-4.
14. Feliciano D. Abdominal vascular injury. In: Moore E, Feliciano D, Mattox K (Eds.). Trauma. 5. ed. New York: McGraw-Hill; 2004. p. 755-77.
15. Feliciano DV. Management of traumatic retroperitoneal hematoma. Ann Surg. 1990; 211(2):109-23.
16. Selivanov V, Chi HS, Alverdy JC et al. Mortality in retroperitoneal hematoma. J Trauma. 1984; 24: 1022-7.
17. Kudsk K, Sheldon G. Retroperitoneal hematoma. In: Blaisdell F (Ed.). Abdominal trauma. 1982. p. 279-93.
18. Manzini N, Madiba TE. The management of retroperitoneal haematoma discovered at laparotomy for trauma. Injury. 2014; 45(9):1378-83.
19. Morris JA, Eddy VA, Rutherford EJ. The trauma celiotomy: the evolving concepts of damage control. Curr Probl Surg. 1996; 33(8):611-700.
20. Cox EF. Blunt abdominal trauma. A 5-year analysis of 870 patients requiring celiotomy. Ann Surg. 1984; 199(4):467-74.
21. Fonseca AZ, Ribeiro MAF. Penetrating injury to the inferior vena cava. Surgery. 2014; 2-3.
22. Tolga M, Umit T, Ali A, Mehmet O et al. The management of retroperitoneal hematomas. Scand J Trauma Resusc Emerg Med. 2004; 12:152-6.
23. Bach A, Bendix J, Hougaard K et al. Retroperitoneal packing as part of damage control surgery in a Danish trauma centre – fast, effective, and cost-effective. Scand J Trauma Resusc Emerg Med. 2008; 16:4.
24. Fu CY, Liao CA, Liao CH et al. Intra-abdominal injury is easily overlooked in the patients with concomitant unstable hemodynamics and pelvic fractures. Am J Emerg Med. Elsevier; 2014; 32(6):553-7.
25. Geeraerts T, Chhor V, Cheisson G et al. Clinical review: initial management of blunt pelvic trauma patients with haemodynamic instability. Crit Care. 2007; 11(1):204.

23 Trauma do Sistema Urinário

Milton Ghirelli Filho
Marcelo Lorenzi Marques

INTRODUÇÃO

O sistema urinário é sede relativamente frequente de traumas, e os que apresentam maior risco para acometimento dos seus órgãos são: traumas lombares, que afetam os rins; traumas pélvicos, que podem acometer a bexiga e a uretra; lesões iatrogênicas durante procedimentos de sondagem vesical, levando a lesões uretrais; e procedimentos cirúrgicos pélvicos ou retroperitoneais, que podem causar lesões ureterais.

TRAUMA RENAL

Epidemiologia

O trauma renal apresenta frequência considerável, representando em torno de 10% das lesões em traumas abdominais. Aproximadamente 90% dos casos são decorrentes de traumas abdominais fechados, entre os quais, os lombares diretos e os abdominais com mecanismo de desaceleração significativa são os de maior risco para a lesão renal.[1,2] Os rins com malformações, como defeitos de rotação e posicionamento renal, estenose da junção ureteropiélica com consequente hidronefrose, e os rins em ferradura são mais suscetíveis a lesões.[3]

Considerando os traumas penetrantes, observa-se que a maioria das lesões é secundária a ferimentos por armas de fogo. Isso porque a posição relativamente central no abdome e a proteção posterior por camada muscular espessa faz com que o rim seja raramente lesado por ferimentos causados por arma branca.

A Tabela 23.1 apresenta a classificação do trauma renal de acordo com o tipo de lesão.

Tabela 23.1 Classificação do trauma renal.

Grau	Tipo	Descrição da lesão
I	Contusão	Hematúria com exames de imagem normais
	Hematoma	Subcapsular, não expansivo, sem laceração do parênquima
II	Hematoma	Não expansivo e confinado ao espaço perirrenal
	Laceração	< 1 cm do parênquima renal sem extravasamento de urina
III	Laceração	> 1 cm do parênquima renal sem extravasamento de urina
IV	Laceração	Acomete o sistema coletor
	Vascular	Lesão de artéria ou veia com hemorragia contida
V	Laceração	Rim completamente destruído
	Vascular	Avulsão do hilo renal, que desvasculariza o rim

Fonte: adaptada de American Association for the Surgery of Trauma (AAST).

Quadro clínico

Deve haver suspeita de lesão renal quando, associado ao trauma abdominal, o paciente apresente dor lombar, hematúria, equimose de região lombar ou fratura dos últimos arcos costais.

Diagnóstico

O exame de urina apresenta hematúria em 95% dos casos de trauma renal, mas nem sempre o grau de hematúria se correlaciona ao grau da lesão.[1,4]

Por isso, o exame de imagem é fundamental na avaliação do trauma renal, e, desde que o paciente apresente-se estável hemodinamicamente, sua realização é fundamental para o correto tratamento.

A tomografia computadorizada (TC) abdominal com contraste intravenoso está indicada para investigação de traumas renais nos casos de ferimentos penetrantes lombares e em todos os traumas abdominais fechados em que se observe hematúria macroscópica ou microscópica associada à hipotensão. A TC é considerada o exame padrão-ouro para avaliação do trauma renal.[5]

A ultrassonografia (US) pode ser usada como exame de imagem alternativo à TC nos casos em que, por qualquer motivo, esta não possa ser realizada. A US apresenta 90% de acurácia para detecção e avaliação de traumas renais.[2]

Tratamento

Atualmente, o tratamento da maioria dos traumas renais é conservador. Os bons resultados dessa modalidade associados às altas taxas de preservação do órgão são muito encorajadores no momento de decidir qual conduta adotar, ficando a indicação cirúrgica restrita às seguintes situações:

- Hematoma retroperitoneal em expansão ou pulsátil
- Instabilidade hemodinâmica refratária
- Associação com outras lesões que indiquem laparotomia.

É importante lembrar que a indicação do tratamento conservador não depende do grau da lesão observado na TC, podendo ser realizado em qualquer grau de trauma desde que o paciente preencha os requisitos clínicos para tal.[2,3]

Uma vez indicado o tratamento conservador, o paciente deve ser mantido em internação hospitalar e repouso absoluto. Nas primeiras 24 horas após o trauma, o ideal é que o paciente seja mantido sob monitoramento constante dos sinais vitais e que seja realizado hematócrito seriado. Deve-se manter sondagem vesical de demora enquanto houver hematúria macroscópica e realizar irrigação vesical se houver risco de formação de coágulos intravesicais e obstrução da sonda vesical de demora.

Procede-se à hidratação intravenosa vigorosa com finalidade de repor eventuais perdas volêmicas e manter diurese adequada, diminuindo a chance de formação de coágulos dentro da via excretora. Antibioticoterapia deve ser iniciada prontamente, em geral com cefalosporinas de primeira geração. O controle radiológico da lesão deve ser realizado periodicamente, dependendo das condições do paciente.

É importante ressaltar que não existem intervalos predeterminados para a realização de hematócrito ou de exames de imagem de controle, bem como para o tempo de internação do paciente. Sendo assim, é muito importante o bom senso do médico assistente para determinar as condutas adequadas.

Em geral, realiza-se o hematócrito a cada 6 horas no primeiro dia de internação, e diariamente a partir do segundo dia; o exame de imagem de controle, na maioria dos casos, é feito após uma semana do trauma. Quanto ao tempo de internação, o paciente pode ser encaminhado para acompanhamento ambulatorial assim que estiver em estabilidade hemodinâmica, sem quedas de hematócrito por pelo menos 24 horas, e não apresentar mais hematúria macroscópica. É recomendável que o paciente seja submetido a exame de imagem de controle antes da alta.

Após a alta, o paciente deve ser orientado a manter repouso, realizar hidratação oral vigorosa e fazer uso de antibióticos por, pelo menos, mais 15 dias, quando então deverá retornar ao ambulatório para realização de exame de imagem de controle. Caso, durante a realização do tratamento conservador, o paciente apresente instabilidade hemodinâmica ou queda importante do hematócrito, associadas a aumento do hematoma retroperitoneal ao exame de imagem, a conduta cirúrgica deverá ser considerada.[5]

Para os pacientes em que foi indicada cirurgia imediata ou tardia, a abordagem mais adequada para o trauma renal é por via lombar, desde que não existam outras indicações para laparotomia mediana.

Nos traumas de graus II ou III, em geral, a conduta mais adequada é apenas rafia do parênquima renal, hemostasia rigorosa e evacuação do hematoma retroperitoneal (Figuras 23.1 e 23.2).[5] Nos de grau III, especialmente aqueles que acometem os polos renais, a conduta mais adequada é a nefrectomia parcial.[1]

Nas lacerações renais grandes, complexas, múltiplas, com acometimento de vasos segmentares importantes ou do hilo renal, pode ser bastante difícil obter hemostasia adequada, ou mesmo impossível realizar nefrectomia parcial, casos em que deve ser indicada a nefrectomia total. A intenção inicial nas abordagens cirúrgicas para o trauma renal é sempre a preservação do órgão ou de parte dele; logo, a nefrectomia deve ser realizada nas situações em que tal preservação não seja possível[2,3] (Figuras 23.3 e 23.4).

No entanto, não é raro que, nas abordagens cirúrgicas para o trauma renal, as condições clínicas do paciente e as condições locais do retroperitônio tornem bastante difíceis as cirurgias para preservação do órgão. Por isso, a nefrectomia total é uma conduta bastante comum nessas situações, uma vez que dá ao cirurgião mais rapidez no procedimento e maior segurança no pós-operatório quanto ao controle de sangramentos.

A conduta nos traumas de grau IV é a mais controversa, sendo mais indicada a conservadora.[4] Entretanto, o índice de complicações é maior, e não é rara a formação de urinomas. Os mesmos princípios do tratamento conservador devem ser assumidos; porém, a realização de exames de imagem de controle deve ser mais precoce.

Quando, ao exame de imagem de controle, não houver formação de urinoma, a conduta poderá seguir protocolo semelhante ao dos pacientes que não apresentam lesão da via excretora. Porém, se for observada a formação de urinoma, a conduta poderá ser pouco invasiva (sem necessidade de abordagem cirúrgica aberta), com drenagem da via excretora por meio de um cateter ureteral (cateter duplo J), por cistoscopia e/ou drenagem percutânea do urinoma guiada por US ou TC (Figura 23.5).

Na falha do tratamento conservador e do tratamento minimamente invasivo, com manutenção do extravasamento de urina, fica indicada a abordagem cirúrgica para rafia da via excretora lesada.[3] Os casos que apresentam grande extravasamento de urina ao exame de imagem inicial provocam grande controvérsia, pois se trata de uma condição relativa para abordagem cirúrgica imediata.

Complicações

As complicações precoces são: formação de abscessos retroperitoneais, urinomas ou fístula urinária e persistência de sangramento com formação de hematomas.

Tardiamente, são pouco frequentes as complicações, mas podem ser observadas hipertensão arterial e, mais raramente, insuficiência renal.

TRAUMA URETERAL

Epidemiologia

O ureter, em função de sua posição retroperitoneal e de seu pequeno diâmetro, raramente é lesado por traumas externos. Os traumas contusos são praticamente inexistentes, e os traumas penetrantes correspondem a apenas 2%, dos quais 90% são causados por armas de fogo.[5]

A maioria dos traumas ureterais é causada por lesões iatrogênicas durante outras cirurgias abdominais, especialmente nas pélvicas. Por ser o ureter um órgão de pequena espessura, a identificação de sua lesão durante os procedimentos cirúrgicos não é fácil. Além disso, seu trajeto relativamente

Capítulo 23 Trauma do Sistema Urinário   201

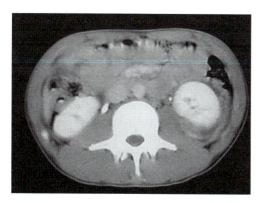

Figura 23.1 Tomografia computadorizada evidenciando laceração em face posterior do rim esquerdo (lesão grau III).

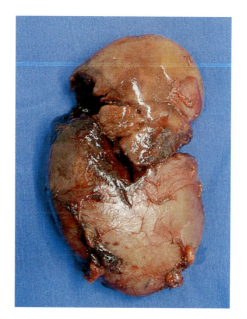

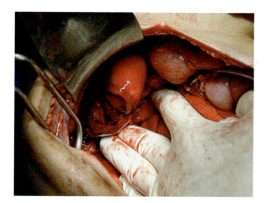

Figura 23.2 Aspecto cirúrgico da lesão renal observada na tomografia computadorizada da Figura 23.1.

Figura 23.4 Aspecto de peça cirúrgica de nefrectomia direita do paciente apresentado na tomografia computadorizada da Figura 23.3.

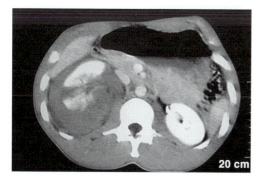

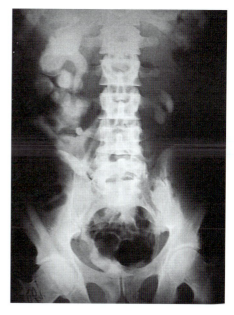

Figura 23.3 Tomografia computadorizada evidenciando laceração extensa do rim direito que atravessa todo o órgão, associada a extenso hematoma perirrenal (lesão grau V).

Figura 23.5 Urografia excretora demonstrando extravasamento de contraste através do polo inferior do rim direito, com extensão para o retroperitônio (lesão grau IV).

longo faz com que apresente relação próxima com diversos órgãos intra-abdominais, podendo ser lesado em diversos procedimentos.

O segmento pélvico do ureter é de especial suscetibilidade a lesão iatrogênica, pois nessa região ele sai de seu trajeto retroperitoneal, repousa sobre a musculatura lombar e avança por entre as vísceras pélvicas para alcançar a bexiga, apresentando relação especialmente próxima com o útero e o reto.

Entre as cirurgias de maior risco para lesão de ureter, podem ser lembradas as ginecológicas, em especial as histerectomias; as coloproctológicas, principalmente as retossigmoidectomias, as próprias urológicas e as vasculares.[1]

A Tabela 23.2 apresenta a classificação do trauma ureteral de acordo com o tipo de lesão.

Quadro clínico

Inicialmente, o quadro clínico do trauma ureteral é pouco sintomático ou até mesmo assintomático, e a suspeita de lesão durante o procedimento cirúrgico é o principal indício que deve levar à realização de exame de imagem para diagnóstico.

Após alguns dias da lesão, a formação de coleção de urina ou a presença da mesma em contato com o peritônio provocam o surgimento de sintomas como dor lombar ou abdominal, íleo prolongado, febre, oligoanúria, fístulas urinárias e sepse.

Diagnóstico

O ideal nas lesões iatrogênicas é sua imediata identificação e correção, algo que acontece em torno de 75% das vezes no intraoperatório.[2] Nos casos em que a lesão não for identificada no intraoperatório e nos casos de traumas externos, os exames de imagem contrastados devem ser realizados (Figuras 23.6 e 23.7).

Entre os exames usados para detecção de lesão ureteral, destacam-se: a urografia excretora, que apresenta alta sensibilidade para detecção de lesões ureterais; a TC com contraste intravenoso, que tem a vantagem de avaliar simultaneamente outros órgãos intra-abdominais, sendo especialmente importante nos casos de traumas externos; e a pielografia ascendente.[3]

Tabela 23.2 Classificação do trauma ureteral.

Grau	Tipo	Descrição da lesão
I	Hematoma	Contusão ou hematoma sem desvascularização
II	Laceração	Transecção com menos de 50% da circunferência
III	Laceração	Transecção com mais de 50% da circunferência
IV	Laceração	Transecção completa com menos de 2 cm de desvascularização
V	Laceração	Transecção completa com mais de 2 cm de desvascularização

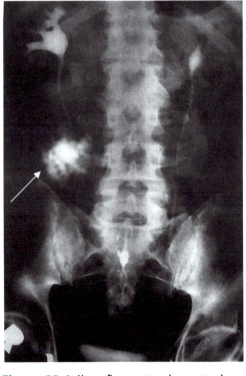

Figura 23.6 Urografia excretora demonstrando extravasamento de contraste através do segmento médio do ureter direito após trauma iatrogênico com secção do ureter.

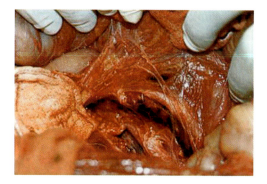

Figura 23.7 Aspecto cirúrgico de lesão iatrogênica por ligadura ureteral, observando-se o coto ureteral proximal ligado no centro da imagem.

Tratamento

A primeira variável a ser analisada é o tempo decorrido entre a lesão e o diagnóstico. Quando este é feito no intraoperatório, no momento do trauma (no caso dos traumas externos) ou nos primeiros dias após o trauma, a correção deve ser imediata. O tempo decorrido entre a lesão e o diagnóstico que permite a correção é controverso; em geral, até 3 dias depois, a correção imediata deve ser considerada.

Se o diagnóstico for mais tardio, o processo inflamatório local causado pela urina fará com que a correção imediata da lesão não seja indicada, uma vez que a taxa de complicações poderá aumentar muito. Sendo assim, indica-se derivação urinária, com a colocação de cateter duplo J ou com nefrostomia percutânea, e correção definitiva da lesão posteriormente. O tempo que se deve esperar para correção definitiva da lesão também apresenta controvérsia, mas, geralmente, espera-se entre 6 e 8 semanas após o trauma.[4,5]

As lesões de grau I podem ser tratadas de maneira conservadora, ou eventualmente com a colocação de cateter duplo J pelo período de 3 semanas. As de grau II são tratadas com sutura simples da lesão sobre cateter duplo J, que deve ser mantido em posição por 3 semanas. As de grau III, IV e as causadas por ligaduras cirúrgicas são tratadas com desbridamento da área lesada e anastomose ureteroureteral terminoterminal, após espatulação dos dois cotos e colocação de cateter duplo J, que deve ser mantido em posição por 3 semanas.

É importante observar que lesões por arma de fogo, mesmo que não tenham causado laceração ureteral, causam desvascularização no trajeto da passagem do projétil e devem ser tratadas como lesões de grau IV.

Nas lesões de grau V, a correção cirúrgica é complexa e pode causar grande dificuldade técnica para o procedimento. A tentativa inicial deve ser de mobilização dos cotos ureterais por meio de dissecção dos mesmos, para realização de anastomose ureteroureteral terminoterminal, sempre preservando a irrigação do órgão.

Contudo, essa técnica pode não ser possível; então, outras opções devem ser realizadas. Nos casos em que a lesão for do ureter distal, pode ser realizado reimplante ureteral na bexiga, com ou sem a mobilização da mesma pela bexiga psoica. Nas lesões de ureter proximal e médio, pode ser realizada anastomose transureteroureteral terminolateral. Nas lesões de ureter médio, a opção de retalho vesical tubulizado pode ser considerada para anastomose com o coto proximal.

Complicações

As principais complicações relacionadas com a correção das lesões são fístulas urinárias, estenoses ureterais, insuficiência renal e pionefrose.

TRAUMA VESICAL

Epidemiologia

Cerca de 75% dos traumas vesicais são causados por mecanismos externos, e o restante, por lesões iatrogênicas.

O trauma fechado é responsável por 60% dos traumas externos. Aproximadamente dois terços deles são causados pela associação com fraturas de bacia, e 90% dos casos causam lesões na região extraperitoneal da bexiga. O terço restante é provocado por traumas diretos na região hipogástrica quando a bexiga está cheia, levando a lesões da região intraperitoneal da bexiga, em geral na porção da cúpula vesical.[2,3,5]

Os demais traumas externos são causados por ferimentos penetrantes por armas brancas ou armas de fogo, e as lesões combinadas intra e extraperitoneais da bexiga são provocadas mais frequentemente por esses tipos de ferimentos.

Os traumas iatrogênicos são desencadeados durante procedimentos urológicos, como sondagem vesical; ou procedimentos endoscópicos da bexiga, levando, em geral, a perfurações; ou procedimentos cirúrgicos na região pélvica, que podem causar diversos tipos de lesões, como perfurações, ligaduras e lacerações da bexiga. Geralmente, os procedimentos ginecológicos, como histerectomias e partos cesarianos, e os urológicos são os que causam lesões vesicais com mais frequência.

A Tabela 23.3 apresenta a classificação do trauma vesical de acordo com o tipo de lesão.

Quadro clínico

Hematúria macroscópica está presente em quase todos os casos. Outros sintomas podem incluir dor e rigidez suprapúbica, dor abdominal, distensão abdominal e oligoanúria. A ocorrência de fraturas de bacia, em especial aquelas com desvio de fragmentos ósseos, deve levantar suspeita para lesão de bexiga associada.

Diagnóstico

A cistografia é o exame de eleição para diagnóstico de lesão vesical, podendo ainda descartar eventuais lesões de uretra associadas. A TC com contraste intravenoso e intravesical pode ser usada, mas é mais complexa e, em geral, não oferece mais informações que a cistografia para identificação do comprometimento vesical isoladamente.[1] A hematúria está presente no exame de urina em quase todos os casos (Figuras 23.8 a 23.10).

Tabela 23.3 Classificação do trauma vesical.

Grau	Tipo	Descrição da lesão
I	Hematoma	Contusão, hematoma intramural
	Laceração	Lesão de espessura parcial da parede vesical
II	Laceração	Laceração extraperitoneal com menos de 2 cm
III	Laceração	Laceração extraperitoneal com mais de 2 cm, ou intraperitoneal com menos de 2 cm
IV	Laceração	Laceração intraperitoneal com mais de 2 cm
V	Laceração	Laceração intra ou extraperitoneal com extensão para o colo ou trígono da bexiga

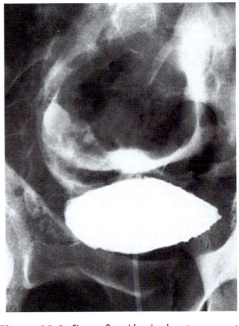

Figura 23.8 Cistografia evidenciando extravasamento de contraste para a cavidade peritoneal, através da cúpula vesical, devido a laceração da mesma por trauma abdominal fechado.

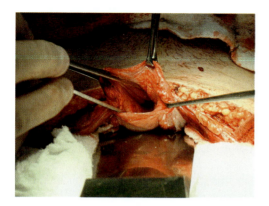

Figura 23.9 Aspecto cirúrgico da laceração da cúpula vesical demonstrada na cistografia da Figura 23.8.

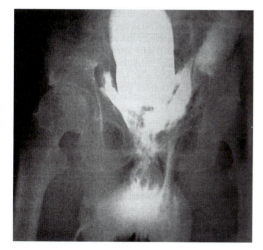

Figura 23.10 Cistografia evidenciando extravasamento de contraste para a região pélvica extraperitoneal, através da região inferior da bexiga, devido a laceração da mesma.

Tratamento

As lesões vesicais de grau I podem ser tratadas de modo conservador ou, eventualmente, com sondagem vesical por 7 dias.

As lesões de graus II e III (extraperitoneais) devem ser tratadas inicialmente com sondagem vesical por 21 dias. Após esse período, realiza-se nova cistografia para confirmação do fechamento da lesão. A falha no tratamento com sondagem vesical após 21 dias ou outras complicações durante o tratamento conservador indicam a necessidade de correção cirúrgica da lesão por meio de sutura da laceração vesical em dois planos, seguida de sondagem vesical por 7 dias.[4]

As lesões de graus II (intraperitoneais) e IV apresentam indicação cirúrgica imediata e devem ser tratadas com sutura da laceração vesical em dois planos (o primeiro com sutura da mucosa vesical e o segundo com sutura da camada seromuscular da parede da bexiga), seguida de sondagem vesical por 7 dias.

Nas lesões de grau V ou com comprometimento de outras vísceras associadas, em especial lesões retais, há indicação para correção cirúrgica imediata da lesão, independentemente da porção vesical acometida ou extensão da mesma. Isso porque a chance de correção por tratamento clínico é baixa, e a chance de complicações como fístulas e infecções é muito alta.

Complicações

O tratamento das lesões vesicais pode levar a complicações tardias, como infecção urinária de repetição, fístulas urinárias e baixa capacidade vesical.

TRAUMA URETRAL

Epidemiologia

As lesões uretrais ocorrem quase exclusivamente em homens. Em mulheres são raras e, em geral, iatrogênicas durante cirurgias vaginais.

Com finalidade didática, a uretra masculina pode ser dividida em quatro segmentos:

- Peniano
- Bulbar
- Membranoso
- Prostático.

Os traumas iatrogênicos são frequentes, podem acometer qualquer segmento e acontecem durante os procedimentos de instrumentação uretral. As lesões de sondagem são as mais comuns e afetam, na sua maioria, a uretra bulbar.

O segmento peniano, em função de sua posição externa, é mais frequentemente lesado por traumas externos penetrantes ou em associação com trauma peniano em ereção.

A uretra bulbar é lesada com frequência por traumas perineais diretos, como quedas "a cavaleiro" e agressões com trauma perineal.

Os segmentos membranoso (contendo o esfíncter uretral externo) e prostático formam a uretra posterior e são mais lesados por traumas fechados associados à fratura de bacia, nos quais o deslocamento ósseo leva a consequente lesão uretral na altura do esfíncter uretral externo.

A Tabela 23.4 apresenta a classificação do trauma uretral de acordo com o tipo de lesão.

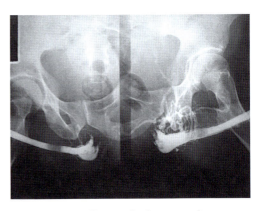

Figura 23.11 Uretrografia demonstrando extravasamento de contraste na região da uretra bulbar devido a laceração da mesma por trauma contuso.

Quadro clínico

A uretrorragia é um sinal bastante frequente. Podem ser observados ainda retenção urinária, dor perineal, hematoma perineal em "asa de borboleta", massa perineal palpável e próstata elevada ao toque retal. A presença de fratura de bacia deve sempre levantar a suspeita de lesão uretral.

Diagnóstico

O exame de eleição para diagnóstico das lesões de uretra é a uretrografia.[2,4] Porém, outros exames podem ser realizados, como US e ressonância magnética (RM), mas sem a praticidade da uretrografia (Figura 23.11).

Tratamento

A conduta inicial na suspeita de trauma de uretra é jamais realizar tentativa de sondagem vesical antes de uretrografia, uma vez que a sondagem vesical pode piorar significativamente o grau da lesão uretral.

As lesões de graus I e II podem ser tratadas com o modo conservador ou, eventualmente, com sondagem vesical por 7 dias.[4]

As lesões com lacerações da uretra peniana por ferimentos penetrantes, ou associadas à fratura peniana, devem ser tratadas com correção cirúrgica imediata. Nos casos de ruptura parcial, deve ser realizada sutura da laceração e mantida

Tabela 23.4 Classificação do trauma uretral.

Grau	Tipo	Descrição da lesão
I	Contusão	Sangue no meato uretral, uretrografia normal
II	Lesão por estiramento	Alongamento da uretra sem extravasamento à uretrografia
III	Ruptura parcial	Extravasamento de contraste no local da lesão com visualização da bexiga na uretrografia
IV	Ruptura completa	Extravasamento de contraste no local da lesão sem visualização da bexiga na uretrografia, separação dos cotos uretrais < 2 cm
V	Ruptura completa	Ruptura completa com separação dos cotos uretrais > 2 cm ou com extensão para próstata ou vagina

sonda vesical por 21 dias. Nos de ruptura total da uretra, deve ser realizado desbridamento das bordas da lesão e anastomose uretrouretral terminoterminal após espatulamento dos cotos.

As lesões de grau III das demais porções da uretra podem ser tratadas por cistostomia imediata e correção cirúrgica posterior, ou por uretroscopia com passagem de sonda vesical sobre fio-guia após visualização direta da lesão.[1,4] A decisão entre as duas modalidades de tratamento depende basicamente da experiência do cirurgião, uma vez que a própria uretroscopia pode agravar a lesão quando realizada inadequadamente.

As lesões com laceração total e separação entre os cotos uretrais inferior a 2 cm (grau IV) em relação às demais porções da uretra também podem ser tratadas por cistostomia imediata e correção cirúrgica posterior, ou, sempre que possível, deve-se tentar realinhamento uretral primário por uretroscopia e passagem de sonda vesical sobre fio-guia após visualização direta da lesão.[5] Este reduz significativamente complicações tardias, como estenose, disfunção erétil e incontinência urinária.

Nas lesões uretrais de grau V, a conduta inicial é a realização de cistostomia e correção cirúrgica posterior com uretroplastia. Em geral, a correção definitiva deve ser postergada por 3 meses, com a finalidade de aguardar a melhora das condições locais para anastomose.

Há várias opções cirúrgicas para tratamento postergado das lesões uretrais, com diversas técnicas descritas. No entanto, a prioridade deve ser a tentativa de dissecção e mobilização dos cotos uretrais, o desbridamento das bordas da lesão e a anastomose uretrouretral terminoterminal, procedimento que, quando factível, apresenta os melhores resultados.

Em todos os casos em que há laceração uretral parcial ou total e a sondagem vesical é realizada de maneira primária, a sonda deve ser mantida por 21 dias após o procedimento.

Complicações

A complicação mais frequente é a estenose uretral, que acontece principalmente nos casos em que a opção pelo tratamento é por cistostomia imediata e correção cirúrgica posterior. Além disso, incontinência urinária e disfunção erétil podem ser observadas nos casos de lesões de uretra posterior.

REFERÊNCIAS BIBLIOGRÁFICAS

1. Morey AF, Brandes S, Dugi III DD et al. Urotrauma American Urological Association Guideline. 2014. Disponível em: http://www.auanet.org/education/guidelines/urotrauma.cfm.
2. Nardi AC, Nardozza Junior A, Bezerra CA et al. Urologia Brasil. São Paulo: Planmark; 2013.
3. Reis RB, Zequi SC, Zeratti Filho M. Urologia moderna. São Paulo: Lemar; 2013.
4. Summerton DJ, Djakovic N, Kitrey ND et al. European Association of Urology Guidelines on Urological Trauma. 2014. Disponível em: http://www.uroweb.org/guidelines/online-guidelines.
5. Wein AJ, Kavoussi LR, Novick AC et al. Campbell – Walsh urology. 10. ed. Philadelphia. Elsevier, 2012.

24 Hipertensão Intra-abdominal e Síndrome Compartimental Abdominal

Bruno Monteiro Pereira
Gustavo Pereira Fraga

INTRODUÇÃO

Hipertensão intra-abdominal (HIA) e síndrome compartimental abdominal (SCA) são temas contemporâneos e intercorrências comuns em pacientes clínicos, mas principalmente cirúrgicos. Para que se tenha uma ideia da importância do tema, eis duas perguntas fundamentais:

▸ Você conhece a Sociedade Mundial de Síndrome de Sjögren?
▸ Você conhece a Sociedade Mundial sobre Insuficiência Cardíaca?

Certamente, nunca se ouviu falar sobre as sociedades mencionadas; afinal, elas simplesmente não existem. Entretanto, a World Society of Abdominal Compartment Syndrome (WSACS) está disposta a estudar e protocolar a síndrome compartimental abdominal, dada a relevância do assunto e sua importância no âmbito mundial.[1-4]

O último protocolo, ou diretriz, publicado pela WSACS foi em 2013, quando especialistas no tema se reuniram em Cartagena, Colômbia, e lançaram as últimas atualizações sobre HIA e SCA.[3,4] Assim, todo o conteúdo deste capítulo será baseado nas evidências mais atuais sobre o tema, focando, contudo, na situação crítica de pacientes politraumatizados.

CONCEITOS

Antes de um aprofundamento no assunto, alguns conceitos precisam ser recordados:[3-6]

▸ PIA é a pressão intra-abdominal normal e pode variar de 0 a 5 mmHg
▸ No paciente crítico, a PIA pode variar, sendo considerada normal quando entre 5 e 7 mmHg
▸ PPA é a pressão de perfusão abdominal, que se resume no cálculo: PPA = PAM – PIA
▸ A PPA é mais sensível do que a PIA, o pH, o excesso de bases e o lactato na predição de falência múltipla orgânica (FMO)
▸ A PPA deve ser mensurada em mmHg (objetivando manter-se inferior a 60 mmHg)
▸ A HIA é a pressão intra-abdominal considerada patológica, quando se mantém sustentada por três mensurações consecutivas e obedece a uma classificação de gravidade:
  • Grau I: 12 a 15 mmHg
  • Grau II: 16 a 20 mmHg
  • Grau III: 21 a 25 mmHg
  • Grau IV: acima de 25 mmHg
▸ A SCA é definida pela equação SCA = HIA + FMO
▸ A SCA é a PIA > 20 mmHg, ou seja, HIA graus III e IV

- A SCA pode se dividir em:
  - Primária: quando a etiologia da HIA/SCA está presente no compartimento abdominopélvico
  - Secundária: quando a etiologia da HIA/SCA *não* está presente no compartimento abdominopélvico
  - Terciária ou recorrente: quando o paciente já foi acometido por SCA primária ou secundária e, desta vez, recorre com novo episódio de SCA.

DIAGNÓSTICO

Para entender o diagnóstico de HIA e SCA, será apresentado o caso clínico a seguir.

Caso clínico

Paciente, 22 anos, vítima de múltiplos ferimentos por arma de fogo em topografia toracoabdominal, chega ao pronto-socorro levado por familiares com pressão arterial sistêmica (PAS) igual a 60 mmHg, frequência cardíaca (FC) de 144 bpm, frequência respiratória (FR) de 32 irpm, pálido, sudoreico, com pressão de perfusão capilar baixa e eletrocardiograma (ECG) igual a nove. Logo na admissão, ele sofre parada cardiorrespiratória presenciada pelo cirurgião do trauma de plantão, que opta por toracotomia de reanimação, clampeamento aórtico, ativação do protocolo de transfusão massiva (segundo critérios do *ABC score*) e utilização de 1 g de antifibrinolítico. Poucos minutos após o início da reanimação, o paciente apresenta sinais de vida e é conduzido ao centro cirúrgico para controle de danos.

Em cerca de 40 minutos, o paciente deixa a sala de cirurgia em direção à unidade de terapia intensiva (UTI) – trauma, com drenagem de tórax fechada à esquerda, em peritoniostomia, tendo recebido cerca de 20 ℓ de volume (cristaloides e hemoderivados) e em uso de 1,0 μg/kg/h de norepinefrina.

Durante a leitura desse caso, o que de fato estimula a pensar que o paciente precisa da mensuração da PIA e quando? Ele tem pouca ou muita chance de evoluir com HIA/SCA?

O caso clínico, sem dúvida, representa o dia a dia dos mais congestionados centros de emergência do país. Fica claro que se trata de um paciente em *"extremis"*, com alto índice de gravidade.

Segundo a WSACS, o que determina se um paciente crítico deve ou não ter a PIA mensurada na admissão à UTI é a presença de apenas *um* fator de risco. Dessa maneira, os fatores de risco para HIA/SCA devem estar sempre atualizados por parte do intensivista, cirurgião ou plantonista, para que o diagnóstico precoce seja realizado com eficácia e as medidas de tratamento sejam tomadas o mais precocemente possível.[3,4] Infelizmente, o exame físico não é um método de boa acurácia para o diagnóstico da HIA/SCA. O valor preditivo positivo em não se diagnosticar HIA ao exame físico é de 70%, ou seja, há apenas 30% de chance de acertar o diagnóstico de HIA.[7-10] Seguindo o mesmo raciocínio, os sinais clínicos para pacientes críticos como o do caso descrito não são fidedignos. Por exemplo, um sinal clínico precoce para o diagnóstico da SCA seria a oligúria, já que os rins sofrem precocemente com o aumento da pressão intra-abdominal. Todavia, um paciente que permaneceu em choque grau IV por um considerável período de tempo, apresentou parada cardiorrespiratória, foi reanimado, recebeu um enorme volume transfundido e agora se apresenta com 50% da dose máxima de norepinefrina para manter-se com pressão de perfusão compatível com a vida certamente também tem imensurável chance de desenvolver oligúria – seja pré-renal, por hipoperfusão, ou renal, por necrose tubular aguda –, tornando esse sinal clínico absolutamente inespecífico.[10-13]

Assim, a única maneira de se diagnosticar precocemente a HIA/SCA é o grau de suspeição na admissão de seu paciente, retornando uma vez mais aos fatores de risco.[7-9]

Mensuração da pressão intra-abdominal

Atualmente, o método padrão de mensuração da PIA é o indireto, pela bexiga e com sonda vesical de demora. No Brasil, a PIA é comumente mensurada em coluna de água, preferencialmente em sonda de três vias, da mesma maneira que se mensura a pressão venosa central. Tal método, no entanto, é mais trabalhoso e sujeito a mais vieses de mensuração. É importante frisar que, quando mensurada em coluna de água, a medida se expressa em cmH$_2$O, devendo, portanto, ser convertida em mmHg (dividindo-se por 1,36) para o cálculo da PPA.[10,11]

Nos grandes centros, é possível determinar a PIA com dispositivos modernos de mensuração objetiva e leitura semicontínua.

Em geral, no momento da aferição da PIA, o paciente deve estar em decúbito supino neutro, com o transdutor zerado na linha axilar anterior e em expiração. A realização das medidas deve ser de 6 em 6 horas, no mínimo, ou menos (4/4 horas). A WSACS ainda não tem evidência para determinar se o intervalo inferior a 6 horas é benéfico para o paciente com vigência de HIA/SCA.[2-4,10,11]

Ainda referente à mensuração da PIA, uma vez que a bexiga está drenada e, portanto, vazia, o cateter de *Folley* deve ser fechado, e o volume de 25 mℓ de solução cristaloide deve ser instilado para que a bexiga transduza a pressão abdominal por meio de suas paredes, agora adequadamente complacentes.[2-4,10-13]

TRATAMENTO

Os princípios básicos essenciais para o tratamento da HIA/SCA são:

- Monitoramento seriado da PIA
- Otimização da perfusão sistêmica e da função orgânica
- Instituição de intervenções clínicas específicas para controle e redução da PIA
- Descompressão cirúrgica imediata para PIA refratária às medidas anteriores.

Com base nos princípios básicos descritos anteriormente, na presença de HIA, medidas clínicas devem ser empregadas, objetivando o impedimento da evolução crescente da PIA e a melhora do quadro. A negligência de intervenção piora o prognóstico do paciente a cada hora e aumenta a probabilidade de mortalidade, com elevação da resistência vascular periférica, diminuição do débito cardíaco, aumento do esforço e da dificuldade respiratória e diminuição da pressão de perfusão cerebral.[13]

A WSACS disponibiliza em seu *site* as estratégias e medidas aplicáveis no tratamento clínico da HIA, as quais são cada vez mais reconhecidas como importantes fatores na prevenção e no tratamento da complicação.[4]

Algumas ações, como reduzir o tônus da musculatura toracoabdominal com sedação, analgesia e bloqueio neuromuscular, reduzem potencialmente a PIA para níveis mais baixos e, por isso, são importantes medidas clínicas a serem tomadas no cuidado do paciente crítico com diagnóstico de HIA. Ainda não há disponíveis na literatura estudos prospectivos que avaliem os riscos e benefícios da sedação e analgesia na HIA/SCA. As medidas descritas anteriormente são, na verdade, potenciais adjuntos no controle da HIA, baseados no conhecimento atual de sua fisiopatologia.[11-13]

Sonda nasogástrica, enemas e descompressão endoscópica são outros métodos simples e minimamente invasivos, utilizados para reduzir a PIA e tratar HIA graus I, II e, eventualmente, III em um cenário subagudo e que não envolva risco de morte imediata. Agentes estimuladores da motilidade gastrintestinal, como bromoprida, metaclopramida ou neostigmina, ainda não demonstraram evidências confiáveis sobre seus efeitos na evacuação do conteúdo intraluminal do intestino e, consequentemente, na diminuição do volume total da víscera, mas, ainda assim, são rotineiramente utilizados por diversos serviços de saúde.[7]

Uma vez diagnosticada SCA primária, com ou sem PPA baixa, o tratamento padrão-ouro é a descompressão cirúrgica por meio de laparotomia exploratória. Uma vez realizada a cirurgia do controle de danos, no caso de pacientes politraumatizados, ou resolvidas as causas primárias que induziram a SCA, o abdome deve, preferencialmente, ser deixado aberto, em peritoniostomia, utilizando-se de uma técnica de fechamento temporário.[13] Os requisitos de qualquer técnica de fechamento abdominal temporário são suficientes para fornecer descompressão da fáscia abdominal. O fechamento abdominal temporário ótimo não deve prejudicar a fáscia, a aponeurose ou a pele e deve facilitar a aproximação gradual da pele. A discussão detalhada sobre o manejo da peritoniostomia não faz parte do escopo deste capítulo; entretanto, vale enfatizar que as técnicas disponíveis para manutenção do abdome aberto são importantes estratégias de prevenção da SCA, embora apresentem significativas morbidade e mortalidade.

Publicações recentes demonstraram que a indicação cirúrgica precoce em vigência de SCA resultou em cerca de 80% menos complicações, incluindo infecções, sepses, fístulas e abscessos.[7,10-13] A drenagem percutânea do líquido peritoneal é uma opção atraente e bem documentada em pacientes queimados e na literatura pediátrica. Esse método pode funcionar na presença de ascite, por exemplo, mas é muito improvável que seja eficiente no controle da HIA/SCA de pacientes submetidos à laparotomia exploratória, principalmente traumatizados submetidos à cirurgia do controle de danos, em que a SCA seja causada por edema intestinal, compressas utilizadas no empacotamento abdominal, líquido residual e coágulos. Além disso, quando utilizada a técnica de controle de danos, o paciente apresenta-se com múltiplas lesões intra-abdominais, e a presença de SCA no primeiro dia pós-operatório significa mais provavelmente ressangramento. Assim, a drenagem percutânea do abdome claramente não soluciona o problema.[12] Recidiva do sangramento obviamente exige reavaliação da hemostasia abdominal, com descompressão e laparotomia exploratória. Drenagem percutânea do abdome pode ser uma ferramenta valiosa para um selecionado grupo de doentes, em que a SCA primária se desenvolve durante o tratamento não operatório de lesões isoladas em órgãos sólidos abdominais (fígado e baço). Outra opção de drenagem para indivíduos com hematoma intra-abdominal retido por trauma de vísceras maciças, principalmente fígado, e que estejam com HIA refratária às medidas clínicas e em progressiva evolução para SCA, é a videolaparoscopia, com lavagem e aspiração do conteúdo remanescente do hematoma e revisão da cavidade. Contudo, infelizmente, ainda não existem evidências claras e concretas das indicações dessa técnica.

Com relação ao tratamento da HIA/SCA, foram selecionados seis passos especialmente importantes para serem memorizados:[3-4]

- Evacuar o conteúdo intestinal intraluminal
- Esvaziar o conteúdo extraluminal abdominal e/ou retroperitoneal
- Melhorar complacência abdominal (p. ex., uso de bloqueadores neuromusculares)
- Otimizar a administração de fluidos (reanimação balanceada/vasopressor?)
- Otimizar a perfusão tecidual
- Indicar intervenção cirúrgica precoce.

PROPOSTA DE PROTOCOLO

A disciplina de cirurgia do trauma (DCT) da Faculdade de Medicina da Universidade Estadual de Campinas (Unicamp) tem, atualmente, um rígido protocolo para diagnóstico da HIA/SCA, o qual está disponível nos balcões da UTI do trauma em local de fácil visualização. Se, na admissão do paciente, a enfermeira encarregada do setor avaliar os fatores de risco para HIA/SCA e encontrar algum deles presente, estará autorizada a instalar um dispositivo para mensuração (seja coluna de água ou método de mensuração direta) da PIA.

As Tabelas 24.1 e 24.2, e a Figura 24.1 representam de modo sequencial o Protocolo DCT para determinação diagnóstica da HIA/SCA.

Tabela 24.1 — Protocolo DCT | Passo 1 – análise de fatores de risco.

Casos de hipertensão intra-abdominal (HIA)

Se o paciente apresentar *um* ou *mais* dos fatores de risco a seguir, deve-se mensurar PIA:

1. Diminuição da complacência da parede abdominal:
   - Falência respiratória aguda, especialmente com pressão intratorácica elevada
   - Cirurgia abdominal de grande porte
   - Trauma grave/queimaduras
   - Posição prona, cabeceira da cama > 30°, IMC ≥ 35
2. Aumento da pressão intraluminal do trato digestivo:
   - Gastroparesia
   - Íleo
   - Pseudo-obstrução colônica (síndrome de Ogilvie)
3. Aumento do conteúdo abdominal:
   - Hemoperitônio/pneumoperitônio
   - Ascite/disfunção hepática
4. Extravasamento capilar/reanimação massiva
   - Acidose (pH < 7,2)
   - Hipotensão
   - Hipotermia (temperatura interna < 33°C)
   - Politransfusão (> 10 unidades de sangue/24 h) coagulopatia (plaquetas < 5.500/mm^3 *ou* tempo de protrombina (PT) > 15 s *ou* tempo de tromboplastina parcial (PTT) > 2 vezes o normal *ou* INR > 1,5)
   - Reposição volêmica maciça (> 5 ℓ/24 h)
   - Pancreatite
   - Sepse
   - Trauma grave/laparotomia controle de danos

IMC: índice de massa corporal; INR: International Normalized Ratio; PIA: pressão intra-abdominal.
Fonte: adaptada de DCT, Unicamp.

Tabela 24.2 — Protocolo DCT | Passo 2 – mensuração, conversão e classificação.

Método de mensuração (sete passos)

1. Sonda vesical de três vias
2. Instalação do método de coluna de água ou AbViser® (mensuração semicontínua/monitor)
3. Posicionar paciente em decúbito "zero"
4. Posicionar o transdutor de pressão na altura da crista ilíaca do paciente (linha axilar anterior)
5. Instilar 25 mℓ de solução fisiológica na bexiga
6. Manter paciente em expiração final total
7. Manter a PIA

Cálculo de conversão

- Mensurar a PIA em cmH$_2$O, dividir por 1,36 para determinar o valor em mmHg
- Calcular a pressão de perfusão abdominal: PPA = PAM – PIA

Classificação da HIA

Grau I	12 a 15 mmHg
Grau II	16 a 20 mmHg
Grau III	21 a 25 mmHg
Grau IV	> 25 mmHg

HIA: hipertensão intra-abdominal; PAM: pressão arterial média; PIA: pressão intra-abdominal; PPA: pressão de perfusão abdominal.
Fonte: adaptada de DCT, Unicamp.

Capítulo 24 Hipertensão Intra-abdominal e Síndrome Compartimental Abdominal

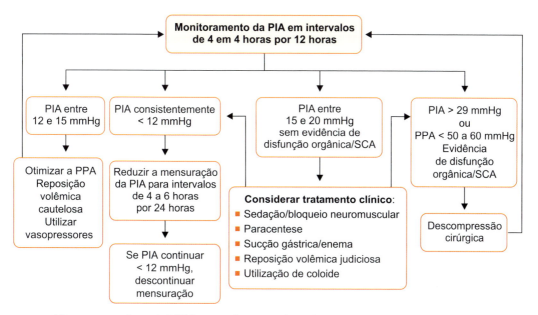

Figura 24.1 Protocolo DCT | Passo 3 – fluxograma de conduta. (*Fonte*: adaptada de DCT, Unicamp.)

PIA: pressão intra-abdominal; PPA: pressão de perfusão abdominal; SCA: síndrome compartimental abdominal.

REFERÊNCIAS BIBLIOGRÁFICAS

1. Carr JA. Abdominal compartment syndrome: a decade of progress. J Am Coll Surg. 2013; 216(1):135-46.
2. Pereira BM, Fraga GP. Síndrome compartimental abdominal. Sistema de educação médica continuada à distância – Proaci. Porto Alegre: Artmed; 2013; 9(2):57-77.
3. Kirkpatrick AW, Roberts DJ, De Waele J et al. Pediatric Guidelines Sub-Committee for the World Society of the Abdominal Compartment Syndrome. Intra-abdominal hypertension and the abdominal compartment syndrome: updated consensus definitions and clinical practice guidelines from the World Society of the Abdominal Compartment Syndrome. Intensive Care Med. 2013; 39(7):1190-206.
4. World Society of the Abdominal Compartment Syndrome. Disponível em: http://www.wsacs.org/.
5. Sugrue M, Buhkari Y. Intra-abdominal pressure and abdominal compartment syndrome in acute general surgery. World J Surg. 2009; 33(6):1123-7.
6. Ameloot K, Gillebert C, Desie N et al. Hypoperfusion, shock states, and abdominal compartment syndrome (ACS). Surg Clin North Am. 2012; 92(2):207-20, vii.
7. Luckianow GM, Ellis M, Governale D et al. Abdominal compartment syndrome: risk factors, diagnosis, and current therapy. Crit Care Res Pract. 2012; 2012:908169.
8. Harrell BR, Melander S. Identifying the association among risk factors and mortality in trauma patients with intra-abdominal hypertension and abdominal compartment syndrome. J Trauma Nurs. 2012; 19(3):182-9.
9. Balogh ZJ, Leppaniemi A. Patient populations at risk for intra-abdominal hypertension and abdominal compartment syndrome. Am Surg. 2011; 77(Suppl 1):S12-6.
10. Cheatham ML, De Waele J, Kirkpatrick A et al. Criteria for a diagnosis of abdominal compartment syndrome. Can J Surg. 2009; 52(4):315-6.
11. Papavramidis TS, Marinis AD, Pliakos I et al. Abdominal compartment syndrome – intra-abdominal hypertension: defining, diagnosing, and managing. J Emerg Trauma Shock. 2011; 4(2):279-91.
12. Rizoli S, Mamtani A, Scarpelini S et al. Abdominal compartment syndrome in trauma resuscitation. Curr Opin Anaesthesiol. 2010; 23(2):251-7.
13. Cheatham ML, Safcsak K. Is the evolving management of intra-abdominal hypertension and abdominal compartment syndrome improving survival? Crit Care Med. 2010; 38(2):402-7.

25 Trauma Pélvico

Paulo César Rozental Fernandes
Daniel Eichemberg Fernandes e Maia
Marcelo A.F. Ribeiro Jr.

INTRODUÇÃO

A energia mecânica requerida para o rompimento do anel pélvico é também a geradora de lesões múltiplas de estruturas e órgãos vizinhos. Na atualidade, traumas pélvicos representam aproximadamente 3% de todas as fraturas. Do total, 12% podem constituir causa primária de morte, e lesões abdominais concomitantes estão presentes em 40 a 70% dos casos. Noventa por cento dos pacientes com fraturas pélvicas têm outras lesões associadas, principalmente cefálicas e de membros. Por motivos como esses, uma fratura pélvica simples indica um trauma grave, com chances de complicações para o paciente e até mesmo óbito.[1]

Superfícies ósseas fraturadas, plexos venosos pélvicos, lesões arteriais e extrapélvicas, principalmente abdominais, são listadas como as principais fontes de hemorragia em pacientes com fraturas pélvicas instáveis e choque hemodinâmico.

O prognóstico depende do rápido controle do sangramento. Tendo em vista a grande possibilidade de lesões associadas, por vezes tal ação só é possível em um centro cirúrgico.[2,3]

Pode-se considerar a realização de angiografia e embolização em alguns locais, enquanto o tamponamento pélvico pré-peritoneal é cada vez mais realizado em casos em que não há essa possibilidade, restando ainda a possibilidade de ligar as artérias ilíacas internas, como "medida de salvamento", por meio do acesso pré-peritoneal.[4,5]

ANATOMIA

A pelve constitui-se de ílio, ísquio, púbis, sacro e estruturas ligamentares. O anel pélvico tem por limites:[5]

▶ Cranial: plano oblíquo estendendo-se desde a borda superior do púbis até o promontório, correspondendo à abertura superior da pelve
▶ Caudal: linha irregular que se origina no vértice do cóccix, passa pelos ísquios e sobe até a parte inferior da sínfise púbica, correspondendo à abertura inferior da pelve.

A bexiga; o reto; as artérias sacral média, ilíaca interna e seus ramos; as veias homônimas; os vasos linfáticos; os nervos da cadeia sacral do simpático, do plexo sacral e do plexo sacrococcígeo; a próstata, a vesícula seminal e os deferentes no homem; o útero e a vagina na mulher são estruturas que ocupam a cavidade pélvica.[5]

MECANISMO DE TRAUMA

O Manual do Curso de Alunos, Advanced Trauma Life Support (ATLS®), do Comitê de Trauma do American College of Surgeons (ACS) considera como possíveis mecanismos de trauma:[4]

▶ Compressão lateral: decorrente de colisões automobilísticas. Em geral, apresenta rotação interna da hemipelve atingida, tração pubiana

contra estruturas geniturinárias inferiores, com lesões vesicais e/ou uretrais, e fraca associação a hemorragias com risco de morte
- Compressão anteroposterior: mais relacionada com atropelamentos de pedestres, colisões de motocicleta, esmagamento direto da pelve e queda de altura superior a 3,5 metros. Pode haver disfunção da sínfise do púbis, rupturas de ligamentos ósseos posteriores, fraturas sacroilíacas (com ou sem luxações) ou fraturas sacrais. Hemorragia advinda do complexo venoso posterior da pelve e de ramos da artéria ilíaca interna (mais raramente) podem resultar do rompimento do anel pélvico
- Cisalhamento vertical: instabilidade pélvica importante resultante da ruptura dos ligamentos sacroespinosos e sacrotuberosos, fruto da aplicação de energia no plano vertical por meio das faces anterior e posterior da pelve
- Padrões complexos combinados: lesões graves e complexas com sangramento volumoso, fruto da associação de compressão e cisalhamento da pelve.

CLASSIFICAÇÃO DO TRAUMA PÉLVICO

Em relação à gravidade das lesões, as fraturas pélvicas podem ser classificadas em:[5]

- Fraturas pélvicas simples: associadas a lesões menores de tecidos moles, concomitantes ou não à instabilidade osteoligamentar. Respondem por 90% das fraturas pélvicas
- Trauma pélvico complexo: fraturas associadas a lesões graves de partes moles, representando quase 10% dos casos, com mortalidade de até 33% do total. Pode haver comprometimento do sistema urogenital, de vísceras ocas e lesões neurovasculares
- Fratura com instabilidade pélvica e hemodinâmica
- Hemipelvectomia traumática (parcial ou total): fraturas associadas ao deslocamento de uma ou duas hemipelves e à ruptura completa de estruturas, vasos e nervos da pelve.

DIAGNÓSTICO

Exame físico

Devem-se pesquisar abrasões, contusões, lacerações e fraturas à inspeção. Sangue no meato uretral sugere fortemente a presença de lesão dessa estrutura, embora não se deva excluir tal possibilidade em caso de ausência desse achado. Equimoses ou hematomas no escroto e no períneo também se relacionam com a lesão uretral.

Nesses casos, o toque retal pode informar:[4,5]

- Sensibilidade do períneo
- Tônus do esfíncter anal
- Posicionamento da próstata.

A atopia prostática sugere lesão uretral e fratura pélvica, enquanto sangramentos podem significar também perfuração intestinal concomitante. O exame vaginal deve ser realizado na suspeita de lesão. Em casos de ferimentos perineais complexos, a execução do toque bimanual auxilia na identificação de lesões. A significativa associação com lesões intra-abdominais impõe a avaliação atenta da região glútea.

A avaliação da estabilidade pélvica pela compressão das cristas ilíacas tem grande relevância e deve ser realizada por um único examinador, em uma única oportunidade, com manobras cuidadosas, evitando a mobilização grosseira de pontos de fratura. Discrepância no comprimento ou na rotação dos membros inferiores, sem evidência de fratura da extremidade em si, é sinal de instabilidade mecânica e pode estar presente em casos de fraturas pélvicas.[4,5]

Atendimento inicial

O paciente com suspeita de fratura pélvica deverá ser submetido às mesmas orientações estabelecidas para qualquer trauma, conforme o ATLS®.[4]

Exames complementares

No paciente vítima de trauma fechado multissistêmico, as radiografias (incidências anteroposterior e lateral) são de grande importância para avaliação da pelve. Em decorrência do pouco valor atribuível ao exame físico da pelve, a arquitetura óssea da região e sua análise radiográfica são fundamentais. Contudo, a avaliação da pelve por radiografias convencionais costuma ser imprecisa.[4,5]

A ultrassonografia (US) abdominal deve ser realizada nos pacientes com traumas múltiplos, especialmente naqueles que se encontram em estado de choque. Além dos exames radiológicos, tal conduta deve ser preconizada mesmo quando houver apenas suspeita de fratura pélvica. Como alternativa, o lavado peritoneal diagnóstico pode ser feito em locais em que a US não esteja disponível para as equipes.[4,5]

Nos pacientes com estabilidade hemodinâmica, está indicada a tomografia computadorizada (TC), que pode evidenciar focos de hemorragia pélvica, detalhar desvios em fraturas e avaliar lesões que afetem a região sacroilíaca. Porém, sua singularidade está em auxiliar no diagnóstico das fraturas sacrais e na avaliação do acetábulo. Tal diagnóstico pode apresentar maiores dificuldades, sendo necessários cortes mais "finos", entre 3 e 5 mm, o que aumenta a probabilidade de detecção dessas alterações.[5]

Em casos de suspeita de ruptura da uretra membranosa ou da bexiga, a uretrocistografia retrógrada pode ser indicada como alternativa diagnóstica. Torna-se obrigatório realizar um uretrograma para confirmar a integridade da uretra antes da passagem de uma sonda vesical se:

- Não for possível urinar espontaneamente
- Ocorrer fratura instável do anel pélvico
- Houver sangue no anel uretral
- Houver hematoma em bolsa testicular
- Existir equimose perineal
- Ocorrer deslocamento cranial da próstata no exame retal.

Na ocorrência de lesões uretrais, a avaliação primária ou secundária pode representar a necessidade de inserção de um cateter suprapúbico (cistostomia), preferencialmente guiada por US.[5]

TRATAMENTO

Conhecer o mecanismo de lesão, a gravidade ou o tipo de fratura pélvica não confere a capacidade de prever ausência, presença ou extensão de lesões vasculares. Conceitos de controle de danos (*damage control*) crescem nessa área, em especial pelos resultados frustrantes da abordagem cirúrgica invasiva. Fraturas pélvicas em potencial devem ser estabilizadas com o intuito de reduzir a hemorragia. Dispositivos de compressão apropriados (Figura 25.1) ou mesmo um lençol podem ser utilizados, já que o sangramento é, principalmente, originário das veias e dos focos de fratura. Deve-se dedicar atenção especial aos sangramentos de origem abdominal, que deverão ser excluídos ou tratados cirurgicamente.[6]

A fixação externa da pelve (Figura 25.2) é indicada para pacientes com fraturas pélvicas e instabilidade hemodinâmica. Diversos cenários poderão

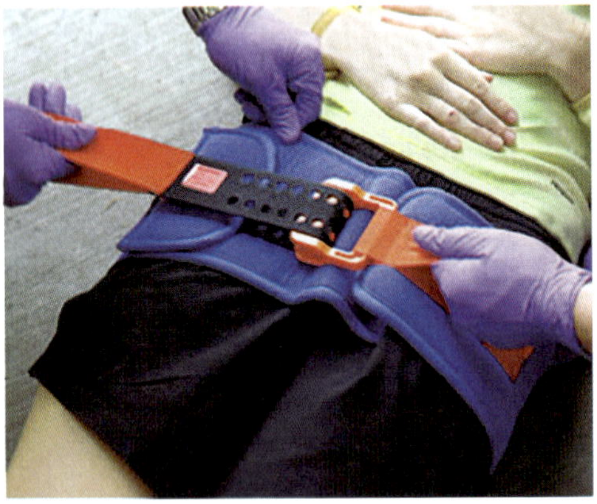

Figura 25.1 Faixa compressiva na pelve.

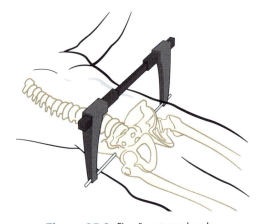

Figura 25.2 Fixação externa da pelve.

ser utilizados para a fixação, de acordo com a disponibilidade da instituição. Assim, o centro cirúrgico, a sala de emergência ou a unidade de terapia intensiva (UTI) podem ser usados, devendo-se privilegiar a celeridade do procedimento. Pacientes com estabilidade hemodinâmica poderão ser submetidos a fixação interna definitiva.[5,6]

Se houver instabilidade hemodinâmica e refratariedade às medidas tomadas para contenção do sangramento, deve-se suspeitar de uma causa arterial. Nesses casos, poderão ser cogitados sangramentos originários das artérias ilíacas e de seus ramos, e fraturas das regiões sacroilíacas e do sacro, considerando a realização de arteriografia seletiva pélvica.[5]

O tamponamento extraperitoneal do sangramento pélvico é outra opção. Nessa abordagem, realizam-se incisão mediana infraumbilical e abertura da linha média, com o paciente em decúbito dorsal horizontal. O peritônio parietal é exposto e mantido intacto, sendo afastado da parede anterior do abdome mediante dissecção romba. Tal manobra permite que o espaço retroperitoneal seja alcançado até a articulação sacroilíaca e tamponado por compressas à direita e à esquerda. A síntese da linha média e do tecido deverá ser efetuada de maneira rápida. Pode-se considerar a complementação dessa terapêutica com angiografia e fixação mecânica da pelve. Dependendo da evolução clínica, as compressas poderão ser retiradas após 24 ou 48 horas.[5]

Outra maneira de conter a hemorragia é a laparotomia. Apesar de ser mais agressiva, por vezes não consegue interromper um sangramento difuso, em especial se tiver origem retroperitoneal. Considerada uma "tática secundária", utilizada posteriormente aos fixadores externos, se mal indicada, pode aumentar a mortalidade.[5]

Hemorragia intraperitoneal versus hemorragia pélvica

Sinais de hemorragia intraperitoneal ou perfuração de víscera oca em pacientes com fraturas instáveis de pelve indicam a necessidade de realizar uma laparotomia exploratória de urgência. Do mesmo modo, a evidência de líquido livre na cavidade peritoneal à US abdominal ou ao lavado peritoneal diagnóstico positivo fortalece a indicação de "exploração peritoneal". Além de ser "examinador-dependente", devido à presença de sangue na cavidade abdominal proveniente de lesões intraperitoneais ou originário do retroperitônio, nem sempre será possível distinguir a origem do sangramento com o emprego da US. Portanto, não se deve descartar um foco hemorrágico abdominal em pacientes com resultados negativos, fato comprovado com o elevado número de resultados falso-negativos.[4,7]

Antes de uma conduta definitiva, pacientes com sinais vitais estáveis e líquido livre na cavidade peritoneal devem ser submetidos a TC abdominal com contraste. Idealmente, como a integridade da parede abdominal contribui para manutenção do volume pélvico retroperitoneal, a fixação externa da fratura pélvica deverá ser feita previamente à laparotomia exploratória com prudência, a fim de não comprometer a abordagem abdominal.[4,7]

Trauma pelviperineal complexo

Fraturas pélvicas complexas abertas, associadas a lesões graves de tecidos moles, são os chamados traumas pelviperineais complexos. Constituem fraturas pélvicas abertas aquelas em que há solução de continuidade cutânea, retal ou vaginal, com os fragmentos ósseos. Tais lesões ocorrem em aproximadamente 2% dos traumatizados com fratura pélvica. Quando há comprometimento urológico e acometimento da musculatura do esfíncter anal, do reto extraperitoneal, da vagina e da musculatura e da inervação pélvicas nas mulheres, e acometimento do pênis, da bolsa escrotal e dos testículos nos homens, evoluem com altas morbidade e letalidade, com índices de 30 a 40%.[3]

O sangramento decorrente da lesão de vasos retroperitoneais pode resultar em hemorragia externa potencialmente letal, já que não é tamponada pelos tecidos moles, também lesados. Observados 1.171 traumatizados com fraturas de pelve, 35 (0,3%) apresentaram hipotensão arterial consequente de sangramento retroperitoneal. Contudo, apesar de infrequente, a hemorragia retroperitoneal grave (HRG) foi letal em 54% dos casos.[8]

Outro risco para os que sobrevivem ao primeiro momento é a sepse por infecção da ferida. Devido ao íntimo contato com órgãos colonizados, esses pacientes estão sujeitos a maior contaminação da região. Logo, a transfusão de hemoderivados e o controle do sangramento são fundamentais. Destaca-se também a necessidade de administração criteriosa de cristaloides com o objetivo de evitar a coagulopatia, em suma, fruto de acidose metabólica, hipotermia e hemodiluição. Assim, aquecer o doente e o cristaloide a ser infundido tornou-se importante na estratégia do tratamento.[9]

O principal objetivo em uma primeira abordagem cirúrgica é interromper a hemorragia. Desbridamentos maiores são desaconselhados, já que a remoção de tecidos isquêmicos e a confecção da colostomia podem ser efetuadas em até 24 a 48 horas. Deve-se privilegiar o controle da hemorragia e a diminuição do tempo cirúrgico, tendo como melhores opções táticas a ligadura dos maiores vasos e o uso de compressas para tamponar a ferida. Nos casos de ferimentos perineais complexos, a fixação externa precoce da fratura de pelve não apresenta bons resultados. Como o sangramento é externo, não há o efeito do "tamponamento" com a redução do volume pélvico. A angiografia seletiva para embolização dos focos hemorrágicos deve ser considerada prioridade em caso de hemostasia inadequada, sendo necessário pesar os riscos do transporte e a chance de morte por hemorragia caso o procedimento não seja realizado. A possibilidade de lesão de vasos ilíacos e femorais pelo mecanismo de trauma deve ser pensada e investigada; se confirmada, deve-se aplicar tratamento específico.[3,4]

Na fase inicial, a conduta para as lesões de bexiga extraperitoneais é a sondagem vesical por 14 dias, também realizada em lesões de cúpula vesical, com extravasamento de urina para a cavidade peritoneal, após laparotomia exploratória e sutura primária. Há controvérsias na conduta para as lesões completas de uretra. Enquanto alguns autores preconizam a aproximação dos cotos em um período precoce após o trauma, devido à gravidade dos doentes e das lesões concomitantes, o que é realizado com mais frequência é apenas uma cistostomia, deixando para um segundo momento o tratamento definitivo da lesão de uretra. Nas lesões de genitália externa masculina, o pênis e os testículos devem ser preservados ao máximo, reservando-se o cirurgião geral a ressecar apenas o tecido necrótico, mesmo em lesões graves (Figura 25.3).[3,5]

O tratamento das lesões de reto extraperitoneais tem quatro princípios propostos: sutura da lesão, colostomia de proteção, drenagem pré-sacral e lavagem do coto retal, responsáveis pela diminuição da letalidade em doentes com ferimentos militares. No cenário urbano, talvez esses quatro princípios não sejam obrigatórios para todos os doentes. Em casos de ferimentos complexos em períneo, a transversostomia faz parte do tratamento proposto, visando à prevenção da sepse perineal. Se possível, a lavagem do cólon distal e a sutura do ferimento retal por via endoanal deverão ser realizadas. Nesses pacientes, a drenagem pré-sacral não é muito utilizada.[5,9]

Lesões complexas do períneo, envolvendo musculatura pélvica e esfíncter anal, cursam com um risco significativo de morte e alta morbidade a longo prazo. O desvio do trânsito intestinal com a colostomia até o restabelecimento da continência fecal é o tratamento indicado. A reconstrução do esfíncter anal na fase aguda pode apenas aumentar as chances de sepse perineal, contribuindo para o aumento de complicações locais e sistêmicas.[9]

Birolini et al. (1990)[1] propuseram uma sistematização para a redução das taxas de infecção perineal em pacientes com trauma perineal complexo. Foram elencados como condutas: desbridamento das áreas necróticas; manutenção da ferida aberta; irrigação diária da ferida com soro fisiológico; revisão sistemática em centro cirúrgico a cada 48 e 72 horas; realização de transversostomia em alça; utilização de antibióticos de largo espectro; suporte nutricional precoce, com o uso da nutrição parenteral total; tratamento das lesões ósseas; e

Capítulo 25 Trauma Pélvico

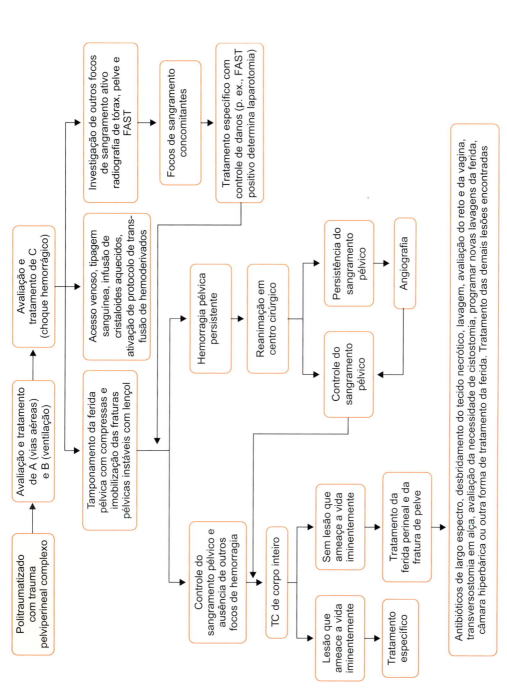

Figura 25.3 Fluxograma para a ordenação de condutas em vítimas de trauma pelviperineal complexo.

FAST: *focused assessment with sonography for trauma*; TC: tomografia computadorizada.

enxerto de pele em tempo oportuno. Atualmente, há opções adicionais para o tratamento das feridas perineais, como a oxigenoterapia hiperbárica e a terapia de pressão negativa a vácuo.[3,10]

A reconstrução perineal definitiva é realizada tardia e eletivamente, após a recuperação das condições nutricionais. O auxílio de cirurgiões plásticos se torna necessário, geralmente para a cobertura de áreas cruentas com retalhos e/ou enxertos de pele.[9]

REFERÊNCIAS BIBLIOGRÁFICAS

1. Birolini D, Steinman E, Utiyama EM et al. Open pelviperineal trauma. J Trauma. 1990; 30:492-5.
2. Cordts Filho RM, Pereira JG, Perlingeiro JAG et al. Fratura de pelve: um marcador de gravidade em trauma. Rev Col Bras Cir. 2011; 38(5):310-6.
3. Duchesne JC, Bharmal HM, Dini AA et al. Open-book pelvic fractures with perineal open wounds: a significant morbid combination. Am Surg. 2009; 75:1227-33.
4. American College of Surgeons (ACS). ATLS Student Course Manual: Advanced Trauma Life Support. 9. ed. Chicago: ACS; 2012.
5. Figueiredo AM, Quintanas ML, Collet e Silva FM. Trauma pélvico. In: Gama Rodrigues JJ, Machado MCC, Rasslan S. Clínica cirúrgica – Faculdade de Medicina da Universidade de São Paulo (FMUSP). Barueri: Manole; 2008. p. 1960-73.
6. Wong MMM, Herrera LP, Crespo RT et al. El control de daños ortopédicos en el paciente con lesiones complejas. Rev Med Electrón. 2010; 32(2).
7. Parreira JG, Kanamori LR, Valinoto GC et al. Comparative analysis between identified injuries of victims of fall from height and other mechanisms of closed trauma. Rev Col Bras Cir. 2014; 41(4):285-91.
8. Scalea TM, Stein D, O'Toole R. Pelvic fractures. In: Feliciano DV, Mattox KL, Moore EE. Trauma. 6. ed. New York: McGraw Hill Medical; 2008. p. 759-86.
9. Kataoka Y, Minehara H, Shimada K et al. Sepsis caused by peripelvic soft tissue infections in critically injured patients with multiple injuries and unstable pelvic fracture. J Trauma. 2009; 66:1548-54.
10. Labler L, Trentz O. The use of vacuum assisted closure (VAC) in soft tissue injuries after high energy pelvic trauma. Langenbecks Arch Surg. 2007; 392:601-9.

PARTE 6 — Situações Especiais em Trauma

26. Trauma de Extremidades, 223
27. Trauma na Gestante, 236
28. Trauma Pediátrico, 246
29. Trauma no Idoso, 260
30. Queimados, 267
31. Afogamento, 272
32. Lesões Despercebidas em Vítimas de Trauma, 278
33. Cuidados em Terapia Intensiva, 284
34. Cirurgia de Controle de Dano no Trauma, 302
35. Infecções em Trauma, 315
36. Radiologia Intervencionista em Trauma, 327

26 Trauma de Extremidades

Thiago Almeida Barroso
Arnaldo Cavalcanti Barreto Filho

INTRODUÇÃO

O trauma de extremidades é um assunto extremamente importante para o cirurgião geral que trabalha em emergência. Isso se deve a elevada prevalência, morbidade e mortalidade, uma vez que, em muitas ocasiões, está associado a lesões em outros segmentos. Desse modo, uma abordagem inadequada pode oferecer risco de perda do membro e, em algumas situações, pode levar à morte. O objetivo deste capítulo é correlacionar aspectos relevantes do trauma de extremidades à ênfase no trauma vascular.

O espectro clínico varia desde lesões mais simples, como contusões de partes moles, até a situação catastrófica da síndrome do membro esmagado, com lesões extensas de partes moles, fraturas complexas e danos neurovasculares que podem ocasionar a inviabilidade do membro com necessidade de amputação primária (Figura 26.1). As metas a serem cumpridas na avaliação desses pacientes são:

▸ Atendimento inicial conforme os preceitos do Advanced Trauma Life Support (ATLS®), devendo-se tomar bastante cuidado com as lesões distrativas (*life over limb*)
▸ Controle imediato de hemorragias que possam causar a morte do doente, por meio de compressão direta, curativos compressivos, uso de torniquete ou clampeamento vascular (preferencialmente nessa ordem)
▸ Avaliação clínica adequada do membro em busca de sinais de lesões específicas e para afastar a possibilidade de síndrome compartimental.

A avaliação secundária adequada do trauma de extremidades deve contemplar três sistemas: musculoesquelético, neurológico e vascular. Uma análise inicial apropriada pode salvar a vida do paciente

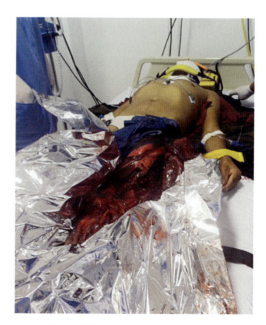

Figura 26.1 Politraumatizado vítima de colisão de motocicleta e automóvel com amputação traumática do membro.

e triar lesões específicas que, se diagnosticadas e tratadas precocemente pelo especialista, resultam na viabilidade do membro e, em muitas situações, na funcionalidade adequada do mesmo.[1-7]

EXAME FÍSICO

Um exame físico detalhado faz parte da avaliação secundária do trauma de extremidades. Deve ser realizado sempre de maneira comparativa com o membro contralateral, com inspeção, palpação e ausculta.

Inspeção

Nessa fase, deve-se procurar por deformidades, ferimentos que possam estar associados com fraturas expostas, coloração e cianose. O sangramento deve ser descrito, assim como o seu padrão (sangramento em jato ou "em babação"). Hematoma também deve ser descrito, bem como sua evolução (se estável ou em expansão).

Palpação

Exame musculoesquelético

Trata-se da palpação das estruturas ósseas, observando movimentação ativa e passiva no nível das articulações e existência de crepitação.

Palpam-se também os compartimentos musculares, observando sinais sugestivos de síndrome compartimental. Esta será descrita posteriormente, mas caracteriza-se precocemente por dor desproporcional ao exame físico.

Exame vascular

Deve ser iniciado por meio da determinação do tempo de enchimento capilar (TEC), cujo valor normal deve ser inferior a 2 segundos. A temperatura caracteriza ocorrência ou não de gradiente térmico do sentido proximal para distal da extremidade. Os pulsos periféricos do paciente são descritos da seguinte maneira:

▶ No membro superior, devem constar os pulsos: axilar, braquial, radial e ulnar

▶ No membro inferior, devem constar os pulsos: femoral, poplíteo, tibial anterior e tibial posterior.

A Tabela 26.1 apresenta a gradação da intensidade dos pulsos, e a Tabela 26.2, um exemplo de registro normal dos pulsos dos membros inferiores e superiores, sendo importante observar e descrever a presença de frêmito.

Exame neurológico

Deve constar de avaliação sensitiva e motora direcionada. Nessa situação, recomenda-se a utilização do sistema da British Medical Research Council Classification (Tabela 26.3).

Ausculta

É menos utilizada, porém importante para descrever a existência de sopros nos trajetos arteriais. Normalmente, deve ser utilizada na presença de frêmito.

TRAUMA MUSCULOESQUELÉTICO

As lesões traumáticas afetando exclusivamente o sistema musculoesquelético raramente determinam risco de morte ao paciente, mas podem ocasionar perdas funcionais importantes. No paciente politraumatizado, fraturas isoladas de fêmur (em que se tem perda estimada de até 1,5 ℓ de sangue no compartimento muscular da coxa) e fraturas combinadas de ossos longos podem provocar risco de morte por choque hemorrágico ou complicações tardias associadas a eventos tromboembólicos ou sepse (osteomielite nos casos de fratura exposta), assim como uma situação extrema de elevada letalidade como a síndrome do

Tabela 26.1 Intensidade dos pulsos.

Grau	Descrição
0	Ausente
+1	Diminuído, de difícil percepção
+2	Diminuído, de fácil percepção
+3	Normal

membro esmagado. Uma noção geral da abordagem dessas lesões é essencial para o adequado manejo dos pacientes politraumatizados, principalmente nas situações em que não se tem disponível o profissional especialista na sua unidade. Atualmente, o principal conceito utilizado pela ortopedia no politraumatizado grave é o controle de dano ortopédico.[8,9]

Controle de dano em ortopedia

O conceito de cirurgia de controle de dano foi inicialmente desenvolvido por cirurgiões do trauma que observaram que alguns pacientes com politraumatismos graves eram mais bem tratados com uma abordagem cirúrgica estadiada, e não definitiva, visando ao controle de lesões com risco de morte iminente e postergando o tratamento

Tabela 26.2 Exemplo de registro normal dos pulsos dos membros inferiores e superiores.

Membros inferiores				
Pulsos	Femoral (F)	Poplíteo (P)	Tibial anterior (Ta)	Tibial posterior (Tp)
MID	+3/+3	+3/+3	+3/+3	+3/+3
MIE	+3/+3	+3/+3	+3/+3	+3/+3
Membros superiores				
Pulsos	Axilar (Ax)	Braquial (B)	Radial (R)	Ulnar (U)
MSD	+3/+3	+3/+3	+3/+3	+3/+3
MSE	+3/+3	+3/+3	+3/+3	+3/+3

MID: membro inferior direito; MIE: membro inferior esquerdo; MSD: membro superior direito; MSE: membro superior esquerdo.

Tabela 26.3 Sistema de avaliação sensitiva e motora da British Research Council Classification.

Grau de sensibilidade	
S0	Ausência de sensibilidade
S1	Sensibilidade dolorosa profunda
S2	Sensibilidade dolorosa superficial
S3	Sensibilidade dolorosa e tátil preservada Discriminação de dois pontos > 15 mm
S4	Sensibilidade preservada Discriminação de dois pontos de 2 a 6 mm
Força motora	
M0	Contratilidade ausente
M1	Traços de contratilidade muscular Sem movimento articular
M2	Leve. Movimentos presentes, sendo eliminada a gravidade
M3	Moderada. Movimentos contra a gravidade sem resistência
M4	Boa. Movimentos contra a gravidade e alguma resistência. Alguns movimentos independentes são possíveis, sendo observada fraqueza de músculos intrínsecos
M5	Normal

definitivo de algumas lesões após adequada compensação clínica do paciente em regime de terapia intensiva.[9-13] Assim, a abordagem ficou caracterizada em três passos:

- Laparotomia de reanimação, cujo objetivo principal é o controle rápido de hemorragias (ligaduras vasculares, suturas vasculares, empacotamento com compressas) e o controle rápido de possível contaminação
- Encaminhamento do paciente a uma unidade de terapia intensiva (UTI) para estabilidade de sinais vitais
- Abordagem cirúrgica definitiva das lesões em um período variável de 24 a 48 horas.

Inicialmente, esse princípio foi utilizado na ortopedia quando se observou que alguns pacientes politraumatizados graves cujas lesões de ossos longos eram temporariamente tratadas com fixação externa e, posteriormente, submetidos ao tratamento cirúrgico definitivo com fixação interna apresentavam melhor prognóstico, com melhora da sobrevida e menor incidência de disfunção de múltiplos órgãos e sistemas (DMOS). O controle de dano ortopédico consiste em uma abordagem multidisciplinar do politraumatizado grave com lesões de ossos longos ou com fratura pélvica em quatro etapas:[14-17]

- Medidas de reanimação do paciente, envolvendo procedimentos que revertem situações de risco iminente de morte (protocolo de atendimento preconizado pelo ATLS®)
- Abordagem cirúrgica ortopédica abreviada, com objetivo de controle de hemorragia, estabilização da fratura com fixador externo e manejo de partes moles
- Reanimação do paciente em UTI
- Tratamento cirúrgico definitivo da fratura com dispositivos de fixação interna.

Em 1993, Pape et al. definiram as bases fisiopatológicas que fundamentaram essa abordagem, por meio do conceito que denominaram como "hipótese dos dois traumas" (*two-hit hypothesis*). Eles descreveram as fases da síndrome da resposta inflamatória sistêmica (SIRS) desses pacientes e caracterizaram o que chamaram de "janela de oportunidade" (*window of opportunity*) para a abordagem cirúrgica desses pacientes (passo 4). De maneira geral, esse conceito define dois momentos relacionados ao trauma (*the first and second hits*). O primeiro momento é a resposta inflamatória inicial ao próprio mecanismo de lesão (*the first hit*) e o segundo momento é representado pelo trauma cirúrgico como uma resposta inflamatória cumulativa sobreposta a esse evento inicial (*the second hit*), sendo que a combinação dessas respostas inflamatórias em um período inadequado levaria a DMOS. Enquanto a resposta orgânica inicial não pode ser controlada, uma abordagem fisiológica desse paciente em um momento de redução dos níveis séricos dos fatores pró-inflamatórios (cujo pico ocorre entre o segundo e quarto dias do trauma) diminui a intensidade da resposta inflamatória e, em última análise, o risco de desenvolvimento de DMOS. O melhor período para a cirurgia definitiva dessas lesões (janela de oportunidade) é entre 5 e 14 dias, pois há um declínio dos mediadores inflamatórios.[18]

Contusão e laceração

São as lesões mais comuns. As contusões são caracterizadas por lesões de partes moles com dor, edema e limitação funcional do segmento afetado. Normalmente, são tratadas com repouso da região acometida, uso de analgésicos e anti-inflamatórios não esteroidais e crioterapia local.

As lacerações devem ser abordadas para avaliar possíveis lesões de estruturas nobres subjacentes, como vasos, nervos e tendões. Após exame detalhado afastando a possibilidade de tais lesões, deve-se realizar limpeza exaustiva com solução cristaloide e sutura primária. Profilaxia antitetânica deve sempre ser considerada nesses pacientes.

Fratura e luxação

As fraturas são definidas como lesões com solução de continuidade das estruturas ósseas. As luxações são definidas como lesões com perda de contato articular de estruturas ósseas adjacentes.

Ambas devem ser bem avaliadas em busca de alterações neurovasculares subjacentes, solução de continuidade de pele e partes moles no local da lesão, e devem ser manejadas com imobilização local até avaliação do ortopedista. Deve-se realizar administração precoce de antibióticos nos casos de exposição óssea e profilaxia antitetânica, sendo uma medida complementar a solicitação de radiografias dos segmentos acometidos, lembrando-se sempre de que devem ser solicitadas, no mínimo, duas incidências com inclusão da articulação proximal e distal ao segmento acometido.

TRAUMA NEUROLÓGICO

Mecanismos fisiopatológicos de lesão e regeneração dos nervos periféricos

O sistema nervoso periférico compreende os 12 pares de nervos cranianos e os 31 de nervos espinais, representando o segmento de conexão do sistema nervoso central (cérebro e medula espinal) com os tecidos. Os nervos espinais são formados pela união dos ramos ventral e dorsal da medula espinal, contendo fibras sensitivas, autonômicas e motoras. A menor unidade funcional do nervo periférico é a fibra nervosa, composta pelo corpo do neurônio e pelo axônio. As fibras são envolvidas por um tecido conectivo denominado endoneuro e se organizam em feixes denominados fascículos nervosos, que são revestidos pelo perineuro, o componente mais resistente do tronco nervoso. Os fascículos são revestidos por uma membrana denominada epineuro.[19]

O trauma em um nervo periférico promove uma série de mudanças morfológicas e metabólicas. Dentro de 48 a 72 horas da lesão, ocorre um processo denominado degeneração walleriana, caracterizada por desintegração do axônio e recrutamento de células de Schwann e macrófagos para remoção de restos celulares. Esses eventos duram cerca de 3 a 6 semanas, resultando em túbulos de endoneuro formados por membranas basais residuais desses axônios desintegrados e por células de Schwann que servirão como trilhos para a regeneração axonal. Quanto ao metabolismo do neurônio, há uma modificação da síntese de substâncias necessárias à condução para uma série de substâncias necessárias ao reparo do dano tecidual.[20]

Classificação

A classificação inicial das lesões nervosas foi elaborada por Seddon et al., em 1943, resultado do estudo de lesões neurológicas em vários soldados que lutaram na Segunda Guerra Mundial.[21-23] Os autores categorizaram essas lesões em três tipos:

- Neuropraxia
- Axonotmese
- Neurotmese.

Posteriormente, em 1951, Sunderland estratificou esses três padrões em cinco graus, de acordo com as estruturas lesadas visualizadas segundo análise microscópica (Tabela 26.4).[24] A classificação de Seddon é importante para a compreensão das bases anatômicas da lesão neurológica e a classificação de

Tabela 26.4 Classificação das lesões nervosas.

Seddon et al.	Sunderland	Estrutura acometida	Prognóstico de recuperação espontânea
Neuropraxia	1	Mielina	Completa
Axonotmese	2	Mielina, axônio	Funcional
Neurotmese	3	Mielina, axônio, endoneuro	Incompleta
	4	Mielina, axônio, endoneuro, perineuro	Nenhum
	5	Mielina, axônio, endoneuro, perineuro, epineuro	Nenhum

Sunderland relaciona-se com as bases anatômicas da lesão neurológica; a classificação de Suderland acrescentou informações importantes para definição de tratamento e prognóstico.

Tratamento

As opções de tratamento envolvem desde observação até procedimentos cirúrgicos complexos. Não é objetivo deste capítulo discutir tais procedimentos e suas indicações, uma vez que se trata de lesões abordadas em um segundo momento pelo médico especialista.

TRAUMA VASCULAR

As lesões vasculares periféricas correspondem a cerca de 80% dos traumas vasculares, representando, ainda hoje, um grande desafio para o cirurgião do trauma. Aproximadamente 70% dessas lesões ocorrem nos membros inferiores, sendo mais comum o trauma penetrante, que corresponde a cerca de 75% dos casos, com maior frequência de ferimentos por arma de fogo. Uma adequada avaliação desses pacientes é imperativa, uma vez que, em algumas situações, as manifestações podem ser insidiosas, com retardo do diagnóstico. Isso pode levar a sequelas funcionais importantes e, em alguns casos, à perda do membro (Figura 26.2).

A evolução do tratamento cirúrgico do trauma vascular periférico acompanha a história da humanidade ao longo das grandes guerras. Em 1945, DeBakey e Simeone publicaram a primeira grande série de 2.471 casos de lesões arteriais traumáticas que ocorreram na Segunda Guerra Mundial, relatando taxas de amputação de 40% associadas com a ligadura arterial.[25] A descoberta da penicilina em 1943 e os avanços técnicos na cirurgia vascular, com destaque para o uso de veia autóloga para enxerto, com Kunlin, em 1951, fizeram com que o reparo vascular passasse a ser a técnica padrão, substituindo a ligadura vascular.[26] O resultado disso foi uma redução significativa das taxas de amputação, observada nos anos de 1950 a 1953, durante a guerra da Coreia, e na

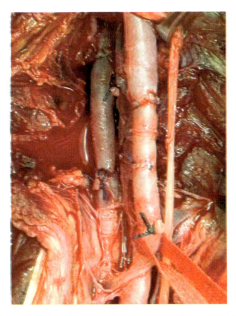

Figura 26.2 Revascularização de membro com dois enxertos venosos de continuidade em artéria e veia femoral por trauma vascular por arma de fogo em coxa.

década seguinte, durante a Guerra do Vietnã (registros de taxas de amputação de cerca de 15 e 13,5%, respectivamente).

Diagnóstico clínico

O trauma vascular pode se manifestar por meio de quatro situações:

- ▶ Síndrome hemorrágica: caracteriza-se por sangramento importante, geralmente associado a sinais francos de comprometimento hemodinâmico
- ▶ Síndrome tumoral: caracteriza-se por hematoma em expansão em um determinado segmento corporal
- ▶ Síndrome isquêmica: sinais clínicos francos de isquemia no membro afetado – 5 Ps (*palor* [palidez], *pain* [dor], *paresthesis* [parestesia], *paralysis* [paralisia], *pulselessness* [ausência de pulso])
- ▶ Assintomático: caracteriza a presença de lesões mínimas. Esse grupo é importante para salientar que a presença de pulsos distais não

afasta a possibilidade de lesão vascular. Dados da literatura revelam que até 10 a 33% de pacientes com pulsos distais palpáveis podem apresentar lesões vasculares associadas.

Os sinais de trauma vascular são classicamente divididos em fortes e fracos, conforme apresentado na Tabela 26.5.

Tipos de lesão vascular

As lesões vasculares podem ser divididas em dois grupos (Figura 26.3):

- Lesões oclusivas:
  - Transecção total
  - Trombose
  - Espasmo arterial
- Lesões não oclusivas:
  - Transecção parcial
  - Compressão extrínseca
  - Laceração
  - Lesões mínimas (contusão intimal, dissecção, pseudoaneurisma e fístula arteriovenosa): são lesões arteriais sem expressão clínica, identificadas apenas por exames de imagem. Podem ocorre em até 30% dos pacientes vítimas de lesões penetrantes por arma de fogo com exame clínico normal.

Índice tornozelo-braço

O índice tornozelo-braço (ITB) é obtido calculando a razão entre a maior pressão sistólica da extremidade analisada em relação ao membro superior normal, utilizando Doppler portátil para detecção de variação de fluxo no trajeto das artérias em análise (radial e ulnar nos membros superiores e tibial anterior e posterior nos membros inferiores) e manguito. É considerado normal se o valor for igual ou superior a 0,9.

Esse é um importante parâmetro em vítimas de trauma contuso sem pulsos distais. Geralmente, nessas situações, observa-se espasmo arterial associado, que apresenta boa evolução com conduta expectante (Figura 26.4).

Exame de imagem

A arteriografia com subtração digital representa o exame padrão-ouro para avaliação do trauma vascular. Geralmente, é um procedimento bem tolerado, de fácil execução para o profissional habilitado e com baixo risco de complicação, variando de 2 a 4%. Apresenta a vantagem de possibilitar intervenção terapêutica nos casos necessários. Suas principais indicações são:

- Ferimentos por arma de fogo
- Fratura ou luxação
- Ferimentos penetrantes em trajeto arterial
- Dúvidas quanto a localização ou extensão da lesão vascular.

Mais recentemente, a angiotomografia com equipamento de 64 canais tem substituído a angiografia, em decorrência de ser um exame com boa sensibilidade e especificidade, mais rápido e não invasivo, apesar de ter a desvantagem de não ser terapêutico. Revisões da literatura mostram percentuais de acurácia diagnóstica superiores a 95% quando comparado com a angiografia.[28,29]

Tabela 26.5 Sinais de trauma vascular.

Sinais fortes	Sinais fracos
- Sangramento arterial ativo - Sopro ou frêmito - Ausência de pulso - Hematoma pulsátil ou em expansão - Índice tornozelo-braço (ITB) < 0,90	- História de hemorragia no local do acidente - Hematoma estável, não pulsátil - Lesão neurológica associada - Hipotensão sem causa aparente - Mecanismo de alto risco – luxação, fraturas com desvio importante, ferimento por arma de fogo

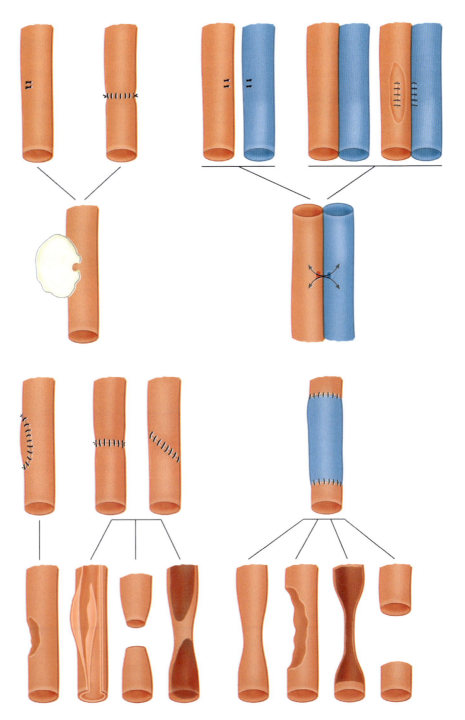

Figura 26.3 Representação dos tipos de trauma vascular e possíveis tratamentos. (*Fonte*: adaptada de Brito et al., 2008.)[27]

Capítulo 26 Trauma de Extremidades

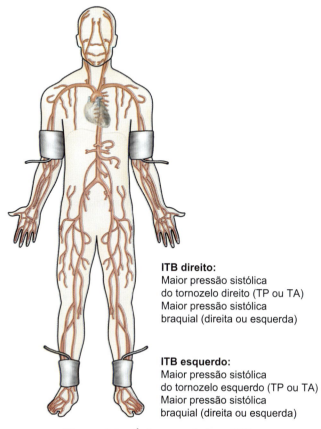

Figura 26.4 Índice tornozelo-braço (ITB).

TP: artéria tibial posterior; TA: artéria tibial anterior.

Shunt vascular temporário

Os *shunts* vasculares são condutos artificiais utilizados temporariamente para manter o fluxo e a perfusão tecidual dos tecidos distais à lesão, até que o tratamento definitivo seja possível. Devem ser utilizados em situações de trauma vascular e ortopédico associado, para manutenção da perfusão distal até a estabilização ortopédica da fratura por meio do procedimento cirúrgico.[30]

Em 1971, Eger et al. descreveram a primeira série de casos em lesões de artéria poplíteas. Existem diversas opções de *shunt*, e a escolha do material e do tipo é de preferência individual. Em sua descrição original, foi utilizado um tubo de poliuretano com acesso lateral.[31]

Em relação ao tempo de manutenção do *shunt*, deve-se procurar um equilíbrio entre o período em que há maior risco de trombose e o necessário para a adequada estabilidade clínica do paciente, quando então poderá ser submetido à reconstrução vascular definitiva. O *Manual de Cuidados Cirúgicos Definitivos em Trauma*, de Kenneth Boffard (2010), recomenda a manutenção do *shunt* por, no máximo, 24 horas. Em decorrência da coagulopatia geralmente presente nos pacientes politraumatizados graves, dados da literatura demonstram que há menor probabilidade de trombose desses *shunts*, com relato de patência dos mesmos por até 10 dias (Figuras 26.5 e 26.6).

As principais complicações do *shunt* temporário são deslocamento e trombose.

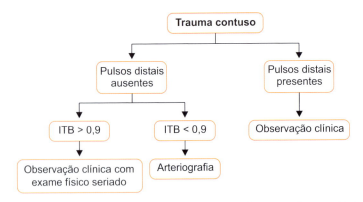

Figura 26.5 Algoritmo para condução do trauma vascular contuso de extremidades.

ITB: índice tornozelo-braço.

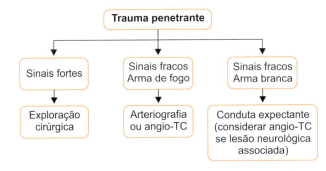

Figura 26.6 Algoritmo para condução do trauma vascular penetrante de extremidades.

angio-TC: angiotomografia computadorizada.

SITUAÇÕES ESPECIAIS NO TRAUMA DE EXTREMIDADES

Síndrome compartimental

A síndrome compartimental é definida com um aumento da pressão dentro dos compartimentos musculares dos membros acima dos valores fisiológicos. Em decorrência do edema muscular em um compartimento fascial inelástico, há um aumento progressivo da pressão hidrostática intersticial, com acometimento progressivo dos tecidos. Inicialmente, observa-se comprometimento do retorno venoso e linfático pelo compartimento, o qual, se não revertido (com aumento progressivo da pressão intracompartimental e redução do gradiente com a pressão arterial sistêmica), provoca isquemia progressiva do membro por comprometimento da circulação arterial. De maneira geral, uma pressão compartimental acima de 10 mmHg é considerada anormal. Nos compartimentos musculares dos membros, uma pressão superior a 30 mmHg é indicativa de fasciotomia.

Do ponto de vista prático, não se costuma medir a pressão compartimental, e, sempre que se suspeita dessa situação, deve-se prosseguir com a realização de fasciotomia.

A principal maneira de diagnosticar a síndrome compartimental é por meio de um alto nível de suspeita clínica. Longos períodos de isquemia, período de reperfusão entre 12 e 24 horas após a revascularização, fraturas complexas fechadas da perna e lesão vascular complexa com ligadura venosa proximal são importantes fatores de risco.

O quadro clínico é caracterizado por dor desproporcional ao exame físico, geralmente precipitada por palpação superficial ou movimentos passivos do membro examinado. Alterações neurológicas já indicam alterações tardias, e deve-se proceder com descompressão cirúrgica imediata.

Síndrome do membro esmagado

A chamada síndrome do membro esmagado, caracterizada por Gregory et al. (1985)[32] determina os membros que têm três dos quatro tecidos lesados (pele, nervo, vasos e osso) (Figura 26.7).

Ainda existe grande controvérsia em relação ao manejo desses casos quanto a decisão de amputação primária ou tentativa de salvamento de membros. Isso porque, com o avanço das técnicas cirúrgicas nas especialidades da ortopedia, cirurgia vascular e cirurgia plástica, procedimentos para reconstrução de extremidades que sofreram traumatismos complexos atualmente são possíveis. Todavia, o grande questionamento é se há uma evolução favorável desses pacientes e uma recuperação funcional desses membros.[33,34] Bosse et al. demonstraram que os resultados funcionais em seguimento de 2 e 7 anos não foram diferentes entre o grupo de pacientes submetidos a amputação e o grupo cujo membro foi preservado. Se, por um lado, uma amputação primária pode ter grande impacto na qualidade de vida de pacientes jovens, tentativas múltiplas de salvamento de membro podem ter consequências catastróficas e, inclusive, letais.[35-37]

Em decorrência disso, múltiplos escores foram desenvolvidos no sentido de tentar oferecer objetividade para a equipe médica na definição de conduta desses pacientes – amputar ou preservar o membro. As escalas mais conhecidas são:

▸ Mangled Extremity Severity Score (MESS): descrita por Johansen et al. (1990), essa escala apresenta critérios de grau de lesão óssea e de partes moles, da gravidade da isquemia, da pressão arterial e da idade do paciente. Um escore igual ou superior a 7 seria indicativo de amputação[38,39]
▸ Mangled Extremity Severity Index (MESI): descrito por Gregory et al. (1985), esse índice contempla quatro critérios maiores (pele, nervo, artéria e osso) e quatro critérios menores (lesões associadas, idade, doenças preexistentes e choque). Um escore igual ou superior a 20 seria indicativo de amputação[32]
▸ Limb Salvage Index (LSI): descrita por Russell et al. (1991), essa escala apresenta como critérios a lesão de artérias, veias profundas, nervos, osso, pele e músculo, e o tempo de isquemia. Um escore igual ou superior a 6 seria indicativo de amputação[40]
▸ Predictive Salvage Index (PSI): descrita por Howe et al. (1987), essa escala apresenta como critérios o nível da lesão arterial, a gravidade da lesão óssea, a gravidade da lesão

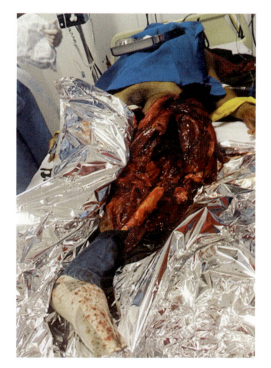

Figura 26.7 Politraumatizado vítima de colisão de motocicleta com automóvel com trauma extenso de membro inferior esquerdo, sendo submetido a amputação primária do membro.

muscular e o tempo decorrente até a cirurgia. Um escore igual ou superior a 8 seria indicativo de amputação[41]

▶ Nerve Injury, Ischemia, Soft-tissue Injury, Skeletal Injury, Shock and Age of Patient Score (NISSSA): descrita por McNamara et al. (1994), os componentes dessa escala são descritos pelas próprias letras que a compõem – lesão nervosa, tempo de isquemia, lesão de partes moles, lesão óssea, choque e idade do paciente. Um escore igual ou superior a 11 seria indicativo de amputação.[42]

Apesar de tentar objetivar a avaliação desses pacientes, esses parâmetros nunca devem ser considerados isoladamente para definição de condutas. O Lower Extremity Assessment Project (LEAP) foi um estudo de coorte prospectivo que comparou pacientes submetidos a amputação com pacientes cujos membros foram preservados e concluiu que nenhum desses escores (com exceção do MESI, que não foi avaliado nesse estudo) tinha validade clínica, em termos de sensibilidade e especificidade, para optar-se entre amputação e salvamento de membro.[43-45]

Os principais critérios utilizados para amputação primária são:

▶ Lesão arterial com isquemia superior a 6 horas
▶ Lesões graves ou esmagamento associado de mão ou pé na mesma extremidade
▶ Lesões musculoesqueléticas extensas com transecção de troncos nervosos distais à articulação do cotovelo ou joelho
▶ Avulsão completa do membro
▶ Gangrena gasosa.

REFERÊNCIAS BIBLIOGRÁFICAS

1. Rich NM, Mattox KL, Hirshberg A. Diagnóstico do trauma vascular. In: Rich NM, Mattox KL, Hirshberg A (Eds.). Trauma vascular. 2. ed. Rio de Janeiro: Dilivros; 2006.
2. Sharckford S, Rich N. Lesão vascular periférica. In: Mattox KL, Feliciano DV, Moore EE. Trauma. 4. ed. Rio de Janeiro: Revinter; 2005. p. 1011-44.
3. Carranza, SAT. Trauma vascular de las extremidades y un poco de su historia. Trauma. 2006; 9(3):83-6.
4. Golledge J, Scriven MW, Figgelstone LJ et al. Vascular trauma in civilian practice. Ann R Coll Surg Engl. 1995; 77:417-20.
5. Espinoza RG, Dietz PW, Sotelo PV et al. Trauma arterial de extremidades: resultados del manejo por el cirujano no especialista. Rev Chilena de Cirurgia. 2002; 54(3):225-30.
6. Gorman JF. Combat wounds of the popliteal artery. Ann Surg. 1968; 168(6):974-80.
7. Tintle SM, Forsberg JA, Keeling JJ et al. Lower extremity combat-related amputations. J Surg Orthop Adv. 2010; 19(1):35-43.
8. Huelke DF, O'day J, States JD. Lower extremity injuries in automobile crashes. Accid Anal & Prev. 1982; 14(2):95-106.
9. Rotondo MF, Schwab CW, McGonigal MD et al. Damage control: an approach for improved survival in exsanguinating penetrating abdominal injury. J Trauma. 1993; 35:375-82.
10. Nowotarski PJ, Turen CH, Brumback RJ et al. Conversion of external fixation to intramedullary nailing for fractures of the shaft of the femur in multiply injured patients. J Bone Joint Surg Am. 2000; 82:781-8.
11. Townsend RN, Lheureau T, Protech J et al. Timing fracture repair in patients with severe brain injury (Glasgow Coma Score < 9). J Trauma. 1998; 44:977-83.
12. Nicola R. Early total care versus damage control: current concepts in the orthopedic care of polytrauma patients. ISRN Orthopedics. 2013; 329452.
13. Lichte P, Kobbe P, Dombroski D et al. Damage control orthopedics: current evidence. Curr Opin Crit Care. 2012; 18(6):648-50.
14. Jordan RW, Cahal GS, Davies MH. Role of damage control orthopedics and early total care in the multiple injured trauma patients. Clinical Medicine Insights: Trauma and Intensive Medicine. 2014; 5:15-8.
15. Costa Leite CGA et al. Controle de dano ortopédico: relato de caso. Rev Med. 21(2 Suppl 4):S1-S113.
16. Anderson MC, Ursua VA, Valosen JM et al. Damage control orthopedics: an in-teather perspective. J Sug Orthop Adv. 2010; 19(1):13-7.
17. Giannoudis PV, Giannoudis M, Stavlas P. Damage control orthopedics: lessons learned. Injury. 40(4):S47-52.
18. Pape HC, Auf'm'Kolk M, Paffrath T et al. Primary intramedullary femur fixation in multiple trauma patients with associated lung contusion a cause of posttraumatic ARDS? J Trauma. 1993; 34:540-7.
19. Immerman I, Price AE, Alfonso I et al. Lower extremity nerve trauma. Bulletin of the Hospital for Joint Diseases. 2014; 72(1):43-52.

20. Rosenfield J, Paksima N. Peripheral nerve injuries and repair in the upper extremity. Bulletin of the Hospital for Joint Diseases. 2001-2002; 60(3 e 4):155-61.
21. Seddon HJ. Three types of nerve injuries. Brain. 1943; 66:237.
22. Seddon HJ, Medawar PB, Smith H. Rate of regeneration of peripheral nerves in man. J Physiol. 1943; 102:191-215.
23. Seddon HJ. A review of work on peripheral nerve injuries in Great Britain during World War II. J Nerv Ment Dis. 1948; 108:160-8.
24. Sunderland S. A classification of peripheral nerve injuries producing loss of function. Brain. 1951; 74:491-516.
25. DeBakey ME, Simeone FA. Battle injuries of the arteries in World War II. Annals of Surgery. 1945; 123(4):534-79.
26. Kunlin J. Long vein transplantation in treatment of ischemia caused by arteritis. Rev Chir. 1951; 70(7-8):206-35.
27. Brito C, Duque A, Merlo I et al. Cirurgia vascular. Rio de Janeiro: Revinter; 2008.
28. Fox F, Rajani RR, Bokhari F et al. Evaluations and management of penetrating lower extremity arterial trauma: an Eastern Association for the surgery of trauma practice management guideline. J Trauma Acute Care Surg. 2012; 73:S315-20.
29. Feliciano DV, Moore FA, Moore EE et al. Evaluation and management of peripheral vascular injury, Part 1. Western Trauma Association/critical decisions in trauma. J Trauma. 2011; 70:1551-6.
30. Oliver JC, Gill H, Nicol AJ et al. Temporary vascular shunting in vascular trauma: a 10-year review from a civilian trauma centre. S Afr J Surg. 2013; 51(1):6-10.
31. Eger M, Golcman L, Goldstein A et al. The use of a temporary shunt in the management of arterial vascular injuries. Surg Gynecol Obstet. 1971; 132(1):67-70.
32. Gregory RT, Gould RJ, Peclet M et al. The mangled extremity syndrome (M.E.S.): a severity grading system for multisystem injury of the extremity. J Trauma. 1985; 25(12):1147-50.
33. American College of Surgeons Committee on Trauma. Management of Complex Extremity Trauma ad Hoc Committee on Outcomes. 2005. 6p.
34. Feliciano DV. Management of the mangled extremity. American College of Surgeons Committee on Trauma, Subcommittee on publications; 2002.
35. Bosse MJ, Ly TJ, Travison TG et al. Ability of lower extremity injury severity scores to predict functional outcome after limb salvage. J Bone Joint Surg Am. 2008; 90:1738-43.
36. Bosse MJ, Mackenzie EL, Kellam JF et al. An analysis of outcomes of reconstructions or amputation of leg-threatening injuries. N Engl J Med. 2002; 347:1924-31.
37. Bosse MJ, Mackenzie EL, Kellam JF et al. A prospective evaluation of the clinical utility of the lower extremity injury-severity scores. J Bone Joint Surg Am. 2001; 83:3.
38. Johansen K, Helfet DL, Howey T et al. Limb salvage versus amputation. Preliminary results of the Mangled Extremity Severity Score. Clin Orthop Relat Res. 1990; (256):80-6.
39. Johansen K, Daines M, Howey T et al. Objective criteria accurately predict amputation following lower extremity trauma. J Trauma. 1990; 30(5):568-72; discussion 572-3.
40. Russell WL, Sailors DM, Whittle TB et al. Limb salvage versus traumatic amputation. A decision based on a seven-part predictive index. Ann Surg. 1991; 213(5):473-80; discussion 480-1.
41. Howe HR Jr, Poole GV Jr, Hansen KJ et al. Salvage of lower extremities following combined orthopedic and vascular trauma. A predictive salvage index. Am Surg. 1987; 53(4):205-8.
42. McNamara MG, Heckman JD, Corley FG. Severe open fractures of the lower extremity: a retrospective evaluation of the Mangled Extremity Severity Score (MESS). J Orthop Trauma. 1994; 8(2):81-7.
43. Prasarn ML, Helfet DL, Kloen P. Management of the mangled extremity. Strat Traum Limb Recon. 2012; 7:57-66.
44. Korompilias AV, Beris AE, Lykissas MG et al. The mangled extremity and attempt for limb salvage. J Orthop Surg Res. 2009; 4:4.
45. Higgins TF, Klatt JB, Beals TC. Lower Extremity Project (LEAP) – the best available evidence on limb-threatening lower extremity trauma. Orthop Clin North Am. 2010; 41(2):233-9.

27 Trauma na Gestante

Fernanda Mielotti da Silva Barros
Marcelo A.F. Ribeiro Jr.

INTRODUÇÃO

O trauma na gestação é uma importante causa de mortalidade materno-fetal de etiologia não obstétrica, e cerca de 6 a 7% das gestações são complicadas por traumas. Se, por um lado, a mortalidade materna vem caindo em virtude das melhorias no pré-natal e da assistência ao parto, a violência doméstica e a participação cada vez mais expressiva das mulheres no mercado de trabalho culminaram em maior exposição das gestantes ao trauma.

Os mecanismos de trauma mais comuns são as quedas e os acidentes automobilísticos. Comparadas a gestantes que não foram vítimas de trauma, as expostas ao mesmo apresentam maior taxa de abortos espontâneos, trabalho de parto prematuro, descolamento da placenta e ruptura uterina.

Mulheres vítimas de trauma, gestantes ou não, devem ser atendidas da mesma maneira, com prioridades idênticas, obedecendo aos mesmos preceitos e à mesma sequência (ABCDE) do Advanced Trauma Life Support (ATLS®).[1] Entretanto, as alterações anatômicas e fisiológicas da gestação fazem com que particularidades das pacientes grávidas devam ser consideradas na abordagem diagnóstica e terapêutica; afinal, essas mudanças se refletem na resposta do organismo ao estresse traumático, alterando os sinais e sintomas de lesão, a abordagem e a resposta à reanimação e os resultados de exames diagnósticos.

A possibilidade de gestação deve ser considerada no atendimento de toda mulher em idade fértil; em caso de dúvida, deve-se proceder à confirmação laboratorial.

Compreender as alterações anatômicas e fisiológicas da gravidez, bem como da relação fisiológica entre uma paciente grávida e seu feto, é essencial para a melhor abordagem de ambos os pacientes. O mais importante a saber, e o que preconiza o ATLS®, é que o melhor tratamento inicial para o feto é o tratamento materno adequado, ou seja, a prioridade deve ser sempre a reanimação da mãe.[1]

ALTERAÇÕES ANATÔMICAS

O útero encontra-se intrapélvico até aproximadamente a 12ª semana de gestação. Por volta da 20ª semana, ele se encontra na altura da cicatriz umbilical, alcançando o rebordo costal por volta da 34ª a 36ª semanas. Nas últimas 2 semanas de gestação, o fundo uterino desce, de acordo com o encaixe da cabeça fetal na pelve.

Com o avanço da gestação, a parede uterina torna-se progressivamente mais fina, e o útero perde a proteção do arcabouço pélvico. Assim, se durante o 1º trimestre o útero é uma estrutura compacta com paredes espessas, confinado dentro da pelve, no 2º trimestre ele perde sua localização intrapélvica; o feto, no entanto, permanece móvel e amortecido por uma quantidade generosa de líquido amniótico.

A evolução da gestação culmina com o deslocamento das alças intestinais para a parte superior do abdome: as alças do delgado são empurradas para cima e para a esquerda, enquanto o intestino grosso se eleva na sua porção transversa, o apêndice desvia-se lateralmente e para cima. Dessa maneira, o intestino fica protegido no trauma abdominal fechado, enquanto o útero e seu conteúdo (feto e placenta) tornam-se mais vulneráveis. Por outro lado, as alças intestinais, ao se localizarem na parte superior do abdome gravídico, são mais facilmente lesadas no trauma penetrante.[2,3]

ALTERAÇÕES FISIOLÓGICAS

São inúmeras as adaptações anatômicas e fisiológicas na gestante. Nesse contexto, serão ressaltadas as modificações relevantes que podem ocasionar alterações de conduta no momento do atendimento inicial ao trauma da paciente grávida.

Alterações cardiovasculares

Aumento do volume sanguíneo

A gestante a termo, quando comparada à não grávida, tem seu volume sanguíneo aumentado em 50%. Essa hipervolemia atenderia às maiores demandas da gestante, em particular do útero grávido, cuja rede vascular se hipertrofia e salvaguarda a mãe das perdas hemorrágicas do parto. A hipervolemia resulta do aumento do volume plasmático e do número de glóbulos. Embora o acréscimo de eritrócitos não seja tão grande quanto o do volume plasmático, é considerável, pois aumenta cerca de 33% (anemia dilucional).

Devido ao estado hipervolêmico, a gestante pode perder até 1/3 da volemia (1.200 a 1.500 mℓ), sem exibir qualquer sinal ou sintoma.[3]

Aumento da frequência cardíaca

A frequência cardíaca (FC) aumenta gradualmente 10 a 15 bpm durante a gravidez, atingindo uma taxa máxima no 3º trimestre. Na proximidade da 40ª semana, a FC declina e alcança os valores pré-gravídicos. Essa mudança na FC deve ser considerada ao se interpretar a resposta à hipovolemia com taquicardia.[3]

Aumento do débito cardíaco

O débito cardíaco (DC) começa a aumentar desde o 1º trimestre, alcançando seu máximo antes da 20ª semana e assim se mantendo até o final da gestação. O aumento do DC é da ordem de 30 a 50%.

Após a 10ª semana de gestação, o DC pode aumentar em 1,0 a 1,5 ℓ/min por causa do aumento do volume plasmático e da diminuição da resistência vascular do útero e da placenta, que recebe 20% do DC da paciente durante o 3º trimestre de gravidez.

As alterações no DC podem ser influenciadas pela posição da mãe durante a segunda metade da gravidez. Na posição supina, a compressão da veia cava pode diminuir o DC em 30% por causa da diminuição do retorno venoso dos membros inferiores.

Diminuição da pressão venosa central | Compressão aortocaval

A pressão venosa central (PVC) de repouso é variável com a gravidez, mas a resposta de volume é a mesma que no estado das não grávidas.[3]

Alterações na pressão arterial

A pressão arterial sistólica e, mais acentuadamente, a diastólica, diminuem desde o início da gravidez, com uma queda de 5 a 15 mmHg durante o 2º trimestre. Seus valores elevam-se no último trimestre, atingindo os níveis pré-gravídicos.

Quando na posição supina, gestantes no 2º e 3º trimestres são suscetíveis a uma profunda hipotensão – síndrome da hipotensão supina – devido à compressão da veia cava inferior provocada pelo útero (principalmente quando o dorso fetal se situa à direita). Por isso, no atendimento inicial, é importante, sempre que possível, fazer com que a gestante traumatizada adote a posição de decúbito lateral esquerdo. Quando esta não for possível, deve-se desviar o útero gravídico para a esquerda, por meio de manobras manuais ou de inclinação lateral de leito com uso de coxins.

Hipertensão na paciente grávida pode representar pré-eclâmpsia se acompanhada de proteinúria.

Alterações hematológicas

Aumento das hemácias com anemia dilucional

Os valores da hemoglobina e do hematócrito começam a diminuir entre o 3º e o 5º mês da gestação, atingem seus níveis mais baixos do 5º ao 8º mês e retornam ao normal 6 semanas após o parto. As gestantes com menos de 10 mg/100 mℓ são consideradas anêmicas.

Aumento de leucócitos

Ocorre leucocitose em função de aumento no número de neutrófilos polimorfonucleares, além de uma discreta linfocitose. A porcentagem dos demais elementos não se altera.

- Diminuição da albumina: com redução da pressão coloidosmótica
- Aumento dos fatores de coagulação: há uma tendência geral à hipercoagubilidade sanguínea. Ocorre aumento do fibrinogênio e dos fatores I, VII, VIII, IX e X da coagulação. Em contrapartida, os fatores XI, XIII e antitrombina III permanecem inalterados.

Mesmo com essas alterações, o tempo de sangramento e de coagulação não se altera, somente o de protrombina e de tromboplastina parcial ativada pode estar um pouco diminuído.

Como a gestação e o puerpério são estados de hipercoagulabilidade sanguínea, gestantes e puérperas vítimas de trauma que necessitem de imobilização prolongada devem fazer profilaxia do tromboembolismo com heparina e medidas gerais para diminuir o risco de eventos trombóticos.

Aloimunização

As consequências da hemorragia feto-materna incluem não apenas anemia e morte fetal, mas também a aloimunização da paciente Rh-negativa. Mesmo pequenas quantidades de sangue, como 0,01 mℓ de sangue Rh-positivo, podem sensibilizar pacientes Rh-negativas. A presença de hemorragia feto-materna em uma paciente Rh-negativa justifica a terapêutica com imunoglobulina anti-Rh, preferencialmente nas primeiras 72 horas após a ocorrência da hemorragia. Embora o teste de Kleihauer-Betke indique hemorragia feto-materna, um teste negativo não exclui graus de hemorragia menores, mas ainda capazes de sensibilizar a paciente Rh-negativa. É recomendado o rastreio de rotina de hemorragia feto-materna em toda paciente que sofreu traumatismo e que esteja com mais de 11 semanas de gestação. Alternativamente, deve ser considerada a terapia com imunoglobulina anti-Rh para todas as gestantes Rh-negativas vítimas de trauma com risco de hemorragia feto-materna. Trezentos microgramas de imunoglobulina anti-Rh são necessários para cada 30 mℓ de hemorragia feto-materna.[2,4,5]

Alterações pulmonares

A frequência respiratória aumenta discretamente durante a gravidez de 14 para 18 incursões respiratórias por minuto. A ventilação/minuto aumenta, principalmente como resultado de um aumento do volume corrente. Hipocapnia (PaCO_2 de 30 mmHg) é comum no final da gravidez. A PaCO_2 de 35 a 40 mmHg pode indicar insuficiência respiratória iminente durante a gravidez.

Alterações anatômicas na cavidade torácica em virtude da elevação diafragmática culminam na diminuição do volume residual, que está associado ao aumento das marcações pulmonares, e em proeminência dos vasos pulmonares, vista no tórax à radiografia.

O consumo de oxigênio está aumentado durante a gestação; portanto, é importante manter e garantir a oxigenação arterial adequada durante a fase de reanimação das pacientes grávidas.

Toda gestante politraumatizada deve receber oxigênio suplementar por cânula nasal, máscara ou intubação endotraqueal.

As mulheres grávidas resistem pouco a períodos de apneia devido à capacidade residual funcional reduzida, o que diminui a reserva de oxigênio da mãe e, subsequentemente, aumenta o risco de hipoxia para o feto em resposta a hipoventilação ou apneia materna.[5,6]

Alterações gastrintestinais

Ocorre diminuição da motilidade gastrintestinal, pois o esvaziamento gástrico fica alentecido durante a gravidez. Assim, a descompressão do estômago com a passagem de sonda gástrica pode ser particularmente importante a fim de evitar a aspiração do conteúdo gástrico para as vias aéreas em um eventual procedimento de urgência. Além disso, antes da intubação, a administração de cimetidina/ranitidina e metoclopramida por via parenteral pode auxiliar na diminuição da morbidade associada à aspiração de conteúdo gástrico.

O aumento progressivo do útero desloca o estômago e as alças intestinais cefalicamente. Em sua topografia, verifica-se também maior mobilidade do estômago do 3º ao 5º mês de gestação. A partir de então, o útero desloca o estômago e as alças intestinais para cima e para trás, até que adquiram a posição dorsoventral. O estômago também sofre rotação em seu eixo, ficando a grande curvatura voltada para a parede abdominal e a sua face posterior praticamente deitada sobre a superfície posterior do fundo uterino.

Alterações urinárias

Ocorre aumento do fluxo sanguíneo renal e da taxa de filtração glomerular com a queda nos níveis de creatinina sérica e do nitrogênio da ureia. A glicosúria é comum durante a gravidez. Nos exames de imagem, é possível identificar uma dilatação fisiológica dos cálices, da pelve e dos ureteres (dilatação maior à direita).

Alterações neuroendócrinas

Ocorre aumento de 30 a 50% da hipófise, o que exige maior demanda de fluxo sanguíneo. Dessa maneira, um choque hipovolêmico durante a gestação (p. ex., no trauma) pode determinar a necrose isquêmica da hipófise anterior, caracterizando a síndrome de Sheehan na vigência de quadros hemorrágicos.

A eclâmpsia pode simular um trauma cranioencefálico. Ela deve ser considerada se ocorrerem crises convulsivas associadas a hipertensão arterial, hiper-reflexia, proteinúria e edema periférico. É importante diferenciar a eclâmpsia de outras causas de convulsões para tratamento adequado no atendimento inicial.

Alterações ósseas

As indicações de exames radiológicos em pacientes grávidas são as mesmas que as de não gestantes. Ao se analisar uma radiografia da pelve, deve-se lembrar de que a sínfise púbica se encontra alargada (cerca 4 a 8 mm), mais notadamente após a 30ª semana de gestação. Os espaços entre as articulações sacroilíacas também tendem a estar afastados. Essas alterações devem ser consideradas durante a interpretação dos exames radiológicos da pelve antes de se formular uma hipótese diagnóstica de fratura em alguma dessas estruturas.

As fraturas da pelve na gestante estão intimamente relacionadas com fraturas do crânio fetal ou lesões intracranianas graves, devido à posição do polo cefálico fetal intrapélvico no 3º trimestre de gestação.

Alterações na placenta

A placenta sofre alterações durante toda a gestação e chega ao seu tamanho máximo entre a 36ª e a 38ª semanas. A falta de um tecido conjuntivo elástico nela predispõe ao seu descolamento no trauma direto sobre o abdome, o que a torna, diferentemente do miométrio, uma estrutura pouco elástica e mais vulnerável às forças de cisalhamento entre a placenta e a parede uterina, induzindo a complicações como o descolamento de placenta. Como ela apresenta vasos muito dilatados e sensíveis à estimulação por catecolaminas, o trauma com a redução abrupta do volume circulante materno pode levar ao aumento da resistência vascular uterina, causando hipoxia fetal sem mesmo haver repercussões hemodinâmicas maternas (Tabela 27.1).[6]

MECANISMOS DE TRAUMA

Embora o mecanismo do trauma nas gestantes ou puérperas seja similar ao das não grávidas, existem algumas diferenças que devem ser ressaltadas.

Violência doméstica

A violência doméstica é uma importante causa de trauma, e cerca de 17% das gestantes traumatizadas são vítimas de agressão (em cerca de 60% dos casos, as agressões acontecem de modo repetido). O mecanismo do trauma deve ser sempre investigado e documentado. A violência doméstica deve ser suspeitada sempre que:[5,6]

- As lesões forem desproporcionais à história referida
- Houver redução da autoestima da paciente em questão
- As idas ao pronto-socorro forem frequentes
- Houver aspecto sugestivo pelas lesões apresentadas
- Houver sintomas sugestivos de uso de drogas ilícitas
- A presença do parceiro for insistente.

Trauma fechado

No trauma fechado, o traumatismo fetal é menos comum, já que o feto está parcialmente protegido pelas paredes abdominal e uterina e pelo líquido amniótico.

A cinemática do trauma caracterizada por contragolpe, cisalhamento, desaceleração e compressão súbitas aumenta o risco de descolamento de placenta. Nos casos de acidente automobilístico, a ocorrência de descolamento prematuro da placenta está associada à gravidade do acidente e à velocidade do veículo.

A suspeita de lesão da bexiga e do útero deve ser particularmente levada em conta quando associada ao uso de cinto de segurança de três pontas e à identificação de hematoma em faixa na região do baixo ventre. Hematúria franca ou mesmo discreta nem sempre está presente durante essa situação.

O líquido amniótico pode causar embolia amniótica e coagulação intravascular disseminada caso entre em contato com o espaço intravascular materno.[2,5]

Trauma abdominal penetrante

Com o volume uterino aumentado e ocupando a pelve, ocorre deslocamento cefálico das alças intestinais. Esse fato explica o menor risco materno

Tabela 27.1 Alterações na placenta.

Período gestacional	Alterações uterinas	Comportamento fetal
1º trimestre	Útero protegido pelos ossos da bacia. A espessura de suas paredes está aumentada	Feto permanece protegido
2º trimestre	Útero perde proteção pélvica	Feto móvel protegido pela grande quantidade de líquido amniótico
3º trimestre	Útero grande e paredes finas alcança o rebordo costal	Quantidade de líquido amniótico diminui, e o feto fica mais suscetível. Polo cefálico protegido pela pelve

e o maior risco fetal nos acidentes penetrantes, principalmente durante o 2º e 3º trimestres da gestação, já que o risco para lesões do útero se torna gradativamente aumentado.

O feto é afetado em 2/3 dos casos, culminando em alta mortalidade (cerca de 41 a 71%). Ocorre óbito fetal em aproximadamente 80% das gestantes com choque hemorrágico à admissão, com menos de 5% de mortalidade materna.

Devido ao aumento do volume intravascular e ao aporte sanguíneo diminuído para o feto, a gestante pode perder em torno de 30 a 35% do seu volume circulante antes de apresentar taquicardia significativa, hipotensão arterial ou outros sinais e sintomas de hipovolemia. Nessa situação, pode-se encontrar um feto chocado e privado de aporte sanguíneo adequado, mesmo que as condições maternas pareçam estáveis na primeira avaliação. Nessas situações, deve-se evitar a administração de vasopressores na tentativa de restaurar a pressão arterial materna, pois esses fármacos reduzem ainda mais o fluxo uteroplacentário, piorando as condições de um feto que já se encontra em uma situação de hipoxemia.

A gestação não deve ser motivo para adiar uma laparotomia, pois quase sempre isso agrava a situação materna e, por conseguinte, a condição fetal. Profilaxia antibiótica, antitrombótica e para o tétano deve sempre ser lembrada nas gestantes vítimas de traumas.[4]

Quando for decidido por tratamento não operatório, a observação materna deverá ser feita em unidade de terapia intensiva (UTI), sob vigilância contínua da equipe médica, preferencialmente em hospital com condições para uma laparotomia de emergência. O monitoramento fetal por cardiotocografia é recomendado, e, mediante qualquer alteração importante na vitalidade de um feto viável, deve-se considerar a realização de uma cesariana de urgência, independentemente do local onde se encontra a lesão na gestante. Além disso, o monitoramento fetal deve sempre ser iniciado quando houver contratilidade uterina que iniciou após o trauma, em fetos com FC alterada na ausculta clínica, na presença de sangramento por via vaginal, ou quando ocorrer dor uterina, lesão materna grave ou ruptura prematura de membranas ovulares. Se nenhum desses achados estiver presente em uma gestante após o trauma, um monitoramento cardiotocográfico entre 2 e 6 horas com padrão normal já será suficiente.

ATENDIMENTO INICIAL DA GESTANTE POLITRAUMATIZADA

A conduta nos casos de mulheres gestantes politraumatizadas é a mesma que em qualquer outra vítima de trauma, objetivando o acesso rápido às lesões e a instituição de medidas terapêuticas de suporte à vida no menor tempo possível, dentro de um tratamento sistematizado (Figura 27.1).

É importante salientar nesse momento que o melhor tratamento para o feto é um bom atendimento materno, ou seja, as medidas iniciais de atendimentos são as mesmas preconizadas e realizadas em uma doente não gestante, ficando atento a particularidades associadas à gestação.

Avaliação primária | ABCDE

A avaliação primária e a reanimação materna devem ser feitas da mesma maneira que na mulher não grávida. Na sequência do atendimento inicial segundo os preceitos do ATLS®, devem-se observar algumas particularidades durante a abordagem de uma paciente gestante (Tabela 27.2).

A | Vias aéreas com controle da coluna cervical

Deve seguir as orientações do ATLS®[1] como na paciente não grávida. É importante assegurar a permeabilidade da via aérea para uma ventilação adequada. Se necessário, realizar intubação orotraqueal considerando a hiperventilação fisiológica da gestante.

A coluna cervical deve ser examinada para descartar o mais precocemente a existência de uma lesão, uma vez que a gestante deve ser mantida em decúbito lateral esquerdo para que o útero não comprima a veia cava inferior, o que

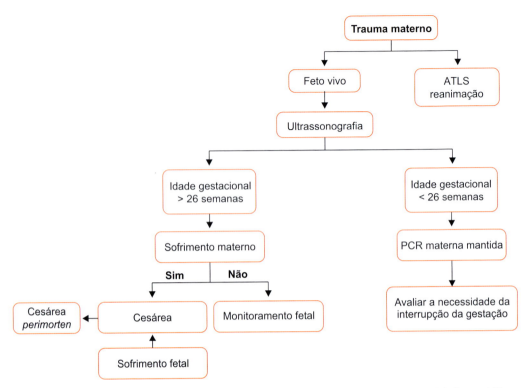

Figura 27.1 Protocolo de conduta no trauma em gestante. Considerar a administração de imunoglobulina anti-Rh em mãe Rh negativa.

ATLS: advanced trauma life support; PCR: parada cardiorrespiratória.

Tabela 27.2	ATLS® – condições particulares na gestante.
A	Risco de aspiração
B	Hiperventilação
C	Hipervolemia
D	Eclâmpsia

diminui o retorno venoso e pode agravar o choque circulatório. Na suspeita de lesão cervical, a paciente deve ser mantida em posição supina e, preferencialmente, na prancha. Pode ser rodada em bloco com elevação do quadril direito (10 a 15 cm ou 15°), com o uso de coxim, e o útero deve ser deslocado manualmente para a esquerda. Essa manobra garante a estabilização da coluna cervical com a descompressão da veia cava.

Existe um risco maior de aspiração, já que o esvaziamento gástrico nessas pacientes é prolongado. Por isso, durante o atendimento inicial, deve-se sempre considerar que o estômago da gestante traumatizada está cheio, com alto risco de broncoaspiração. Dessa maneira, é prudente instalar precocemente uma sonda para esvaziamento e descompressão gástrica.[1,6]

B | Respiração e ventilação

Também segue as mesmas orientações do ATLS® para a paciente não grávida. Ocorre hiperventilação fisiológica em virtude do consumo de oxigênio aumentado durante a gestação. É importante manter e garantir a oxigenação arterial adequada durante a fase de reanimação.

C | Circulação com controle da hemorragia

Em virtude de hipervolemia fisiológica, podem ocorrer alterações da perfusão tecidual e sofrimento fetal antes que a gestante apresente sinais clínicos de hipovolemia. Essa perda pode corresponder a até 35% da volemia sem que a mesma apresente sinais como taquicardia, palidez, frialdade de extremidades, hipotensão e outros sinais de hipovolemia.

A reanimação deve ser feita com uso de cristaloides e reposição precoce com sangue do tipo da gestante, medidas tomadas para manter o estado hipervolêmico da mesma. Para isso, dois acessos calibrosos periféricos devem ser obtidos, preferencialmente por meio de cateter do tipo Gelco 14. É importante lembrar que, antes de ser infundido o volume, há coleta de sangue para exames laboratoriais, e, no caso da gestante, os mais importantes são tipagem sanguínea, prova cruzada e contraprova. Podem ainda ser realizadas contagens de glóbulos brancos e plaquetas, dosagens de eletrólitos, ureia, creatinina, fibrinogênio e determinação do tempo de tromboplastina parcial ativada e tempo de protrombina, assim como teste de Kleihauer-Betke, que é a detecção de hemácias fetais na corrente sanguínea materna; no caso de hemorragias materno-fetais, pode haver o fenômeno de aloimunização da paciente Rh-negativa e suas consequências.

Para restauração e manutenção da pressão arterial, não se deve usar agentes vasopressores, pois tais substâncias podem diminuir ainda mais o fluxo sanguíneo fetal, já que o sistema vascular placentário é extremamente sensível à estimulação por catecolaminas, causando e agravando a hipoxia fetal. Como a gestante deve ser mantida em hipervolemia relativa, é fundamental o monitoramento precoce da pressão venosa central. A gestante deve, sempre que possível, ser monitorada em decúbito lateral esquerdo, incluindo oximetria de pulso e determinação da gasometria arterial. Na mulher grávida, os níveis de bicarbonato sérico estão diminuídos cerca de 4 mEq/mℓ, e o pH arterial está elevado, resultando em um estado crônico de alcalose respiratória compensada. No trauma é importante considerar que a diminuição da capacidade tampão do sangue pode agravar a acidose do choque circulatório.[1,4-6]

D | Estado neurológico

Deve ser avaliado o estado neurológico segundo a escala de coma de Glasgow e pela análise das pupilas da paciente. A eclâmpsia pode ser confundida com trauma cranioencefálico.

E | Exposição e controle da hipotermia

Deve ser feita exposição completa da gestante à procura de lesões ainda não identificadas, sempre atentando-se ao controle da temperatura corporal da doente, evitando hipotermia e novas complicações.

F | Feto

O enfoque do tratamento do feto deve ser a reanimação materna. Durante o exame primário da gestante, deve ser dada atenção especial ao exame do abdome para determinação da viabilidade fetal, sendo que as duas principais causas de morte fetal são o choque materno, com consequente morte da mãe, e o descolamento agudo da placenta, que, em 70% dos casos, ocorre com sangramento vaginal. A realização do toque vaginal é muito importante no atendimento inicial, associado ou não a dor, palpação e contrações uterinas frequentes.

Outra lesão que pode ocorrer é a ruptura uterina, extremamente rara, que é caracterizada por dor abdominal associada a defesa e rigidez ou descompressão brusca positiva. Em alguns casos, durante a palpação, podem ser notadas posição anormal do feto e facilidade de palpação das suas partes e extremidades. Exames de imagem podem sugerir a ruptura uterina, como extremidades fetais estendidas, ar intraperitoneal livre e posição fetal anormal; porém, a exploração cirúrgica pode ser necessária para diagnosticar ou afastar a hipótese.

No feto, os batimentos cardíacos são auscultados a partir da 10ª semana de gestação pelo Doppler. Após a 20ª a 24ª semanas de gestação, o monitoramento deve ser contínuo, com objetivo de detectar sofrimento fetal agudo precocemente. Se não houver risco, esse monitoramento deve ser feito apenas por 6 horas; em caso de risco de lesões materno-fetais, deve ser feito por no mínimo 24 horas. A FC fetal varia de 120 a 160 bpm. Assim, FC fetal anormal (> 160 ou < 120 bpm), presença de desacelerações repetidas, ausência de aceleração ou variabilidade dos batimentos com a contração uterina podem ser sinais de sofrimento fetal, necessitando de avaliação do obstetra.

Sempre se deve lembrar de que exames radiológicos indicados devem ser realizados se o benefício for maior que o risco. É preciso somente evitar repetições ou solicitações desnecessárias. As indicações são as mesmas da doente não grávida.

Avaliação secundária

Deve-se seguir os padrões da paciente não grávida, realizando, em primeiro lugar, o exame físico completo, com a avaliação da cabeça aos pés. Na gestante, também é necessária uma avaliação de altura, irritabilidade e sensibilidade uterinas, bem como a FC e os movimentos fetais.

O exame ginecológico deve ser completo, de preferência realizado por um profissional habilitado. Devem ser observados o apagamento e a dilatação do colo uterino, a apresentação e a situação fetais, a presença de sangue ao toque vaginal, ou a saída de líquido amniótico, o que sugere ruptura de bolsa.

A ocorrência de contrações uterinas sugere trabalho de parto prematuro. Contrações uterinas tetânicas, associadas a sangramento vaginal, indicam fortemente descolamento prematuro de placenta normalmente implantada. Um monitor uterino deve ser usado precocemente na avaliação da gestante.

A tomografia computadorizada (TC) segue as mesmas indicações da doente não gestante, evitando repetições desnecessárias. Já as radiografias da coluna cervical e do tórax devem ser realizadas com o útero protegido por avental de chumbo. A ultrassonografia (US) pélvica pode ser usada para detectar os batimentos cardíacos fetais e a localização da placenta, ou para ajudar na avaliação secundária, confirmando o diagnóstico de ruptura uterina ou descolamento da placenta. Durante a realização de exames radiológicos, 30% da radiação absorvida pela mãe é transmitida ao feto, tendo efeito cumulativo. Ressalta-se que o risco teratogênico é maior durante a organogênese (entre a 2ª e 8ª semanas de gestação).[4,5]

TRATAMENTO DEFINITIVO

O fato de a paciente ser gestante não deve contraindicar ou adiar a realização de laparotomia exploratória quando for indicada, pois, se isso for feito, as condições maternas podem ser prejudicadas, piorando as chances de sobrevivência do feto.

Quando mantida boa oxigenação materna e perfusão uterina, o feto tende a tolerar bem o procedimento cirúrgico e o ato anestésico quando indicada a laparotomia, e nem sempre é necessário realizar cesariana. Após trauma penetrante, se o feto estiver vivo, a decisão de realizar a cesárea deverá levar em conta idade gestacional (maturidade fetal), condições do feto avaliadas antes da cirurgia, estabilidade fisiológica da mãe e extensão da lesão uterina.

As indicações de cesariana no caso de trauma são:

- Lesão uterina extensa, requerendo histerectomia
- Hemorragia uterina que não possa ser controlada
- Sinais de sofrimento fetal com feto potencialmente viável
- Necessidade de exposição cirúrgica para reparo de lesões maternas
- Morte materna iminente
- Descolamento da placenta
- Ruptura uterina ou embolia de líquido amniótico.

A cesariana *post-mortem* é justificada diante de um feto vivo e viável intraútero. Quanto menor o tempo entre a parada cardiorrespiratória materna e a cesárea, melhores são os resultados perinatais, indo de 98% de sobrevida, se a intervenção for efetuada até 5 minutos após a morte materna, a 25%, se esta ocorrer entre 26 e 35 minutos. Explica-se, com isso, a urgência da conduta e a necessidade de diagnóstico rápido da morte da mãe. O diagnóstico será embasado clinicamente, na irreversibilidade da parada cardiorrespiratória às manobras de reanimação. A cesariana deve iniciar-se em 4 minutos, e o feto, retirado do útero em 5 minutos após a parada do coração materno. O ideal é realizar a cesariana *post-mortem* no mesmo local onde ocorreu o óbito materno, limitando a perda de tempo em transportar a paciente para o centro cirúrgico.

O prognóstico do recém-nascido na cesariana *post-mortem* guarda relação íntima com o pronto atendimento adequado à gestante terminal e depende de uma série de variáveis, entre elas o intervalo de tempo entre a morte da mãe e o início do procedimento e a assistência adequada ao recém-nascido, muitas vezes prematuro, mas que em condições adequadas pode sobreviver sem sequelas. Alguns aspectos continuam polêmicos, como a idade gestacional mínima em que o procedimento deve ser realizado, o tempo limite máximo para início das manobras para a extração fetal e a participação da família na anuência do procedimento.[1,2,4-6]

REFERÊNCIAS BIBLIOGRÁFICAS

1. American College of Surgeons (ACS). Committee on Trauma. In: Advanced Trauma Life Support for Doctors. 9. ed. Chicago; 2012.
2. Fraga GP, Mantovani M, Mesquita AC et al. Trauma abdominal em grávidas. Rev Bras Ginecol Obstet. 2005; 27(9):541-7.
3. Rezende J, Montenegro CAB. Modificações do organismo materno. In: Rezende J, Montenegro CAB. Obstetrícia fundamental. 10. ed. Rio de Janeiro: Guanabara Koogan; 2005. p. 83-104.
4. Martins-Costa SH, Ramos JGL, Serrano YLG. Trauma na gestação. Rev Bras Ginecol Obstet. 2005; 27(9):505-8.
5. Pereira Jr. GA, Haikel Jr. LF, Atique JMC et al. Atendimento à gestante traumatizada. Medicina. 1999; 32:282-9.
6. Brasil. Ministério da Saúde (MS). Urgências e emergências maternas: guia para diagnóstico e conduta em situações de risco de morte materna. 2. ed. Brasília: Ministério da Saúde/Febrasgo; 2000. p. 95-102.

28 Trauma Pediátrico

Ivlacir I. Vasques Silva
José Roberto de Souza Baratella

INTRODUÇÃO

O trauma é a principal causa de morte e incapacidade em pacientes pediátricos. Nos EUA, uma entre três crianças é vítima de trauma, o que representa 10 a 15% das internações pediátricas (faixa etária de 1 a 19 anos), com gastos de 100 bilhões de dólares/ano.

Em 90% dos casos, o tipo de trauma é fechado, sem orifício de penetração, causado por quedas, acidentes com veículos a motor e bicicleta. Os adolescentes são responsáveis por um número desproporcional de acidentes automobilísticos com lesões graves (50%), em função de sua inexperiência e do uso de álcool.

As lesões penetrantes representam 10% dos traumas. São mais frequentes e fatais, principalmente em regiões de maior vulnerabilidade socioeconômica, em decorrência ao aumento da violência. A faixa etária mais afetada por essas lesões no Brasil é a partir dos 12 anos de idade, e essa casuística vem aumentando por falta de políticas públicas para os jovens e pela facilidade de se obter uma arma de fogo ou branca. O grande problema disso é que, diferentemente dos adultos, as crianças necessitam recuperar-se dos efeitos do trauma e continuar o processo de crescimento e desenvolvimento (Tabela 28.1).[1]

As crianças apresentam anatomia e fisiologia únicas em comparação com os adultos, o que deve ser levado em consideração no manejo desses pacientes. Isso exige conhecimentos específicos em relação ao tipo e mecanismo do trauma, diagnóstico, tratamento, evolução e complicações, além de profissionais especializados, no primeiro momento do atendimento, visando prevenir e restringir as sequelas, melhorando a sobrevida.[1-4]

Tabela 28.1 Características da criança e suas consequências.

Características	Consequências
Cabeça muito maior	Maior risco de lesões cerebrais
Língua maior	Maior risco de obstrução de via aérea
Laringe anterior e elevada	Intubação com lâmina reta
Corpo mais compacto	Maior risco de lesões múltiplas
Paredes menos resistentes	Maior risco de lesões de órgãos internos
Pele fina com menor camada de gordura	Maior risco de hipotermia

ANATOMIA PEDIÁTRICA

Vias aéreas

As vias aéreas são as que têm diferença anatômica mais significativa entre adultos e crianças, e várias de suas características em recém-nascidos, lactentes e crianças maiores requerem uma abordagem desafiadora nos casos de trauma grave.

Cavidade oral pequena e língua e tonsila grandes, por exemplo, predispõem à obstrução das vias, especialmente em pacientes com nível de consciência rebaixado; laringe em posição cefálica, de localização anterior ao pescoço, facilita a visualização adequada em casos de intubação endotraqueal difícil; traqueia curta, em forma de U, com diâmetro reduzido, espaço menor entre os anéis ou membrana cricoide de difícil palpação dificulta a realização de cricotireoidostomia por punção ou mesmo traqueostomia, técnicas desafiadoras em lactentes e crianças maiores.

Outro fator importante em relação às vias aéreas é o anel cricoide, cujo estreitamento anatômico dificulta os procedimentos necessários no caso de uma lesão.[1-4]

Cabeça

Crianças menores de 8 anos de idade apresentam uma desproporção maior da cabeça em relação ao resto do corpo. Como consequência, o traumatismo craniano é a maior causa de mortalidade nesse grupo etário em casos de quedas e acidentes automobilísticos.[1-4]

Cérebro

Em lactentes, as suturas do crânio ainda encontram-se abertas, e o cérebro apresenta maior espaço subaracnóideo e extracelular. Desse modo, a criança tolera melhor a expansão dos hematomas intracranianos do que o adulto. O cérebro infantil é menos mielinizado, com calota óssea fina, fazendo com que forças moderadas aumentem as sequelas neurológicas.[1-4]

Tórax

A caixa torácica da criança é complacente; logo, as fraturas de costelas são menos comuns. A lesão de pulmão mais frequente é a contusão pulmonar sem fratura. Além disso, as estruturas mediastinais são móveis, com maior propensão a desenvolver pneumotórax hipertensivo.[1-4]

Abdome

O fígado e o baço têm menor proteção no nível do rebordo costal, o que determina maior vulnerabilidade a lesões diretas sobre as vísceras parenquimatosas.[1-4]

Sistema musculoesquelético

Os ossos a criança são imaturos e flexíveis, com incidência de fraturas principalmente nas placas de crescimento.[1-4]

Sistema vascular

O acesso vascular para reposição volêmica é mais crítico por motivos anatômicos, aumentando as complicações durante os procedimentos vasculares. As artérias são mais elásticas, com maior resistência ao trauma, por não apresentarem lesão intraluminar.[1-4]

FISIOLOGIA PEDIÁTRICA

Sinais vitais

Variam com a idade. A frequência cardíaca e a respiratória são elevadas; a pressão arterial apresenta valores menores em relação aos adultos (Tabela 28.2).[5]

Metabolismo

As crianças têm maior propensão à hipotermia, devido às perdas de fluido insensíveis em função da sua maior área de superfície corporal e da taxa metabólica. A hipotermia pode complicar

Tabela 28.2 Sinais vitais.

Sinais	FC (bpm)	PA (mmHg)	FR (ipm)
Lactente	160	80	40
Pré-escolar	140	90	30
Adolescente	100	100	20

FC: frequência cardíaca; PA: pressão arterial; FR: frequência respiratória; bpm: batimento por minuto; ipm: incursões por minuto.

situações críticas, exacerbando a acidose metabólica, o que provoca um efeito inotrópico negativo sobre o coração.[5]

Respiração e ventilação

A hipoxia é a causa mais comum de parada cardiorrespiratória; por isso, manter a oxigenação e a ventilação adequadas é fundamental para manter o equilíbrio acidobásico. A limitada capacidade residual funcional associada ao maior consumo de oxigênio em relação aos adultos torna os lactentes e as crianças maiores mais propensos à hipoxemia rápida no caso de ventilação inadequada.[5]

Choque

Taquicardia e má perfusão são sinais iniciais de insuficiência circulatória em crianças. Sua maior reserva fisiológica permite manter a pressão arterial normal, apesar de perdas de 30 a 45% de sua volemia; como consequência, a hipotensão com choque descompensado é um fenômeno tardio e repentino, que exige conduta imediata.[5]

ATENDIMENTO INICIAL

O atendimento inicial da criança com politraumatismo segue os mesmos princípios e sequências do ATLS® no adulto, que são:

- A (*airway*): vias aéreas pérvias e proteção da coluna cervical
- B (*breathing*): respiração e ventilação
- C (*circulation*): circulação e controle da hemorragia
- D (*disability*): diagnóstico com exame neurológico sumário
- E (*exposure*): exposição do corpo e prevenção da hipotermia.

A | Vias aéreas pérvias e proteção da coluna cervical

As vias aéreas devem ser mantidas totalmente permeáveis, e a coluna cervical, imobilizada até afastar a hipótese de uma lesão.[5]

Se houver saída de ar das narinas, movimentos simétricos do tórax e ausculta dos sons respiratórios normais, a conduta inicial na avaliação da permeabilidade das vias estará precisa; porém, nos casos de instabilidade, as manobras deverão prosseguir com o uso de cânula de Guedel, ventilação com Ambu em máscara, intubação endotraqueal, máscara laríngea e até mesmo, se necessária, a cricotireoidostomia por punção. A dificuldade de realizar a intubação endotraqueal pode ocorrer em aproximadamente 25% das situações de urgência durante o trauma pediátrico; nessa situação, o uso de máscara laríngea é indicado. Se a instabilidade respiratória persistir após todos os procedimentos realizados para a manutenção de via aérea pérvia e segura, a traqueostomia deverá ser indicada.[5]

> O tubo na traqueia com balão insuflado e ventilado é a via respiratória definitiva, e não a cricotireoidostomia por punção.[5]

B | Avaliação/estabilização da respiração

A efetividade da ventilação e da oxigenação é avaliada observando-se a expansibilidade simétrica da caixa torácica e a ausência de cianose. Em uma situação na qual a respiração não for eficiente, deve-se iniciar ventilação com bolsa de máscara com oxigênio a 100%. Frequentemente, a ventilação respiratória pode estar comprometida por distensão gástrica, com risco de aspiração; nesse caso, a passagem de sonda nasogástrica com calibre adequado se faz necessária.[5]

C | Avaliação da circulação e controle da hemorragia

Algumas observações são importantes nesta fase:

- Estabilização/reposição hemodinâmica e controle da hemorragia
- Hipovolemia é a maior causa de choque em trauma pediátrico
- Diagnóstico e tratamento precoces são fundamentais.

A estabilidade hemodinâmica em crianças politraumatizadas exige o diagnóstico para contenção imediata das hemorragias externas e internas, além de suporte cardiovascular, perfusão sistêmica apropriada e manutenção de volemia adequada.

Bradicardia, extremidades frias, hipotensão arterial, nível de consciência rebaixado e resposta tardia à dor são sinais de alerta para grave perda volêmica.

Os parâmetros importantes na fase do exame inicial na avaliação são:

▶ Controle dos sangramentos (internos e externos)
▶ Acessos venosos e intraósseos
▶ Infusão de solução cristaloide e hemoderivados.

> *Taquicardia* é o primeiro sinal de hipovolemia na criança politraumatizada.
> *Hipotensão* em politraumatizado é decorrente de choque hipovolêmico até que se prove o contrário.

Acesso para reposição de fluidos

O acesso venoso deve ser prioridade, com cateteres de grosso calibre em dois membros, preferencialmente alternados (nas partes superior e inferior), evitando locais com suspeitas de fraturas ou lesão vascular. Devem ser realizadas até três tentativas, ou em 90 segundos. A via intraóssea também é uma excelente alternativa, pois o canal venoso medular não se altera com instabilidade hemodinâmica. Além disso, não tem contraindicação de idade nem de qualquer tipo de fluidos.[6]

Acesso intraósseo

▶ Os principais locais de acesso intraósseo são:
▶ Face medial da tíbia proximal (2 cm abaixo da tuberosidade tibial)
▶ Face medial da tíbia distal, acima do maléolo medial
▶ Linha média do fêmur distal, 3 cm do côndilo externo.

Acesso venoso | Dissecção

É realizado preferencialmente por cirurgiões experientes, que recomendam os locais sem variação anatômica e com boa visualização.[6]

Reposição da volemia cristaloide

A reposição da volemia é feita com soro fisiológico a 0,9% e/ou lactato de Ringer, ambos aquecidos a 39°C de temperatura. A reposição da volemia com solução cristaloide inicia-se com a infusão, em *bolus*, de 20 mℓ/kg/dose e, no máximo, 60 mℓ/kg/dose, em 10 a 15 min, alternando entre as soluções devido ao risco de hipernatremia. Não havendo resposta clínica à infusão, acrescenta-se reposição de hemoderivado em uma regra simples de três para um, ou seja, três vezes o volume de cristaloide para um de hemoderivados.[6]

Hemoderivados[6]

Parâmetros para o uso de hemoderivados:

▶ Concentrado de hemácias/sangue total
▶ Volemia da criança: 80 mℓ/kg/peso
▶ Concentrado de hemácias: 15 mℓ/kg/peso
▶ Sangue total: 10 mℓ/kg/peso
▶ Máximo de até 40 mℓ/kg/peso ou 50% da volemia da criança.

O débito urinário de 1 a 3 mℓ/kg/h e a densidade urinária representam os melhores parâmetros para determinar se a reposição de volume é suficiente. O retorno à estabilidade hemodinâmica deve ser rigorosamente monitorado.

A administração de hemoderivados preferencialmente é de sangue total, devido à presença de fatores de coagulação. Nos casos de tratamento conservador em trauma abdominal fechado de vísceras parenquimatosas, o volume não pode ultrapassar 50% da volemia, ou 40 mℓ/kg em 24 ou 48 horas.[6]

D | Avaliação neurológica com exame sumário

A avaliação do estado neurológico consta de exame sumário e do estado de consciência segundo a escala de coma de Glasgow (Tabela 28.3). Em índices iguais ou menores que oito, o risco de sequelas graves e mortalidade é alto.[7]

E | Exposição da criança

A criança, especialmente o lactente, por apresentar superfície corporal maior em relação ao peso, corre o risco de ter hipotermia, que leva a aumento do consumo de oxigênio, vasoconstrição periférica, acidose metabólica e parada cardiorrespiratória.[6]

A tomografia computadorizada (TC) exige critérios específicos para sua indicação em crianças politraumatizadas, em decorrência do risco de irradiação; mesmo assim, é o padrão-ouro no diagnóstico das lesões descritas a seguir, que são características em crianças:

- Lesões do sistema nervoso central (SNC)
- Lesões torácicas
- Lesões abdominais
- Lesões por abuso físico.

TRAUMA DE CRÂNIO

O trauma de crânio, ou traumatismo craniano, ocorre frequentemente na infância. A maioria dos traumas cranioencefálicos é de leve gravidade e não associada a lesão cerebral ou sequela a longo prazo. No entanto, um pequeno número de crianças pode ter lesão cerebral traumática grave. O desafio clínico consiste em avaliar a necessidade de realização de exames de imagem. A TC é altamente sensível para o diagnóstico de lesão cerebral aguda e define quem necessita de tratamento ou intervenção cirúrgica. Por isso, é o exame de neuroimagem de eleição.

Após avaliação criteriosa e cuidadosa, a maioria das crianças com imagens normais precisa de observação hospitalar por um mínimo de 6 horas, principalmente aquelas com menos de 2 anos e sintomas inespecíficos no momento do atendimento, e sempre em casos de dúvidas. Essa conduta deverá ser repassada aos familiares

Tabela 28.3 Escala de coma de Glasgow.

Adulto		Criança	
Abertura ocular		**Abertura ocular**	
Espontânea	4	Espontânea	4
Estímulo verbal	3	Estímulo verbal	3
Estímulo doloroso	2	Estímulo doloroso	2
Sem resposta	1	Sem resposta	1
Melhor resposta motora		**Melhor resposta motora**	
Obedece a comandos	6	Obedece a comandos	6
Localiza a dor	5	Localiza a dor	5
Flexão normal (retirada)	4	Flexão normal (retirada)	4
Flexão anormal (decorticação)	3	Flexão anormal (decorticação)	3
Extensão (descerebração)	2	Extensão (descerebração)	2
Sem resposta	1	Sem resposta	1
Resposta verbal		**Escala verbal pediátrica**	
Orientado	5	Palavras apropriadas, sorriso social, segue objetos	5
Confuso	4	Chora, mas é consolável	4
Palavras inapropriadas	3	Persistente, irritável	3
Sons incompreensíveis	2	Inquieto, agitado	2
Sem resposta	1	Nenhuma	1

para compreensão da observação clínica. Atualmente, existe consenso na literatura de que, no caso de diagnóstico de fratura, hematoma subdural ou hemorragia intracraniana, fraturas com afundamento, deterioração clínica com redução abrupta do nível de consciência ou escala de Glasgow ≤ 12, é imprescindível a avaliação do neurocirurgião.[7]

São sinais de alerta na avaliação de conduta:

- Vômitos frequentes
- Perda da consciência por mais de 60 segundos
- Dor à palpação em região cervical
- Queda de altura > 90 cm.

Apesar de não existir consenso sobre a segurança e a eficácia da observação em domicílio para casos de trauma cranioencefálico, a conduta é razoável nas seguintes condições:

- Idade superior a 3 meses
- Mecanismo de baixo risco de lesão
- Ausência de ferimentos graves no couro cabeludo
- Ausência de perda de consciência ou convulsões
- Ausência de vômitos ou apenas um episódio após a queda
- Ausência de história de dor de cabeça.

As crianças que sofreram traumas leves podem retomar suas atividades normais quando se lembram do que aconteceu e reconhecem o ambiente após o ocorrido. A reavaliação médica de urgência em pacientes em observação domiciliar implica orientação aos pais e responsáveis. O retorno imediato ao hospital deve ser realizado nos casos a seguir:

- Incapacidade de ser despertado do sono de 4 em 4 horas
- Dor de cabeça persistente ou piora do quadro
- Vômitos persistentes 4 a 6 horas depois da lesão
- Alteração de conduta e estado mental
- Marcha instável e falta de coordenação motora.

TRAUMA DE TÓRAX

O traumatismo torácico pediátrico corresponde a 4 a 7% dos casos de crianças politraumatizadas. O ambiente doméstico é o local onde mais frequentemente ocorrem os acidentes, seguido por estradas, rodovias e escolas. A idade em que acontece a maior parte dos casos está entre 7 e 13 anos, e o sexo masculino é o mais comumente acometido.

O trauma fechado é a mais frequente causa de lesão torácica em crianças e adolescentes, e, em geral, decorre de acidentes automobilísticos (atropelamentos ou colisões), quedas, esmagamentos e agressões. As lesões torácicas penetrantes por arma branca ou por arma de fogo são raras, mas podem ser mais frequentes em crianças mais velhas e adolescentes em regiões urbanas.

Os traumas fechados nas crianças são mais graves. Isso porque, ao apresentarem menor tamanho corporal, as forças traumáticas se distribuem em menor massa, tornando as lesões múltiplas mais frequentes. Ao contrário, as lesões penetrantes são, na sua maioria, lesões de um único órgão, e o SNC raramente é comprometido. Além disso, as manifestações que podem ocorrer, em geral, estão relacionadas com a hipovolemia.

O traumatismo torácico pediátrico apresenta características especiais e maior gravidade funcional; o que se deve a características inerentes da criança, como predomínio do componente cartilaginoso sobre o ósseo e parede torácica mais elástica, flexível, delicada e, portanto, mais compressível. Isso permite maior transmissão das forças para os órgãos internos (pulmões e mediastino), o que frequentemente ocorre sem evidências de trauma externo ou na ausência de fraturas de costelas. Em contrapartida, a presença de fraturas sempre está relacionada com uma força de impacto grande, sugerindo trauma torácico grave.[8]

No caso de pneumotórax ou hemotórax, o mediastino móvel causa amplo deslocamento cardíaco, que diminui o retorno venoso e resulta em decréscimo do débito cardíaco e redução da perfusão periférica. Em função da maior elasticidade do parênquima pulmonar, a mobilidade do mediastino pode comprimir os pulmões e desviar a traqueia, comprometendo o estado geral da criança. Portanto, a incidência de fraturas de costelas em crianças é menor, apresentada em regiões localizadas mais posteriormente, enquanto as forças de desaceleração decorrentes de colisões automobilísticas são mais aptas a se dispersarem nos pulmões, resultando em *contusão pulmonar*, lesão de parênquima (que resulta em hemorragia) e edema intersticial, levando a colapso alveolar e consolidação pulmonar.[8]

A contusão pulmonar é a lesão mais frequente em trauma torácico fechado. Seu diagnóstico precoce é difícil, pois os sintomas podem não estar presentes e ela pode não ser identificada em uma radiografia de tórax inicial. A TC de tórax é mais sensível e deve ser solicitada se for encontrada opacificação pulmonar na radiografia inicial, em vítimas de colisão automobilística ou atropelamento. Em geral, a contusão pulmonar é resolvida em 2 a 6 dias, a menos que ocorra alguma infecção, como pneumonia do segmento contundido.

As fraturas de costelas são lesões menos frequentes na população pediátrica em comparação com os adultos. O tórax instável, provavelmente devido à elasticidade da caixa torácica das crianças, é uma entidade incomum, com incidência de 1%, enquanto, nos adultos, ocorre em 10%. Em crianças menores de 12 meses, as fraturas de costelas são decorrentes de maus-tratos, acidentes, trauma ao nascimento ou alguma fragilidade óssea, como prematuridade, osteogênese imperfeita ou raquitismo.[8]

A ruptura das vias aéreas principais em crianças é ainda mais rara, e, devido à maior elasticidade da caixa torácica, pode ocorrer ruptura isolada de traqueia ou brônquios sem lesão vascular. Os sintomas são: dispneia grave, enfisema subcutâneo, hemoptise moderada e pneumo ou hemotórax. O *pneumomediastino* e o *enfisema cervical*, observados em radiografias de tórax, são os marcadores mais sensíveis no diagnóstico dessa afecção.[8]

A maioria das lesões torácicas pediátricas pode ser manejada de forma expectante, requerendo apenas observação. A maior parte dos pacientes que requer algum tipo de intervenção necessita apenas de drenagem torácica fechada, indicada quando há sangramento pelo dreno torácico na intensidade de 1 a 2 mℓ/kg de peso/hora e quando ocorre abordagem cirúrgica, nos casos de lesão traqueal ou bronquial, lesão esofágica, ruptura aórtica ou ruptura diafragmática.

Das lesões pulmonares penetrantes, 80% exigem apenas drenagem torácica fechada – os casos de pneumotórax ou derrame pleural devem ser prontamente drenados. A infecção pulmonar pode complicar as contusões pulmonares.

No tórax instável associado, a síndrome da angústia respiratória apresenta maior risco de ocorrer nas primeiras 24 horas após o trauma, diminuindo após 72 horas.

A mortalidade por trauma torácico isolado é de 4 a 12%; porém, em crianças, é o dobro em relação aos adultos, em um total de 7 a 30%. A maioria dos óbitos ocorre nos três primeiros dias da lesão. A mortalidade pode ser ainda maior se houver hemotórax, fraturas de costelas, lacerações pulmonares e lesões cardíacas ou de grandes vasos. Em casos de trauma de tórax fechado, representa 25% do total. A existência de lesão torácica ligada a lesões em outros sistemas tem sido relacionada com um aumento de até 20 vezes na taxa de mortalidade, principalmente quando há trauma cranioencefálico e contusão pulmonar associados.[8]

TRAUMA ABDOMINAL

De todos os traumas em crianças, em média 10 a 15% são abdominais. O tipo mais frequente é o fechado, representando cerca de 95%; o penetrante tem incidência em torno de 5%.

A vulnerabilidade para lesão abdominal na criança em relação ao adulto tem explicações anatômicas, que são as seguintes:

▸ Configuração anatômica relativamente compacta, com diâmetro menor anteroposterior, que fornece uma área menor sobre a qual a força da lesão pode ser dissipada

- Vísceras maiores, principalmente fígado e baço, que se estendem abaixo da margem do rebordo costal
- Tecido gorduroso sobreposto sobre musculatura pouco desenvolvida, para amortecer e proteger as estruturas intra-abdominais.

As principais causas de trauma abdominal fechado são:

- Acidentes de trânsito
- Atropelamento por carros ou bicicletas
- Quedas de bicicleta
- Quedas dos mais diversos tipos e formas.

As principais causas de trauma abdominal penetrante são:

- Ferimentos por objetos penetrantes – lança de portão de casa
- Ferimentos por projétil de arma de fogo, principalmente em maiores de 12 anos
- Ferimentos por arma branca.

No período de 1999 a 2014, em pacientes internados por trauma pediátrico no Hospital do Grajaú e no Francisco Morato, ambos localizados no Estado de São Paulo, a incidência por quedas foi de 46,4%; atropelamentos, 28,3%; síndrome do tanque, 7,9%; acidentes automobilísticos, 7,4%; ferimentos penetrantes, 4,8%; e espancamento ou abuso físico, 4,2%. Nota-se uma similaridade com os dados registrados na literatura mundial, com uma tendência de alta dos ferimentos penetrantes conforme o aumento da faixa etária e o índice de violência, além da prevalência do sexo masculino em relação ao feminino de três para um.[9]

As vísceras parenquimatosas – fígado, baço, rim e pâncreas – são mais acometidas no trauma fechado devido a tamanho, ligamentos frouxos, grande mobilidade, musculaturas abdominal e lombar pouco desenvolvidas e localização anterior à coluna vertebral.

As lesões do fígado e do baço podem causar grande perda de volemia, já que esses órgãos são altamente vascularizados. O fígado conta com fornecimento de sangue duplo, através das artérias hepáticas e da veia porta. Tem tamanho relativamente grande e menor quantidade de estroma fibroso, o que o torna suscetível a laceração e sangramento grave.

Já o parênquima pancreático não é tão vascularizado; logo, os traumas nesse órgão raramente causam grandes perdas sanguíneas. O trauma de pâncreas pode causar a liberação de suco pancreático, rico em enzimas e com grande poder inflamatório local, dificultando o diagnóstico por imagem.

As lesões intestinais ou de vísceras ocas são raras no trauma fechado, em torno de 3%. Ocorrem em segmentos fixos, como no nível do ângulo de Treitz, causadas por mecanismo de aceleração e desaceleração ou por compressão por cinto de segurança. As regiões mais acometidas são duodeno, jejuno, íleo terminal e estômago. A conduta deve ser cirúrgica, como no adulto, e o diagnóstico, com radiografia de abdome, com a imagem do pneumoperitônio.[9]

Os sinais físicos que indicam risco de lesões intra-abdominais são:

- Equimose periumbilical e flanco
- Hematoma ou abrasões
- Sinal do cinto de segurança
- Distensão abdominal com reação peritoneal
- Irritação peritoneal com dor no ombro esquerdo, sugestiva de lesão esplênica – sinal de Kehr.

Na avaliação clínica, deve-se prestar atenção a sinais sutis, como: taquicardia, que é o primeiro sinal de perda volêmica; palidez; estado mental alterado; tempo de enchimento capilar alterado; diminuição da diurese; e lesões na genitália e no períneo. Esses achados físicos são importantes na avaliação, no diagnóstico e na conduta a ser adotada. Existe consenso da necessidade de avaliação por um cirurgião pediátrico na vigência de trauma abdominal após o primeiro atendimento e a estabilização do paciente.[10-12]

O manejo inicial consiste em:

- Jejum
- Sonda nasogástrica em caso de vômitos ou distensão abdominal

- Sonda vesical para controle de diurese
- Acesso venoso periférico em dois membros alternados
- Reposição de cristaloide previamente aquecido a 35°C
- Solução de lactato de Ringer ou soro fisiológico na dose de 20 mℓ/kg/dose, até 3 vezes, alternados devido ao risco de hipernatremia. Se não houver reanimação satisfatória, deve-se iniciar a reposição de hemoderivados (concentrado de hemácias) com 10 a 15 mℓ por kg.

Os exames laboratoriais orientados para esse tipo de lesão são:

- Hemoglobina e hematócrito
- Urina tipo 1 (trauma geniturinário)
- Amilase na hora zero, repetindo em 24 e 48 horas (trauma pancreático)
- Lipase após 48 a 72 horas (trauma pancreático)
- Tipagem sanguínea (ABO e RH).

Exame de imagem e diagnóstico

Tomografia computadorizada

A TC abdominal com contraste intravenoso é o padrão-ouro para diagnosticar lesões parenquimatosas em fígado, baço e rim. Tem menor sensibilidade para detectar lesões no pâncreas; nesse caso, pode ser associada a contraste por via oral, em pacientes hemodinamicamente estáveis. Em crianças, o uso de contraste oral tem o risco de aspiração, e o contraste retal é desconfortável devido à dor, podendo superestimar o quadro de dor abdominal.[13]

> A importância da TC para diagnóstico das lesões parenquimatosas no trauma é inquestionável; porém, a indicação de tratamento conservador ou cirúrgico é fundamentada na estabilidade ou instabilidade hemodinâmica, e não nos achados de imagens, critério adotado na literatura mundial em traumas pediátricos.[13-15]

As indicações para realizar TC abdominal com contraste intravenoso são:[13-15]

- Estabilidade hemodinâmica
- História ou mecanismo de lesão, como queda a uma altura > 90 cm ou 3 vezes a estatura da criança
- Sensibilidade abdominal aumentada
- Sinal do cinto de segurança
- Hematúria macroscópica ou microscópica > 50 hemácias por campo
- Queda brusca do hematócrito
- Incapacidade de realizar exame abdominal confiável
- Menores de 2 anos com nível de consciência reduzido.

As indicações para laparoscopia são:

- Suspeita de lesão de víscera oca em crianças estáveis hemodinamicamente
- Trauma abdominal fechado com dificuldade de diagnóstico
- Trauma abdominal penetrante por arma branca ou instrumentos perfurantes.

Ultrassonografia focada no trauma | FAST

O exame de ultrassonografia é de fácil e rápida execução, podendo ser realizado por cirurgião de plantão. Sua aplicação em trauma abdominal de crianças ainda é de exceção, e a presença de líquido intraperitoneal não é indicativa de cirurgia.

A abordagem, o atendimento e o tratamento do trauma pediátrico estão em constante mudança e evolução. O atendimento à criança politraumatizada constitui um desafio, mesmo com o incremento de novas técnicas de imagem, a melhoria do atendimento intensivo e a capacitação de equipe multiprofissional.

Historicamente, até a década de 1950, o trauma esplênico era tratado com esplenectomia total; a partir de 1952, King e Shumacher apud Wilson e Moorehead provaram a relação entre esplenectomia e septicemia fatal em crianças, chamada de síndrome pós-esplenectomia.[12] A partir dessas evidências, iniciou-se, na literatura, uma tendência a optar pelo tratamento conservador nas lesões parenquimatosas, especialmente do baço, em função de seu papel no controle de bactérias encapsuladas e na imunidade. No final da década de 1970 e início da de 1980, os cirurgiões pediátricos não tinham diagnóstico de imagem como a TC, restando-lhes condutas heroicas como punção abdominal e monitoramento de hematócrito e hemoglobina de hora em hora, visando avaliar a estabilidade hemodinâmica – principal e única situação para indicação de tratamento não operatório ou conservador. O tratamento conservador é aplicado a baço, fígado, rim e pâncreas com resultados similares.[16-21]

Os critérios para o tratamento conservador das vísceras parenquimatosas ou sólidas no trauma abdominal fechado são:

- Criança hemodinamicamente estável
- Reposição de hemoderivados de no máximo 50% da volemia, ou 40 mℓ/kg, no período de 24 a 48 horas (calcula-se a volemia = 80 mℓ/kg)
- Ausência de lesão de víscera oca, ureter ou bexiga e lesão vascular grave.

A rotina de atendimento no tratamento conservador está indicada a seguir:

- Jejum inicialmente e avaliação da sua necessidade posterior
- Sonda nasogátrica na presença de vômitos ou distensão abdominal
- Reposição hidreletrolítica
- Antibioticoterapia
- Reposição de hemoderivados, quando necessário
- Monitoramento de hemoglobina e hematócrito de 6 em 6 horas por 24 a 48 horas
- Monitoramento de amilase na hora zero do atendimento e depois diariamente, lipase a partir de 48 a 72 horas. Deve-se observar que a amilase permanece em níveis elevados até 48 a 72 horas para em seguida regredir, com aumento da lipase
- Controle da hematúria macroscópica e microscópica
- Sonda vesical para controle da diurese. Deve-se observar se há hematoma ou equimose perineal, além de sinais de lesão de uretra

- Repouso absoluto em regime hospitalar por 2 semanas. Atividade leve por 3 semanas e alta para a prática de atividades físicas e de contato após 3 meses.[16]

TRAUMA ESPLÊNICO

A lesão esplênica ocorre em 31% dos traumas pediátricos, em consequência da mobilidade dos ligamentos de sustentação e da ação direta na região epigástrica em razão de quedas, atropelamentos e acidentes automobilísticos.[16-18,21-23]

O maior desafio no trauma esplênico é a não realização da esplenectomia. Mesmo nos casos de procedimento cirúrgico, a tendência é realizar ressecções segmentares, como a esplenectomia regrada, rafias e ligadura de artéria polar ancoradas usando epíploo, envoltórios ou bolsas com finalidades hemostáticas e até a implantação homóloga de tecido esplênico. O objetivo é evitar sua principal e mais grave complicação: a septicemia pós-esplenectomia, que apresenta mortalidade próxima de 100% e incidência de 4,7%, principalmente em crianças menores de 5 anos nos primeiros 2 anos após a cirurgia. Esses pacientes, portanto, precisam de prevenção, que inclui imunização e profilaxia com antibióticos para *Staphylococcus pneumoniae*, *Haemophilus influenzae* e *Neisseria meningitidis*. No caso de crianças esplenectomizadas, é obrigação dos profissionais de saúde orientar os familiares sobre o risco dessa síndrome, em qualquer época de sua vida, no caso de qualquer quadro febril.[16-18,20-22]

TRAUMA HEPÁTICO

O trauma hepático ocorre em aproximadamente 32% dos casos e tem relação com as características anatômicas, como seu tamanho relativamente grande e a menor quantidade de estroma fibroso. Os mecanismos mais frequentemente envolvidos são trauma contuso direto na parede abdominal, em decorrência de quedas, contusão do guidom de bicicleta no hipocôndrio direito e acidentes automobilísticos em geral, sendo o lobo direito o mais acometido.

O parênquima do fígado possui um rico suplemento sanguíneo, de modo que lesões podem levar a grandes perdas de sangue com risco de morte. Os casos de extrema gravidade, com grande perda volêmica, necessitam de uma conduta chamada de cirurgia de controle de danos, que consiste em empacotamento e tamponamento das vísceras para o controle do sangramento, com fechamento primário e controle em unidades de terapia intensiva (UTIs) no período de 48 a 72 horas, para estabilidade fisiológica e posterior abordagem cirúrgica para o tratamento definitivo.

O trauma hepático responde bem ao tratamento conservador, mesmo com sua configuração anatômica, o vasto suplemento vascular e o volume de seu parênquima.

Nos casos de indicação cirúrgica, deve-se levar em conta a friabilidade do parênquima após o trauma, que eleva o risco de sangramentos graves e ressecções hepáticas difíceis, aumentando a indicação de conduta conservadora na maioria das lesões, conforme a literatura.

TRAUMA PANCREÁTICO

O tratamento conservador no trauma pancreático tem resolutividade menor em decorrência de diagnóstico difícil, quadro clínico inespecífico, histórias similares a outras lesões e menor sensibilidade de diagnóstico com a TC abdominal com contraste endovenoso.

Para aumentar a acurácia na avaliação inicial, é indicada a colangiopancreatografia por ressonância magnética, que avalia o parênquima e a integridade dos ductos pancreáticos. Nos pacientes pediátricos com história de lesão por guidom de bicicleta no abdome superior, ou com o sinal do cinto de segurança após acidente automobilístico, além de níveis de amilase aumentados e lesão ductal proximal, a conduta inicial é o tratamento conservador. Porém, existe controvérsia na literatura quanto ao melhor momento de indicar a exploração cirúrgica.

A complicação mais frequente do trauma pancreático com lesão ductal é o pseudocisto, que ocorre em 50% dos casos e é caracterizado por vômitos biliosos e massa palpável na região epigástrica após semanas do trauma. O diagnóstico é confirmado por TC abdominal, e o tratamento conservador é efetivo em 60% dos pacientes. A cirurgia é indicada nos casos de complicações como peritonite com indicação de drenagem externa dirigida por imagens ou por compressão do pseudocisto sobre o duodeno, o que leva ao quadro de suboclusão intestinal alta, que requer drenagem interna por via endoscópica.

TRAUMA RENAL

O rim é o órgão mais acometido do sistema urogenital, e a criança é mais suscetível que os adultos em decorrência de algumas peculiaridades anatômicas, como: menor coxim de gordura perirrenal, musculatura abdominal e lombar pouco desenvolvida, proteção débil da caixa torácica, ocupação de maior espaço no retroperitônio, lobulações do parênquima e malformações congênitas. O trauma renal pode ser classificado como fechado ou penetrante, sendo o primeiro mais frequente na criança (em torno de 90% dos casos). Cerca de 14% dos traumas de vísceras parenquimatosas na população pediátrica ocorrem no rim, que, ao ser comprimido contra a coluna vertebral, resulta em laceração ou contusão. O trauma penetrante responde pela maior indicação de cirurgia das lesões renais.

A hematúria macroscópica requer a indicação obrigatória de investigação por imagem – TC com contraste intravenoso nos pacientes pediátricos com história de trauma. A hematúria microscópica (hemácias > 50 por campo na análise de urina) ocorre somente em 2% dos casos de trauma renal. Avulsão do pedículo renal e trombose aguda da artéria renal cursam sem hematúria macro ou microscópica. Nos casos de dúvida diagnóstica e de conduta, são indicadas angiografia e embolização seletiva na lesão vascular.

A abordagem na maioria dos traumas penetrantes consiste em tratamento cirúrgico, similar ao do adulto, lembrando sempre as condutas conservadoras de preservação máxima da víscera.[16-18,20-22]

Algumas complicações do tratamento conservador nas lesões de vísceras parenquimatosas são:

- Maior tempo de internação
- Maior frequência de transfusão de hemoderivados (em torno de 5%)
- Maior risco de lesões não diagnosticadas.

As vísceras parenquimatosas com melhor resposta ao tratamento conservador no trauma abdominal fechado são:

- Baço: 95,3%
- Rim: 93,6%
- Fígado: 92,9%
- Pâncreas: 70%.

O tratamento cirúrgico das vísceras parenquimatosas no trauma abdominal fechado será indicado quando houver:

- Instabilidade hemodinâmica, com reposição de volemia (sangue) > 50% ou > 40 mℓ/kg, em intervalo de 24 ou 48 horas contínuo ou alternado
- Lesão intestinal, pancreática grave, de ureter e de bexiga
- Lesão renal com comprometimento vascular.

Ao se optar por cirurgia nas lesões parenquimatosas, é preciso sempre ter em mente procedimentos conservadores, como: ressecções segmentares, rafias com interposição de epíploo e ligaduras de artéria polar. Para crianças com trauma penetrante, por projétil de arma de fogo, no crânio, tórax, abdome e sistema musculoesquelético, a conduta é cirúrgica.

Em ferimentos por arma branca e instrumentos penetrantes, em crianças hemodinamicamente estáveis, podem ser realizados procedimentos como a exploração local da lesão sob anestesia geral, para avaliar a continuidade com a cavidade. Uma vez confirmado o diagnóstico, procede-se à exploração cirúrgica. Em caso de dúvida, a videolaparoscopia é realizada para diagnóstico e tratamento.

A mortalidade decorrente de trauma abdominal fechado em criança está relacionada diretamente com o número de estruturas lesionadas.

Em lesão isolada de baço, fígado, rim e pâncreas, a incidência é inferior a 20%; em lesão associada a trauma de víscera oca e lesão vascular, em média de 20 a 50%.

LESÕES POR ABUSO FÍSICO

Deve-se sempre suspeitar de violência física ou abuso quando: as lesões encontradas não forem compatíveis com a gravidade e a história relatada por familiar muito próximo à criança; houver intervalo de tempo entre o acidente e a procura por atendimento médico; e no caso de discrepância entre as informações dos parentes.

As manifestações clínicas mais frequentes ao exame físico são:

- Equimoses: presença de lesões múltiplas de diferentes aspectos e tempos, regressão das novas logo após a internação
- Queimaduras em locais específicos
- Fraturas múltiplas metafisárias com discrepância entre a história e a lesão
- Fraturas bilaterais de costelas em crianças menores de 2 anos
- Identificação de várias fraturas com estágios de consolidação e locais diferentes
- Alopecia traumática
- Hematoma cefálico por tração dos cabelos, observado levantando o couro cabeludo da calota craniana
- Hematomas graves na parede abdominal sem história de queda ou trauma.

Segundo o Estatuto da Criança e do Adolescente, título VII, capítulo II, artigo 245:

> [...] constitui infração deixar o médico, professor, ou responsável por estabelecimento de atenção à saúde e de ensino fundamental, pré-escolar ou creche, de comunicar à autoridade competente os casos de violência contra a criança ou adolescente.

REFERÊNCIAS BIBLIOGRÁFICAS

1. Schafermeyer R. Pediatric trauma. Emerg Med Clin North Am. 1993; 11:187.

2. Lloyd-Thomas AR. ABC of major trauma. Paediatric trauma: primary survey and resuscitation I. BMJ. 1990; 301:334.
3. Jaffe D, Wesson D. Emergency management of blunt trauma in children. N Engl J Med. 1991; 324:1477.
4. Kapklein MJ, Mahadeo R. Pediatric trauma. Mt Sinai J Med. 1997; 64:302.
5. American College of Surgeons (ACS). Committee on Trauma. Advanced Trauma Life Support (ATLS) Student course manual. 9. ed. Chicago: ACS; 2012.
6. Kleinman ME, de Caen AR, Chameides L et al. Pediatric basic and advanced life support: 2010 International Consensus on Cardiopulmonary Resuscitation and Emergency Cardiovascular Care Science with Treatment Recommendations. Pediatrics. 2010; 126:e1261.
7. Dormans JP. Evaluation of children with suspected cervical spine injury. J Bone Joint Surg Am. 2002; 84-A:124.
8. Cooper A, Barlow B, DiScala C et al. Mortality and truncal injury: the pediatric perspective. J Pediatr Surg. 1994; 29:33.
9. Rothrock SG, Green SM, Morgan R. Abdominal trauma in infants and children: prompt identification and early management of serious and life-threatening injuries. Part I: injury patterns and initial assessment. Pediatr Emerg Care. 2000; 16:106.
10. Borgialli DA, Ellison AM, Ehrlich P et al. Association between the seat belt sign and intra-abdominal injuries in children with blunt torso trauma in motor vehicle collisions. Acad Emerg Med. 2014; 21:1240.
11. Sokolove PE, Kuppermann N, Holmes JF. Association between the "seat belt sign" and intra-abdominal injury in children with blunt torso trauma. Acad Emerg Med. 2005; 12:808.
12. Wilson RH, Moorehead RJ. Management of splenic trauma. Injury. 1992; 23:5.
13. Taylor GA, Eichelberger MR, O'Donnell R et al. Indications for computed tomography in children with blunt abdominal trauma. Ann Surg. 1991; 213:12.
14. Shankar KR, Lloyd DA, Kitteringham L et al. Oral contrast with computed tomography in the evaluation of blunt abdominal trauma in children. Br J Surg. 1999; 86:1073.
15. Mahmoud M, McAuliffe J, Donnelly LF. Administration of enteric contrast material before abdominal CT in children: current practices and controversies. Pediatr Radiol. 2011; 41:409.
16. Boulanger BR, McLellan BA. Blunt abdominal trauma. Emerg Med Clin North Am. 1996; 14:151.
17. Strouse PJ, Close BJ, Marshall KW et al. CT of bowel and mesenteric trauma in children. Radiographics 1999; 19:1237.
18. Pariset JM, Feldman KW, Paris C. The pace of signs and symptoms of blunt abdominal trauma to children. Clin Pediatr (Phila). 2010; 49:24.
19. McLellan BA, Rizoli SB, Brenneman FD et al. Injury pattern and severity in lateral motor vehicle collisions: a Canadian experience. J Trauma. 1996; 41:708.
20. Rance CH, Singh SJ, Kimble R. Blunt abdominal trauma in children. J Pediatric Child Health. 2000; 36:2.
21. Miller D, Garza J, Tuggle D et al. Physical examination as a reliable tool to predict intra-abdominal injuries in brain-injured children. Am J Surg. 2006; 192:738.
22. Schafermeyer R. Pediatric trauma. Emerg Med Clin North Am. 1993; 11:187.
23. Oldham KT, Guice KS, Ryckman F et al. Blunt liver injury in childhood: evolution of therapy and current perspective. Surgery. 1986; 100:542.

BIBLIOGRAFIA CONSULTADA

Adamson WT, Hebra A, Thomas PB et al. Serum amylase and lipase alone are not cost-effective screening methods for pediatric pancreatic trauma. J Pediatr Surg. 2003; 38:354.

Adelgais KM, Kuppermann N, Kooistra J et al. Accuracy of the abdominal examination for identifying children with blunt intra-abdominal injuries. J Pediatr. 2014; 165:1230.

Akhrass R, Kim K, Brandt C. Computed tomography: an unreliable indicator of pancreatic trauma. Am Surg. 1996; 62:647.

Bixby SD, Callahan MJ, Taylor GA. Imaging in pediatric blunt abdominal trauma. Semin Roentgenol. 2008; 43:72.

Boulanger BR, Milzman DP, Rosati C et al. The clinical significance of acute hyperamylasemia after blunt trauma. Can J Surg. 1993; 36:63.

Buechter KJ, Arnold M, Steele B et al. The use of serum amylase and lipase in evaluating and managing blunt abdominal trauma. Am Surg. 1990; 56:204.

Cantor RM, Leaming JM. Evaluation and management of pediatric major trauma. Emerg Med Clin North Am. 1998; 16:229.

Capraro AJ, Mooney D, Waltzman ML. The use of routine laboratory studies as screening tools in pediatric abdominal trauma. Pediatr Emerg Care. 2006; 22:480.

Ciarallo L, Fleisher G. Femoral fractures: are children at risk for significant blood loss? Pediatr Emerg Care. 1996; 12:343.

Ferrera PC, Verdile VP, Bartfield JM et al. Injuries distracting from intraabdominal injuries after blunt trauma. Am J Emerg Med. 1998; 16:145.

Gorenstein A, O'Halpin D, Wesson DE et al. Blunt injury to the pancreas in children: selective management based on ultrasound. J Pediatr Surg. 1987; 22:1110.

Greenes DS. Neurotrauma. In: Fleisher GR, Ludwig S (Eds.). Textbook of pediatric emergency medicine. 6. ed. Philadelphia: Lippincott, Williams & Wilkins; 2010. p. 1422.

Hennes HM, Smith DS, Schneider K et al. Elevated liver transaminase levels in children with blunt abdominal trauma: a predictor of liver injury. Pediatrics. 1990; 86:87.

Holland AJ, Cass DT, Glasson MJ et al. Small bowel injuries in children. J Paediatr Child Health. 2000; 36:265.

Holmes JF, Sokolove PE, Brant WE et al. Identification of children with intra-abdominal injuries after blunt trauma. Ann Emerg Med. 2002; 39:500.

Holmes JF, Sokolove PE, Land C et al. Identification of intra-abdominal injuries in children hospitalized following blunt torso trauma. Acad Emerg Med. 1999; 6:799.

Isaacman DJ, Scarfone RJ, Kost SI et al. Utility of routine laboratory testing for detecting intra-abdominal injury in the pediatric trauma patient. Pediatrics. 1993; 92:691.

Lutz N, Nance ML, Kallan MJ et al. Incidence and clinical significance of abdominal wall bruising in restrained children involved in motor vehicle crashes. J Pediatr Surg. 2004; 39:972.

Moretz JA 3rd, Campbell DP, Parker DE et al. Significance of serum amylase level in evaluating pancreatic trauma. Am J Surg. 1975; 130:739.

Moss RL, Musemeche CA. Clinical judgment is superior to diagnostic tests in the management of pediatric small bowel injury. J Pediatr Surg. 1996; 31:1178.

Mure AJ, Josloff R, Rothberg J et al. Serum amylase determination and blunt abdominal trauma. Am Surg. 1991; 57:210.

Saladino RA, Lund DP. Abdominal trauma. In: Fleisher GR, Ludwig S (Eds.). Textbook of pediatric emergency medicine. 6. ed. Philadelphia: Lippincott Williams & Wilkins; 2010. p. 1271.

Saladino R, Lund D, Fleisher G. The spectrum of liver and spleen injuries in children: failure of the pediatric trauma score and clinical signs to predict isolated injuries. Ann Emerg Med. 1991; 20:636.

Santucci RA, Langenburg SE, Zachareas MJ. Traumatic hematuria in children can be evaluated as in adults. J Urol. 2004; 171:822.

Santucci RA, Wessells H, Bartsch G et al. Evaluation and management of renal injuries: consensus statement of the renal trauma subcommittee. BJU Int. 2004; 93:937.

Schafermeyer R. Pediatric trauma. Emerg Med Clin North Am. 1993; 11:187.

Shilyansky J, Sena LM, Kreller M et al. Nonoperative management of pancreatic injuries in children. J Pediatr Surg. 1998; 33:343.

Shweiki E, Klena J, Wood GC. Assessing the true risk of abdominal solid organ injury in hospitalized rib fracture patients. J Trauma. 2001; 50:684.

Sivit CJ, Eichelberger MR, Taylor GA et al. Blunt pancreatic trauma in children: CT diagnosis. AJR Am J Roentgenol. 1992; 158:1097.

Smith SD, Nakayama DK, Gantt N et al. Pancreatic injuries in childhood due to blunt trauma. J Pediatr Surg. 1988; 23:610.

Timaran CH, Daley BJ, Enderson BL. Role of duodenography in the diagnosis of blunt duodenal injuries. J Trauma. 2001; 51:648.

Wright MS. Update on pediatric trauma care. Curr Opin Pediatr. 1995; 7:292.

29 Trauma no Idoso

Tiago Machado
Marcelo A.F. Ribeiro Jr.

INTRODUÇÃO

A Organização Mundial da Saúde (OMS) define como idoso o indivíduo com mais de 65 anos de idade em países desenvolvidos, e com mais de 60 anos nos países em desenvolvimento.

O crescimento da população de idosos é um fenômeno mundial. A projeção para 2050 será de 1,9 bilhão. No Brasil, no Censo 2000, a população de idosos era de 14.536.029 (sendo 55,1% mulheres), com crescimento projetado em 13,44% para 2030. Isso também se deve ao aumento da expectativa de vida, que, em 2010, chegou a 73,4 anos, fazendo com que a população idosa no Brasil corresponda a 30% do total. Paralelamente a isso, a prevalência do trauma em idosos tem aumentado de maneira significativa nos últimos anos, especialmente nos grandes centros urbanos.[1,2]

Nos EUA, o idoso é hospitalizado 2 vezes mais, e a taxa de mortalidade é 6 vezes maior comparada à do jovem traumatizado com gravidade semelhante. A queda é o mecanismo de lesão mais frequente (40%), seguida por acidente automobilístico (28%), atropelamento (10%), ferimento por arma de fogo e arma branca (8,0%), entre outros. A residência é o local predominante dos acidentes, os quais se relacionam com as atividades diárias rotineiras. Outro aspecto preocupante é a tentativa de suicídio nessa faixa etária.[1,3-5]

O paciente idoso apresenta-se inicialmente de modo mais crítico, necessita de internação hospitalar com maior frequência e representa grande proporção dos pacientes internados em unidades de terapia intensiva (UTI). Além disso, consome mais recursos do que pacientes de qualquer outro grupo etário.

O aumento da atividade física, cada vez mais comum entre os idosos, tem sido apontado como o principal fator de risco para ocorrência de acidentes. As alterações estruturais e funcionais, assim como a coexistência de doenças sistêmicas, predispõem os idosos aos diversos acidentes.

Os índices de trauma na população geriátrica devem ser utilizados com cautela, pois habitualmente podem ser inadequados para predição de mortalidade, especialmente quando as lesões são de menor gravidade. É possível que alguns parâmetros simples possam prever melhor a evolução do paciente idoso politraumatizado. Em uma série grande de pacientes, a pressão sistólica inferior a 80 mmHg no momento da admissão hospitalar mostrou-se forte indicador de mortalidade no idoso. A presença de lesão do sistema nervoso central apresenta forte correlação à mortalidade, assim como as lesões decorrentes de queimadura.[6]

A evolução do idoso vítima de trauma pode correlacionar-se de modo mais adequado a doenças preexistentes e à reserva fisiológica do paciente do que a índices que tomam por base a gravidade das lesões, exceto nos pacientes com lesões muito graves. Os indicadores mais genéricos da condição fisiológica, tal como o *Acute Physiology and Chronic Health Evaluation* (APACHE) II, provavelmente têm maior acurácia na predição da evolução do paciente idoso do que os índices de trauma habitualmente utilizados.

Outro aspecto a ser considerado na população geriátrica é o efeito adverso do trauma na sobrevida observada a longo prazo, ou seja, entre 3 e 5 anos após ao trauma. A melhor maneira de reduzir a mortalidade e a morbidade do trauma entre os idosos é a prevenção.

ASPECTOS FISIOLÓGICOS PRÓPRIOS DO ENVELHECIMENTO

A progressão da idade é acompanhada de mudanças previsíveis em praticamente todos os órgãos e sistemas do organismo, com tendência à diminuição da reserva fisiológica. A massa corporal magra diminui, e a massa gordurosa aumenta; a massa celular corporal diminui em média 24% a partir da terceira década, ocorrendo redução da força muscular e da necessidade calórica diária. Essas mudanças, porém, são parcialmente reduzidas pelo exercício físico habitual.

O envelhecimento é associado também a alterações morfológicas, funcionais e patológicas nos grandes órgãos e sistemas, sendo os mais importantes o cardiovascular, o respiratório e o renal, conforme a Tabela 29.1.

Além dessas alterações, é importante ressaltar que coordenação motora, força, equilíbrio, memória e acuidade visual e auditiva também apresentam prejuízo de função em decorrência do processo de envelhecimento. Tal fato é considerado um fator de risco para a ocorrência de acidentes, exigindo cuidados especiais no atendimento do paciente idoso de maneira geral. Os fatores citados, junto com as alterações na resposta endócrino-metabólica ao trauma pelos idosos, tornam mais difícil a reanimação dos pacientes com traumas graves.[1,7,8]

A reserva fisiológica do paciente compreende idade, sexo e estado de saúde antes do trauma, e tem sido usada como prognóstico para complicações e mortalidade por outras causas. Logo, apesar de o trauma ocorrer menos frequentemente em pessoas acima dos 65 anos, a mortalidade é maior devido à diminuição da reserva fisiológica e de comorbidades associadas.

ATENDIMENTO INICIAL AO IDOSO POLITRAUMATIZADO

O atendimento inicial ao idoso traumatizado segue as mesmas prioridades destinadas aos pacientes de outras faixas etárias, ou seja, devem ser seguidas as recomendações do American College of Surgeons (ACS) estabelecidas no Advanced Trauma Life Support (ATLS®).[1,9] Entretanto, mediante a diminuição da reserva fisiológica e a presença ou não de doenças associadas, o paciente idoso traumatizado torna-se um desafio ao cirurgião do trauma, que, portanto, deve ter a preocupação de:

▶ Realizar procedimentos precoces
▶ Ter alta suspeição para lesões despercebidas
▶ Prevenir hipotermia, hipoglicemia e/ou hiperglicemia
▶ Realizar o tratamento eficaz da dor
▶ Monitorar adequadamente conforme o mecanismo do trauma: pressão venosa central, oximetria de pulso, gasometria arterial, controle de exames laboratoriais e outros.

O idoso frequentemente é incapaz de responder ao aumento nas demandas fisiológicas impostas pelo trauma em função da limitada reserva funcional de diversos órgãos e sistemas, apresentando baixa tolerância à exposição e à liberação de catecolaminas induzida pela dor, frequentemente presente no trauma grave. A redução dos sentidos, principalmente a visão e a audição, limita ainda mais a comunicação, o que agrava a ansiedade do paciente idoso.[10]

É importante lembrar também dos fatores que podem contribuir para o evento traumático no idoso, ou piorá-lo. Alterações sensoriais e da memória expõem o idoso a um risco maior de queda. Além disso, o uso de drogas, incluindo o álcool, pode causar ou colaborar para ocorrência de quedas.

Tabela 29.1 Alterações morfológicas e funcionais dos sistemas cardiovascular, respiratório e renal decorrentes do envelhecimento.

Sistema	Alterações morfológicas	Alterações funcionais
Cardiovascular	▸ Hipertrofia ventricular com aumento da relação do colágeno ▸ Infiltração de tecido fibroso nos nódulos atriossinusal e atrioventricular e no feixe de His ▸ Aumento do colágeno nas artérias e diminuição do tecido elástico	▸ Retardo do enchimento diastólico, levando a alterações hemodinâmicas ▸ Aumento da resistência vascular periférica com diminuição da perfusão cerebral e renal ▸ Decréscimo das respostas cronotrópica e inotrópica aos estímulos beta-adrenérgicos que levam à redução do volume final diastólico após exercício físico ▸ Diminuição do ritmo cardíaco, aumento da frequência e de arritmias como resultado da maior prevalência de hipertensão arterial e doença coronariana ▸ Redução do consumo de oxigênio e do débito cardíaco durante o exercício
Respiratório	▸ Encurtamento torácico com aumento do diâmetro anteroposterior com sobrecarga da função diafragmática ▸ Ampliação do volume dos ductos alveolares e bronquíolos, resultando em diminuição do volume dos alvéolos e consequente redução da área alveolar ▸ Espessamento das camadas íntima e média das artérias pulmonares de maior calibre, levando ao aumento da resistência vascular pulmonar	▸ Diminuição da força e endurecimento dos músculos respiratórios ▸ Declínio da capacidade vital e comprometimento da relação ventilação-perfusão ▸ Aumento da ventilação/minuto pelo exercício e do espaço morto fisiológico ▸ Redução do consumo máximo de oxigênio (35% de redução entre 20 e 70 anos de idade), que é menor nas pessoas fisicamente ativas ▸ Diminuição da resposta cardiovascular à hipoxia e à hipercapnia, e da eficiência da mucosa ciliar, assim como do número de cílios nas vias respiratórias, acarretando menor resposta aos estímulos dessas vias
Renal	▸ Redução de aproximadamente 20% da massa renal, mais acentuada no córtex do que na medula ▸ Espessamento da camada íntima dos vasos e aumento da camada basal, com deposição de material hialino nos glomérulos (que diminuem em número a partir dos 40 anos) ▸ Diminuição do fluxo plasmático renal com queda na taxa de filtração glomerular	▸ Queda progressiva da taxa de filtração glomerular ▸ Pouca ou nenhuma alteração da dosagem de creatinina plasmática a despeito da redução da depuração, diminuição da massa muscular esquelética resultante da menor produção de creatinina

Traumas de mecanismos leves podem ser agravados no idoso devido ao efeito de diversas medicações de uso comum nessa população. A varfarina e o clopidogrel são medicamentos comumente prescritos para idosos e podem, quando associados ao trauma cranioencefálico, diminuir o prognóstico. O uso de betabloqueadores pode mascarar o quadro de choque hipovolêmico por não levar a taquicardia compensatória.

É sugerido que a abordagem inicial mais agressiva nesse tipo de paciente esteja relacionada com maior taxa de sobrevida. Entre os procedimentos propostos estão o monitoramento hemodinâmico invasivo, a hemodiálise e o suporte nutricional precoce.

O monitoramento hemodinâmico invasivo está indicado nos traumas moderado e grave. Esse tipo de conduta, quando realizado de maneira precoce, dentro de 2 horas após o atendimento, foi capaz de aumentar a sobrevida de 7 para 53% em relação ao monitoramento instalado somente após 6 horas.

No atendimento inicial, conforme padronizado pelo ATLS®, recomenda-se sempre o ABCDE:

- A: obtenção da via respiratória e imobilização da coluna cervical
- B: manutenção de respiração adequada
- C: manutenção da circulação
- D: avaliação neurológica
- E: exposição do paciente.

Particularidades no atendimento inicial ao paciente idoso politraumatizado[9,11]

A | Via aérea

- Estabelecer e manter uma via aérea patente para prover oxigenação adequada é o primeiro objetivo
- Oxigênio suplementar deve sempre ser oferecido, mesmo em pacientes com doença pulmonar obstrutiva crônica
- Intubação precoce deve ser considerada para pacientes que se apresentam em choque, com trauma da parede torácica ou alteração do nível de consciência
- Inspecionar e aspirar a cavidade oral com aspirador rígido, principalmente quando houver suspeita de fratura da base do crânio
- Assegurar a via aérea com a utilização de máscara de ventilação, cânula de Guedel, cateter nasal ou nasofaríngeo ou cateter naso ou orotraqueal, ou ainda por cricotireoidostomia
- Assegurar uma via aérea em pacientes idosos pode ser desafiador, pois é comum haver perda da curvatura cifótica (Figura 29.1) e presença de espondilite e artrite, limitando a hiperextensão do pescoço e a visualização das cordas vocais
- As mucosas nasais, orais e faríngea são mais frágeis e tendem a apresentar sangramentos mais facilmente, dificultando ainda mais o acesso à via aérea
- Observar a existência de próteses dentárias, muito comuns nessa faixa etária, fragilidade nasofaríngea, macroglossia e abertura precária da boca
- Imobilizar a coluna cervical nos casos de múltiplos traumas e quando houver lesão contusa acima do plano das clavículas
- A intubação nasotraqueal é contraindicada quando houver suspeita de fratura da base do crânio, enquanto a orotraqueal deve ser evitada na suspeita de lesão da coluna cervical. Nessas circunstâncias, a preferência é pela cricotireoidostomia.[9]

B | Respiração

Requer avaliação e monitoramento constantes, pois é comum no idoso a limitação da reserva respiratória:

- A osteoporose aumenta o risco de fratura das costelas, do esterno etc., podendo ocorrer em traumas de baixo impacto
- Lesões da parede torácica associadas a fraturas de costelas ou contusão pulmonar são comuns e pouco toleradas, além de estarem associadas a altas taxas de morbidade e mortalidade
- Pneumotórax simples e hemotórax também são pouco tolerados, devendo ser considerado acompanhamento em ambiente de terapia intensiva devido ao risco aumentado de insuficiência respiratória

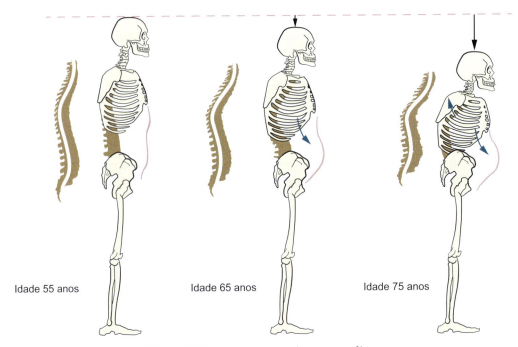

Figura 29.1 Perda progressiva da curvatura cifótica.

- Pode haver diminuição da complacência da parede torácica, com redução na capacidade vital, na capacidade funcional residual e no volume expirado forçado, limitando a resposta compensatória ao trauma e o aumento da mortalidade
- Pequenas contusões frequentemente levam a hipoventilação, atelectasias e pneumonia
- Sempre avaliar troca gasosa por meio da gasometria arterial.

C | Circulação

A avaliação da condição circulatória e volêmica é essencial:

- Aos 65 anos, aproximadamente 50% da população apresentam estenose de artérias coronárias, resultando em diminuição da função cardíaca
- Após os 40 anos, a frequência cardíaca máxima também diminui, sendo calculada por meio da fórmula: $FC_{máx} = 220 - idade\ em\ anos$
- No idoso, pressão arterial e frequência cardíaca "normal" nem sempre significam normovolemia
- O turgor cutâneo naturalmente diminuído no idoso pode ocasionar erro de avaliação, sugerindo hipovolemia
- Qualquer avaliação da volemia deve tomar por base a pressão venosa central ou a pressão da artéria pulmonar, convenientemente instaladas de maneira precoce
- Idosos com hipertensão em uso crônico de diuréticos têm um volume vascular cronicamente contraído, além de déficit de potássio sérico. Portanto, deve-se ter cuidado na administração de soluções cristaloides para prevenir distúrbios eletrolíticos
- Pacientes com sinais de choque, considerado hipovolêmico a princípio, devem receber administração de soluções cristaloides e/ou sangue de maneira precoce, combinada com o controle rápido do local de sangramento. Deve-se sempre considerar o uso de medicamentos rotineiros,

pois os betabloqueadores ou bloqueadores dos canais de cálcio, entre outros, podem mascarar a resposta fisiológica do choque
- Apesar de controverso, a maioria dos autores recomenda manter o nível de hemoglobina acima de 10 g/dℓ para maximizar a capacidade de troca gasosa. Transfusão sanguínea indiscriminada deve ser evitada pelos riscos próprios da transfusão e pelo aumento da viscosidade sanguínea, a qual diminui a função miocárdica
- A aterosclerose, comum no idoso, agrava o comprometimento da condição circulatória e dificulta a contração vascular, o que favorece a manutenção da hemorragia. Além disso, a aterosclerose facilita a trombose intravascular durante a fase de baixo fluxo, tanto na proximidade do local da lesão como a distância, podendo comprometer, por exemplo, a circulação coronariana
- A infusão deve ser acompanhada pelo monitoramento eletrocardiográfico e pela ausculta cardíaca. Na vigência de tamponamento cardíaco, há necessidade de punção do saco pericárdico durante o atendimento inicial, sendo contraindicada a punção da veia subclávia em função dos riscos pertinentes ao procedimento.

Estabelecido o acesso venoso, é coletada amostra de sangue para os seguintes exames laboratoriais:

- Hemoglobina/hematócrito
- Tipagem sanguínea
- Glicemia
- Eletrólitos
- Tempo de protrombina e de tromboplastina parcial ativada
- Gasometria arterial
- Ureia
- Creatinina
- Leucograma
- Plaquetas.

D | Neurológico

- No atendimento inicial, fica restrito ao exame das pupilas (reatividade, tamanho e igualdade) e à escala de coma de Glasgow

- Idosos apresentam contusões cerebrais menos graves do que pacientes mais novos, mas têm maior incidência de hematomas subdurais e intraparenquimatosos, em grande parte decorrentes do maior uso de anticoagulantes para doenças cerebrovasculares
- O mecanismo de trauma é importante. Lesões de baixo impacto podem ter repercussões importantes devido à diminuição da massa encefálica e ao aumento do espaço subdural, assim como grandes sangramentos apresentam sintomatologia neurológica tardiamente
- A tomografia computadorizada (TC) de crânio fornece dados acurados, detalhados e de maneira rápida sobre as lesões de parênquima ou ósseas, sendo o seu uso fortemente recomendado nos pacientes idosos
- Lesões da coluna cervical são mais comuns nos idosos, mas podem estar ocultas ou ser de difícil diagnóstico se associadas a osteoporose ou osteoartrite
- Degeneração dos ligamentos intervertebrais, estenose do canal medular e hipertrofia dos ligamentos posteriores podem predispor a lesões de subluxação ou síndromes do cordão anterior. Estão relacionadas com a extensão cervical após quedas ou colisões traseiras em acidentes automobilísticos
- As lesões cervicais ligamentares podem ser mais bem avaliadas com uso da ressonância magnética (RM).

E | Exposição

A retirada da vestimenta requer cuidado especial para os idosos, pois eles suportam mal a exposição, necessitando, assim, de cuidadoso controle da temperatura ambiente.

- No idoso, a derme perde 20% de sua espessura, assim como diminui sua vascularização e o número de mastócitos. Isso leva à perda da regulação térmica e da barreira contra invasão bacteriana, além de dificuldade de cicatrização
- A hipotermia eleva consideravelmente a mortalidade e pode piorar ou propiciar coagulopatias. Assim, deve-se sempre cobrir os idosos

com mantas térmicas e cobertores, e infundir cristaloides ou soluções intravenosas aquecidas. Caso a hipotermia não seja atribuída ao choque ou à exposição, devem-se pesquisar outras causas, como sepse, doença endócrina ou fatores farmacológicos
▶ É necessário sempre rever o estado de imunização contra tétano.[1,9,11]

AVALIAÇÃO SECUNDÁRIA

Terminados os procedimentos pertinentes ao atendimento inicial e constatada a estabilidade clínica do paciente, tem início a avaliação secundária.

Nessa segunda fase, é essencial a obtenção de informações tanto do atendimento pré-hospitalar quanto da história médica pregressa, importantíssima à complementação do atendimento, a qual tem por objetivo averiguar: identificação de doenças preexistentes, uso de medicamentos, atual estado vacinal e, se possível, condição funcional basal dos diferentes órgãos e sistemas.

Nos pacientes idosos, é de grande importância dar o suporte terapêutico adequado às doenças associadas preexistentes. A necessidade relativa de cada medicação que porventura o paciente utilize de rotina deve ser reavaliada à luz da situação atual.

Ainda nessa segunda fase, são realizados os exames radiológicos preconizados como obrigatórios pelo ATLS® (coluna cervical, tórax e ossos pélvicos), bem como outros exames julgados como necessários à circunstância do paciente (TC, ultrassonografia, laparoscopia e exames laboratoriais). Encerra-se a avaliação secundária com a internação do paciente para tratamento definitivo.

Os pacientes idosos apresentam aumento da mortalidade em todas as fases da curva de óbito: imediata (cena do acidente), precoce (24 a 48 horas) e tardia (após 48 a 72 horas). Também é primordial prevenir complicações tardias do trauma, tais como problemas cardiovasculares, infecção e falência de múltiplos órgãos.[12] Eventos cardiovasculares e pneumonia são as complicações mais frequentes e clinicamente mais significativas. Por isso, a prevenção delas deve começar na sala de emergência.[13]

REFERÊNCIAS BIBLIOGRÁFICAS

1. American College of Surgeons (ACS). Advanced Trauma Life Support (ATLS®). Student course manual. 9. ed. Chicago: ACS; 2012.
2. Instituto Brasileiro de Geografia e Estatística (IBGE). Estudos & pesquisas – informações demográfica e socioeconômica. O fenômeno mundial. Perfil dos idosos responsáveis pelos domicílios no Brasil 2000. Disponível em: www.ibge.gov.br/home/estatistica/populacao/perfilidosos2000.pdf. Acesso em: 10/11/2015.
3. Callaway DW, Wolfe R. Geriatric trauma. Emerg Med Clin N Am. 2007; 25:837-60.
4. Chang TT, Schecter WP. Injury in the erderly and end-of-life decisions. Surg Clin North Am. 2007; 87(1):229-45.
5. Crandall M, Luchette F, Esposito TJ et al. Attempted suicide and the elderly trauma patients: risk factors and outcomes. J Trauma. 2007; 62(4):1021-7.
6. Hirano ES, Fraga GP, Mantovani M. Trauma no idoso. Medicina. 2007; 40(3):352-7.
7. Jacobs DG, Plaisier BR, Barie PS et al. Practice management guidelines for geriatric trauma: the EAST practice management guidelines work group. J Trauma. 2003; 54(2):391-416.
8. Mattox KL, Moore EE, Feliciano D. Trauma. 7. ed. São Paulo: McGraw-Hill; 2012.
9. Schwab CW. Trauma geriátrico. In: Moore EE, Mattox KL, Feliciano DV (Eds.). Manual do trauma. 4. ed. Porto Alegre: ArtMed. 2006. p. 476-82.
10. Kuhne CA, Ruchholtz S, Kaiser GM et al. Mortality in severely injured elderly trauma patients – When does become a risk factor? World J Surg. 2005; 29(11):1476-82.
11. McMahon DJ, Shapiro MB, Kauder DR. The injured elderly in the trauma intensive care unit. Surg Clin North Am. 2000; 80(3):1005-19.
12. Lewis MC, Abouelenin K, Paniagua M. Geriatric trauma: special considerations in the anesthetic management of the injured elderly patient. Anesthesiol Clin. 2007; 25(1):75-90.
13. Tinetti ME. Performance-oriented assessment of mobility problems in elderly patients. J Am Geriatr Soc. 1986; 34(2):119-26.

30 Queimados

Douglas Haddad
José Victor Siervo

INTRODUÇÃO

Nos EUA, acontecem aproximadamente 1 milhão de queimaduras térmicas todos os anos, e 130.000 desses pacientes necessitam de hospitalização, dos quais em torno de 10% morrem.[1-3] No Brasil, por sua vez, estima-se que ocorrem em torno de 1 milhão de acidentes com queimadura por ano, sendo que 100.000 pacientes recorrem ao atendimento hospitalar e cerca de 2.500 vão a óbito em decorrência das lesões ocorridas.[4]

A perda da proteção da pele nos pacientes com queimaduras extensas remete à perda de sua função de invólucro e retentora de fluidos e calor. A essas queimaduras, o choque hipovolêmico está invariavelmente associado. Além disso, o aumento da permeabilidade capilar, com grande perda de elementos para o espaço extravascular, causa edema localizado ou generalizado nas queimaduras mais extensas (> 20%).

A necrose tecidual ocasionada pelo trauma acarreta perda de potássio pelas células, o que causa hiperpotassemia, aumentando sua excreção pela urina, principalmente nos primeiros dias após a queimadura. Além disso, há entrada de sódio no espaço intracelular.

A esperada reação inflamatória fica comprometida por fatores vasculares, tais como estase venosa, microtromboses e alteração da migração dos leucócitos.

A queda do volume circulante diminui o rendimento cardíaco, assim como a diminuição da perfusão renal que ocasiona a ativação do sistema renina-angiotensina-aldosterona e a estimulação do hormônio antidiurético.[5] Assim, ocorre redução do volume urinário, que pode levar a insuficiência renal aguda. Fatores associados, como hemólise e necrose muscular, liberam hemoglobina e mioglobulina, que, depositados nos túbulos renais, agravam a insuficiência renal aguda.[4,6]

A grande variação dos agentes causadores, da extensão e da profundidade das queimaduras leva a uma grande diversidade de tratamento.

CLASSIFICAÇÃO DAS QUEIMADURAS

Quanto à profundidade, as queimaduras são classificadas em três níveis. Na de primeiro grau, ocorre destruição da epiderme e inflamação da derme; a cura se dá por regeneração, que é a aceleração do processo normal de migração e maturação celular a partir da camada basal da epiderme até a camada córnea. O resultado desse processo é uma pele idêntica à pele sã.

Na queimadura de segundo grau, ocorre a destruição da epiderme e de parte da derme, que é curada por restauração a partir da membrana basal da epiderme nos anexos do leito dérmico residual. Deve-se salientar que a derme residual no tecido traumatizado pode variar de quantidade (espessura), o que leva a uma subclassificação da queimadura de segundo grau em queimadura de segundo grau superficial, de segundo grau intermediário e de segundo grau profundo. A cura ocorre por restauração a partir dos anexos da derme residual, e o resultado dessa restauração pode variar, desde uma pele parecida com a pele sã, nas queimaduras de segundo grau superficial e intermediário, até uma pele com mais cicatrizes nas queimaduras de segundo grau profundo, as quais, muitas vezes, são tratadas como queimaduras de terceiro grau. As sequelas funcionais não existem nas queimaduras de segundo grau superficial e intermediário.

Nas queimaduras de terceiro grau, ocorre a destruição de toda a epiderme e derme. Por baixo da necrose, existe o crescimento de tecido de granulação neoformado. Cura-se espontaneamente por cicatrização a partir das bordas da lesão, o que implica sequela estética e funcional, muito diversa da pele sã.

ETAPAS DO ATENDIMENTO

Primeiro contato

No primeiro contato, deve-se pesquisar qual o agente causador da queimadura, o tempo decorrente e as circunstâncias do trauma. É importante também realizar o exame físico (*advanced burn life support* [ABLS]) e manter livres as vias respiratórias. Esse é o primeiro objetivo para os pacientes politraumatizados, principalmente em queimados com acometimento do segmento cefálico, em especial aqueles ocorridos em ambiente fechado. Nesses casos, as lesões próximas dos orifícios da face indicam lesão do trato respiratório. A identificação de roncos, sibilos e tiragem na presença de hipoxia indica a possibilidade de intubação. A traqueostomia deve ser considerada um procedimento de exceção, haja vista as complicações decorrentes dela.

Analgesia

Deve-se utilizar morfina (5 mg por via intravenosa de 5 em 5 min). Não existe uma dose preestabelecida.

Avaliação da gravidade da queimadura

Nesta etapa, deve-se avaliar a extensão, a profundidade, a localização e o agente da queimadura. Também é preciso fazer considerações sobre as condições fisiológicas do paciente, como idade, possibilidade de gestação e existência de doenças preexistentes. Deve-se verificar também traumas associados: crânio, tórax, abdome e fraturas.

Planejamento terapêutico

O planejamento terapêutico deve se iniciar com a abordagem sistêmica antes da local, haja vista a perda líquida decorrente da queimadura. Assim, segue-se com:

- Avaliação da extensão da queimadura, em que vários métodos podem ser utilizados, como:
  - Lund e Browder (1955), que proporciona maior exatidão das regiões queimadas em relação à idade do paciente (Figura 30.1)
  - Regra dos nove (Figura 30.2)
  - Palma da mão do paciente = 1% da superfície corporal.
- Reposição volêmica: não existe fórmula que determine exatamente a quantidade de volume de fluidos que deve ser dada ao paciente queimado. As fórmulas apresentadas são somente o ponto inicial da reidratação (Tabelas 30.1 e 30.2).
- Controle da infecção:[9]
  - Antibiótico sistêmico: normalmente, não há indicação de antibiótico sistêmico profilático; sua utilização se dá na ocasião dos procedimentos cirúrgicos, com uma dose única na indução anestésica, repetindo caso a cirurgia se prolongue
  - Antibiótico local: usar nitrato de cério (associado à sulfadiazina de prata) precocemente, até o segundo dia pós-queimadura. Ele promoverá o desbridamento químico ou a escarectomia química
  - Tétano: em paciente vacinado, fazer toxoide tetânico; em paciente não vacinado, iniciar a vacinação e também gamaglobulina humana

Capítulo 30 Queimados

Região	Espessura parcial (%)	Espessura total (%)
Cabeça		
Pescoço		
Tronco anterior		
Tronco posterior		
Braço direito		
Braço esquerdo		
Nádegas		
Genitais		
Perna direita		
Perna esquerda		
Área total queimada		
* Não inclui eritema		

Área	0 ano	1 ano	5 anos	11 anos	15 anos	Adulto
A	9,5	3,5	6,5	5,5	4,5	3,5
B	2,75	3,25	4,0	4,25	4,25	4,75
C	2,5	2,5	2,75	3,0	3,25	3,5

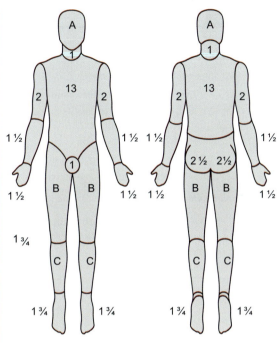

Figura 30.1 Método Lund e Browder.

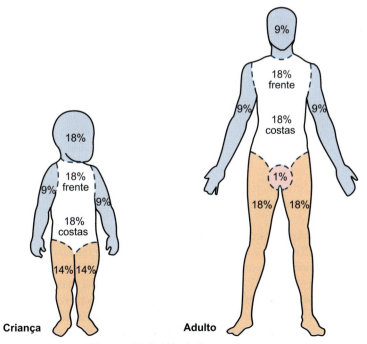

Figura 30.2 Método da regra dos nove.

Tabela 30.1 — Fórmula de Brooke Army Hospital (modificada).

Primeiras 24 h

- Adultos:
  - Nas primeiras 8 h (primeiro período):

    1 a 2 mℓ de lactato de Ringer × peso corpóreo (kg) × percentual da área queimada
  - Nas 16 h seguintes: repetir o volume do primeiro período
- Crianças:
  - Nas primeiras 8 h (primeiro período):

    1,5 a 2 mℓ de lactato de Ringer × peso corpóreo (kg) × percentual da área queimada
  - Nas 16 h seguintes: repetir o volume do primeiro período

No segundo dia

0,3 a 0,5 mℓ de solução com coloides × peso corpóreo (kg) × percentual da área queimada (albumina diluída em solução fisiológica à concentração normal, para adultos e crianças)

- Caso necessário, associar a:
  - Adultos: soro glicosado 5% (para manter diurese adequada)
  - Crianças: solução salina 0,45% (para diurese adequada + soro de manutenção)

Fonte: adaptada de Chung et al., 2009.[7]

Tabela 30.2 — Fórmula de Parkland.

Primeiras 24 h

- Adultos e crianças
  - Nas primeiras 8 h (primeiro período):

    4 mℓ de lactato de Ringer × peso corpóreo (kg) × percentual da área queimada
  - Nas 16 h seguintes: repetir o volume do primeiro período

Fonte: adaptada de Blumetti et al., 2008.[8]

- Necessidades metabólicas:
  - Com ílio paralítico: jejum + soro glicosado
  - Sem ílio paralítico: dieta voluntária, passando a hiperproteica, hipercalórica e hipervitamínica
  - Com inapetência: complementação alimentar com sonda de Doboff locada no estômago
- Prevenção da doença erosiva gastroduodenal (úlcera de Curling):
  - Inibidores da bomba de prótons: ranitidina ou cimetidina
  - Caso em ílio paralítico: fazer medicação intravenosa.

Avaliação da eficácia terapêutica

Diurese (para fórmula de Brooke): adultos, 30 a 50 mℓ/h; crianças, 1 mℓ/kg/h.

Se a diurese for baixa, fazer prova de volume – poderá estar em insuficiência renal aguda. Se a diurese for escura, avermelhada, com histórico de trauma elétrico e acometimento muscular, pesquisar mioglobinúria. Assim, deve-se proceder com administração de líquidos para manter diurese entre 75 e 100 mℓ/h. Caso necessário, administrar manitol (12,5 g/ℓ de solução de reposição), alcalinizando a urina. Se a diurese for alta e houver sobrecarga volêmica, proceder com redução do volume, pois poderão ocorrer:

- Edema cutâneo, com consequente compressão capilar e menor oxigenação tecidual
- Edema pulmonar, com consequente piora da relação ventilação/perfusão
- Edema cerebral, com consequente piora do estado de consciência do paciente
- Edema intestinal (vilosidades), com consequente piora da absorção alimentar.

REFERÊNCIAS BIBLIOGRÁFICAS

1. Brigham PA, McLoughlin E. Burn incidence and medical care use in the United States: estimates, trends, and data sources. J Burn Care Rehabil. 1996; 17:95-107.
2. Wasiak J, Spinks A, Ashby K et al. The epidemiology of burn injuries in an Australian setting, 2000-2006. Burns. 2009; 35:1124-32.
3. Maley MP. Statistical data. In: Rekindle Ashland MD. International Society of Fire Service Instructors; 1985.
4. Curado ALCF. Redução da dor em pacientes queimados através da acupuntura [monografia]. Goiânia: UEG; 2006.
5. Baxter CR. Crystalloid resuscitation of burn shock. In: Polk H (Ed.). Contemporary burn management. Boston: Little, Brown; 1971.
6. Baxter CR. Fluid volume and electrolyte changes in the early post-burn period. Clin Plast Surg. 1974; 1:693-9.
7. Chung KK, Wolf SE, Cancio LC et al. Resuscitation of severely burned military casualties: fluid begets more fluid. J Trauma. 2009; 67(2):231-7.
8. Blumetti J, Hunt JL, Arnoldo BD et al. The Parkland formula under fire: is the criticism justified? J Burn Care Res. 2008; 29(1):180-6.
9. Karyoute SM, Badran IZ. Tetanus following a burn injury. Burns Incl Therm Inj. 1988; 14(3):241-3.

31 Afogamento

Carolina de Moraes Pellegrino
Tatiana de Faria Scanavachi
Sérgio Elia Mataloun
Marcelo Moock

INTRODUÇÃO

Os incidentes de submersão em água apresentam grande impacto socioeconômico em todo o mundo.[1] A Organização Mundial da Saúde (OMS) estima que, anualmente, haja mais de 400.000 mortes provocadas por incidentes não intencionais de submersão, não sendo incluídos afogamentos resultantes de enchentes, suicídios e homicídios.[2]

No Brasil, um país de grande dimensão costeira e com a maior bacia hidrográfica de água doce do mundo, a mortalidade é elevada e, segundo o Sistema de Informação em Mortalidade (SIM), do Sistema de Informática do Sistema Único de Saúde (Datasus), em 2012 o afogamento foi a segunda causa geral de óbito entre 1 e 9 anos, a terceira causa nas faixas de 10 a 19 anos e a quarta causa na faixa 20 a 25 anos; além disso, 6.369 brasileiros (3,3/100.000 habitantes) morreram afogados.[3]

Existem fatores específicos que colocam os indivíduos em maior risco para acidentes por submersão. No grupo de lactantes e crianças pequenas, o principal fator é a supervisão inadequada, e, no grupo de adolescentes e adultos, é o comportamento de risco e o uso de drogas ilícitas e álcool.[4]

A prevenção é a mais importante intervenção, podendo evitar mais de 85% dos casos de afogamento. Várias medidas podem ser adotadas para prevenir a fatalidade, tais como: avisar as crianças do perigo, restringir o acesso à área aquática com o uso de grades ou cercas transparentes, nadar perto de um posto de salva-vidas, certificar-se do local mais seguro para banho, evitar a ingestão de bebidas alcoólicas e alimentos pesados antes de entrar na água e não praticar hiperventilação para aumentar o fôlego.[1]

DEFINIÇÃO E FISIOPATOLOGIA

Atualmente, a definição de afogamento aceita pela OMS é: aspiração de líquido não corporal por submersão ou imersão acompanhada de insuficiência respiratória.[5] A aspiração de água doce e água salgada causam graus similares de lesão pulmonar, embora com diferenças osmóticas, sendo a hipoxemia e a acidose metabólica as alterações fisiopatológicas mais significativas.[1]

A insuficiência respiratória resultante da aspiração de água leva a perda de consciência e apneia em poucos minutos.[1] Alguns estudos demonstraram que os afogamentos em água do mar não alteram a qualidade do surfactante pulmonar, e sim a quantidade, diferentemente dos afogamentos em água doce, em que se notam alterações qualitativas e quantitativas, produzindo maiores áreas de atelectasias.[6]

A aspiração de ambos os tipos de água promove alveolite, edema pulmonar não cardiogênico e aumento do *shunt* intrapulmonar, que levam à hipoxemia. Alguns autores descrevem maior gravidade da lesão pulmonar em água doce;[7]

porém, outros estudos, ao compararem afogamento em água do mar, não demonstraram maior mortalidade.[8]

No momento do afogamento, podem ser aspiradas, além de líquido, partículas de naturezas diversas, como areia, lama, algas, cloro e restos alimentares decorrentes de vômitos. Esse é um fato importante a ser lembrado no momento do atendimento às vítimas, que contribui para a ocorrência de pneumonia aspirativa.[1,2,6]

A água com temperatura igual ou abaixo de 21°C é capaz de induzir a hipotermia. Quanto mais fria for a água, maior será a chance de sobrevivência, provavelmente devido à rápida diminuição da temperatura cerebral e do metabolismo, quando associado a tempo reduzido da submersão.[2]

ATENDIMENTO AO PACIENTE AFOGADO

O afogamento é uma situação que normalmente ocorre em áreas de lazer aquático e, muitas vezes, o reconhecimento da situação é feito por pessoas leigas. Por isso, é importante a prevenção com equipe de guarda-vidas e bombeiros nesses ambientes. Após o reconhecimento da situação, para que ocorra a cadeia de sobrevivência do afogamento, deve-se soar o alarme para avisar que o incidente está em curso e acionar equipe de bombeiros (193) ou Serviço de Atendimento Móvel de Urgência (SAMU, 192). Só então o resgate e a retirada da vítima da água deverão ser feitos, fornecendo auxílio com material de flutuação. Após promover flutuação e fazer cessar a submersão, a vítima é retirada da água, e é iniciado o tratamento definitivo ao processo de afogamento (Figura 31.1).

A vítima deve ser transportada, preferencialmente, na posição vertical, para evitar episódios de vômitos e demais complicações de vias aéreas. Além disso, a posição será escolhida de acordo com a classificação da gravidade do afogamento (Figura 31.2). A água aspirada não deverá ser retirada, pois poderá retardar o início da ventilação e oxigenação, além de facilitar a ocorrência de vômitos.[1,6,9]

Criado no Rio de Janeiro em 1972, revisto em 1997 e revalidado em 2001, o sistema de classificação da gravidade do afogamento e seu suporte avançado visam orientar guarda-vidas, socorristas e profissionais de saúde em geral no tratamento dos afogados, além de revelar o prognóstico.[1,6] Essa classificação, como observado na Figura 31.2, divide a gravidade em seis graus, levando em consideração o nível de insuficiência respiratória, que está relacionado com a quantidade de líquido aspirado. O quadro clínico do afogado é altamente dinâmico, sendo necessário que a classificação do grau de afogamento seja feita no local do acidente.[11]

O socorrista deve checar a resposta da vítima perguntando: "está me ouvindo?" Caso ela responda e não apresente sinais e sintomas como tosse, espuma nas cavidades oral e nasal e insuficiência respiratória, poderá ser liberada para casa do próprio local, sem atendimento médico.[10] Entretanto, se a vítima responder, mas apresentar tosse sem espuma nas cavidades nasal ou oral, será classificada como grau I, e o tratamento

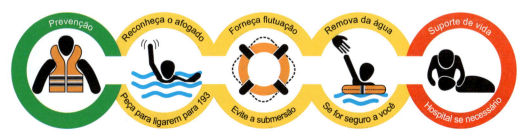

Figura 31.1 Cadeia de sobrevivência do afogamento.

Parte 6 Situações Especiais em Trauma

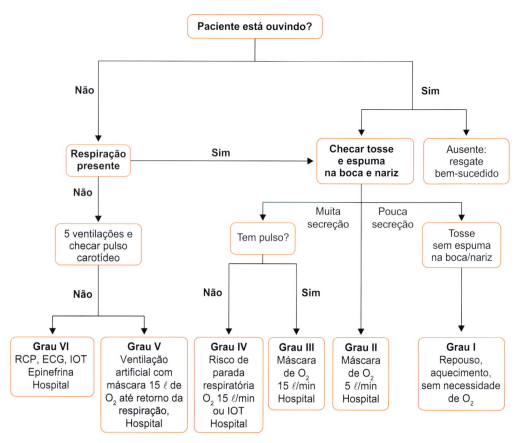

Figura 31.2 Classificação da gravidade do afogamento. (*Fonte*: adaptada de Szpilman et al., 2012.)[10]

RCP: reanimação cardiopulmonar; ECG: eletrocardiograma; IOT: intubação orotraqueal.

ofertado deverá ser repouso, aquecimento e medidas que visem ao conforto e à tranquilidade, sem necessidade de oxigênio ou hospitalização.[10]

Durante o atendimento inicial, se o afogado apresentar estertores de intensidade leve a moderada e pouca espuma na boca ou no nariz, deverá ser classificado como grau II, requerindo oxigênio nasal a 5 ℓ/min, além de aquecimento corporal, repouso e tranquilização. A posição de segurança, nesse caso, deverá ser a lateral sob o lado direito, e o paciente deverá ser mantido em observação hospitalar por 6 a 48 horas.[10]

Se o paciente responder, mas apresentar edema agudo de pulmão sem hipotensão arterial, será classificado como grau III. O tratamento deverá ser realizado por meio de oxigênio por máscara facial a 15 ℓ/min no local do acidente, e a posição adequada será a lateral sob o lado direito. O paciente deverá ser internado em unidade de terapia intensiva (UTI) por 48 a 96 horas.[10]

Ao apresentar edema agudo de pulmão com instabilidade hemodinâmica, a vítima será classificada como grau IV e deverá receber oxigênio por máscara a 15 ℓ/min no local do acidente. Nesse caso, deve-se observar a respiração, pois pode ocorrer parada respiratória, e associar a infusão de cristaloides imediatamente. A posição de segurança no local da cena é a lateral sob o lado direito. O paciente deverá ser encaminhado à UTI com urgência para seguir o tratamento.[10]

O paciente classificado como grau V apresentará parada respiratória com pulso carotídeo. Nesse caso, a ventilação artificial deverá ser iniciada de imediato. Posteriormente, o tratamento seguirá o protocolo do grau IV.[1,10]

A vítima de afogamento que apresentar parada cardiorrespiratória será classificada como grau VI. A reanimação iniciada na cena por equipe de guarda-vidas ou leigos deve ser mantida por equipe médica especializada até o retorno da circulação espontânea. Em vítimas hipotérmicas (< 34°C) e sem pulso, a reanimação cardiopulmonar (RCP) deve ser mantida, e a vítima, transportada ao hospital enquanto recebe reanimação. Priorizam-se sempre a ventilação e a oxigenação, devendo a intubação orotraqueal ser realizada imediatamente. Antes da introdução da cânula, recomenda-se, na RCP dos afogados, uma relação de 2 ventilações para 15 compressões cardíacas. Desfibriladores externos automáticos (DEAs) podem ser utilizados na cena para monitoramento do ritmo cardíaco.[6,10]

Caso o tempo de submersão do afogado seja superior a 1 hora e sinais físicos de morte sejam observados, a RCP não deverá ser iniciada, e o corpo deverá ser encaminhado ao Instituto Médico Legal (IML).[10]

Abordagem hospitalar

Menos de 6% de todas as pessoas que são resgatadas por guarda-vidas precisam de atenção médica em um hospital.[12] O atendimento hospitalar de casos graves (graus IV a VI) só é possível se o atendimento pré-hospitalar e o suporte avançado tiverem sido fornecidos de maneira eficiente e rápida.[1,12]

Na sala de emergência, o sistema ABCDE segundo Advanced Trauma Life Support (ATLS®) deve ser executado, além de anamnese completa e um exame físico detalhado. Sempre deve ser excluída a possibilidade de trauma medular associado ao afogamento.[2]

O maior enfoque do atendimento deve ser a via aérea e o suporte ventilatório,[12] e a hospitalização é recomendada para todos os pacientes com grau de afogamento de 2 a 6. Casos de grau II são resolvidos com cateter de oxigênio e observação de 6 a 24 horas, normalmente com alta após esse período; porém, alguns pacientes podem apresentar deterioração do quadro clínico, devendo ser internados em unidades intermediárias e mantidos por mais 48 horas em observação. Pacientes graus III a VI geralmente necessitam de intubação e suporte ventilatório com ventilação mecânica invasiva (VMI) e devem ser internados na UTI.[1,2,9,12] Nesses casos, o quadro clínico na admissão é de insuficiência respiratória aguda com taquidispneia, uso de musculatura acessória, desnaturação e taquicardia. Na semiologia pulmonar, podem ser encontrados estertores bolhosos, roncos de transmissão ou até mesmo sibilos. Esses pacientes evoluem com uma entidade clínica muito semelhante à síndrome do desconforto respiratório agudo (SDRA), com diferença apenas no tempo de recuperação e na sequela pulmonar residual, já que, no afogado, o curso da doença é rápido e não deixa sequela.[1,6,12]

Os pacientes devem ser ventilados com volume corrente de 6 mℓ/kg predito, fração inspirada de oxigênio (F_{IO_2}) inicial de 100% e pressão positiva expiratória final (PEEP). Esta última deve se manter inalterada pelas 48 a 72 horas seguintes, para que haja tempo de regeneração da camada de surfactante alveolar lavada pelos líquidos aspirados.[12]

O suporte hemodinâmico deve ser feito com cristaloides, e o paciente deve ser mantido sob monitoramento cardíaco, com pressão arterial e saturação de oxigênio continuamente. Somente após a obtenção de via aérea definitiva com oxigenação e circulação otimizadas, uma sonda nasogástrica deve ser colocada para reduzir a distensão gástrica, prevenindo a aspiração de mais material.

Exames complementares

As recomendações para realização de exames complementares são:[1,6,12]

▶ Grau I: nenhuma
▶ Grau II: gasometria arterial e radiografia de tórax

- Graus III a VI: gasometria arterial, hemograma completo, eletrólitos, ureia, creatinina, glicemia, exame de urina, radiografia de tórax e tomografia computadorizada de crânio (se houver alteração no nível de consciência).

Gasometria arterial antes do tratamento

Os resultados da gasometria arterial são:
- Grau I: normal
- Grau II: hipoxemia leve, $PaCO_2$ normal ou baixo e acidose metabólica leve ou ausente
- Grau III: $PaO_2 < 50$ mmHg, $SatO_2 < 90\%$ e acidose metabólica moderada
- Graus IV a VI: $PaO_2 < 50$ mmHg, $SatO_2 < 90\%$ e acidose metabólica ou mista grave.

Radiografia de tórax

As alterações radiológicas variam, desde a presença de hipotransparência localizada até edema pulmonar difuso. Na evolução radiológica é observada estabilização ou até piora nas primeiras 48 horas, com resolução em 3 a 5 dias quando não há complicações. As alterações na radiografia de tórax não devem ser interpretadas como sinal de pneumonia, mas sim do preenchimento inicial dos alvéolos e brônquios com o líquido aspirado.[6,11,12]

A conduta mais apropriada para afastar possibilidade de pneumonia é proceder com coleta de aspirado traqueal para realização de exame bacteriológico, cultura e antibiograma.[1,12]

A Figura 31.3 mostra a evolução radiológica de vítima de afogamento em água doce na admissão e após 48 h de ventilação mecânica.

CONSIDERAÇÕES FINAIS

Afogamento é um incidente silencioso que demanda prevenção; logo, a presença de equipe especializada e treinada em áreas onde exista risco para submersão faz-se necessária. Após o atendimento inicial e a classificação do grau de afogamento, o paciente deverá ser encaminhado para o hospital. No atendimento inicial, o foco é garantir boa oxigenação e, se necessário, proceder à proteção da via aérea com intubação e VMI. Em seguida, o paciente deve ser encaminhado à UTI para continuidade do tratamento.

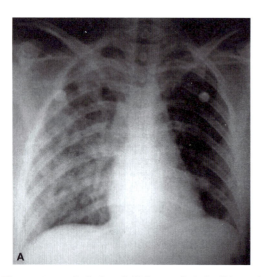
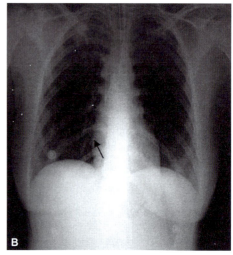

Figura 31.3 Evolução radiológica na admissão (**A**) e após 48 horas de ventilação mecânica (**B**). A seta demonstra melhora do infiltrado pulmonar.

REFERÊNCIAS BIBLIOGRÁFICAS

1. Azevedo LCP, Taniguchi L, Ladeira JP. Medicina intensiva: abordagem prática. 2. ed. São Paulo: Manole; 2015. p. 979-1001.
2. America College of Surgeons (AGS). Committee on Trauma. Atendimento pré-hospitalar ao traumatizado, PHTLS/NAEMT [Trad. Scavane R et al.]. 7. ed. Rio de Janeiro: Elsevier; 2011. p. 1356-62.
3. Szpilman D. Afogamento. Perfil epidemiológico no Brasil. Ano de 2012. Trabalho elaborado com base nos dados do Sistema de informação em mortalidade (SIM) tabulados no TABWIN – Ministério da Saúde – Datasus; 2014. Disponível em: http://www2.datasus.gov.br/DATASUS/index.php. Acesso em: 2015.
4. Schoene RB, Nachat A, Gravat RR et al. Submersion incidents. In: Auerbach PS. Wilderness medicine. 5. ed. St. Louis: Mosby; 2007.
5. Beeck EF, Branche CM, Szpilman D et al. A new definition of drowning: towards documentation and prevention of a global public health problem. Bulletin of the World Health Organization. 2005; 83:853-6.
6. Szpilman D. Afogamento. Rev Bras Med Esp. 2000; 6(4):131-44.
7. Orlowski JP, Abullei MM, Philip JM. Effects of tonicities of saline solutions on pulmonary injury in drowning. Crit Care Med. 1987; 15:126.
8. Segundo ASS, Sampaio MC. Perfil epidemiológico dos afogamentos em praias de Salvador, Bahia, 2012. Epidemiol Serv Saúde. 2015; 24(1):31-8.
9. Szpilman D, Elmann J, Cruz-Filho FES. Drowning classification: a revalidation study based on the analysis of 930 cases over 10 years. World Congress on Drowning. Boock of Abstracts. Netherlands; 2002. p. 66.
10. Szpilman D, Bierens JJLM, Handley AJ et al. Drowning: current concepts. N Engl J Med. 2012; 2102-10.
11. Szpilman D. Near-drowning and drowning classification: a proposal to stratify mortality based on the analysis of 1,831 cases. Chest. 1997; 112:3.
12. Senra D. Medicina intensiva: fundamentos e práticas. São Paulo: Atheneu; 2014; p. 1057-61.

32 Lesões Despercebidas em Vítimas de Trauma

José Gustavo Parreira

INTRODUÇÃO

O trauma pode ser considerado uma doença causada pela troca de energia entre o meio ambiente e o corpo, o que determina lesões internas. Quando um traumatizado é atendido inicialmente na sala de trauma, pode apresentar lesões de gravidade variável em qualquer órgão do corpo. Algumas delas colocam em risco imediato a vida do doente, e outras têm apresentação mais sutil ou são imperceptíveis, apesar de oferecerem risco variável ao traumatizado. Isso pode ocasionar atrasos no diagnóstico e no tratamento, o que eventualmente resulta em maior taxa de complicações e pior prognóstico.

É importante questionar o fato de, ainda nos dias de hoje, haver atraso no diagnóstico em vítimas de trauma, quando já existem recursos de diagnóstico por imagem que possibilitam uma avaliação detalhada da maioria dos segmentos corporais. Infelizmente, a prática diária mostra que lesões podem passar despercebidas mesmo ao clínico mais experiente, armado com os recursos mais avançados. Quando se observam os resultados do diagnóstico por tomografia computadorizada (TC), o exame de maior acurácia para detecção de lesões abdominais, notam-se índices de falso-negativo que chegam a 20% em lesões de intestino delgado e até 40% em trauma pancreático.[1,2]

A frequência de lesões despercebidas é variável e depende de vários fatores. Em estudos prospectivos, podem ser identificadas em até 40% das vítimas de trauma grave.[3] Tem incidência baixa (2%) nos estudos retrospectivos, provavelmente por limitações na coleta de dados.[3] As fraturas fechadas são as lesões mais frequentemente despercebidas em um momento inicial, podendo estar presentes em até 25% dos traumatizados graves.[4] Seguem-se as lesões torácicas (8%), abdominais (6%), raquimedulares (5%) e intracranianas (3%).[4]

Contudo, um dos fatores mais importantes é justamente a *consequência* do atraso diagnóstico. Em alguns casos, há consequências graves e, eventualmente, morte em decorrência da falha inicial; em outros, nada ocorre. Acredita-se que a letalidade relacionada com o atraso diagnóstico possa depender da lesão e do tempo até o diagnóstico.[5] Em relação às lesões abdominais, atrasos no diagnóstico podem aumentar a taxa de complicações em 3 vezes e a letalidade em 2 vezes.[6] Outro problema que pode ser apontado nos casos de lesões despercebidas é jurídico. A equipe médica pode ser diretamente envolvida em processos, e, muitas vezes, o ganho de causa será do paciente e seus familiares.

POR QUE OCORRE ATRASO NO DIAGNÓSTICO?

Em sistemas de controle de qualidade, há uma tendência a não se utilizar a palavra "erro" ou "culpado", pois isso torna o problema pessoal, enquanto, normalmente, o que ocorre é uma associação de fatores com determinada consequência. As "falhas de processo" resultam em "eventos adversos", que podem ter maior ou menor impacto sobre o prognóstico do doente. Se o objetivo é melhorar a qualidade de atendimento, há necessidade de se analisar a sequência que determinou o evento adverso, de maneira a propor medidas para que o mesmo não ocorra novamente.

Em uma avaliação do contexto geral em que os traumatizados são atendidos no Brasil, podemos dividir os fatores que predispõem ao atraso diagnóstico em cinco grandes grupos relacionados com: as características intrínsecas do trauma, o tipo de lesão, as limitações dos exames complementares, as características do doente e o próprio médico/sistema de saúde.

Fatores relacionados com as características intrínsecas do trauma

Neste grupo, foram reunidas situações específicas da vítima de trauma que dificultam o diagnóstico das lesões.

Diminuição do nível de consciência

Esta situação é uma das mais frequentemente associadas a falhas no diagnóstico. Pode decorrer de trauma cranioencefálico, uso de drogas ilícitas, necessidade de intubação orotraqueal, sedação, analgesia, choque, insuficiência respiratória etc. (Figura 32.1). O fator de erro ocorre porque o doente não é capaz de relatar dor ou outro sintoma relacionado com a lesão, que passa despercebida ao exame físico.

Lesões distrativas

Esta é outra situação muito comum. Entende-se por lesão distrativa aquela que "distrai" o doente, ou o médico, de outra lesão menos exuberante. Um exemplo seriam as fraturas de ossos longos, que determinam dor importante e podem mascarar outras lesões, como o hemoperitônio por lesões esplênicas, que frequentemente é oligossintomático (Figura 32.2).

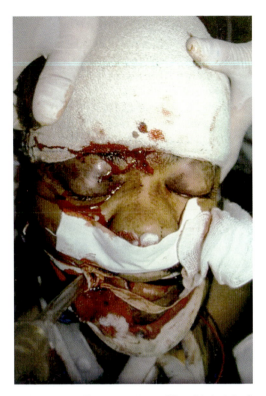

Figura 32.1 Trauma cranioencefálico. Diminuição do nível de consciência, sedação e intubação traqueal – situação frequentemente associada a lesões despercebidas.

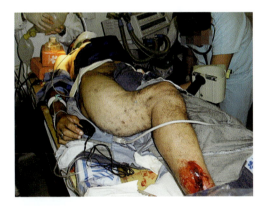

Figura 32.2 Lesões distrativas. As fraturas graves em ossos longos causam dor e sofrimento que desviam a atenção do doente. Muitas vezes, o médico também pode se deter exclusivamente em uma lesão aparente, deixando de investigar a presença de lesões associadas.

Trauma multissistêmico

Quando várias lesões ocorrem em diferentes segmentos corporais, há uma divisão da atenção do médico-socorrista. Pode-se perder o foco em lesões menores que inicialmente não comprometem iminentemente a vida do doente. Outro ponto é que, se o mecanismo de trauma foi significativo, lesões adicionais são esperadas. Nos doentes submetidos a controle de danos, por exemplo, lesões menores em áreas distantes podem não ser identificadas em um primeiro momento.

Perda da sensibilidade ao exame físico

Há situações específicas, como o trauma raquimedular, que podem resultar em anestesia em segmentos distais. Nesses casos, outras lesões associadas nessa região podem ser mascaradas. A anestesia geral ou raquidiana realizada para o tratamento de lesões concomitantes pode também ser causa de atraso no diagnóstico até que o doente recupere a sensibilidade.

Risco iminente à vida e necessidade de tratamento operatório de emergência

Há doentes que apresentam lesões graves e que colocam sua vida em risco iminente, muitas das quais são de tratamento operatório em centro cirúrgico. Se o doente também apresentar lesões concomitantes em outros segmentos corporais, muito provavelmente elas serão subjugadas e terão diagnóstico postergado.

Características específicas da lesão

Neste grupo, há alguns tipos de lesões que podem estar presentes e, mesmo assim, não determinar sintomas ou sinais específicos.

Podem ser citadas as lesões vasculares menores (de íntima), as lesões vasculares contidas (p. ex., aorta torácica), as lesões abdominais de vísceras parenquimatosas (fígado e baço), as lesões diafragmáticas por trauma penetrante, o pneumotórax/hemotórax de pequeno volume, entre outras (Figura 32.3).[7,8]

As lesões citadas anteriormente normalmente apresentam achados de exames de imagem que permitem seu diagnóstico. Contudo, existem casos em que mesmo a TC pode não identificar a lesão em um primeiro momento (discutido a seguir). Se houver associação de lesões oligossintomáticas e de difícil visualização por TC, o diagnóstico poderá ser desafiador, mesmo para o médico mais experiente.

Limitações dos exames complementares

Neste grupo, serão apresentadas algumas limitações dos métodos de imagem para a identificação de lesões em vítimas de trauma.

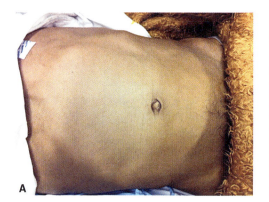 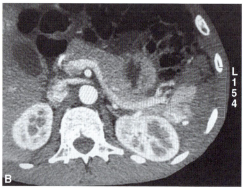

Figura 32.3 Tomografia computadorizada de lesão esplênica grave por trauma fechado em doente admitido sem sintomas ou sinais abdominais.

Problemas da técnica

Para a realização de determinado exame, uma técnica apropriada é proposta a fim de que os melhores resultados sejam alcançados. Contudo, muitas vezes o atendimento ao traumatizado envolve situações aquém do ideal.

Por exemplo, ao solicitar uma TC, várias técnicas podem ser empregadas, com objetivos diferentes. Se o intuito é identificar uma lesão de aorta torácica, deve-se ter uma fase arterial bem feita. Não se pode avaliar a aorta totalmente se não houver estudo contrastado. Se o objetivo é ver uma lesão de bexiga, deve-se lembrar de fechar a sonda vesical e fazer uma cistotomografia. Se for avaliar a via excretora renal, uma fase tardia deve ser solicitada. Portanto, se essas técnicas não forem observadas e seguidas, os resultados poderão ser falso-negativos.

Outro ponto limitante de técnica é a presença de artefatos técnicos, frequentemente relacionados com falhas na realização do exame, que podem comprometer o diagnóstico das lesões (Figura 32.4).

Limitações intrínsecas ao método

Mesmo quando uma técnica perfeita é realizada, o diagnóstico pode passar despercebido, e o exame pode ser normal, apesar da presença de lesão. Alguns exemplos são as lesões de duodeno retroperitoneal e de pâncreas por trauma fechado, em que a avaliação por ultrassonografia (US) ou TC pode não identificar alterações. Outros exemplos são: TC para diagnóstico de lesões diafragmáticas por trauma penetrante, endoscopia digestiva alta para diagnóstico de lesões faringoesofágicas por trauma penetrante, *focused assessment sonography for trauma* (FAST) ou US para diagnóstico de lesões de intestino delgado, radiografia de crânio para avaliação de hematomas epidurais etc. O resultado falso-negativo é uma limitação intrínseca ao método. Algumas vezes, a limitação é do próprio médico, que indica o exame sem saber de suas limitações para o diagnóstico de determinada lesão.

Disponibilidade

No Brasil, também é importante lembrar que métodos como a TC com multidetectores e a angiografia não são homogeneamente disponíveis. Isso significa que, se determinada lesão é mais bem identificada por esses métodos, há uma limitação no seu diagnóstico nos serviços que não dispõem deles.

Problemas relacionados com o examinador

Há casos em que a técnica é bem realizada e a lesão já apresenta sinais diretos ou indiretos, mas, mesmo assim, o examinador não faz o diagnóstico. Há uma série de variáveis relacionadas com esse aspecto, que serão mais bem discutidas no fator "humano" do médico.

Fatores relacionados com o doente

Além de todas as colocações citadas anteriormente, há também variáveis relacionadas com o próprio doente que podem interferir na avaliação diagnóstica. A identificação de lesões pode ser mais difícil em obesos, idosos, vítimas sob efeito de drogas ilícitas, ou mesmo lícitas (álcool), com comorbidades e em uso crônico de medicações, dentre outros exemplos.

Obesos dificilmente apresentam sinais de irritação peritoneal ao exame abdominal, mesmo se houver peritonite instalada. Idosos não reagem com a mesma intensidade que os jovens, e a frequência cardíaca não se altera tanto, mesmo frente a infecções ou

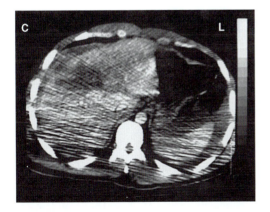

Figura 32.4 Tomografia computadorizada com uma lesão hepática entre vários artefatos que impedem a visualização adequada das imagens.

hipovolemia. Doentes sob efeito de drogas têm alterações de sensório e de dados vitais que mascaram lesões internas. Esses são apenas alguns exemplos.

Fatores relacionados com o fator "humano" do médico

Este é um ponto muito importante, e há basicamente duas situações a serem consideradas.

▶ **O médico responsável não tem formação e treinamento necessários para avaliar e tratar traumatizados.** No Brasil, infelizmente, isso parece estar crescendo, pois, com o aumento de escolas médicas e a consequente carência de vagas de residência, muitos médicos saem da faculdade para trabalhar (muitas vezes sem suporte e preparo) em serviços de emergência responsáveis pelo atendimento a traumatizados. Os doentes mais graves serão avaliados e tratados pelos médicos menos experientes.

▶ **O médico responsável tem formação e conhece os "segredos" do atendimento aos traumatizados graves.** Mesmo o médico mais experiente pode falhar devido a inúmeros fatores. Em serviços de emergência, isso pode ocorrer em função de: sobrecarga de trabalho, privação de sono, recursos limitados (diagnóstico e tratamento), acúmulo de funções, estresse, divisão de prioridades (vários doentes graves ao mesmo momento) e, claro, problemas pessoais. Essas circunstâncias estão presentes *diariamente* nos serviços de emergência.

Em estudo que avaliava o momento em que houve falha na identificação de lesões em vítimas de trauma, Janjua et al. (1998)[5] identificaram que, em cerca de 55% das vezes, o problema ocorreu na avaliação clínica, e, nesse grupo, o baixo índice de suspeita e a avaliação clínica inadequada foram os principais fatores relacionados com o erro.[3]

COMO MELHORAR O PROCESSO DIAGNÓSTICO?

Após avaliar algumas das razões pelas quais lesões passam despercebidas em vítimas de trauma, tentaremos expor maneiras utilizadas para diminuir esse problema.

Como identificar as armadilhas

É preciso ter em mente as variáveis citadas anteriormente, principalmente as situações em que lesões despercebidas são mais comuns, como:

▶ Diminuição do nível de consciência
▶ Sedação/intubação traqueal
▶ Trauma grave
▶ Múltiplas vítimas
▶ Cansaço da equipe.

Como avaliar o mecanismo de trauma

O mecanismo é a anamnese do traumatizado; por isso, devem-se pesquisar, sempre que possível, informações com o grupo de atendimento pré-hospitalar. É preciso saber identificar lesões de alerta. Por exemplo: fratura de esterno impõe avaliação para contusão miocárdica, luxação posterior de joelho requer avaliação da poplítea etc.

Alto índice de suspeita

Deve-se lembrar que algumas lesões podem não determinar sinais e/ou sintomas significativos, mesmo em traumatizados conscientes. É necessário valorizar todas as queixas como importantes e buscar as lesões mais pelo mecanismo do que pelos sintomas.

Investigação ativa

Uma vez que o mecanismo seja compatível, o exame complementar mais indicado deve ser solicitado, mesmo que o doente esteja assintomático. Por exemplo: em vítimas de acidentes automobilísticos com sinal do cinto de segurança na parede abdominal, a avaliação de lesões intestinais é obrigatória.

Saber as limitações dos exames complementares

Não adianta indicar FAST ou US de abdome na tentativa de excluir a hipótese de lesão intestinal, pois a chance de exames falso-negativos é muito grande. Da mesma maneira, não adianta indicar

TC para avaliar lesões diafragmáticas por arma branca, ou mesmo radiografia de crânio para excluir hematomas epidurais.

Não aceitar o resultado de um exame complementar como verdade inquestionável

Nem o exame positivo, tampouco o negativo, devem ser interpretados como verdade absoluta; afinal, pode haver falhas técnicas, humanas ou mesmo limitações do exame. Outro fator é que o trauma é uma doença dinâmica. Assim, em um momento, o FAST abdominal pode estar negativo e, após 10 minutos, positivo. Logo, toda atenção é necessária.

Outras lesões associadas

Na medicina tradicional, somos treinados para eleger uma hipótese diagnóstica principal. Em trauma, isso é diferente. Se uma lesão for encontrada, a chance de haver uma segunda aumenta significativamente. Assim, ao se encontrar uma fratura de coluna, uma segunda é mais provável; se houver uma fratura pélvica, haverá lesões associadas em cerca de 90% das vezes; no caso de fraturas de costelas, a contusão pulmonar é mais frequente. É preciso sempre completar a avaliação do doente como um todo.

Avaliação terciária

Para tentar minimizar o diagnóstico tardio das lesões em vítimas de trauma, alguns propõem uma avaliação "terciária", ou seja, após a estabilização clínica e o tratamento das lesões inicialmente identificadas, refaz-se toda a avaliação.[3] Alguns centros repetem a avaliação clínica completa para identificar eventuais lesões despercebidas 24 horas após a internação, como rotina.

Programa de qualidade no atendimento ao traumatizado

Somente a proposta e a implantação de um programa de qualidade no atendimento ao traumatizado (PQT) já melhora o atendimento. O programa de qualidade não deve ser direcionado a identificar erros e punir culpados – essa é a receita para que os problemas sejam mais escondidos do que expostos. O PQT deve ser "educativo", por meio da identificação de falhas no processo de atendimento e de propostas de ações para que os problemas não se repitam.[9]

CONSIDERAÇÕES FINAIS

É preciso ter humildade, pedir auxílio e não subestimar a situação. Se não houver colegas de plantão experientes, atualmente se pode utilizar a Internet e as redes sociais para buscar opiniões, sempre sob a luz da ética médica.

REFERÊNCIAS BIBLIOGRÁFICAS

1. Matsushima K, Mangel PS, Schaefer EW et al. Blunt hollow viscus and mesenteric injury: still underrecognized. World J Surg. 2013; 37(4):759-65.
2. Phelan HA, Velmahos GC, Jurkovich GJ et al. An evaluation of multidetector computed tomography in detecting pancreatic injury: results of a multicenter AAST study. J Trauma. 2009; 66:641-6; discussion 646-7.
3. Pfeifer R, Pape HC. Missed injuries in trauma patients: a literature review. Patient Saf Surg. 2008; 2:20.
4. Montmany S, Navarro S, Rebasa P et al. A prospective study on the incidence of missed injuries in trauma patients. Cir Esp. 2008; 84:32-6.
5. Janjua KJ, Sugrue M, Deana SA. Prospective evaluation of early missed injuries and the role of tertiary trauma survey. J Trauma. 1998; 44:1000-6.
6. Sung CK, Kim KH. Missed injuries in abdominal trauma. J Trauma. 1996; 41:276-82.
7. Farrath S, Parreira JG, Perlingeiro JAG et al. Fatores preditivos de lesões abdominais em vítimas de trauma fechado. Rev Col Bras Cir. 2012; 39:295-301.
8. Parreira JG, Rasslan S, Utiyama EM. Controversies in the management of asymptomatic patients sustaining penetrating thoracoabdominal wounds. Clinics. 2008; 63:695-700.
9. American College of Surgeons (ACS). Trauma Quality Improvement Program. Disponível em: https://www.facs.org/quality-programs/trauma/tqip. Acesso em: 25/03/2015.

33 Cuidados em Terapia Intensiva

Yukio Fabio Takara
Marcelo Moock

INTRODUÇÃO

Nas primeiras quatro décadas de vida, o trauma é a principal causa de óbito, sendo responsável por maior perda de anos de vida produtiva do que qualquer outra doença.[1] Segundo dados do Departamento de Informática do Sistema Único de Saúde (Datasus), em 2010, no Brasil, foram registradas mais de 900 mil internações relacionadas com o trauma, com mortalidade de 15,4%.[2]

A definição do trauma é difícil devido à ampla variedade das causas, mas ele pode ser descrito como um evento que provoca dilaceração funcional aguda por meio de formas específicas de energia (mecânica, química ou térmica).

A mortalidade em politraumatizados apresenta uma distribuição trimodal, descrita, em 1983, por Trunkey:[1]

- Primeiro pico: 50% das mortes são imediatas, acontecendo segundos ou minutos após o evento e decorrentes de lesões complexas
- Segundo pico: representa 30% das mortes e ocorre nas primeiras horas após o trauma (sala de emergência, intraoperatório ou unidade de terapia intensiva [UTI]). As causas mais comuns são hemorragias incontroláveis e lesões do sistema nervoso central
- Terceiro pico: constitui 20% das mortes e ocorre dias, semanas ou até meses após o evento.

Grande parte dessas mortes é resultante de infecções e complicações do tratamento.

O seguimento desses pacientes em UTI visa reduzir a mortalidade no segundo e terceiro picos, com o monitoramento das funções orgânicas acometidas direta e indiretamente pelo trauma, e a instituição de terapias adequadas de suporte.

ADMISSÃO NA UNIDADE DE TERAPIA INTENSIVA

Com a intenção de detectar lesões não identificadas durante o atendimento inicial, nova avaliação primária e secundária, conforme descrito na Tabela 33.1, deve ser realizada.[3] É preciso também obter novamente uma história clínica detalhada (cinemática), essencial para guiar a procura de novas lesões e a solicitação de exames complementares. Após admissão, é fundamental uma avaliação sistemática de todos os sistemas orgânicos.

SISTEMA NEUROLÓGICO

O trauma cranioencefálico (TCE) é qualquer lesão à região encefálica, determinando lesão anatômica e/ou funcional dos seguintes elementos: couro cabeludo, ossos cranianos, meninges, encéfalo ou nervos cranianos.

Tabela 33.1 — Avaliação primária e secundária – ABCDE do trauma.

ABCDE do trauma

- Realizar história clínica, rever a cinemática do trauma
- Reavaliar via aérea, posicionamento do tubo traqueal, obstruções e fraturas de traqueia e sinais de broncoaspiração (**A**)
- Checar expansibilidade, respiração e parâmetros ventilatórios
- Realizar a busca ativa de restrições mecânicas (p. ex., queimaduras, pneumotórax, hemotórax)
- Avaliar drenos torácicos, acessos venosos e sondas (**B**)
- Avaliar micro e macro-hemodinâmica e, se necessário, instituir medidas invasivas novas para identificar choque e sua etiologia (**C**)
- Fazer avaliação neurológica, rever a necessidade de sedação, buscar sinais de hipertensão intracraniana (**D**)
- Fazer exposição do paciente em busca de lesões não identificadas (**E**)
- Realizar novos exames laboratoriais e exames complementares não realizados previamente

Sistemas a serem avaliados após o ABCDE

- Neurológico
- Hemodinâmico
- Respiratório
- Renal
- Abdominal – SCA/HIA
- Hematológico – protocolo de transfusão maciça
- Tríade letal – coagulopatia, hipotermia e acidose

SCA: síndrome compartimental intra-abdominal; HIA: hipertensão intra-abdominal.

O TCE é classificado como:[3]

- Leve: escala de coma de Glasgow entre 13 e 14 pontos
- Moderado: escala de coma de Glasgow entre 9 e 12 pontos
- Grave: escala de coma de Glasgow igual ou menor que 8 pontos.

Pacientes vítimas de TCE grave devem ser identificados precocemente para a implementação de terapêuticas oportunas, o que permite reduzir e melhorar os desfechos, com redução da morbidade e mortalidade dessa patologia.[4]

O determinante principal do prognóstico no TCE é a extensão da lesão neurológica primária, a qual é irreversível. Entretanto, é conhecido que hipertensão intracraniana, hipotensão, hipoxia, hipocapnia, febre e hipoglicemia podem ocasionar inadequação no metabolismo energético cerebral, sendo fatores reversíveis e independentes de piora no prognóstico. Dessa maneira, na UTI, o cuidado deve ser para situações de aumento do metabolismo cerebral, conforme descrito na Tabela 33.2, com o propósito de diminuir danos secundários. O monitoramento da PIC está indicado nas eventualidades relacionadas na Tabela 33.3. A manutenção da PIC > 20 mmHg por aproximadamente 20 minutos é considerada patológica e deve ser tratada vigorosa e prontamente (Figura 33.1).[4]

Tabela 33.2 — Tratamento do trauma cranioencefálico.

- Manter pressão de perfusão cerebral em 50 a 70 mmHg quando está associado a pressão intracraniana (PIC) elevada; sem mensuração instalada da PIC, manter pressão arterial média (PAM) em torno de 90 mmHg na fase aguda
- Corrigir hipoxemia (SpO_2 maior que 90%)
- Normocapnia (PcO_2 entre 35 e 40 mmHg)
- Evitar pressão positiva expiratória final (PEEP) elevada
- Atentar para distúrbios de sódio – evitar hiponatremia (sódio entre 145 e 150 mg/dℓ)
- Realizar controle glicêmico – manter glicemia em 100 a 180 mg/dℓ
- Evitar hipertermia
- Manter Hb em torno de 10 g/dℓ na fase aguda
- Administrar anticonvulsivante profilático em trauma cranioencefálico grave, hematoma ou contusão cortical, fratura de crânio e trauma penetrante
- Evitar o uso de corticosteroide
- Iniciar profilaxia de tromboembolismo venoso e de úlcera de estresse
- Utilizar cabeceira elevada (30°) e posição neutra
- Iniciar nutrição enteral precocemente
- Administrar analgesia adequada

Tabela 33.3 Indicações de monitoramento da pressão intracraniana.

- Trauma cranioencefálico grave (escore na escala de coma de Glasgow < 9) com tomografia computadorizada (TC) de crânio alterada (hematoma, contusão, herniação, cisternas de base fechadas)
- Trauma cranioencefálico grave com hipotensão (pressão arterial sistólica [PAS] < 90), idade > 40 anos ou postura patológica no exame neurológico
- Trauma cranioencefálico moderado (escore na escala de coma de Glasgow entre 9 e 12) com lesão produzindo efeito de massa

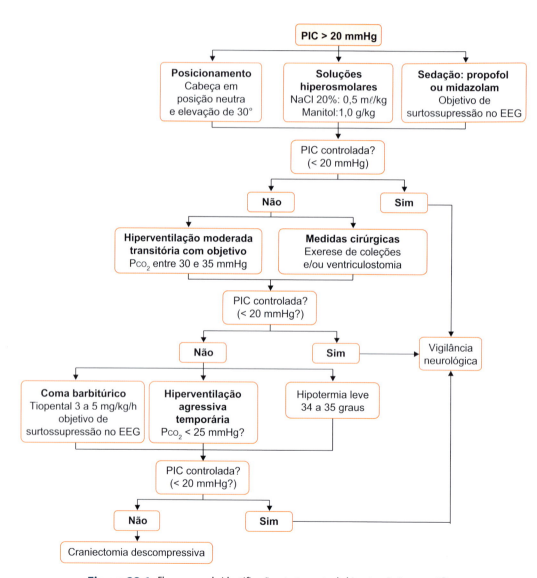

Figura 33.1 Fluxograma de identificação e tratamento da hipertensão intracraniaña.

PIC: pressão intracraniana; EEG: eletroencefalograma.

AVALIAÇÃO HEMODINÂMICA

No primeiro momento após a chegada à UTI, a prioridade hemodinâmica inicial é a manutenção de adequada pressão de perfusão. A avaliação dos sinais de inadequação da oferta de oxigênio aos tecidos é feita por meio da pesquisa de sinais clínicos como aumento do tempo de enchimento capilar e redução do ritmo de diurese e avaliação laboratorial.[5,6]

Contudo, apesar de relevantes, os sinais clínicos são tardios em relação à instalação do quadro, sendo necessário guiar a terapia de otimização hemodinâmica avaliando-se sequencialmente a variação dos valores de lactato arterial, excesso de base (EB), diferença venoarterial da pressão parcial de CO_2 (DVACO_2) e saturação de oxigênio de amostra venosa de sangue obtido da veia cava superior (SvO_2).[5-7] Esses marcadores permitem avaliar a presença de metabolismo anaeróbio, com formação de ácidos teciduais e circulantes por ineficiência dos processos celulares de produção de energia, redução do fluxo de sangue para os tecidos e aumento da extração de oxigênio pelos tecidos.

Em decorrência de todos esses fatores, há graus variados de choque que se confundem (hipovolêmico/hemorrágico, distributivo, cardiogênico, obstrutivo e neurogênico). Reconhecer o tipo do choque, conforme descrito na Tabela 33.4, é fundamental e representa um desafio na UTI, em especial no paciente politraumatizado.

Tabela 33.4 Tipos de choques, causas, diagnóstico e tratamento.

Tipo	Causa	Diagnóstico	Tratamento
Hipovolêmico	▸ Hemorragia	▸ Exames laboratoriais: Hb/Ht, plaquetas, coagulograma, tromboelastrograma ▸ Exames complementares: FAST, TC	▸ Expansão volêmica ▸ Controle do foco hemorrágico ▸ Ácido tranexâmico ▸ Protocolo de transfusão maciça
Obstrutivo/mecânico	▸ Pneumotórax ▸ Hemotórax ▸ Tamponamento cardíaco ▸ Trombose traumática venosa ▸ Embolia pulmonar	▸ Exame físico: estase jugular, bulhas abafadas, pulso paradoxal, expansibilidade pulmonar ▸ Exames complementares: ECG, ecocardiografia, radiografia de tórax, TC	▸ Tratar a causa base do choque ▸ Terapia de suporte
Cardiogênico	▸ Contusão miocárdica ▸ Resposta inflamatória ▸ Descompensação de doença de base	▸ Sinais de baixo débito cardíaco: perfusão, oligúria, hiperlactatemia, SvO_2 baixa, GAP de CO_2 > 5 mmHg ▸ Exames complementares: ECG, ecocardiografia	▸ Expansão volêmica ▸ Fármacos inotrópicos
Neurogênico	▸ Trauma raquimedular	▸ História e exame físico: déficit neurológico, esfíncter hipotônico ▸ Exames complementares: TC, RM	▸ Fármacos vasoativos ▸ Mineralocorticosteroide (alfafludrocortisona)
Distributivo	▸ Resposta inflamatória		▸ Fármacos vasoativos ▸ Suporte

Hb: hemoglobina; Ht: hematócrito; FAST: *focused assessment with sonography for trauma*; TC: tomografia computadorizada; ECG: eletrocardiograma; GAP: gradiente alveolopulmonar de CO_2; RM: ressonância magnética.

No trauma, muitas vezes, as condutas devem ser tomadas já na sala de emergência; por isso, nessa situação, o choque deve ser definido como:[3,7]

- Pressão arterial média (PAM) < 65 mmHg
- Pressão arterial sistólica (PAS) < 90 mmHg
- Sinais de hipoperfusão (hiperlactatemia, oligúria, taquicardia).

Uma vez detectada a presença de hipoperfusão tecidual, a conduta inicial é a reversão do quadro de hipovolemia (Tabela 33.5). As metas são:[3,7]

- PAM > 65 mmHg ou PAS > 90 mmHg
- Melhora da hipoperfusão (redução do lactato ou diurese > 0,5 ml/kg/h com melhora da taquicardia)
- Em pacientes com TCE, considerar pressão de perfusão cerebral (PPC) > 60 mmHg. Quando não houver presença de medida invasiva da PIC, manter PAM > 90 mmHg.

Depois de confirmada a reversão da hipovolemia usando parâmetros objetivos e subjetivos e com o foco nas metas descritas, o passo seguinte é tentar identificar o choque, providenciar o suporte necessário para essa condição e tratar a causa de base quando possível.

AVALIAÇÃO RESPIRATÓRIA/VENTILATÓRIA

O suporte respiratório é uma parte fundamental dos cuidados intensivos nos doentes vítimas de trauma. Estes podem apresentar acometimento da ventilação por motivos diversos, desde trauma torácico com fugas aéreas e contusão pulmonar até agressão secundária pelo processo inflamatório sistêmico, alterações fisiológicas em resposta a sedação/analgesia, intervenção operatória, transfusão de hemoderivados e embolia gordurosa.[3]

Nos doentes com hipoxemia leve ou moderada, com vias aéreas e nível de consciência preservados, pode-se aumentar a oferta de oxigênio com cateteres de oxigênio (F_{IO_2} 30 a 35%) ou máscara do tipo Venturi (F_{IO_2} até 60%). Naqueles que mantêm hipoxemia, apesar da oferta de oxigênio maior que 10 l/min sob máscara facial ou F_{IO_2} de 60%, pode ser necessária uma estratégia de suporte ventilatório com pressão positiva.[8]

O uso de ventilação não invasiva (VNI) pode ser inicialmente tentado em doentes com consciência preservada, particularmente nas vítimas de trauma torácico isolado, sem evidências de fugas aéreas, trauma craniofacial e que não foram submetidos a procedimentos cirúrgicos de urgência. Apesar de vantagens como reduzir a necessidade de invasão das vias aéreas, a VNI tem sido associada

Tabela 33.5 Classificação do choque hemorrágico segundo o ATLS®.

	Classe I	Classe II	Classe III	Classe IV
Perda sanguínea (%)	< 15	15 a 30	30 a 40	> 40
Frequência cardíaca (bpm)	< 100	> 100	> 120	> 140
Pressão sanguínea (mmHg)	Normal ou aumentada	Reduzida	Reduzida	Reduzida
Frequência respiratória (rpm)	14 a 20	20 a 30	30 a 40	> 40
Estado mental	Ansiedade leve	Ansiedade moderada	Ansioso, confuso	Confuso, letárgico
Reanimação volêmica	Não necessária	Cristaloide	Cristaloide + hemoderivados	Cristaloide + hemoderivados

ATLS®: Advanced Trauma Life Support.

a maior incidência de pneumotórax. Não se deve instalar VNI em doentes com redução do nível de consciência, pacientes não colaborativos, trauma facial, lesões de vias aéreas, e suspeita de lesão em trato gastrintestinal alto.[8]

O suporte ventilatório mecânico invasivo não deve ser protelado em casos de hipoxemia e hipercapnia importante, choque circulatório, alteração do nível de consciência, fadiga da musculatura respiratória e hipersecreção pulmonar. Inicialmente, é preconizada a instituição de estratégia ventilatória protetora, limitando-se a pressão inspiratória em até 30 cmH$_2$O ou a pressão de distensão (pressão de platô – PEEP) abaixo de 16 cmH$_2$O. O volume corrente deve ser ajustado em 6 mℓ/kg de peso predito (magro).[9]

Uma complicação esperada é a síndrome do desconforto respiratório agudo (SDRA), no qual se forma por meio de uma lesão direta (epitelial) ou indireta (vascular) ao parênquima pulmonar. A síndrome é caracterizada por hipoxemia refratária à oferta de oxigênio, infiltrados pulmonares difusos e diminuição da complacência pulmonar.

A classificação de SDRA é descrita na Tabela 33.6. Várias são as causas que determinam a síndrome, e as mais frequentes são:[9]

▶ Diretas (lesão epitelial):
- Pneumonia
- Aspiração de conteúdo gástrico
- Lesão inalatória
- Embolia (gasosa, gordurosa)
- Contusão pulmonar
- Reexpansão pulmonar (pós-drenagem)
- Lesão de reperfusão

▶ Indiretas (lesão vascular):
- Sepse grave/choque séptico
- Politraumatismo
- Lesão pulmonar associada a transfusões (TRALI)
- Circulação extracorpórea
- Pancreatite aguda
- Fármacos (opiáceos, amiodarona, quimioterápicos).

AVALIAÇÃO RENAL

Lesão renal aguda (LRA) é uma complicação grave em pacientes críticos. Vários mecanismos têm sido responsabilizados pelo desenvolvimento de LRA, que, em geral, é multifatorial. As causas podem ser classificadas em pré-renais, renais e pós-renais.[10]

▶ Causas pré-renais:
- Hipovolemia: hemorragias, sequestro para o terceiro espaço, uso de diuréticos
- Diminuição do débito cardíaco: arritmias, tamponamento cardíaco, infarto agudo do miocárdio, insuficiência cardíaca
- Vasodilatação: choque, bacteriemia, anti-hipertensivos

Tabela 33.6 Classificação da síndrome do desconforto respiratório agudo (SDRA).

	Leve	Moderada	Grave
Início	Agudo (até 7 dias)	Agudo	Agudo
PaO$_2$/FiO$_2$	201 a 300 mmHg/PEEP ou CPAP > 5 cmH$_2$O	≤ 200 mmHg/PEEP ou CPAP > 5 cmH$_2$O	≤ 100 mmHg/PEEP ou CPAP > 10 cmH$_2$O
Origem do edema	IRpA não explicada por ICC ou sobrecarga volêmica		
Infiltrado radiológico	Opacidades bilaterais	Opacidades bilaterais	Opacidades envolvendo pelo menos três quadrantes
Alterações fisiológicas adicionais	Não se aplica	Não se aplica	Volume/minuto > 10 ℓ/min Complacência < 40 mℓ/cmH$_2$O

PEEP: pressão positiva expiratória final; CPAP: *continuous positive airway pressure*; IRpA: insuficiência respiratória aguda: ICC: insuficiência cardíaca congestiva.

- Vasoconstrição renal: anestesia, cirurgias, síndrome hepatorrenal
- Fármacos: anti-inflamatórios não hormonais, agentes radiocontrastados

▶ Causas renais:
- Hemodinâmicas (isquêmicas): politraumatismos, hemorragias, choque, pancreatite
- Nefrotóxicas: antibióticos (aminoglicosídeos), contrastes, anestésicos (metoxiflurano), anti-inflamatórios não hormonais, agentes nefrotóxicos endógenos (mioglobina)
- Doenças glomerulares e vasculares: glomerulopatias, síndrome hemolítico-urêmica, trauma vascular, colagenoses
- Nefrite intersticial aguda: antibióticos (penicilina G, sulfas), diuréticos (furosemida), anti-inflamatórios não hormonais, cimetidina

▶ Causas pós-renais:
- Obstrução bilateral dos ureteres: tumores de próstata, ligadura acidental
- Obstrução bilateral intraluminal dos ureteres: calculose, edema, coágulos
- Obstrução em bexiga: neoplasia de bexiga, infecção, neuropatia ou bloqueadores ganglionares
- Obstrução uretral: válvula congênita, estenoses, tumor ou obstrução funcional.

A classificação da insuficiência renal aguda por meio dos critérios RIFLE/AKIN,[10] conforme descrito nas Tabelas 33.7 e 33.8, contribui para a identificação precoce dos doentes com LRA, com potencial progressão para estágios terminais.

Alterações circulatórias relacionadas com o trauma, como choque hemorrágico, que promovem redução do transporte de oxigênio aos tecidos, podem induzir um estado de isquemia relativa e morte das células tubulares renais, assim como a liberação na corrente sanguínea de pigmentos como mioglobina devido a lesão de tecidos musculares e rabdomiólise. Na corrente

Tabela 33.7 Critério RIFLE.

Classe	Creatinina sérica	Volume urinário
R (risco)	Aumento 1,5 vez da creatinina basal ou diminuição da TFG maior que 25%	Menos de 0,5 mℓ/kg/h por 6 h
I (lesão)	Aumento 2 vezes da creatinina basal ou diminuição da TFG maior que 50%	Menos de 0,5 mℓ/kg/h por 12 h
F (falência)	Aumento 3 vezes da creatinina basal ou diminuição da TFG maior que 75%	Menos de 0,3 mℓ/kg/h por mais de 24 h ou anúria por 12 h
L (loss/perda)	Lesão renal aguda persistente	–
E (end stage/estágio final)	IRC terminal	–

TFG: taxa de filtração glomerular; IRC: insuficiência renal crônica.

Tabela 33.8 Critério AKIN.

Classe	Creatinina sérica	Volume urinário
1	Aumento em 0,3 mg/dℓ da creatinina basal	< 0,5 mg/kg/h por 6 h
2	Aumento em 2 a 3 vezes da creatinina basal	< 0,5 mg/kg/h por 12 h
3	Aumento > 3 vezes da creatinina basal ou creatinina ≥ 4 mg/dℓ	< 0,3 mg/kg/h por mais de 24 h ou anúria por 12 h

sanguínea, a mioglobina é rapidamente filtrada e excretada pela urina. Em condições normais, a mioglobina é pouco tóxica para os rins; contudo, na vigência de hipovolemia e acidose urinária, ela promove vasoconstrição da circulação renal, formação de cilindros intraluminais que podem obstruir o lúmen do túbulo renal e citotoxicidade direta induzida pelas proteínas heme.

A estratégia inicial para prevenir o desenvolvimento de LRA é a manutenção de volemia adequada. A reposição volêmica deve ser realizada com soluções cristaloides, que não determinam efeitos lesivos diretos sobre o parênquima renal. Não existem evidências que suportem a instituição de hipervolemia para prevenção da LRA.[11] Por outro lado, a manutenção de balanço hídrico positivo está associada ao aumento na incidência de congestão pulmonar, elevação da pressão intracraniana (PIC), risco de infecções, tempo de internação e mortalidade.

Na presença de rabdomiólise, além do ajuste volêmico, pode-se tentar alcalinizar a urina, apesar de não haver evidências da sua eficácia.[11] Considera-se que a alcalinização urinária é efetiva quando o pH urinário é igual ou maior que 6.

Nos que evoluem com quadro de hipervolemia não responsiva a diuréticos, acidose metabólica progressiva ou distúrbios hidreletrolíticos graves, deve-se avaliar a introdução precoce de hemodiálise.[10,11] Porém, esta não é indicada como terapêutica para remoção de mioglobinas, e a técnica dialítica a ser utilizada dependerá das condições clínicas do doente.

AVALIAÇÃO ABDOMINAL | SÍNDROME COMPARTIMENTAL ABDOMINAL/ HIPERTENSÃO INTRA-ABDOMINAL

Doentes politraumatizados com necessidade de tratamento envolvendo a manipulação das vísceras abdominais e que demandam reposição volêmica agressiva em decorrência da resposta inflamatória podem desenvolver edema das vísceras e distensão das alças intestinais. Essa condição pode aumentar a pressão intra-abdominal (PIA), que, acompanhada de alguma disfunção orgânica, caracteriza a síndrome compartimental intra-abdominal (SCA).[12]

A hipertensão intra-abdominal (HIA) ocorre quando algum fenômeno patológico intra ou extra-abdominal eleva a pressão dentro do abdome. Se não controlada, pode evoluir para SCA, responsável pelo aparecimento de novas disfunções orgânicas, tendo relação direta com aumento de mortalidade no paciente crítico.

Define-se PIA como a pressão causada dentro da cavidade abdominal. É diretamente afetada pelo volume de órgãos abdominais, tanto sólidos quanto vísceras ocas. Aumenta com a inspiração e diminui com a expiração (influência do diafragma).

A pressão de perfusão abdominal (PPA) é obtida pela subtração da PAM pela PIA.[12] Por considerar tanto o fluxo arterial quanto a restrição ao retorno venoso, a PPA é considerada o parâmetro ideal para determinar prognóstico em pacientes com SCA.

Conceitua-se HIA como a elevação sustentada da PIA > 12 mmHg. A PIA fisiológica é subatmosférica, próxima a zero. Em pacientes críticos, notadamente submetidos à reposição volêmica e à ventilação mecânica, considera-se normal uma PIA de até 5 a 7 mmHg.

A HIA pode ser graduada em quatro níveis:[12]

▸ Nível I: PIA entre 12 e 15 mmHg
▸ Nível II: PIA entre 16 e 20 mmHg
▸ Nível III: PIA entre 21 e 25 mmHg
▸ Nível IV: PIA > 25 mmHg.

A HIA representa um contínuo de evolução (Figura 33.2), que depende da doença de base, do *status* volêmico, da presença de disfunção orgânica e de comorbidades.

Alterações de microcirculação e consequente redução de fluxo sanguíneo para órgãos nobres já ocorrem naqueles pacientes que sustentam uma PIA acima de 12 mmHg, agravando-se à medida que o tempo progride e não são tomadas atitudes para controlá-la. Portanto, a detecção precoce do paciente com HIA é fundamental para o bom prognóstico. A SCA é consequência dessa disfunção de múltiplos órgãos induzida pela PIA elevada.

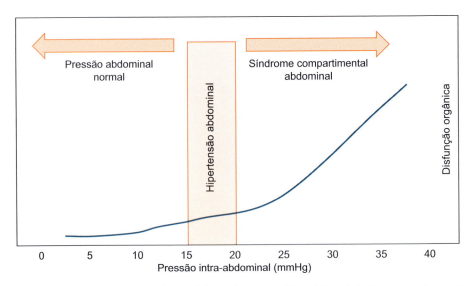

Figura 33.2 Síndrome compartimental intra-abdominal como condição relacionada à piora progressiva e sustentada de hipertensão intra-abdominal.

Então, pode-se definir SCA como a PIA > 20 mmHg sustentada e associada a nova disfunção orgânica.[12]

A HIA/SCA[12,13] pode ainda ser classificada em:

- Primária: caracterizada por elevação da PIA como resultado de doenças intra-abdominais, como aneurisma roto de aorta, pancreatite aguda, hemoperitônio, peritonite e transplante de fígado
- Secundária: caracterizada por estado subagudo ou crônico de causa extra-abdominal, como sepse, condições relacionadas à reposição volêmica maciça, grandes queimados e politransfusão
- Recorrente: HIA/SCA persistente, a despeito de tratamento clínico ou cirúrgico prévio.

Apesar dos avanços no conhecimento da fisiopatologia e do tratamento da SCA, seu reconhecimento permanece um desafio, faltando conscientização para a necessidade da detecção precoce da HIA em pacientes graves.

A rápida percepção e o reconhecimento da condição podem evitar a deterioração do quadro clínico. A existência de fatores de risco e de condições que predispõem a SCA é de extrema importância. Indicações de monitoramento da PIA são baseadas na presença de fatores de risco para HIA/SCA,[12,13] descritos na Tabela 33.9.

Consequências fisiológicas da hipertensão intra-abdominal/síndrome compartimental intra-abdominal

Cardiovasculares

HIA/SCA pode diminuir o débito cardíaco, alterar a função cardíaca e reduzir o retorno venoso, conforme explicado a seguir:[12,13]

- Função cardíaca prejudicada: a elevação do diafragma pode ocorrer em pressões baixas (10 mmHg), levando a compressão cardíaca. Esse fenômeno diminui a complacência e a contratilidade ventricular
- Redução do retorno venoso: há uma barreira funcional a ser vencida pelo sangue venoso que flui proveniente dos membros inferiores e da pelve. Em decorrência disso, há estase na cava inferior e nos membros inferiores, com formação de edema e risco para tromboembolismo

Tabela 33.9 Fatores de risco relacionados com o aparecimento de hipertensão intra-abdominal e síndrome compartimental intra-abdominal.

Fatores relacionados com a redução de complacência abdominal	Ventilação mecânica, uso de PEEP, pneumonias, obesidade, pneumoperitônio, posição prona, sangramento de parede abdominal, correção de hérnias de parede abdominal gigantes, queimaduras com escaras de parede abdominal
Fatores relacionados com o aumento de conteúdo intra-abdominal	Gastroparesia, distensão gástrica, íleo metabólico, vólvulo intestinal, síndrome de Ogilvie, tumores abdominais, hematoma de retroperitônio, cirurgia de controle de danos
Fatores relacionados com coleções, acúmulo de ar ou sangue intra-abdominal	Disfunção hepática com ascite, infecção abdominal (peritonite), hemo/pneumoperitônio, insuflação excessiva pós-procedimento laparoscópico, trauma, diálise peritoneal
Fatores relacionados com reposição volêmica e síndrome de extravasamento capilar	Acidose metabólica, reposição volêmica maciça (balanço hídrico > 3.500 mℓ em 24 h), hipotermia, coagulopatia, politransfusão, sepse/choque séptico

PEEP: pressão positiva expiratória final.

venoso, assim como hipovolemia a montante, com redução da pré-carga dos ventrículos direito e esquerdo
- O volume intravascular e a PEEP também influenciam na redução do débito cardíaco.

Pulmonares

Pacientes com HIA/SCA em ventilação mecânica apresentam aumento do pico inspiratório e da média das pressões das vias aéreas, ficando sujeitos a barotrauma. Apresentam, também, redução da complacência pulmonar e do volume corrente, culminando em hipoxemia e hipercapnia, além de estarem mais suscetíveis a infecções pulmonares. São consequências diretas da compressão extrínseca do pulmão pela elevação do diafragma decorrente do aumento da PIA.

Renais

Vários mecanismos contribuem para a insuficiência renal em pacientes com HIA, como:
- Compressão da veia renal, que aumenta a resistência venosa. Essa parece ser a principal causa de insuficiência renal
- Vasoconstrição da artéria renal induzida pelo sistema simpático e renina-angiotensina-aldosterona, o qual é ativado pela queda do débito cardíaco.

O resultado é a redução progressiva da perfusão glomerular e da diurese. A oligúria geralmente se desenvolve a uma PIA de aproximadamente 15 mmHg, enquanto anúria indica PIA de cerca de 30 mmHg.[12,13]

Gastrintestinais

O intestino parece ser um dos órgãos mais sensíveis aos aumentos de PIA. O fluxo intestinal e a perfusão da mucosa intestinal são reduzidos, em modelos animais, com PIA de 10 e 20 mmHg, respectivamente.[12]

A compressão do mesentério leva ao edema intestinal, contribuindo ainda mais para a elevação da PIA e dando início a um círculo vicioso. Como resultado, ocorrem hipoperfusão, isquemia intestinal, diminuição do pH intramucosa e acidose láctica.[12]

Nessa situação podem ocorrer perda da barreira mucosa intestinal, subsequente translocação bacteriana, sepse e falência de órgãos e sistemas.[12] Tem sido demonstrado que a translocação bacteriana ocorre a uma PIA de apenas 10 mmHg na presença de hemorragia.

Hepáticas

A capacidade do fígado para remover o ácido láctico é prejudicada pelo aumento de PIA baixa (< 10 mmHg),[12] mas ocorre mesmo no caso de débito cardíaco e de PAM normal. Assim, a acidose láctica pode clarear de forma mais lenta, apesar da otimização hemodinâmica adequada.

Sistema nervoso central

A PIC aumenta transitoriamente durante a elevação de curta duração da PIA, que ocorre com tosse, defecação ou vômitos. A PIC pode elevar-se também na presença de HIA persistente e manter-se elevada enquanto a HIA existir, o que pode levar a diminuição importante da perfusão cerebral e isquemia cerebral progressiva.

Medida da pressão intra-abdominal

A medida da PIA é a maneira mais adequada de identificar a presença da HIA.[12,13] A recomendação da World Society of the Abdominal Compartment Syndrome (WSACS) é feita com base na existência de dois ou mais fatores de risco em paciente crítico internado em UTI ou em admissões novas, associados à deterioração clínica (aparecimento de disfunção orgânica).

A acurácia e a qualidade na medida da pressão são de extrema importância, uma vez que influenciarão diretamente a conduta clinicocirúrgica. A frequência de mensuração da PIA varia entre intervalos de 4 a 6 horas.[13]

Apesar de diversas formas de obtenção de valores da PIA, a técnica via pressão vesical ainda é considerada padrão-ouro.[13] O método para se obter a pressão vesical foi atualizado quando das publicações de diretrizes assistenciais da SCA, sendo descrito na Tabela 33.10 e na Figura 33.3.

Tabela 33.10 Parâmetros de medição da pressão intra-abdominal.

- Expressa em mmHg
- Mensurada no fim da expiração
- Feita em posição supina plena
- Zero: altura da linha axilar média, crista ilíaca superior
- Instilar até 25 m*l* de soro fisiológico
- Aguardar 60 segundos depois da instilação do fluido para permitir relaxamento do detrusor

Tratamento clínico/conservador

Uma vez diagnosticada HIA ou SCA, a mensuração da PIA deve ser acompanhada de adequado monitoramento hemodinâmico; ventilação mecânica, se necessário; reposição volêmica criteriosa; suporte nutricional; controle glicêmico e uso racional de antibióticos, quando for o caso. A causa base da HIA deve ser tratada como ponto inicial para um desfecho adequado.

O tratamento não cirúrgico da HIA/SCA envolve cinco passos com diversas intervenções terapêuticas para corrigir a elevação da PIA, que são:[13]

- Retirada de conteúdo intra-abdominal
- Obtenção de espaços ocupados por lesões intra-abdominais
- Complacência abdominal otimizada
- Administração adequada de fluidos
- Otimização da perfusão regional.

Para cada passo, intervenções terapêuticas são sugeridas em uma ordem de eventos, das condutas menos para as mais agressivas, de acordo com a situação clínica:[13]

- Retirada de conteúdo intra-abdominal:
  - Sonda nasogástrica e/ou retal
  - Agentes procinéticos
  - Redução do volume de dieta enteral
  - Enemas
  - Descompressão por colonoscopia
  - Suspensão da dieta enteral
- Obtenção de espaços ocupados por lesões intra-abdominais:
  - Ultrassonografia (US) abdominal para detecção de lesões intra-abdominais
  - TC para identificação de lesões
  - Drenagem percutânea
  - Discussão para remoção cirúrgica
- Otimização da complacência de parede abdominal:
  - Sedação e analgesia adequadas
  - Remoção de curativos compressivos, escarotomia
  - Cabeceira da cama elevada até 20 a 30°
  - Evitar posição prona
  - Considerar bloqueador neuromuscular

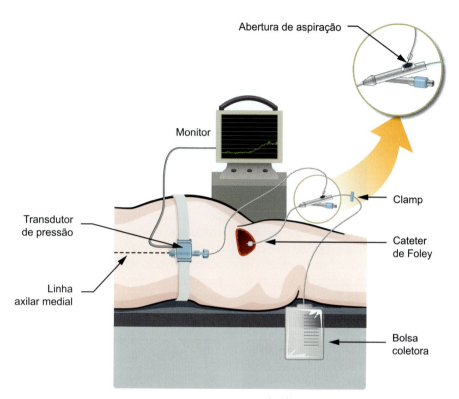

Figura 33.3 Esquema de medição da pressão intra-abdominal.

- Administração de fluidos criteriosa:
  - Evitar excesso de fluidos
  - Balanço hídrico zero ou negativo a partir do 3º dia de evolução
  - Reanimação volêmica com coloides ou solução hipertônica
  - Em pacientes com perfusão tecidual garantida, remoção de fluidos com diuréticos
  - Considerar, em casos especiais, diálise/ultrafiltração
- Otimização de perfusão regional:
  - Reanimação hídrica com objetivos hemodinâmicos
  - Manutenção da pressão arterial (PA) > 60 mmHg
  - Monitoramento hemodinâmico para guiar reanimação
  - Medicações vasopressoras para PPA > 60 mmHg.

Em caso de persistência da PIA > 25 mmHg ou PPA < 60 mmHg, com novas disfunções orgânicas, considerar a HIA/SCA refratária ao tratamento clínico e discutir com a equipe cirúrgica a indicação de laparotomia e peritoniostomia.[13]

Tratamento cirúrgico

A descompressão cirúrgica é o tratamento padrão para o paciente que desenvolve SCA.[13] É intervenção relacionada com a melhora de desfecho quando a HIA encontra-se refratária e associada a novas disfunções orgânicas. Essa "descompressão" deve ser parte da estratégia de controle de danos, encurtando o tempo de cirurgia e permitindo que o paciente vá para a UTI, a fim de passar por uma fase de recuperação hemodinâmica, respiratória, de coagulação, avaliação de danos adicionais, para posterior reintervenção e reparos definitivos.

O retardo na realização da descompressão acarreta níveis elevados de mortalidade.[12,13] A peritoniostomia deve ser protegida por alguma forma de fechamento temporário abdominal (FTA). Várias maneiras são descritas, desde bolsa de Bogotá até uso de curativos com vácuo (Figuras 33.4 e 33.5).

Reexplorações, trocas de curativos e aproximação de fáscia são estratégias que devem ser pensadas durante o tratamento do paciente e fazem parte do plano terapêutico. Se o fechamento não ocorrer de modo precoce, após 48 a 72 horas da primeira intervenção, a reconstrução tardia deverá ser avaliada.[13]

A formação de hérnia incisional pode ser alternativa nos casos de impossibilidade de aproximação de fáscia e/ou do fechamento completo do abdome, sendo abordada depois de 6 meses de evolução (Figuras 33.6 e 33.7).[13]

AVALIAÇÃO HEMATOLÓGICA | TRÍADE LETAL E PROTOCOLO DE TRANSFUSÃO MACIÇA

Hemorragia não controlada é a causa mais importante de mortes evitáveis.[3] Nos traumatizados, ocorrem hemorragias de grandes volumes quando há uma combinação de lesão vascular e coagulopatia. As causas de coagulopatia são multifatoriais e inter-relacionadas, incluindo o consumo e a diluição de fatores de coagulação e plaquetas, disfunção plaquetária e do sistema de coagulação, hiperfibrinólise, comprometimento da coagulação por infusão de coloides sintéticos, hipocalcemia e coagulação intravascular disseminada.[14]

Quando a coagulopatia é acompanhada de acidose e hipotermia, as alterações da coagulação ocorrem precocemente no período pós-trauma e são preditores independentes de mortalidade; por

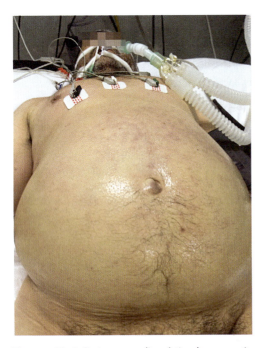

Figura 33.4 Paciente com diagnóstico de pancreatite necrosante de etiologia alcóolica, apresentando PIA acima de 20 mmHg em duas medições com intervalo de 2 horas entre elas, evoluindo com piora dos parâmetros hemodinâmico, ventilatório e renal.

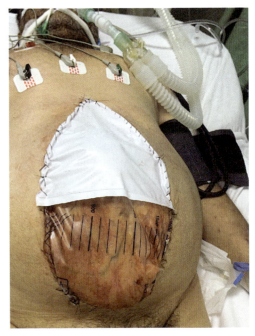

Figura 33.5 Realização de peritoniostomia com confecção de bolsa de Bogotá. Apesar do esforço conjunto da equipe da terapia intensiva e cirúrgica, o desfecho foi desfavorável.

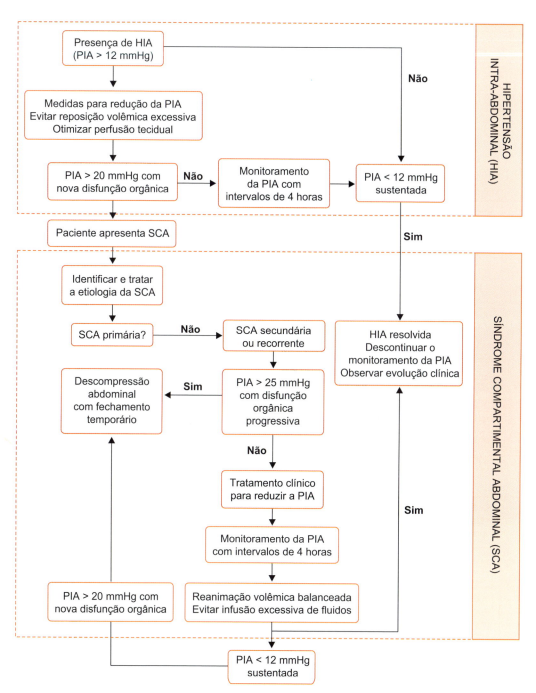

Figura 33.6 Fluxograma de identificação e tratamento da hipertensão intra-abdominal e da síndrome compartimental intra-abdominal.

PIA: pressão intra-abdominal.

Parte 6 Situações Especiais em Trauma

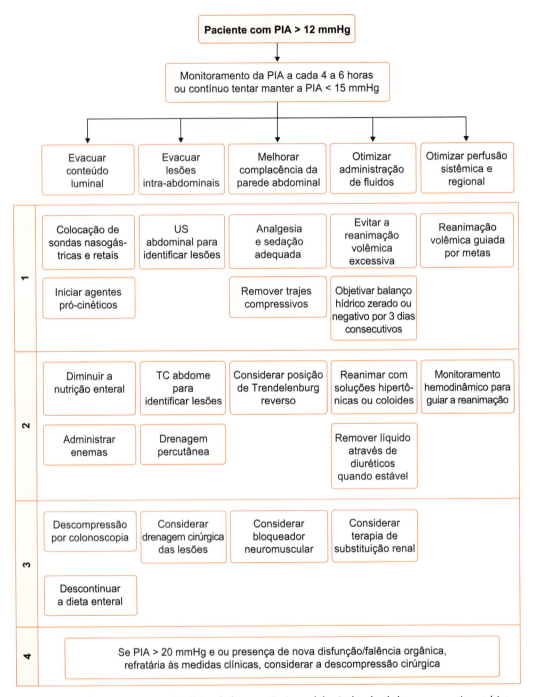

Figura 33.7 Passos para o manejo clínico da hipertensão intra-abdominal e da síndrome compartimental intra-abdominal.

PIA: pressão intra-abdominal; US: ultrassonografia; TC: tomografia computadorizada.

isso, esse quadro é chamado de "tríade letal".[14] Intervenções precoces limitando o sangramento constituem a única medida para reduzir a mortalidade nessa situação (Figura 33.8).

Reanimação hemostática

A reanimação hemostática recentemente se tornou uma maneira popular de terapia de transfusão sanguínea. Ela fornece transfusões com plasma e plaquetas, além de eritrócitos, de modo imediato e sustentado, como parte do protocolo de transfusão maciça para pacientes com hemorragia. O tratamento rápido e proativo da coagulopatia associada ao trauma é hoje reconhecido como essencial para diminuição da mortalidade. Embora a reversão precoce e eficaz de coagulopatia esteja bem documentada, a forma mais eficaz de prevenir a coagulopatia de transfusão maciça permanece discutível, e estudos randomizados são escassos.[15]

Assim, tornou-se claro que a alta prevalência e o impacto profundo da coagulopatia associada ao trauma demandam tratamento oportuno das vítimas de trauma. Estratégias de ação proativa na sala de emergência e na sala de cirurgia podem incluir: administração de concentrado de hemácias, plasma fresco congelado e plaquetas; uso de fator recombinante VIIa, crioprecipitado e ácido tranexâmico; e reposição de cálcio.[15]

Testes de diagnóstico comumente disponíveis, como tempo de protrombina (TP) e tempo de tromboplastina parcialmente ativado (TTPa), são inadequados para orientar o tratamento em pacientes com trauma, devido a sua baixa sensibilidade e demora na obtenção de resultados; por isso, a decisão de iniciar a reposição do fator de coagulação é clínica.[15]

Protocolo de transfusão maciça

O protocolo de transfusão maciça (PTM) é indicado em caso de:[15]

- Reposição de sangue correspondente a uma volemia (75 mℓ/kg) ou superior em 24 horas (10 a 12 UI de concentrado de hemácias em um indivíduo adulto)
- Perda estimada de 50% da volemia corporal de sangue em 3 horas
- Perda de 1,5 mℓ sangue/kg/min por pelo menos 20 minutos.

No PTM, é realizada a transfusão na proporção 1:1:1, ou seja, infunde-se 1 UI de concentrado de hemácias concomitantemente com 1 UI de

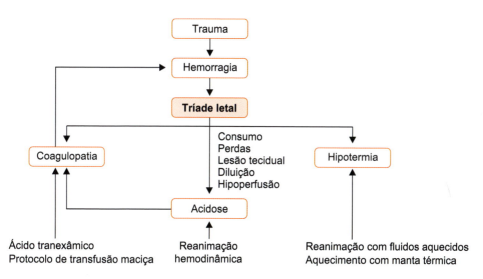

Figura 33.8 Esquema da fisiopatologia da "tríade letal".

plasma fresco e 1 UI de plaquetas. O protocolo é monitorado periodicamente com coagulograma, fibrinogênio e hemoglobina. Quando o tempo de protrombina (TP) é maior que 1,5; o fibrinogênio é inferior a 100 mg/ℓ e a hemoglobina é menor que 7 g/dℓ, indica-se nova transfusão 1:1:1.[15]

Ácido tranexâmico

Fibrinólise é uma resposta normal à cirurgia e ao trauma, que tem o objetivo de manter a permeabilidade vascular e pode tornar-se exagerada (hiperfibrinólise) em alguns casos. O ácido tranexânico (TXA) é um fármaco antifibrinolítico, análogo da lisina, e interfere na ligação da fibrina ao plasminogênio, que é necessário para a ativação da plasmina. Fármacos antifibrinolíticos podem evitar a quebra do coágulo e, assim, reduzir a perda de sangue no trauma. O estudo CRASH-2 demonstrou que o início precoce com TXA é eficaz na redução do risco de morte por hemorragia. Pacientes que receberam TXA entre 1 e 3 horas do evento tiveram menor risco de mortalidade por hemorragia. No entanto, aqueles que receberam TXA com mais de 3 horas de lesão apresentaram um risco significativamente aumentado de mortalidade em comparação ao placebo. As atuais recomendações para utilização de TXA são as seguintes:[16]

- Pode ser utilizado rotineiramente em pacientes com trauma, com evidência de sangramento
- Deve ser dado no prazo de até 3 horas da lesão
- Administrar 1 g por via intravenosa (*bolus* ao longo de 10 minutos), seguido pela infusão de 1 g ao longo de 8 horas.

CONSIDERAÇÕES FINAIS

O doente traumatizado é o mais grave da UTI de emergência cirúrgica. Para o seu tratamento é necessária uma equipe multiprofissional, e, no atendimento imediato, o diagnóstico precoce de lesões e a aplicação da conduta correta implicam diretamente a redução da morbidade e mortalidade. A maior parte das mortes tardias ocorre na UTI, decorrente de infecções e complicações do trauma e do seu tratamento. Portanto, na admissão em UTI, é fundamental a reavaliação de todas as informações relativas ao tratamento inicial e ao tratamento operatório realizado. O monitoramento da PIC é uma importante medida para prevenção de lesões neurológicas secundárias. A reanimação hemodinâmica deve ser adequada, evitando os efeitos deletérios da hipervolemia. A identificação precoce, a prevenção e a instituição de tratamento oportuno para insuficiência renal aguda é vital, visto que a LRA aumenta a mortalidade. A HIA/SCA é frequente em pacientes traumatizados. Seu diagnóstico precoce é de extrema importância, pois o aumento da PIA interfere de maneira sistêmica no organismo. O objetivo do tratamento não é apenas reduzir a PIA, mas também otimizar a perfusão sanguínea dos diversos órgãos afetados pela HIA/SCA. Para isso, deve-se corrigir rapidamente o aparecimento da tríade letal (coagulopatia, acidose metabólica e hipotermia), com a instituição de protocolos de transfusão maciça e administração precoce de ácido tranexâmico. O intensivista deve reconhecer as alterações e complicações que ocorrem na evolução do tratamento do traumatizado, fazendo profilaxia, diagnóstico precoce e condutas imediatas adequadas.

REFERÊNCIAS BIBLIOGRÁFICAS

1. Trunkey DD. Trauma. Scientific American. 1983; 249(2):28-35.
2. Departamento de Informática do SUS (Datasus). Datasus por dentro. Site do sistema único de saúde. Disponível em: http://www2.datasus.gov.br.
3. American College of Surgeons (ACS). Advanced trauma life support program for doctors. In: American college of surgeons committee on trauma. Chicago; 2012. p. 1-18.
4. Carney NA, Ghajar J. Guidelines for the management of severe traumatic brain injury. Introduction. J Neurotrauma. 2007; (Suppl)1:S1-2.
5. Marik PE, Monnet X, Teboul JL. Hemodynamic parameters to guide fluid therapy. Ann Intensive Care. 2011; 1(1):1.
6. Gattinoni L, Brazzi L, Pelosi P et al. A trial of goal-oriented hemodynamic therapy in critically ill patients. SvO$_2$ Collaborative Group. N Engl J Med. 1995; 333:1025-32.

7. Junior GAP, Marson F, Ostini FM et al. Monitorização hemodinâmica invasiva. Medicina. 1998; (31):380-99.
8. Antonelli M, Conti G, Moro ML et al. Predictors of failure of noninvasive positive pressure ventilation in patients with acute hypoxemic respiratory failure: a multi-center study. Int Care Med. 2001; 27(11):1718-28.
9. Barbas CSV, Ísola AM, Farias AMC et al. Ventilação mecânica na síndrome da angústia respiratória aguda (SARA) ou síndrome do desconforto respiratório agudo (SDRA): diagnóstico, recomendações e cuidados. In: Diretrizes Brasileiras de Ventilação Mecânica. 2013; 69-76.
10. Cruz DN, Bagshaw SM, Ronco C et al. Acute kidney injury: classification and staging. In: Ronco C, Costanzo MR, Bellomo R et al. Fluid overload: diagnosis and management. Basel: Karger. 2010; 24-32.
11. Quintavalle C, Donnarumma E, Fiore D et al. Therapeutic strategies to prevent contrast-induced acute kidney injury. Curr Opin Cardiol. 2013; 28:676-82.
12. Carr JA. Abdominal compartment syndrome: a decade of progress. J Am Coll Surg. 2013; 216(1):135-46.
13. Kirkpatrick AW, Roberts DJ, Waele JD et al. Intra-abdominal hypertension and the abdominal compartment syndrome: updated consensus definitions and clinical practice guidelines from the World Society of the Abdominal Compartment Syndrome. J Int Care Med. 2013; 39:1190-206.
14. Radomski M, Zettervall S, Schroeder ME, Messing J, Dunne J, Sarani B. Critical care for the patient with multiple trauma. J Int Care Med. 2015; 1-12.
15. Pereira BMT, Fraga GP. Trauma abdominal fechado. In: Moock M, Filho AB, Alheira RG. Casos clínicos em terapia intensiva. Barueri: Manole; 2014. p. 1190-211.
16. CRASH-2 trial collaborators. Effects of tranexamic acid on death, vascular occlusive events, and blood transfusion in trauma patients with significant haemorrhage (CRASH-2): a randomized, placebo-controlled trial. Lancet. 2010; 376(9734):23-32.

34 Cirurgia de Controle de Dano no Trauma

Rodrigo Camargo Leão Edelmuth
Marcelo A.F. Ribeiro Jr.

INTRODUÇÃO

Em 1993, Rotondo et al.[1] introduziram a expressão *controle de danos* [*damage control*] para a estratégia cirúrgica na qual se tem o objetivo de reduzir o tempo cirúrgico e de sacrificar o reparo imediato de todas as lesões a fim de restaurar os parâmetros fisiológicos, e não anatômicos, no paciente crítico e instável. O politraumatizado crítico apresenta um desarranjo metabólico importante, secundário a um círculo vicioso composto por acidose metabólica, hipotermia e coagulopatia (tríade letal), o qual, se não cessado, leva o paciente a exaustão fisiológica e morte, mesmo sob as mãos do mais habilidoso cirurgião. A cirurgia de controle de danos visa, portanto, controlar de maneira não definitiva as lesões do doente antes que a tríade letal se instaure (ver *Anexo* ao final do capítulo).[2-4]

ESTÁGIOS DA CIRURGIA DE CONTROLE DE DANOS | LAPAROTOMIA ABREVIADA

A cirurgia de controle de danos pode ser didaticamente dividida em cinco estágios:

- Seleção do paciente
- Operação abreviada
- Correção dos parâmetros fisiológicos
- Reoperação programada
- Fechamento da parede abdominal.

Seleção do paciente

A cirurgia de controle de danos deve ser muito bem indicada, pois a tentativa de correções cirúrgicas definitivas em pacientes sem reservas fisiológicas irá, inexoravelmente, comprometer o prognóstico do paciente e/ou resultar em uma laparotomia abreviada não programada. Por outro lado, a indicação liberal desse método pode acarretar maior número de procedimentos desnecessários, aumentando, assim, o risco de infecções intra-abdominais, formação de fístulas e hérnias abdominais.[5]

Não há consenso absoluto quanto aos critérios que devem ser utilizados para a realização da cirurgia de controle de danos. Entretanto, *não há dúvidas de que essa escolha deve ser tomada precocemente*. Sabe-se que a tomada de decisão no momento adequado e para os pacientes que têm indicação não só é fundamental, como também decisiva para o sucesso dessa abordagem.

Um estudo retrospectivo com 532 pacientes demonstrou correlação direta entre a diminuição de laparotomias abreviadas em um período de 2 anos, de 36,3 para 8,8%, e uma queda significativa na mortalidade e redução da utilização de recursos e custos hospitalares.[6]

Além de bem indicada, é imprescindível que haja disponibilidade de vagas em unidades de terapia intensiva (UTIs), equipe técnica qualificada e centros cirúrgicos especializados, ou que pelo menos haja supervisão cirúrgica contínua.[5] O cirurgião deve ficar atento aos sinais e sintomas do paciente e evitar alterações fisiológicas limítrofes, as quais podem representar a perda do momento ideal para a realização da cirurgia de controle de danos. A instabilidade hemodinâmica manifestada por hipotensão, taquicardia, taquipneia e alteração do estado de consciência deve alertar o médico para a potencial necessidade de realizar a laparotomia abreviada. Doentes que apresentem coagulopatia e/ou hipotermia são prováveis candidatos a essa abordagem. Alguns autores também propõem que essa decisão seja baseada na magnitude das lesões e no mecanismo do trauma. Vítimas de lesões vasculares abdominais graves, lesões múltiplas de órgãos e com hemorragias multifocais em diferentes cavidades também devem ser consideradas para esse tipo de abordagem.[7-9] Além dessas variáveis, alguns sinais clínicos predizem mortalidade em pacientes com hemorragia grave, como pupilas não reagentes, ausência de ventilação espontânea, pulso carotídeo não palpável, ausência de movimento de extremidades e ausência de ritmo sinusal.[9]

Em 2002, Parreira et al.[10] descreveram um sistema de indicação com base na probabilidade de hemorragia letal, e essas informações são utilizadas para interromper a operação no doente grave, fornecendo dados objetivos para a indicação da laparotomia abreviada (Tabela 34.1).

Em suma, não há critérios bem estabelecidos para indicação da cirurgia de controle de danos; portanto, o cirurgião deve avaliar o cenário completo, tendo em mente todos os dados fisiológicos do doente, a gravidade de suas lesões e o mecanismo de trauma. Por meio de experiências ruins, muitos cirurgiões experientes aprenderam que é melhor recuar do que presenciar o paciente chegar ao seu limite fisiológico. Muitas vezes, essa decisão é feita antes mesmo de o paciente entrar no centro cirúrgico.[11] Os principais critérios podem ser vistos na Tabela 34.2.[7,10,11-17]

Tabela 34.1 Probabilidade (%) de hemorragia letal calculada com base na pressão arterial sistólica aferida no início da operação e no volume de concentrado de hemácias infundido durante a operação.

PAS \ CH	900	1.200	1.500	1.800	2.100	2.400	2.700	3.000	3.300	3.600	3.900	4.200
0	67	12	11	81	84	87	90	92	93	95	96	97
10	58	64	69	74	78	82	85	88	90	92	94	95
20	48	54	60	66	71	75	80	83	86	89	91	93
30	38	44	50	56	62	67	72	77	81	84	87	90
40	29	35	40	46	52	58	64	69	74	78	82	85
50	22	26	31	36	42	48	54	60	66	71	75	80
60	16	19	23	28	33	38	44	50	56	62	67	72
70	11	14	17	21	25	29	35	40	46	52	58	64
80	8	10	12	15	18	22	26	31	37	42	48	54
90	5	7	8	10	13	16	19	23	28	33	38	44
100	4	5	6	7	9	11	14	17	21	25	30	35
110	2	3	4	5	6	8	10	12	15	18	22	26

CH: volume de concentrado de hemácias transfundido (em mm); PAS: pressão arterial sistólica aferida no início da operação (em mmHg).
Fonte: adaptada de Parreira et al., 2002.[10]

Tabela 34.2 Principais critérios para a seleção de paciente.

Autor	Garrison et al.[15]	Cushman et al.[14]	Cosgriff et al.[13]	Rotondo e Zonies.[7]	Krishna et al.[16]	Asensio et al.[9]	Parreira et al.[10]	Stalhschmidt et al.[17]	Germanos et al.[2]	Matsumoto et al.[12]
Ano	1996	1997	1997	1997	1998	2001	2002	2006	2008	2010
Tipo de estudo e número de pacientes	Prospectivo (n = 70)	Retrospectivo (n = 53)	Prospectivo (n = 58)	Revisão	Retrospectivo (n = 40)	Retrospectivo (n = 548)	Prospectivo (n = 74)	Revisão	Revisão	Retrospectivo (n = 34)
Base dos critérios	Utilização de compressas para hemostasia e análise de diversas variáveis entre pacientes sobreviventes e não sobreviventes	Indicadores de morte em vítima de ferimentos penetrantes de vasos ilíacos	Avaliação de fatores preditivos de coagulopatia	–	Paciente com trauma de múltiplas vísceras. ISS > 35 e Glasgow > 9	Perda sanguínea ≥ 2 ℓ durante a cirurgia; transfusão de concentrado de hemácias ≥ 1,5 ℓ durante reanimação; pacientes com diagnóstico de exsanguinação**	Vítimas de ferimentos penetrantes de tronco com PAS ≤ 90 mmHg, hemorragia e que sobreviveram até o tratamento definitivo	–	–	Pacientes com trauma grave de bacia e abdome hemodinamicamente instáveis após reanimação com fluidos
Temperatura	–	< 35°C	< 34°C	< 35°C	< 33°C	≤ 34 °C	–	< 34°C	< 34°C	< 35,5°C
Base excesso	–	< –6 mEq/ℓ	–	–	< –12 mEq/ℓ	–	≤ –10 mEq/ℓ	–	–	< –7,5 mmol/ℓ
pH	< 7,2	< 7,3	< 7,1	< 7,3	Acidose metabólica grave	< 7,2	< 7,25	< 7,2	< 7,2	–
Pressão arterial	Hipotensão prolongada (> 70 min)	–	PAS < 70 mmHg	–	< 80 (60 a 90) mmHg*	–	PAS < 110 mmHg no início da cirurgia	–	PAS < 70 mmHg	PAS < 90 mmHg

(continua)

Tabela 34.2 Principais critérios para a seleção de paciente. (*Continuação*)

Autor	Garrison et al.[15]	Cushman et al.[14]	Cosgriff et al.[13]	Rotondo e Zonies.[7]	Krishna et al.[16]	Asensio et al.[9]	Parreira et al.[10]	Stalhschmidt et al.[17]	Germanos et al.[2]	Matsumoto et al.[12]
Ano	1996	1997	1997	1997	1998	2001	2002	2006	2008	2010
Alterações sanguíneas	> 15 bolsas de CH	–	Coagulopatia	≥ 10 bolsas de CH (> 4 ℓ de perda sanguínea) Coagulopatia	Perda sanguínea > 4 ℓ (2,5 a 6)* INR > 2,2 (1,6 a 3,2)*	Perda sanguínea estimada > 5 ℓ ou > 15 mℓ/min Reposição volêmica total > 12 ℓ Transfusão > 4 ℓ CH	Choque persistente Transfusão de CH > 1.200 mℓ	Incapacidade de hemostasia devido ao desenvolvimento de coagulopatia e inacessibilidade aos vasos; coagulopatia	Instabilidade hemodinâmica (taquicardia, arritmias, pulsos carotídeos fracos) ≥ 10 bolsas de CH	–
TTPa	> 60 s	–	Duas vezes seu valor padrão	–	–	–	–	–	> 19 s	–
TP	> 19 s	–	Duas vezes seu valor padrão	–	–	–	–	–	> 19 s	–
Outros	–	–	–	Tempo de operação > 90 min	Combinação de T = 33,5°C a 35,5°C e BE < –5 a 12 mEq/ℓ	Ventilação espontânea; transfusão de CH ≥ 4 ℓ; ausência de toracotomia de emergência; ausência de lesão vascular abdominal***	–	Choque hipovolêmico por mais que 70 min	Tempo de operação > 90 min	O cirurgião pode optar pela CCD com a presença de um ou dois dos critérios

*p > 0,005. **Perda sanguínea inicial > 40% e hemorragia ativa que, se não controlada cirurgicamente, será a causa de óbito do paciente. ***Fatores de risco independentes diretamente relacionados com a sobrevivência dos doentes.
TP: tempo de protrombina; TTPa: tempo de tromboplastina parcial ativada; CCD: cirurgia de controle de danos; ISS: *injury severity score*; PAS: pressão arterial sistólica; CH: concentrado de hemácias.

Operação abreviada

Esse procedimento tem por objetivo controlar rapidamente os focos de hemorragia e infecção e diminuir as contaminações no menor tempo possível, além de realizar o fechamento temporário da cavidade abdominal.

Controle da hemorragia

Após laparotomia mediana xifopúbica e colocação de afastadores que permitam uma visualização ampla da cavidade, a hemostasia deve ser prontamente realizada. Grandes coágulos devem ser manualmente retirados, e a colocação de compressas nos quatro quadrantes está indicada. Nesse primeiro tempo cirúrgico, o cirurgião também deve avaliar a extensão e a gravidade das principais lesões. O tamponamento adequado da cavidade permite um controle hemorrágico temporário adequado para a maioria das lesões viscerais e venosas. Caso o paciente apresente hipotensão grave refratária a essa manobra, um foco hemorrágico arterial é possível, e a equipe pode optar pelo controle vascular aórtico. Esse controle pode ser realizado rapidamente, com a compressão manual da aorta junto ao hiato diafragmático, reduzindo, assim, o fluxo abdominal e a perda sanguínea. Outra opção é a colocação de pinças vasculares na região supracelíaca ou em aorta torácica, caso a toracotomia tenha sido realizada. Vale ressaltar que, uma vez clampeada a aorta, o tempo cirúrgico é crítico, visto que haverá isquemia intestinal grave. Assim que possível, é recomendado que a oclusão aórtica seja realizada cada vez mais distal. Outras opções de hemostasia são a ligadura direta de vasos e/ou a utilização de balões para tamponamento.[5,11]

As compressas podem ser trocadas durante a operação e, eventualmente, podem ser deixadas na cavidade abdominal e retiradas somente na reoperação programada. Os reparos vasculares complexos não devem ser realizados nesse momento.[2,3,18] Se disponíveis, equipamentos de recuperação intraoperatória de sangue como o *cell saver* devem ser utilizados.[5]

Os sangramentos hepáticos podem ser controlados por meio de digitoclasia, ligadura direta dos vasos e/ou tamponamento com compressas. Estas devem ser postas de maneira a criar vetores de força e não devem ser "empurradas" desordenadamente (ver Capítulo 18, Figura 18.1).[8,19-21] Entretanto, elas são ineficazes para hemorragias provenientes de grandes vasos; nesses casos, a sutura do parênquima deve ser realizada. Os balões hepáticos, confeccionados a partir de sondas nasogástricas, drenos de Penrose, balão de Sengstaken-Blakemore ou até mesmo a sonda de Foley, podem ser insuflados dentro do parênquima hepático em casos de hemorragias mais vultosas, que não cessam com a digitoclasia. Em centros mais modernos, o cirurgião pode optar pelo uso de agentes hemostáticos como cola de fibrina Surgicel® ou Tachosil®, além de angioembolização de vasos profundos.[22-24]

Ressecções regradas e mais complexas devem ser evitadas, e os sangramentos esplênicos e/ou renais também podem ser tratados com sutura do parênquima. Se houver necessidade de um procedimento mais complexo, a ressecção total ou parcial de rins, baço e pâncreas distal está indicada.[22]

Por meio de manobras de rotação visceral, são avaliadas as estruturas retroperitoneais à procura de possíveis hematomas perirrenais, retro-hepáticos e pélvicos, pois estes não devem ser explorados, e sim tamponados e encaminhados para embolização angiográfica.[12]

A hemorragia causada pelas lesões de grandes vasos possui muitas variáveis que devem ser observadas para que o tratamento adequado ao paciente grave possa ser feito: as lesões passíveis de correção com sutura simples devem ser prontamente tratadas; nas lesões complexas, um *shunt* ou uma ligadura estão indicados. Vale ressaltar que as ligaduras da aorta, da artéria mesentérica superior e da ilíaca externa têm graves consequências e, portanto, estão contraindicadas. Com exceção da veia cava inferior cranial às artérias renais, todas as outras veias da cavidade abdominal podem ser ligadas.[20,22]

Vale lembrar também que outros focos hemorrágicos extra-abdominais devem ser contemplados. Lesões ortopédicas, como fraturas de ossos longos e de bacia, são responsáveis por importante exsanguinação do doente. O sangramento decorrente do trauma complexo de bacia costuma ser secundário à lesão do plexo venoso e responde relativamente bem a fixação externa primária ou tamponamento extraperitoneal (*packing extraperitoneal*). Entretanto, lesões arteriais têm pior prognóstico, e a arteriografia deve ser realizada nesses casos.[25]

Na tentativa de reduzir o sangramento, pode-se optar pelo uso do ácido tranexâmico, um agente antifibrinolítico amplamente utilizado no Reino Unido. Contudo, sua eficácia ainda é controversa. Recentemente, um estudo multicêntrico, randomizado e controlado (CRASH-II) demonstrou resultados satisfatórios. O uso precoce (≤ 1 h pós-trauma) reduziu a taxa de mortalidade por exsanguinação (5,3% *versus* 7,7%; risco relativo [RR] 0,68, 95%; intervalo de confiança [IC] 0,57 a 0,82; p < 0,0001), assim como o uso entre a 1ª e a 3ª hora pós-trauma (4,8% *versus* 6,1%; RR 0,79; IC 0,64 a 0,97; p = 0,03). Entretanto, vale ressaltar que os autores contraindicam o uso após 3 horas, devido a maior mortalidade secundária ao sangramento (4,4% *versus* 3,1%; RR 1,44; IC 1,12 a 1,84; p = 0,004).[26,27]

Reposição volêmica | Conceito de controle de danos hipotensão permissiva

O médico deve ter em mente que o uso de cristaloides nos pacientes em estado de hipocoagulabilidade é extremamente limitado, pois a solução salina a 0,9% e o lactato de Ringer aumentam a lesão por reperfusão, induzem a adesão leucocitária e acarretam hemodiluição.[28] Holcomb (2013)[29] contraindica uma infusão superior a 3 a 4 ℓ de cristaloide nas primeiras 24 horas pós-trauma. A reposição de hemácias, fatores de coagulação e plaquetas é, portanto, fundamental nesses cenários.

Para a correção da coagulopatia, podem ser utilizados:[27,30]

- Plasma fresco
- Concentrado de plaquetas
- Fator recombinante VIIa
- Crioprecipitados
- Ácido tranexâmico e/ou reposição de cálcio.

Diferentemente de estratégias convencionais de reposição volêmica, esses pacientes necessitam de volumosas transfusões, conhecidas como protocolos de transfusão maciça/*damage control ressuscitation*. Alguns autores sugerem a administração na proporção de 1:1:1 (concentrado de hemácias, plasma fresco e plaquetas) e segundo a regra dos 10 (10 unidades de cada em 24 horas).[3,28] Os protocolos de transfusão maciça ganharam muita força na última década, após as experiências militares no Iraque em 2004 e no Afeganistão em 2000.[26] Um estudo retrospectivo demonstrou queda de 47% na mortalidade em vítimas de conflitos militares que receberam concentrado de hemácias e plasma fresco na proporção 1:1 quando comparadas com aquelas cuja reposição foi feita na proporção de 1:8.[29,30]

Há quem discorde dessa conduta e recomende que o uso de plaquetas deva ser restrito a uma bolsa para cada quatro a seis concentrados de hemácias, argumentando que a proporção 1:1:1 é muito similar à administração de sangue total.[31] Diferentemente dos americanos, muitos grupos europeus administram os componentes sanguíneos com base na tromboelastografia clássica ou, mais recentemente, na tromboelastometria rotacional. Entretanto, esses exames ainda são pouco disponíveis nos hospitais brasileiros.[32]

Não restam dúvidas quanto à importância da reanimação no controle de danos, tendo como meta a euvolemia ou até mesmo certo grau de hipotensão, desde que associada a boa oxigenação periférica. O conceito de hipotensão permissiva pode e deve ser utilizado, evitando-se o uso de fluidos desnecessários e suas consequências, como a hemodiluição e a hipotermia. O cirurgião do trauma deve ter em mente que o uso de derivados de sangue associado à noção da hipotensão permissiva é, provavelmente, um divisor de águas na cirurgia do trauma. No entanto, estudos prospectivos ainda são necessários para concluir qual a melhor relação quantitativa entre concentrados de hemácias, plasma fresco congelado e bolsas de plaquetas. Certamente, o antigo conceito de reanimação volêmica agressiva com altos volumes de cristaloide, visando a parâmetros suprafisiológicos, deve ser evitado.[11,33]

Controle de contaminação

A segunda meta é controlar os possíveis focos de contaminação. O cirurgião deve inspecionar toda a extensão das alças intestinais, do ângulo de Treitz ao reto. A correção das lesões deve ser feita com suturas simples, se possível. Quando elas forem mais extensas, a ressecção do segmento intestinal traumatizado pode ser feita, e os cotos, distal e proximal, ligados. Pinças não traumáticas para alças ou fitas cardíacas também podem ser utilizadas para ocluir as alças. Quando há múltiplas lesões em um segmento inferior a 50% de todo o comprimento do intestino, uma única ressecção pode ser realizada. Anastomoses ou estomas não devem ser realizados nesse instante.[2,3,34]

Lesões de ductos biliares e pancreáticos podem ser somente drenadas, a fim de formar trajetos fistulosos controlados, visto que o reparo definitivo acontecerá em um segundo momento, com o doente em melhores condições clínicas. Já as lesões vesicais, em sua maioria, podem ser suturadas primariamente e drenadas com uma sonda de Foley. As lesões ureterais também podem ser tratadas primariamente se o doente suportar o tempo cirúrgico. Caso contrário, elas podem ser simplesmente drenadas para a parede abdominal, ou mesmo ligadas.[2,5]

Antes do término da operação, deve-se irrigar as cavidades abdominal e pélvica com solução salina aquecida e verificar a eficácia do tamponamento realizado pelas compressas.

Fechamento temporário da cavidade

O fechamento da parede abdominal deve ser feito de maneira temporária, e a sutura da fáscia não é recomendada pelo risco de síndrome compartimental intra-abdominal. A reanimação volêmica na UTI associada a lesão de reperfusão acarretará edema de alças e da própria parede abdominal. Independentemente do método de fechamento temporário da cavidade, é preciso respeitar os princípios de:

- ▶ Prevenir aderência entre alças e parede abdominal
- ▶ Permitir drenagem de edema e secreções
- ▶ Manter certa tensão a fim de evitar retração das fáscias.

Atualmente, existem diferentes métodos de fechamento: síntese com pinças de Backhaus, bolsa de Bogotá, campos plásticos estéreis adesivos ou curativos com aspiração por vácuo contínuo (p. ex., Abthera®). Deve-se aplicar a técnica de Baker com sistema de aspiração contínua de maneira artesanal, utilizando-se o vácuo da parede ou idealmente sistemas industrializados com capacidade de determinar a forma de aspiração e a pressão empregada nos tecidos. Um exemplo é o Abthera®, considerado o sistema padrão-ouro nessa modalidade de tratamento por manter a cavidade limpa, aumentar a remoção de substâncias pró-inflamatórias locais e elevar as chances de fechamento primário da cavidade. Salienta-se que a bolsa de Bogotá deve ser empregada somente em locais onde outras modalidades não possam ser aplicadas e deve ser utilizada pelo menor tempo possível, considerando-se os resultados do tratamento com o emprego da técnica.[11]

Correção dos parâmetros fisiológicos | Recuperação da tríade letal na unidade de terapia intensiva

A reversão da falência metabólica secundária à hipotensão é de crucial importância nesse momento. O suporte clínico crítico deve ser intenso e multiprofissional, visando restaurar os parâmetros fisiológicos do paciente dentro da UTI. A reposição volêmica e a correção da acidose, da hipotermia e da coagulopatia são essenciais à reanimação do doente grave, para que o mesmo possa ser submetido a uma nova operação.[11]

Hipotermia

O médico deve sempre tentar prevenir a hipotermia, pois sua prevenção é mais fácil que sua correção. Para isso, algumas medidas podem ser tomadas, como: rápida finalização da laparotomia, retirada de roupas úmidas, diminuição da exposição do paciente e aquecimento do ambiente e de todos os fluidos antes da administração.

Uma vez instalada, a hipotermia deve ser prontamente corrigida, pois isso é de extrema importância para o controle das demais alterações fisiológicas. Na tentativa de revertê-la, deve ser adotado, além das medidas já descritas, o emprego de: colchões térmicos, sistemas de aquecimento pela circulação de ar aquecido, irrigação de sondas gástricas e vesicais com solução salina aquecida a 39° a 40°C e/ou irrigação das cavidades torácica ou abdominal por meio de drenos de tórax ou cateteres de diálise peritoneal.[3,20,35] Jaunoo e Harji (2009)[3] recomendam que a temperatura do paciente seja maior que 37°C após 4 horas de entrada na UTI. O aquecimento arteriovenoso contínuo pode ser utilizado em temperaturas menores que 33°C. Há relatos evidenciando mortalidade de 100% em pacientes com temperatura abaixo de 32°C.[2,3,36]

Coagulopatia

A correção da coagulopatia é um ponto central para o melhor prognóstico desses pacientes graves. Sabe-se que anormalidades de coagulação após o trauma são fatores independentes de importante mortalidade. Um tempo de protrombina (TP) anormal inicial aumenta o risco de morte em 35%, enquanto um tempo anormal de tromboplastina parcial ativada (TTPa) aumenta esse risco em 32%.[2,28] A medida mais importante para a correção da coagulopatia é o tratamento da hipotermia. A administração excessiva de fluidos, na tentativa de reposição volêmica no paciente instável, é uma relevante causa de coagulopatia, devido à hemodiluição que decorre tanto da infusão acentuada de cristaloides quanto das transfusões sanguíneas.[2,3,12] A hemodiluição é um fator evitável extremamente frequente e será discutido a seguir.[2]

Acidose

Um dos pontos-chave para a restauração da hemostasia é garantir uma boa perfusão tecidual. A acidose irá autocorrigir-se a partir do momento em que a oferta de oxigênio for suficiente para a demanda do organismo.[3,34] É consenso que a acidose desses pacientes resulta, na maioria dos casos, da má perfusão sistêmica. Vale lembrar que a hipotermia e a acentuada perda sanguínea são duas importantes causas de acidose láctica e, portanto, devem ser corrigidas.[11]

Outros procedimentos

Durante esse período crítico, a equipe responsável deve abordar o paciente integralmente, realizando exame físico minucioso e exames de imagem para diagnosticar lesões que possam ter passado despercebidas, como as de medula espinal. Além disso, abordagem de lesões periféricas e vasculares de extremidades podem ser realizadas.[5] Nesse período, são indicados antibioticoterapia profilática, sedação para melhorar o padrão respiratório e controle da pressão intra-abdominal, oferecendo mais conforto para o paciente. A fim de evitar a síndrome compartimental intra-abdominal, deve-se aferir a pressão da cavidade por meio da sonda vesical ou gástrica.[34] O diagnóstico é feito quando a pressão excede 20 mmHg com evidências de disfunção orgânica.[18]

Outras medidas importantes de terapia intensiva mantêm uma relação direta com menores taxas de morbidade e mortalidade e estão indicadas. A ventilação mecânica protetora com baixo volume corrente e um controle glicêmico não muito restrito (≤ 180 mg/dℓ) são clássicos exemplos recentes disso.[24,37] Alguns dos parâmetros fisiológicos a serem alcançados podem ser vistos na Tabela 34.3.[11]

Reoperação programada

Não há período mínimo ou máximo para o retorno do paciente ao centro cirúrgico. Alguns afirmam que isso ocorre 36 a 48 horas após sua admissão no hospital. Muito mais importante que

Tabela 34.3	Metas a serem alcançadas na unidade de terapia intensiva.
Pressão sistólica	90 mmHg
Lactato sérico	< 2,5 mmol/ℓ
Base excesso	> –4 mmol/ℓ
Hb	> 10 g/dℓ
Ht	> 30%
Temperatura	> 35°C ou 37°C
TP	< 16 s
TTPa	< 35 s
Plaquetas	> 100.000 ou > 50.000/mm³
Fibrinogênio	> 100 mg/dℓ
Cálcio sérico	> 0,9 mmol/ℓ
Índice cardíaco	> 3 ℓ/min/m²
SatO$_2$	> 95%
FiO$_2$	< 50%
Dosagem de inotrópicos	Baixa

Hb: hemoglobina; Ht: hematócrito; TP: tempo de protrombina; TTPa: tempo de tromboplastina parcial ativada; SatO$_2$: saturação de oxigênio; FiO$_2$: concentração de oxigênio inspirado.

o tempo são as condições fisiológicas que determinarão se o paciente está apto para ser submetido a uma nova operação.

A correção definitiva das lesões deverá ser realizada nesse momento. Após a umidificação com solução salina aquecida, as compressas deverão ser cuidadosamente retiradas para que não haja novos sangramentos. Os reparos vasculares necessários devem ser realizados; as coleções, retiradas; e o desbridamento de tecidos necrosados também deve ser feito.

O trânsito intestinal deve, nesse instante, ser restaurado com as anastomoses necessárias. Por algum tempo, houve certo consenso sobre a realização de anastomoses tardias após lesões extensas de cólon. Isso evitava a criação de estomas em pacientes cuja anastomose primária não era possível e, ao mesmo tempo, não aumentava o número de complicações.[38] A anastomose tardia dentro da reoperação programada era considerada factível caso não houvesse acidose grave, edema de parede intestinal e/ou infecção intra-abdominal.[39] Entretanto, um estudo retrospectivo trouxe novamente à tona essa discussão. Weinberg et al. (2009)[40] observaram um aumento significativo da incidência de complicações pós-operatórias nos pacientes submetidos a ressecção e anastomose tardia em relação aos pacientes submetidos a ressecção e colostomia terminal tardia (12% versus 3%, p < 0,05). Isso levanta mais uma vez a dúvida e nos leva a pensar que a realização de estomas pode ser a alternativa mais segura, apesar de ter suas próprias complicações.

Fechamento da parede abdominal

O fechamento definitivo do abdome pode, muitas vezes, ser um grande desafio para os cirurgiões, especialmente se o intervalo entre os dois procedimentos for superior a 5 dias. Durante esse período, os músculos e suas fáscias contraem lateralmente, deixando um grande defeito na linha mediana, o que impossibilita o fechamento convencional da parede abdominal. A sutura da aponeurose sob tensão não deve ser realizada, pois, além de ineficaz, pode predispor o paciente à síndrome compartimental intra-abdominal.[18,34]

Se houver dificuldade na síntese, algumas técnicas podem ser empregadas, como a utilização de telas absorvíveis ou não absorvíveis. Deve-se evitar ao máximo o contato desses materiais (Marlex®, Prolene®) com as alças intestinais, pois o risco de formação de fístulas enterocutâneas pode chegar a 25%.[18]

Com o objetivo de evitar o aparecimento de grandes hérnias ventrais e o risco de fístulas, algumas novas técnicas vêm sendo utilizadas, como o curativo com aspiração contínua por vácuo e o dispositivo Wittmann Patch®, citados por Kushimoto et al. (2009)[18] Apesar de facilitarem a aproximação das bordas, esses são equipamentos caros e ainda pouco utilizados em nosso meio (Figura 34.1).[41] Outra opção é a secção da bainha anterior dos músculos retoabdominais com a rotação de um retalho medialmente, protegendo, assim, as alças intestinais[18] (Figura 34.2).

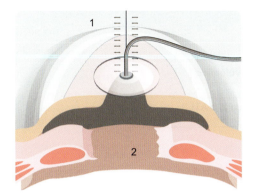

Figura 34.1 Representação esquemática do curativo a vácuo com tela para fechamento da parede abdominal. 1. Curativo a vácuo com esponja de poliuretano colocada entre a fáscia e o tecido subcutâneo. 2. Tela sintética com formação de tecido de granulação. (*Fonte*: adaptada de Dietz et al., 2012.)[42]

CONSIDERAÇÕES FINAIS

A aplicação da cirurgia de controle de danos já é rotina no manejo do abdome de pacientes gravemente traumatizados. Apesar de não existirem estudos multicêntricos prospectivos randomizados controlados, essa abordagem é aceita e reconhecida por cirurgiões especialistas na área. Até o presente momento, a experiência clínica já demonstrou que, quando feita de maneira correta e, mais importante, quando bem indicada, reduz a mortalidade em pacientes com traumas.[2,34] Por ser uma área relativamente nova e pouco explorada dentro da cirurgia, é muito provável que novas técnicas e abordagens apareçam nos próximos anos e aumentem a sobrevida desses pacientes.

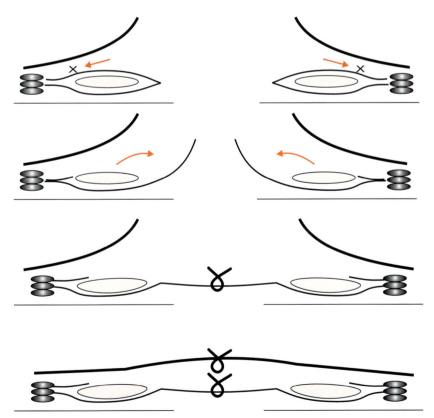

Figura 34.2 Fechamento da parede abdominal com a rotação medial da bainha anterior dos músculos retoabdominais. (*Fonte*: adaptada de Kushimoto et al., 2009.)[18]

ANEXO
Cirurgia de controle de dano

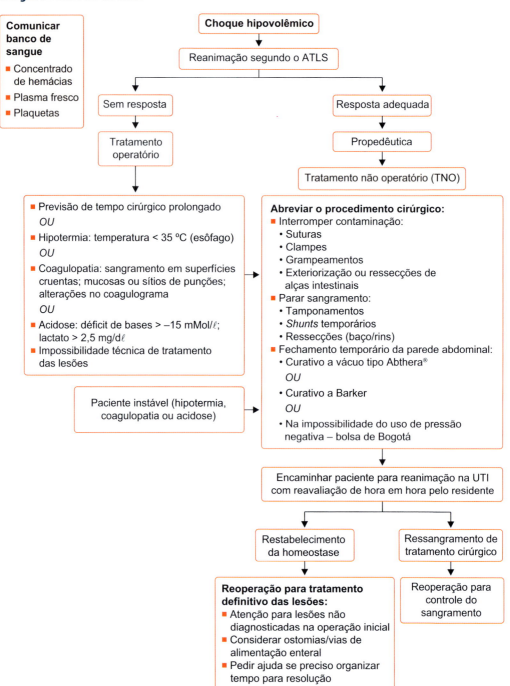

REFERÊNCIAS BIBLIOGRÁFICAS

1. Rotondo MF, Schwab CW, McGonigal MD et al. "Damage control": an approach for improved survival in exsanguinating penetrating abdominal injury. J Trauma. 1993; 35:375-82; discussion 382-3.
2. Germanos S, Gourgiotis S, Villias C et al. Damage control surgery in the abdomen: an approach for the management of severe injured patients. Int J Surg. 2008; 6:246-52.
3. Jaunoo SS, Harji DP. Damage control surgery. Int J Surg. 2009; 7:110-3.
4. Burch JM, Ortiz VB, Richardson RJ et al. Abbreviated laparotomy and planned reoperation for critically injured patients. Ann Surg. 1992; 215:476-83; discussion 83-4.
5. Lamb CM, MacGoye P, Navarro AP et al. Damage control surgery in the era of damage control resuscitation. Br J Anaesth. 2014; 113(2):242-9.
6. Higa G, Friese R, O'Keeffe T et al. Damage control laparotomy: a vital tool once overused. J Trauma. 2010; 69:53-9.
7. Rotondo MF, Zonies DH. The damage control sequence and underlying logic. Surg Clin North Am. 1997; 77:761-77.
8. Lima RAC, Rocco PRM. Cirurgia para controle do dano. Rev Col Bras Cir. 2006; 34:257-63.
9. Asensio JA, McDuffie L, Petrone P et al. Reliable variables in the exsanguinated patient which indicate damage control and predict outcome. Am J Surg. 2001; 182:743-51.
10. Parreira JG, Soldá S, Rasslan S. Análise dos indicadores de hemorragia letal em vítimas de trauma penetrante de tronco admitidas em choque: um método objetivo para selecionar os candidatos ao "controle de danos". Rev Col Bras Cir. 2002; 29:256-66.
11. Edelmuth RCL, Buscariolli YS, Ribeiro Júnior MAF. Cirurgia para controle de danos: estado atual. Rev Col Bras Cir. 2013; 40(2):142-51.
12. Matsumoto H, Mashiko K, Sakamoto Y et al. A new look at criteria for damage control surgery. J Nippon Med Sch. 2010; 77:13-20.
13. Cosgriff N, Moore EE, Sauaia A et al. Predicting life-threatening coagulopathy in the massively transfused trauma patient: hypothermia and acidoses revisited. J Trauma. 1997; 42:857-61; discussion 61-2.
14. Cushman JG, Feliciano DV, Renz BM et al. Iliac vessel injury: operative physiology related to outcome. J Trauma. 1997; 42:1033-40.
15. Garrison JR, Richardson JD, Hilakos AS et al. Predicting the need to pack early for severe intra-abdominal hemorrhage. J Trauma. 1996; 40:923-7; discussion 7-9.
16. Krishna G, Sleigh JW, Rahman H. Physiological predictors of death in exsanguinating trauma patients undergoing conventional trauma surgery. Aust N Z J Surg. 1998; 68:826-9.
17. Stalhschmidt CMM, Formighieri B, Lubachevski FL. Controle de danos no trauma abdominal e lesões associadas: experiência de cinco anos em um serviço de emergência. Rev Col Bras Cir. 2006; 33:215-19.
18. Kushimoto S, Miyauchi M, Yokota H et al. Damage control surgery and open abdominal management: recent advances and our approach. J Nippon Med Sch. 2009; 76:280-90.
19. Favero SSG, Corsi PR, Coimbra RSM et al. Treatment of transfixing hepatic lesions with a hidrostatic balloon. São Paulo Med J. 1994; 112:629.
20. Feliciano D, Moore EE, Mattox KL. Damage control and alternative wound closures in abdominal trauma. In: Mattox K, Feliciano D, Moore EE. Trauma. 4. ed. New York: McGraw-Hill; 2000. p. 907-32.
21. Feliciano D, Moore EE, Mattox KL. Damage control and alternative wound closures in abdominal trauma. In: Feliciano D, Moore EE, Mattox KL. Trauma. 3. ed. Stanford, Connecticut: Appleton & Lange; 1996. p. 717-31.
22. Pachter HL, Spencer FC, Hofstetter SR et al. Significant trends in the treatment of hepatic trauma: experience with 411 injuries. Ann Surg. 1992; 215:492-500.
23. Asensio J, Demetriades D, Chahwan S et al. Approach to the complex hepatic injuries. J Trauma. 2000; 48:66-9.
24. NICE-SUGAR Investigators. Intensive versus conventional glucose control in critically Ill patients. N Engl J Med. 2009; 360:1283-97.
25. Godinho M, Garcia DFV, Parreira JG et al. Tratamento da hemorragia da fratura pélvica em doente instável hemodinamicamente. Rev Col Bras Cir. 2012; 39(3):238-42.
26. Murthi SB, Stansbury LG, Dutton RP et al. Transfusion medicine in trauma patients: an update. Expert Rev Hematol. 2011; 4(5):527-37.
27. CRASH-2 trial collaborators, Roberts I, Shakur H, Afolabi A et al. The importance of early treatment with tranexamic acid in bleeding trauma patients: an exploratory analysis of the CRASH-2 randomised controlled trial. Lancet. 2011; 377(9771):1096-101.
28. Holcomb JB. Damage control resuscitation. J Trauma. 2007; 62:S36-7.
29. Holcomb JB. Optimal trauma resuscitation with plasma as the primary resuscitative fluid: the surgeon's perspective. Hematology. 2013; 2013:656-9.
30. Borgman MA, Spinella PC, Perkins JG et al. The ratio of blood products transfused affects mortality in patients receiving massive transfusions at a combat support hospital. J Trauma. 2007; 63:805-13.

31. Jansen JO, Thomas R, Loudon MA. Damage control resuscitation for patients with major trauma. BMJ. 2009; 338:b1778.
32. Keene DD, Nordmann GR, Woolley T. Rotational thromboelastometry-guided trauma resuscitation. Curr Opin Crit Care. 2013; 19(6):605-12.
33. Waibel BH, Rotondo MF. Damage control surgery: it's evolution over the last 20 years. Rev Col Bras Cir. 2012; 39:314.
34. Parreira JG, Solda S, Rasslan S. Controle de danos: uma opção tática no tratamento dos traumatizados com hemorragia grave. Arq Gastroenterol. 2002; 39:188-97.
35. Jansen JO, Loudon MA. Damage control surgery in a non-trauma setting. Br J Surg. 2007; 94:789-90.
36. Kairinos N, Hayes PM, Nicol AJ et al. Avoiding futile damage control laparotomy. Injury. 2010; 41:64-8.
37. Ventilation with lower tidal volumes as compared with traditional tidal volumes for acute lung injury and the acute respiratory distress syndrome. The Acute Respiratory Distress Syndrome Network. N Engl J Med. 2000; 342(18):1301-8.
38. Miller PR, Chang MC, Hoth JJ et al. Colonic resection in the setting of damage control laparotomy: is delayed anastomosis safe? Am Surg. 2007; 73:606-9; discussion 9-10.
39. Ordoñez CA, Pino LF, Badiel M et al. Safety of performing a delayed anastomosis during damage control laparotomy in patients with destructive colon injuries. J Trauma. 2011; 71(6):1512-7.
40. Weinberg JA, Griffin RL, Vandromme MJ et al. Management of colon wounds in the setting of damage control laparotomy: a cautionary tale. J Trauma. 2009; 67:929-35.
41. Vargo DJ, Battistella FD. Abbreviated thoracotomy and temporary chest closure: an application of damage control after thoracic trauma. Arch Surg. 2001; 136:21-4.
42. Dietz UA, Wichelmann C, Wunder C et al. Early repair of open abdomen with a tailored two-component mesh and conditioning vacuum packing: a safe alternative to the planned giant ventral hernia. Hernia. 2012; 16(4):451-60.

35 Infecções em Trauma

Jorge Carlos Machado Curi
Henrique José Virgile Silveira
Debora Ramia Curi

INTRODUÇÃO

Complicações infecciosas são importantes causas de morbidade e mortalidade em pacientes vítimas de trauma. De acordo com a Organização Mundial da Saúde (OMS), morrem mais de nove pessoas por minuto por trauma ou violência, e 5,8 milhões de pessoas de todas as idades e grupos econômicos morrem anualmente por lesões não intencionais ou violência. A tendência é que esse número aumente, trazendo implicações individuais para as vítimas e coletivas para a saúde pública, uma vez que o trauma representa 12% do custo das doenças do mundo. Trata-se de um grande desafio para a saúde.[1,2]

A letalidade por sepse no Brasil é elevada e fica evidente quando se avaliam os dados do estudo PROGRESS, que apontou para a importante diferença de letalidade entre outros países do mundo e o Brasil.[3] Nessa casuística global de 12.570 pacientes, a letalidade hospitalar foi de 49,6%. No Brasil, a letalidade foi de 67,4%, comparável apenas com a da Malásia (66,1%) e bem distante da de outros países (Alemanha 43,4%; Argentina 56,6%; Canadá 50,4%; Índia 39%; EUA 42,9% e Austrália 32,6%).[1]

Os estudos em trauma vêm se intensificando na tentativa de entender melhor os fatores que influenciam a piora de sua morbidade e mortalidade. Sendo assim, em 1982, estabeleceu-se uma distribuição trimodal de mortes por trauma. O *primeiro pico*, que ocorre nos primeiros segundos e minutos, deve-se a traumas muito violentos, com lesões no cérebro, na medula, no coração e em grandes vasos, e só a prevenção pode reduzir significativamente esse item. O *segundo pico* ocorre dentro de minutos e horas depois do trauma e se deve a hematomas cerebrais, traumas graves e tórax, lesões de fígado e baço, fraturas pélvicas e outras lesões associadas, com significativa perda de sangue. Esse pico, também chamado de "hora de ouro", é caracterizado pela necessidade de avaliação e reanimação rápidas e eficazes, com base nos princípios do Advanced Trauma Life Support (ATLS®). O *terceiro pico*, que acontece entre dias e semanas após o trauma, ocorre mais frequentemente devido a sepse e insuficiência múltipla de órgãos.[2]

A maneira adequada ou não como é realizado o atendimento inicial tem influência evidente na evolução do paciente para sepse. Assim, é necessário o estabelecimento de um sistema apropriado de atendimento ao trauma, o qual deve contemplar desde equipamentos básicos até alta complexidade, transporte imediato e recursos humanos multiprofissionais continuamente capacitados.

Na "hora de ouro", elementos inflamatórios do organismo liberados após estímulo traumático, assim como pela hipoxemia e hipovolemia, provocam uma série de alterações sistêmicas que têm o intuito de preservar a homeostase sistêmica e celular. No entanto, essa reação inflamatória – síndrome da resposta inflamatória sistêmica (SRIS) –, que nada mais é do que a autodefesa do organismo, se não for modulada, pode perpetuar hipermetabolismo celular, levando o paciente a disfunção múltipla de órgãos, sepse e óbito. Portanto, entende-se que a sabedoria, neste momento, está em conseguir a modulação da resposta inflamatória, assim como do hipermetabolismo decorrente da mesma. Esse momento, caracterizado pelo catabolismo, ocorre proporcionalmente ao tipo e à intensidade do trauma, além da reação individual de cada paciente. Faz parte dessa fase, ainda, o balanço nitrogenado negativo, devido ao aumento do consumo de nutrientes mobilizados pela reação inflamatória, pela homeostase e pela cicatrização, influindo progressivamente na desnutrição e na queda da imunidade dos indivíduos (Figura 35.1).

Estudos demonstram que existem grupos de alto risco para infecção e que a administração de antibióticos é eficiente e deve ser precoce, uma vez que, à medida que o comprometimento sistêmico avança, aumenta muito a chance de o paciente não sobreviver ao tratamento. Entretanto, seu uso prolongado não reduz a morbidade, aumenta o custo dos cuidados com saúde e eleva os riscos de efeitos colaterais associados ao tratamento.[4] Na sepse, diagnóstico e tratamento precoces salvam vidas.

DEFINIÇÕES

A sepse é um dos maiores desafios para o médico e manifesta-se como diferentes estágios clínicos de um mesmo processo fisiopatológico.

A Society Critical Care Medicine (SCCM) e o American College of Chest Physicians (ACCP) publicaram, em 1992, definições padronizando alguns conceitos. Assim, facilitou-se a avaliação da eficácia de tratamentos e a comparação entre diferentes estudos.[1]

▶ **Infecção.** É um fenômeno microbiano caracterizado por resposta inflamatória reacional à presença de microrganismos ou à invasão de tecidos normalmente estéreis àqueles microrganismos.

▶ **SRIS.** É a resposta inflamatória generalizada do organismo a diversos agressores, como: trauma, queimaduras, pancreatite, sepse etc. Dois ou mais dos critérios listados a seguir são necessários para estabelecer o diagnóstico:

▶ Temperatura central maior que 38,3°C ou menor que 36°C
▶ Frequência cardíaca acima de 90 bpm
▶ Frequência respiratória maior que 20 rpm, ou $PaCO_2$ menor que 32 mmHg, ou necessidade de ventilação mecânica

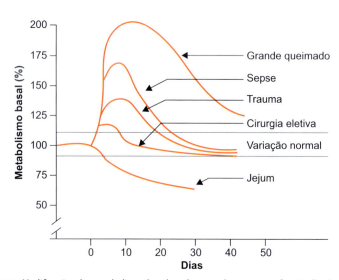

Figura 35.1 Modificações do metabolismo basal no decorrer do tempo em função do nível de estresse.

- Leucócito total superior a 12.000 células/mm³ ou inferior a 4.000 células/mm³, ou presença de mais de 10% de formas jovens.

▶ **Sepse.** É a síndrome da SRIS secundária a causa infecciosa confirmada ou fortemente suspeita, sem necessidade de identificação do agente infeccioso.

▶ **Sepse grave.** É a sepse associada a sinais de hipoperfusão tecidual (hipotensão, hipoxemia, acidose láctica, oligúria, alteração aguda do estado mental) ou disfunção orgânica (cardiovascular, renal, neurológica, respiratória, hepática, hematológica, metabólica), sendo revertidos com a reanimação volêmica.

▶ **Choque séptico.** É o estado de falência circulatória aguda caracterizada pela persistência de hipotensão arterial em paciente séptico (pressão arterial sistólica [PAS] < 90 mmHg, redução de mais de 40 mmHg da linha de base, ou pressão arterial média [PAM] < 60 mmHg), na qual há necessidade de usar vasopressores após uma reposição volêmica adequada, na ausência de outras causas de hipotensão.

As mesmas sociedades reuniram-se em 2001 e elaboraram um novo consenso, acrescentando sinais e sintomas típicos de pacientes sépticos. Esses acréscimos facilitaram o entendimento de aspectos como: presença de balanço hídrico positivo por edema intersticial em decorrência do aumento da permeabilidade capilar, hiperglicemia e alterações laboratoriais, como o aumento da proteína C reativa e da procalcitonina.

A infecção documentada ou suspeita deve apresentar alguns dos seguintes critérios:

- Variáveis gerais:
  - Febre e hipotermia
  - Taquicardia
  - Taquipneia
  - Alteração do estado mental
  - Edema ou balanço hídrico positivo
  - Hiperglicemia
- Variáveis inflamatórias:
  - Leucocitose, leucopenia ou desvio à esquerda
  - Elevação de procalcitonina ou proteína C reativa
- Variáveis hemodinâmicas:
  - Hipotensão arterial
  - Saturação venosa baixa
  - Débito cardíaco aumentado
- Variáveis de disfunção orgânica:
  - Hipoxemia
  - Redução do débito urinário ou elevação da creatinina
  - Alteração da coagulação ou da plaquetopenia
  - Intolerância à dieta (alteração da motilidade intestinal)
  - Alteração da função hepática (aumento de bilirrubinas)
- Variáveis de hipoperfusão tecidual:
  - Hiperlactatemia
  - Diminuição de enchimento capilar ou livedos.

EPIDEMIOLOGIA

As causas infecciosas ainda são frequentemente fatais, e os custos do tratamento são elevados. A tendência é que o número de casos de sepse continue a aumentar nos próximos anos, em vista do progressivo envelhecimento populacional, da melhora na sobrevida de pacientes imunossuprimidos, do uso indiscriminado de antibióticos, ocasionando resistência bacteriana, da maior aderência dos profissionais de saúde ao sistema de notificações, dentre outros fatores. Uma estimativa supõe cerca de 17 milhões de casos por ano em todo o mundo.[1]

Sepse é a principal causa de morte em unidades de terapia intensiva (UTIs) não cardiológicas, com elevadas taxas de letalidade variando de acordo com as condições socioeconômicas de cada país. No Brasil, esse número é ainda mais significativo em hospitais públicos vinculados ao Sistema Único de Saúde (SUS).[5]

As infecções mais associadas à sepse são pneumonia, infecção intra-abdominal e infecção urinária, sendo a pneumonia responsável por aproximadamente metade dos casos. Outros focos relevantes são infecções relacionadas com cateteres, abscessos de partes moles, meningites, endocardites, entre outros.

Mesmo germes amplamente sensíveis advindos da comunidade podem levar a quadros graves, e nem sempre é possível identificar o agente. As hemoculturas são positivas em cerca de 30% dos casos; em outros 30%, a identificação é possível por meio de culturas de outros locais.[6]

O foco infeccioso tem íntima relação com a gravidade do processo. Por exemplo, a letalidade associada à sepse de foco urinário é reconhecidamente menor do que a de outros focos.[7]

ETIOLOGIA E FISIOPATOLOGIA

Qualquer microrganismo pode provocar sepse, como fungos, bactérias, vírus e protozoários. A associação de fatores epidemiológicos, do hospedeiro e clínicos cria uma predisposição a determinado patógeno, desencadeando uma interação microrganismo-hospedeiro.

Fungos são causas incomuns de infecções nosocomiais, mas estão associados a maior mortalidade. Essas infecções acontecem com alteração das defesas do hospedeiro, suporte intensivo prolongado, uso contínuo de dispositivos de monitoramento, administração por muito tempo de antibióticos de amplo espectro e nutrição parenteral total.[4]

O curso da infecção cirúrgica tende a ser linear e sequencial. Em pacientes imunocompetentes, fatores intrínsecos do organismo, virulência do patógeno e resistência antimicrobiana ditam os resultados. Aspectos relacionados com o paciente, tais como imunodeficiência, podem permitir que organismos não virulentos se tornem fatais. No entanto, esse pensamento sequencial não leva em conta a multidimensionalidade e a complexidade dos sistemas biológicos que existem em ambos os pacientes e o micróbio. Os pacientes não são geneticamente idênticos; por isso, os tratamentos variam muito, e as respostas inflamatórias para as bactérias vão desde infecções de feridas profundas locais até destruição de tecidos e falência de órgãos. Essas alterações nas células hospedeiras e nos tecidos podem induzir modificações nas bactérias durante o curso de uma infecção. Hipofosfatemia pode induzir a transcrição do gene para motilidade e de fatores de virulência em *Pseudomonas*, levando potencialmente a uma infecção necrosante.[8]

Uma pesquisa recente do Centers for Disease Control and Prevention (CDC) descobriu que pneumonia, infecção do trato urinário (ITU) e infecções da corrente sanguínea estão entre as infecções nosocomiais mais comuns, respondendo por 44,6% de todas as associadas aos cuidados de saúde.[9] Um total de 39,1% das pneumonias foi associado a tubo endotraqueal; 67,7% das infecções em UTIs estavam associadas ao uso de cateter; e 84% das infecções da corrente sanguínea foram relacionadas com o uso de cateter venoso central. Essas infecções podem ser particularmente difíceis de tratar devido à formação de biofilme. As nanopartículas que incorporam uma variedade de moléculas, incluindo metais, peptídios e imunoglobulinas, são capazes de alterar as características físicas do biofilme, tais como a carga e a superfície topográfica.[10,11]

Hemorragia e trauma cerebral são as maiores causas de morte após ferimento penetrante e podem ocorrer tanto imediatamente quanto nos primeiros 2 dias. Sepse é a principal causa de morbidade e mortalidade nos pacientes que sobrevivem a esse período inicial. Cirurgia oportuna e apropriada não só minimiza mortes precoces por choque hemorrágico, como também reduz complicações sépticas. Entretanto, mesmo em condições ótimas, uma porcentagem desses pacientes apresenta infecções abdominais, de partes moles e nosocomiais.[4]

Infecções abdominais e de partes moles surgem de contaminação bacteriana via microbiota do próprio paciente e estão relacionadas com diversos fatores de risco conhecidos. O uso apropriado de antibióticos reduz, mas não elimina essas infecções. Ferimentos graves predispõem a infecções nosocomiais, uma vez que ocasionam diminuição da imunidade do indivíduo. Organismos infectantes incluem bactérias colonizadoras da UTI, e estudos sugerem que a microbiota gastrintestinal contribui tanto via aspiração traqueobrônquica de microbiota gastrintestinal superior quanto via translocação de organismos gastrintestinais.[4]

Em termos gerais, após o estímulo traumático inicial, a resposta do organismo se compõe da liberação de inúmeros mediadores inflamatórios responsáveis por muitas das características clínicas observadas no indivíduo posteriormente com sepse. Assim, a liberação de citocinas, como interleucinas (IL) 1 e 6, beta e fator de necrose tumoral alfa (TNF-alfa), é associada ao aumento da produção de espécies reativas de oxigênio e óxido nítrico (NO), sendo tal estímulo o principal responsável pela vasoplegia que esses pacientes apresentam. Por sua vez, a liberação de citocinas ativa leucócitos com seu recrutamento ao local de infecção, sua adesão ao endotélio, diapedese e liberação nos tecidos de espécies reativas de oxigênio e enzimas como a elastase neutrofílica, que causarão lesão tecidual, contribuindo para a disfunção de múltiplos órgãos.

A ativação de células do sistema imunológico é também capaz de induzir a ativação da cascata de coagulação com expressão de fator tecidual e inibição de fibrinólise, formando microtrombos em arteríolas e capilares, os quais, por obstruírem o fluxo sanguíneo, causam hipoxia tecidual e agravam a disfunção orgânica. Por outro lado, muitos investigadores acreditam que sepse após ou mesmo durante esse estado de imunoestimulação associa-se a um quadro de imunodepressão por liberação conjunta de citocinas anti-inflamatórias, o qual pode ser responsável pela incidência aumentada de novas infecções durante a internação na UTI.[12]

Essa reação complexa nada mais é do que uma resposta do organismo para se adaptar à agressão e propiciar sua sobrevivência. A reação inflamatória em fase mais avançada tende a proteger o paciente de hipoxemia e hipovolemia, procurando manter o sangue nos órgãos vitais da pequena circulação pela vasoconstrição e pela hipoperfusão tecidual, favorecendo a acidose metabólica celular e a produção de lactato. Esse sofrimento celular pode ser mais ou menos intenso e, dependendo de uma série de fatores no trauma, como prolongamento desse estado de choque hipovolêmico ou da hipoxemia, pode provocar maior intensidade da reação, o que pode levar o paciente à falência múltipla de órgãos ou favorecer a perda da sua imunidade, mais evidente em alguns deles, levando-os à sepse grave. Essa reação inflamatória no trauma propicia um contexto hormonal altamente favorecedor de hipermetabolismo, que depleta rapidamente as reservas energéticas e estruturais do indivíduo, cursando com balanço hidrogenado negativo, debelando sua imunidade e prejudicando também funções importantes, como a cicatrização e a coagulação, o que favorece a infecção.

ACHADOS CLÍNICOS

Podem ser encontrados alguns achados além dos critérios diagnósticos para sepse, de acordo com o foco infeccioso em questão. Na sepse, há sinais de resposta inflamatória que se associam a outros de disfunção orgânica na sepse grave. No choque séptico, há hipotensão, o que facilita o diagnóstico. No entanto, o ideal é que o diagnóstico seja feito antes dessa fase, a fim de se obter melhor prognóstico. Além disso, em pacientes imunossuprimidos e idosos, pode haver poucos achados clínicos, dificultando o diagnóstico. Alguns deles são:

▸ Taquipneia: em função do aumento da produção de CO_2, do estímulo direto do centro respiratório por citocinas ou devido à hipoxemia quando há insuficiência respiratória
▸ Síndrome do desconforto respiratório agudo (SDRA): ocorre um colapso alveolar secundário ao aumento de permeabilidade vascular e diminuição de surfactante, reduzindo a complacência pulmonar. Pode-se observar redução na relação PaO_2/FiO_2 devido a oxigenação inadequada e opacificações compatíveis com infiltrado intersticial bilateral à radiografia de tórax
▸ Hipoxemia: devido ao comprometimento das trocas gasosas

- Febre ou hipotermia
- Hipotensão: secundária a vasodilatação e diminuição nas pressões de enchimento das câmaras cardíacas
- Hipovolemia: ocorrem perdas secundárias ao extravasamento capilar, aumento das perdas insensíveis (decorrente de febre ou taquipneia) e redução da ingestão de líquidos
- Hipoperfusão: em decorrência da diminuição da oferta de oxigênio. Apresenta marcadores como redução do enchimento capilar, cianose de extremidades, livedo e hiperlactatemia (tecidos começam a produzir energia de forma anaeróbia)
- Oligúria: devido a hipovolemia, hipotensão e lesão direta dos rins, podendo apresentar ainda aumento dos níveis séricos de ureia e creatinina.

Podem estar presentes sintomas que apontem um foco infeccioso, como, por exemplo, tosse produtiva associada a dispneia na pneumonia. Deve-se investigar rapidamente febre ligada a cefaleia (meningite), alteração aguda do comportamento (encefalite) e febre associada a convulsão (abscesso cerebral).

Elevação discreta da troponina e alterações eletrocardiográficas podem simular eventos cardiovasculares, como doença coronariana isquêmica e arritmias.

A Tabela 35.1 apresenta as principais manifestações clínicas da sepse grave.

DIAGNÓSTICO

Exames complementares

Não existe exame laboratorial específico para definição do diagnóstico de sepse. Frente a determinadas suspeitas, é necessária uma conduta invasiva e rápida. Dependendo da história, do exame físico e das hipóteses diagnósticas, alguns exames são úteis. Alguns exemplos são:

- Gasometria arterial
- Sódio, potássio e cloro
- Função renal
- Cetoácidos (urina e/ou sangue)
- Lactato
- Saturação venosa central mista
- Balanço no transporte de oxigênio
- Leucócitos

Tabela 35.1 Principais manifestações clínicas da sepse grave.

Sistema	Sinais, sintomas e alterações laboratoriais
Cardiovascular	Taquicardia, hipotensão, hiperlactatemia, edema periférico, diminuição da perfusão periférica, livedo, elevação de enzimas cardíacas e arritmias
Respiratório	Dispneia, taquipneia, cianose e hipoxemia
Neurológico	Confusão, redução do nível de consciência, *delirium*, agitação e polineuropatias
Renal	Oligúria e elevação de escórias
Hematológico	Plaquetopenia, alterações do coagulograma, anemia, leucocitose, leucopenia e desvio à esquerda
Gastrenterológico	Gastroparesia, íleo adinâmico, úlceras de estresse, hemorragias digestivas, diarreia e distensão abdominal
Hepático	Colestase, aumento de enzimas canaliculares e elevação discreta de transaminases
Endócrino e metabólico	Hiperglicemia, hipertrigliceridemia, catabolismo proteico, hipoalbuminemia, hipotensão por comprometimento adrenal e redução dos hormônios tireoidianos

Fonte: adaptada de CFM/ILAS, 2015.[1]

- Glicemia
- Culturas
- Radiografia de tórax, eletrocardiograma, tomografia de crânio etc.

A cultura microbiana tem sido o principal método de isolamento e identificação do patógeno; no entanto, requer técnicos altamente qualificados e despesas significativas de tempo e dinheiro. Apesar de avanços nas técnicas de cultura, ainda existem pontos críticos. No contexto de organismos multirresistentes, o tempo prolongado para detectar esses perfis de resistência deixa os pacientes com durações prolongadas da cobertura antimicrobiana inadequada. Além disso, qualquer demora no diagnóstico e na iniciação de agentes antimicrobianos adequados para uma infecção afeta negativamente os resultados. Estudos relatam uma diminuição de 7,6% na sobrevida para cada hora de atraso no emprego de terapia eficaz com antibiótico, na sequência do início do choque séptico.

Novas tecnologias de diagnóstico têm o potencial para tratar muitas das limitações da tecnologia com base em cultura, com alto potencial de automação, de baixo custo e rápido retorno dos resultados.[13] Como exemplo, há: reação em cadeia da polimerase (PCR), sequenciamento de próxima geração (NGS), análise de microarranjo, bacteriófagos, análise de microfluidos e espectrometria.

Ensaios *in vivo* permitiriam a detecção de agentes patogênicos ou a exclusão da hipótese. Há relatos do protótipo de um "cateter venoso central inteligente" que utiliza microeletrodos para avaliar características de impedância elétrica relacionadas com a formação de biofilme bacteriano. O dispositivo é capaz de detectar alterações dentro de 10 horas após o aparecimento de bactérias. Uma aplicação promissora da detecção *in vivo* seria em pacientes imunocomprometidos que não desenvolvem o perfil infectado típico de febre ou leucocitose.[10,14]

Diagnóstico diferencial

O diagnóstico de sepse tem graves limitações decorrentes da excessiva sensibilidade, pois sinais de resposta inflamatória podem estar presentes em diversas outras situações clínicas. Logo, é necessário amplo conhecimento epidemiológico e etiopatogênico para facilitar a abordagem diagnóstica, evitando o uso excessivo de antibióticos.

TRATAMENTO

O prognóstico do paciente depende de diagnóstico e tratamento precoces. No choque séptico ou na sepse grave, a estabilização do paciente deve ocorrer nas primeiras horas após o diagnóstico da disfunção orgânica.

Os antibióticos orais e parenterais são a base da terapia antimicrobiana para infecções, e a implementação precoce de agentes antimicrobianos específicos é fundamental para a obtenção de melhor prognóstico, sendo determinante na sobrevivência ao choque séptico.[15] No entanto, novas tecnologias estão expandindo as opções terapêuticas e profiláticas. Entrega melhorada de antibióticos, liberação local de imunomoduladores e substâncias antimicrobianas, e alterações nas propriedades físicas e químicas locais estão a emergir como alternativas atraentes para a terapia antibiótica padrão.[13]

A biodisponibilidade de agentes antimicrobianos pode ser aumentada pelas variações nas formulações de nanopartículas. Dirigir essas nanopartículas para locais específicos de infecção reduz a exposição dos tecidos normais e da microbiota para o agente antimicrobiano.

Infecções de local cirúrgico representam um desafio especial para o cirurgião. Avanços tecnológicos destinados a esse problema incluem desde fios de sutura revestidos com antimicrobianos até selantes de pele e curativos biológicos. Contudo, os dados de metanálises sobre suturas impregnadas com antimicrobianos permanecem discordantes, por não ter sido identificado, até o momento, benefício real para o uso de tais suturas, quanto à redução de taxas de infecção local.[13]

A determinação do lactato sérico é obrigatória nos casos suspeitos de sepse grave. A hiperlactatemia na sepse se deve ao metabolismo anaeróbio secundário à má perfusão tecidual, apesar de haver outras possíveis razões para sua elevação, como a redução da depuração hepática e da hipoxemia citopática. Ainda assim, ele é considerado o melhor marcador de hipoperfusão disponível à beira do leito. Alguns estudos mostraram que pacientes cujos níveis se reduzem com as intervenções terapêuticas, ou seja, em quem há clareamento do lactato, têm menor mortalidade. Níveis iguais ou superiores a 36 mg/dℓ na fase inicial da sepse indicam a necessidade de medidas terapêuticas de reanimação, realizando novas mensurações a cada 2 a 3 horas para acompanhamento.[1]

Uma vez diagnosticada a sepse grave ou o choque séptico, condutas que visam à estabilização do paciente são prioritárias e devem ser tomadas imediatamente, dentro das primeiras horas. Foram criados pacotes (*bundles*) da sepse grave, que são conjuntos de intervenções com base em evidências sólidas de estudos publicados na literatura, as quais apresentam grande eficácia quando aplicadas juntas.

Esses pacotes devem ser implementados em bloco. O primeiro deles nas primeiras 3 horas; no grupo de pacientes mais graves, com choque séptico ou hiperlactatemia, devem ser tomadas medidas adicionais para reanimação hemodinâmica, ainda dentro das primeiras 6 horas (Tabela 35.2).[16]

A seguir, maior detalhamento de alguns dos itens do pacote, entre outros aspectos relevantes no tratamento da sepse.

Volemia

A restauração da volemia pela expansão do intravascular com a administração rápida de uma solução de expansão deve ser iniciada rapidamente, visando restabelecer o fluxo sanguíneo adequado e a oferta tecidual de oxigênio. Para avaliar a efetividade da infusão volêmica, se esta deve ser continuada ou interrompida, deve-se observar a normalização ou não dos sinais vitais do paciente.

Os pacientes devem receber 30 mℓ/kg de cristaloide nas primeiras horas de atendimento – podem ser usados lactato de Ringer, soro fisiológico ou soluções balanceadas. O uso excessivo de solução fisiológica, pelo alto conteúdo de cloro, tem sido associado à acidose hiperclorêmica. Já as soluções balanceadas, a despeito de seu conteúdo eletrolítico mais adequado, têm custo excessivo, e os coloides não sintéticos parecem aumentar a incidência de lesões renais e de mortalidade.[17] A albumina, em geral a 4%, apresenta evidência de benefício e pode ser utilizada como parte da reposição inicial.[18]

No entanto, os conhecimentos atuais indicam que essa administração de fluidos não deve conter excessos de cristaloide, como era feito no passado. Isso porque as alterações inflamatórias e metabólicas rapidamente levam esse líquido para o interstício, prejudicando o funcionamento de diversos órgãos e favorecendo a sepse. Entende-se hoje que a melhor oferta de líquidos deve ter o perfil semelhante à composição do próprio sangue, ofertando-se coloide e cristaloide em proporções iguais, além dos outros elementos do sangue e do ácido tranexâmico, um antifibrinolítico, evitando, assim, edema, mal funcionamento orgânico e coagulopatias.[19]

Tabela 35.2 Pacotes iniciais de intervenção da sepse grave.

Pacote de 3 h

- Coleta de lactato sérico para avaliação do estado perfusional
- Coleta de hemocultura antes do início da antibioticoterapia
- Início de antibióticos de largo espectro IV
- Reposição volêmica agressiva precoce em pacientes com hipotensão ou lactato acima de 2 vezes o valor de referência

Pacote de 6 h (pacientes com hiperlactatemia ou hipotensão persistente)

- Uso de vasopressores para manter pressão arterial média acima de 65 mmHg
- Mensuração da pressão venosa central
- Mensuração da saturação venosa de oxigênio
- Reavaliação dos níveis de lactato em pacientes com hiperlactatemia inicial

Fonte: adaptada de Dellinger et al., 2013.[16]

Além disso, o hipermetabolismo, devido ao consumo exacerbado e seletivo de nutrientes, provoca depleção proteica e consequente queda da imunidade, favorecendo mais uma vez a sepse. Dependendo da intensidade do trauma, essa resposta metabólica exacerbada vai regredindo e, quando bem-sucedida, chega-se, na sequência, a uma nova fase anabólica e à regularização do metabolismo. É fundamental, nesse período de recuperação, que se tente equilibrar as funções vitais com a prevenção da hipovolemia e da hipoxemia, tentando preservar a normalidade das funções orgânicas.

Vasopressores

Norepinefrina, dopamina ou vasopressina são eficientes no tratamento da hipotensão, sobretudo se o paciente está sendo adequadamente reanimado com volume. Vasopressina ou epinefrina são úteis no choque refratário. Durante a sepse, ocorre preservação de fluxo sanguíneo em áreas de demanda metabólica normal e baixo fluxo em outras com demandas mais altas (efeito *shunt*). Os nitratos e outros vasodilatadores, como prostaciclina, N-acetilcisteína e pentoxifilina, agiriam recrutando essas áreas de baixo fluxo e melhorariam a chegada de oxigênio nesses tecidos. Porém, pesa contra o uso terapêutico o número ainda restrito de estudos clínicos nesse sentido.

Pacientes adequadamente reanimados do ponto de vista volêmico, que se apresentem normotensos ou hipertensos, sobretudo com marcadores de perfusão insatisfatória, podem ser candidatos a terapias que interfiram na pós-carga, no intuito de melhorar a perfusão periférica e reduzir o efeito *shunt*.[12]

Falência respiratória

Deve-se avaliar a necessidade de oxigênio suplementar, intubação e ventilação mecânica. A ventilação mecânica protetora pode ser empregada em casos de lesão pulmonar aguda e SDRA.

Terapia guiada por metas

Esta estratégia baseia-se em um protocolo de condução inicial de pacientes com sepse grave e choque séptico reanimados nas primeiras 6 horas, que persistem hipotensos a despeito da adequada reposição volêmica, ou naqueles em que, desde o início, o lactato sérico ultrapassa 4 mmol/ℓ (36 mg/dℓ). Para isso, indica-se a passagem de cateter venoso central e a otimização da pressão venosa central (PVC) e da saturação venosa central de oxigênio (Scvo_2).

A SRIS pode ser autolimitada ou evoluir para sepse grave e choque séptico. Ao longo desse processo, anormalidades circulatórias (depleção do volume intravascular, vasodilatação periférica, depressão miocárdica e aumento do metabolismo) levam a um desequilíbrio entre a oferta de oxigênio sistêmico e a demanda de oxigênio, resultando em hipoxia tecidual global ou choque. A transição para a doença grave ocorre durante a "hora de ouro".

Avaliação hemodinâmica precoce com base em exame físico, sinais vitais, PVC e débito urinário não consegue detectar hipoxia tecidual global. A estratégia de reanimação mais definitiva envolve a manipulação orientada à meta de pré-carga cardíaca, pós-carga e contratilidade, a fim de alcançar um equilíbrio entre a oferta de oxigênio sistêmico e a demanda de oxigênio. Os pontos finais utilizados para confirmar a realização de tal equilíbrio incluem valores normalizados para a saturação venosa mista, concentração de lactato arterial, déficit de base e pH. Scvo_2 no sangue venoso misto tem sido um substituto para o índice cardíaco, como um alvo para a terapia hemodinâmica. Nos casos em que a inserção de um cateter-artéria pulmonar é impraticável, a Scvo_2 pode ser medida na circulação central.

A primeira etapa terapêutica consiste na reanimação volêmica com soluções cristaloides (30 mℓ/kg de peso) limitada a valores de PVC entre 8 e 12 cmH$_2$O ou sinais de sobrecarga volêmica. Uma vez alcançados tais valores, a etapa seguinte é a PAM adequada, obtida com fármacos vasopressores (dopamina, norepinefrina em doses crescentes), se abaixo de 65 mmHg, ou reduzida artificialmente com vasodilatadores (nitroglicerina ou nitroprussiato), se acima de 90 mmHg.

A etapa seguinte de ajuste da oferta/consumo de oxigênio do estudo é a obtenção de um hematócrito acima de 30% por meio da oferta de concentrado de hemácias. Se não houver indicação de transfusão ou o valor da S_{CVO_2} ainda não tiver sido alcançado, deverá ser utilizada dobutamina em infusão contínua em doses crescentes, com incrementos de 2,5 µg/kg/min a cada 30 minutos até a obtenção da estratégia-alvo. A oferta abundante de oxigênio, bem como eventual intubação orotraqueal e paralisação com o intuito de diminuir a demanda de oxigênio, também fazem parte do protocolo.

Quanto aos resultados do estudo, os indivíduos reanimados precocemente com reposição volêmica guiada pela saturação venosa obtiveram uma correção mais rápida dos parâmetros de perfusão tecidual (lactato e excesso de base), redução dos escores de disfunção orgânica e, mais importante, diminuição de mortalidade aos 28 dias de internação hospitalar quando comparados aos pacientes do grupo-controle, provavelmente à custa de diminuição da incidência de disfunções orgânicas.[12,20]

Cateter em artéria pulmonar (Swan-Ganz)

Permite avaliar as variáveis de pressão (pressão de artéria pulmonar, pressão de oclusão da artéria pulmonar e PVC) e fluxo (débito cardíaco e volume sistólico). É utilizado para diagnóstico e deve ser aplicado em casos específicos para definição do padrão de choque. Apresenta pouca utilidade na sala de emergência, sendo mais utilizado nas UTIs.

Controle de glicemia e nutrição

O controle glicêmico tem se mostrado muito importante no sentido de evitar a potencialização da sepse em pacientes críticos. Trabalhos contundentes têm demonstrado a importância de se manter a glicemia em torno de 150 mg/dℓ.[21] Não muito menos do que isso para não haver risco de hipoglicemia, também muito deletéria. Assim, em terapia intensiva, muitas vezes se deve utilizar até bomba de insulina cuidadosamente.

Ainda sobre os pacientes críticos, é importante salientar que, sempre que possível, deve-se iniciar-se nutrição enteral e precoce preferencialmente à nutrição parenteral, a qual demonstra, quando administrada isoladamente, índices de infecção muito superiores aos dos pacientes que utilizam nutrição enteral (não só infecções de cateter, mas, particularmente, pneumonia e abscessos abdominais). No entanto, pacientes traumatizados com frequência apresentam atonia gástrica e íleo paralítico prolongado; então, estratégias para locação de sondas pós-pilóricas ou jejunais podem ser importantes. Em última instância, quando for necessária a nutrição parenteral, deve-se procurar administrar concomitantemente a nutrição enteral, mesmo que em pequenas quantidades, no intuito de evitar ou diminuir a translocação bacteriana. Assim que possível, deve-se manter apenas a nutrição enteral.

Diante dessas informações, deve-se moderar a oferta calórica, mas privilegiar, na proporção dos nutrientes oferecidos, a oferta de proteína (1,25 a 2,0 g/kg/dia). Assim, tem sido preconizada a oferta de 25 a 30 kcal/kg/dia para os pacientes traumatizados críticos. Quanto mais graves, menor a oferta, podendo chegar até a quantidade de 20 kcal/kg/dia na fase inicial, mas, como referido, com uma proporção maior de proteína do que o habitual – entre 20 e 25% das calorias totais.[1,22–26]

Estudos sugerem que a nutrição enteral beneficia a recuperação do paciente por meio de mecanismos independentes das metas calóricas ideais, uma vez que, administrando entre 50 e 70% das metas, foi obtida uma evolução favorável.[27] Assim, sempre que não houver contraindicação, deve-se preferir nutrição enteral nos pacientes vítimas de trauma, como maneira de preservação do trato gastrintestinal e para diminuição das taxas de infecção e aceleração da recuperação como um todo.

Ademais, estudos têm demonstrado a importância da oferta de imunonutrientes, como: glutamina, arginina, ácidos graxos, ômega 3 e nucleotídios dietéticos, sendo que as evidências são mais comprobatórias em relação à glutamina.[28]

Uso de corticosteroides em baixas doses

Dados de estudos experimentais mostraram que o uso de baixas doses de corticosteroides pode restaurar a resposta às catecolaminas.

Verificou-se que uma terapia de substituição de 7 dias com hidrocortisona (50 mg em *bolus* intravenoso a cada 6 horas) e fludrocortisona (50 μg 1 vez/dia) reduziu significativamente a mortalidade e o tempo de administração do vasopressor em todos os pacientes com choque séptico, em particular aqueles com insuficiência adrenal relativa.[29]

Proteína C ativada humana recombinante

O uso da drotrecogina alfa ainda apresenta grandes limitações, como sua baixa disponibilidade em nosso meio, seu elevado custo e seus potenciais efeitos adversos, em especial os sangramentos.

Essa substância apresenta atividade anti-inflamatória, bloqueando a adesão de leucócitos ao endotélio e sua posterior passagem para os tecidos antitrombóticos, inibindo a cascata de coagulação no nível dos fatores Va e VIIIa. Tem ainda efeito pró-fibrinolítico, bloqueando a ativação dos inibidores da fibrinólise: ativador do plasminogênio tipo I e inibidor da fibrinólise ativado por trombina.[30]

REFERÊNCIAS BIBLIOGRÁFICAS

1. Conselho Federal de Medicina (CFM) e Instituto Latino-Americano de Estudos da Sepse (ILAS). Sepse – um problema de saúde pública. 2015.
2. Advanced Trauma Life Support (ATLS®). Committee on Trauma. In: Advanced Trauma Life Support for Doctors. 9. ed. Chicago; 2012.
3. Beale R, Reinhart K, Brunkhorst FM et al. Promoting Global Research Excellence in Severe Sepsis (progress): lessons from an international sepsis registry. Infection. 2009; 37(3):222-32.
4. Ivatury RR, Cayten CG. Penetrating trauma. Williams & Wilkins. 1996; 975:84.
5. Gaieski DF, Edwards JM, Kallan MJ et al. Benchmarking the incidence and mortality of severe sepsis in the United States. Crit Care Med. 2013; 41(5):1167-74.
6. Siddiqui S. Not "surviving sepsis" in the developing countries. J Indian Med Assoc. 2007; 105(4):221.
7. Kaukonen KM, Bailey M, Suzuki S et al. Mortality related to severe sepsis and septic shock among critically ill patients in Australia and New Zealand, 2000-2012. JAMA. 2014; 311(13):1308-16.
8. Long J, Zaborina O, Halbrook C et al. Depletion of intestinal phosphate after operative injury activates the virulence of P. aeruginosa causing lethal gut-derived sepsis. Surgery. 2008; 144(2):189-97.
9. Magill S, Edwards J, Bamberg W et al. Multistate point prevalence survey of health care associated infection. N Engl J Med. 2014; 370(12):1198-208.
10. Davies D. Understanding biofilm resistance to antibacterial agents. Nat Rev Drug Discov. 2003; 2(2):114-22.
11. Liu H, Webster T. Mechanical properties of dispersed ceramic nanoparticles in polymer composites for orthopedic applications. Int J Nanomedicine. 2010; 5:299-313.
12. Martins HF, Velasco IT, Baracat EC et al. Atualização em emergências médicas volume 1 – série educação médica continuada. Barueri: Manole; 2009.
13. Heffernan DS, Fox ED. Advancing technologies for the diagnosis and management of infections. Surg Clin North Am. 2014; 94(6):1163-74.
14. Paredes T, Alonso-Arce M, Schmidt C et al. Smart central venous port for early detection of bacterial biofilm related infections. Biomed Microdevices. 2014; 16(3):365-74.
15. Kumar A, Roberts D, Wood K et al. Duration of hypotension initiation of effective antimicrobial therapy is the critical determinant of survival in septic shock. Crit Med. 2006; 34(6):1589-96.
16. Dellinger RP, Levy MM, Rhodes A et al. Surviving Sepsis Campaign: international guidelines for management of severe sepsis and septic shock, 2012. Intensive Care Med. 2013; 39(2):165-228.
17. Assuncao M, Akamine N, Cardoso GS et al. Survey on physicians' knowledge of sepsis: do they recognize it promptly? J Crit Care. 2010; 25(4):545-52.
18. Delaney AP, Dan A, McCaffrey J et al. The role of albumin as a ressuscitation fluid for patients with sepsis: a systematic review and meta-analysis. Crit Care Med. 2011; 39(2):386-91.

19. CRASH-2 trial collaborators, Shakur H, Roberts I, Bautista R, Caballero J, Coats T. Effects of tranexamic acid on death, vascular occlusive events, and blood transfusion in trauma patients with significant haemorrhage: a randomized, placebo-controlled trial. Lancet. 2010; 376(9734): 23-32.
20. Rivers E, Nguyen B, Havstad S et al. Early goal-directed therapy in the treatment of severe sepsis and septic shock. N Engl J Med. 2001; 345(19):1368-77.
21. van den Berghe G, Wouters P, Weekers F et al. Intensive insulin therapy in the critically ill patients. N Engl J Med. 2001; 345:1359-67.
22. NICE-SUGAR Study Ivestigators. Intensive versus conventional glucose control in critically ill patients. NEJM. 2009; 360:1283-97.
23. Gramlich L, KichianK, Pinilla J et al. Does esteral nutriotion compared to parenteral nutrition result in better outcomes in critically ill adult patients? A systemic review of the literature. Nutrition. 2004; 20(10):843-8.
24. Braunschwueig CL, Levy P, Sheean PM et al. Enteral compared with parenteral nutrition: a meta-analysis. Am J Clin Nutr. 2001; 74(4):534-42.
25. Moore FA, Moore EE, Jones TN et al. TEN versus TPN following major abdominal trauma – reduced septic morbidity. J Trauma. 1989; 29(7):916-22.
26. Aguilar-Nascimento JE, Kudsk KA. Early nutritional therapy: the role of enteral and parenteral routes. Curr Opin Clin Nutr Metab Care. 2008; 11(3):255-60.
27. Jeejeebhoy KN. Permissive underfeeding of the critically ill patient. Nutr Clin Pract. 2004; 19:477-80.
28. Campos ACL. Tratado de nutrição e metabolismo em cirurgia. Rio de Janeiro: Rubio; 2013.
29. Annane D, Sébille V, Charpentier C et al. Effect of treatment with low doses of hydrocortisone and fludrocortisone on mortality in patients with septic shock. JAMA. 2002; 288(7):862-71.
30. Bernard GR, Vincent JL, Laterre PF et al. Efficacy and safety of recombinant human activated protein C for severe sepsis (PROWESS). N Engl J Med. 2001; 344(10):699-709.

36 Radiologia Intervencionista em Trauma

Airton Mota Moreira
Francisco Cesar Carnevale

INTRODUÇÃO

Nas últimas décadas, observou-se um aumento significativo dos casos de trauma, sobretudo relacionados com acidentes automobilísticos e armas de fogo. O trauma tornou-se a causa principal de morte entre jovens e é responsável pelo alto índice de afastamento do trabalho, superando o câncer e doenças cardiovasculares.

Procedimentos "minimamente invasivos" em radiologia intervencionista vêm sendo utilizados de maneira isolada ou associada para reduzir complicações de cirurgias abertas. Uma gama de procedimentos está disponível para o tratamento de lesões vasculares e não vasculares ocorridas na comunidade e em estradas, ou ainda iatrogênicas após biopsias ou decorrentes de outros procedimentos médicos.[1]

A utilização da intervenção no trauma, inicialmente proposta para embolização do sangramentos pélvicos associados a fraturas, foi descrita por Margolies et al. (1972)[2] e ganhou fama rapidamente. Atualmente, a abordagem endovascular no trauma inclui o tratamento de órgãos maciços (hepáticos, esplênicos ou renais), pélvicos e dos membros, assim como de outros locais menos comuns, por meio de drenagens, embolizações e técnicas de restauração do fluxo vascular com *stents* revestidos e não revestidos. A divulgação dessas técnicas pelos radiologistas intervencionistas, principalmente em nível emergencial, é de suma importância, pois oferece um modo opcional de tratamento com ótimos resultados.[3]

MECANISMOS DO TRAUMA

A identificação correta do mecanismo de lesão é essencial para a escolha mais apropriada da opção diagnóstica e terapêutica.

Trauma vascular periférico

Lesões vasculares em ambiente urbano se devem comumente a ferimentos penetrantes (facas ou projéteis), e acidentes automobilísticos e quedas são causas mais comuns das lesões contusas. Estas últimas envolvem maior morbidade, sobretudo se associadas a fraturas, luxações ou esmagamentos de tecidos moles ou nervoso.[4]

Trauma abdominal vascular visceral

O trauma visceral responde por 13 a 15% dos casos de acidentes fatais e contribui para altas taxas de mortalidade tardia por sepse. Decorrem de diversos mecanismos (Tabela 36.1) e são divididos em:

- Traumas penetrantes
- Traumas fechados ou contusos.

O reconhecimento desses grupos é de extrema importância para a escolha da conduta diagnóstica e terapêutica, assim como para a avaliação do prognóstico.

Tabela 36.1 Etiologia das lesões abdominais.

Penetrante	Fechado
▸ Projétil de arma de fogo ▸ Ferimento por arma branca	▸ Acidentes automobilísticos e de altura ▸ Explosões ▸ Atropelamentos ▸ Agressões ▸ Esmagamentos

Lesões penetrantes significativas ocorrem em 80% dos ferimentos por projétil de arma de fogo. Na Tabela 36.2 estão descritas as lesões mais frequentes associadas ao traumatismo abdominal penetrante.

Tabela 36.2 Lesões mais frequentes no traumatismo abdominal penetrante.

Órgão afetado	Percentual
Fígado	37
Intestino delgado	26
Estômago	19
Cólon	17
Lesão vascular	13
Lesão de retroperitônio	10

A maioria dos ferimentos penetrantes, principalmente provocados por projéteis de arma de fogo, deve ser tratada cirurgicamente em função das altas taxas de lesões intraperitoneais.

A incidência dos traumatismos abdominais fechados tem aumentado consideravelmente em grandes centros urbanos, em que o acidente automobilístico é o mais comum.[5] Órgãos parenquimatosos são acometidos frequentemente devido à súbita transferência de energia após o impacto, determinando lacerações e rupturas. As lesões abdominais fechadas mais frequentes estão descritas na Tabela 36.3.

Tabela 36.3 Lesões mais frequentes no traumatismo abdominal fechado.

Órgão afetado	Percentual
Baço	42
Fígado	35
Diafragma	5
Intestinos	5
Rim	5

ATENDIMENTO INICIAL E EXAME CLÍNICO DO PACIENTE POLITRAUMATIZADO

Pacientes politraumatizados devem ser minuciosamente examinados quanto à existência de fatores de risco imediatos, com base no Advanced Trauma Life Support (ATLS®), para determinar permeabilidade das vias aéreas, perfusão e correção de déficits neurológicos. Alterações são corrigidas conforme a ordem de importância.

A reanimação cardiorrespiratória é iniciada por meio de proteção à via aérea, ventilação, acesso venoso central e correção da volemia. Abordagens secundárias e exames físicos mais completos são postergados. A avaliação dos sinais vitais, a administração de fluidos e a analgesia são particularmente importantes para casos de fraturas ou traumas cranioespinais dolorosos.

A intubação orotraqueal é necessária nos casos de angústia respiratória grave, dispneia ou sinais de choque. A inspeção deve buscar hematomas, equimoses ou petéquias e correlacioná-los ao trajeto de vasos ou à topografia de órgãos intra-abdominais em que o trauma pode determinar hemorragias graves.

Palpação, ausculta e percussão podem ser úteis na localização de pontos de dor, fluidos, gases ou massas. A dilatação de vasos superficiais da parede abdominal pode indicar o aumento da pressão intra-abdominal.

Exames físicos isolados do abdome, principalmente nos traumas contusos, são subjetivos e podem apresentar resultados ambíguos. Estudos retrospectivos holandeses demonstraram alta taxa de exames falso-negativos em 45% dos pacientes politraumatizados atendidos no setor de emergência, número que se eleva para 84% naqueles com fraturas múltiplas. Por esse motivo, recomenda-se que indivíduos com histórico de trauma abdominal devem ser avaliados sistematicamente por meio de métodos de imagem, a fim de descartar lesões intra-abdominais clinicamente significativas.[3]

A investigação diagnóstica abdominal inicial, em casos suspeitos, consiste no lavado peritoneal diagnóstico (LPD) ou na tomografia computadorizada (TC), realizados com diferentes protocolos e contraste intravenoso, por vias oral e retal. Entretanto, o exame denominado *focused assessment with sonography for trauma* (FAST) pode ser realizado pelo próprio médico do setor de emergência em tempo médio de 2 minutos. Esse tipo de avaliação pode ser considerado a extensão do exame clínico, por ser objetiva e direcionada à detecção de hemoperitônio, devendo ser utilizada no diagnóstico inicial.

Pacientes hemodinamicamente instáveis que apresentaram reversão do quadro após medidas iniciais de reanimação, aqueles sob risco de apresentarem lesões vasculares ou abdominais graves e os com exames não sugestivos de sangramento ativo evoluindo estáveis devem ser avaliados por meio de exame vascular periférico e abdominal, exames laboratoriais e exames de imagem seriados não invasivos ou invasivos para decisão terapêutica.[3]

Sinais clínicos de lesão arterial no trauma vascular periférico

Os sinais podem ser:

- Concretos: ausência de pulso, palidez, frialdade, dor, parestesia, poiquilotermia, sangramento ativo, hematoma pulsátil ou em expansão, frêmito ou sopro audível
- Duvidosos: história de sangramento ativo no local do trauma, proximidade da ferida penetrante ou contusa em relação à artéria principal, hematoma não pulsátil ou déficit neurológico.

Sinais concretos tornam necessária uma abordagem urgente. O estudo angiográfico deve ser realizado preferencialmente quando ainda houver viabilidade do membro e na ausência de sangramentos ativos. As arteriografias intraoperatórias podem ajudar no planejamento cirúrgico.

A natureza insidiosa das lesões vasculares traumáticas de extremidade requer investigação adicional, uma vez que o exame clínico normal não exclui sua presença.[4]

Apesar de a cirurgia ser um tratamento clássico para lesões vasculares traumáticas, a conduta conservadora é possível para lesões arteriais pequenas assintomáticas e não oclusivas, ou identificadas acidentalmente por métodos de imagem. Embora alguns autores sugiram seu tratamento imediato, abordagens conservadoras não operatórias utilizando critérios clínicos e radiológicos de seguimento são possíveis, uma vez que a resolução ou estabilização dessas lesões pode ocorrer em cerca de 90% dos casos.[4]

Esses critérios clínicos incluem:

- Lesão produzida por projétil de baixa velocidade
- Critério de imagem: mínima ruptura arterial (< 5 mm), irregularidades da íntima e pseudoaneurismas não evolutivos, circulação distal intacta
- Ausência de sangramento ativo
- Sinais clínicos de trauma vascular visceral.

As lesões traumáticas de órgãos intra-abdominais podem apresentar evolução insidiosa, situação em que a adequada avaliação clínica, hemodinâmica, laboratorial e por meio de exames de imagem seriados pode ser fator decisivo para a indicação terapêutica.[5]

As lesões viscerais subclínicas devem ser suspeitadas em casos de associação com traumas pélvicos e/ou torácicos graves, principalmente se houver instabilidade hemodinâmica com resposta transitória aos fluidos.

Segundo Peitzman et al. (2009)[5] em pacientes hemodinamicamente estáveis com lesões contusas hepáticas, esplênicas ou renais, o tratamento conservador imediatamente após o trauma pode determinar melhor evolução clínica.

Na presença de sinais de extravasamento do contraste, pseudoaneurismas em lesões hepáticas, renais ou esplênicas de alto grau, hemoperitônio, hematomas em progressão nas vísceras maciças ou hematomas pélvicos retroperitoneais em expansão nas TCs seriadas de controle, o tratamento deve ser iniciado rapidamente. As lesões viscerais de alto grau podem ser tratadas de modo menos invasivo por meio de técnicas endovasculares percutâneas.[5]

Estudo angiográfico no trauma | Indicações e contraindicações

Na indicação de estudos angiográficos, deve-se levar em consideração o risco e o tempo necessários para sua realização, assim como as condições clínicas e hemodinâmicas do paciente. Os exames de imagem têm maior valor na detecção e no tratamento de lesões ocultas e nas localizações de difícil acesso cirúrgico.

As arteriografias são contraindicadas em casos em que há necessidade de exploração cirúrgica imediata por conta de outras lesões com maior prioridade.[6] Contraindicações relativas para arteriografia incluem história de alergia a contrastes iodados, asma ou disfunção renal.

Trauma vascular periférico

Alguns sinais angiográficos fortemente sugestivos de lesão vascular devem ser considerados na decisão da terapêutica, como:[7]

- Extravasamento de contraste (seja para o exterior, para as cavidades ou contido, como os pseudoaneurismas)
- Estreitamento da coluna de contraste (lesão intimal, mural ou extrínseca)
- Dilatação vascular (ruptura intimal com preservação da média e adventícia, ou nas fístulas arteriovenosas crônicas)
- Defeitos de enchimento (*flap* intimal, hematoma mural, êmbolo, trombo ou corpo estranho)
- Estagnação do meio de contraste
- Fístulas arteriovenosas agudas
- Oclusão vascular (trombose).

Trauma vascular visceral

Apesar de ser padrão-ouro para o diagnóstico de lesões vasculares, a angiografia não é o exame ideal para avaliação inicial de casos de trauma abdominal agudo, pois não possibilita excluir outros tipos de lesões associadas às de vísceras ocas.[8] Outros exames, como ultrassonografia (US), TC e ressonância magnética (RM), apresentam melhores taxas de sensibilidade.

Nas lesões de vísceras maciças, além dos achados angiográficos clássicos relacionados com as lesões vasculares, outros, como áreas parenquimatosas hipovasculares e desvio ou deformidade no contorno visceral normal, podem sugerir lesão.

Procedimentos básicos e materiais em radiologia intervencionista para o tratamento do trauma

Os principais tipos de intervenções endovasculares aplicáveis aos casos de trauma incluem basicamente embolização e angioplastia com o uso de *stents* revestidos.[9]

O termo "embolização" significa oclusão vascular mediante introdução intraluminal de corpos estranhos ou tecidos, com o intuito de interromper o fluxo sanguíneo mecanicamente, induzir trombose e produzir reação inflamatória. As artérias envolvidas no sangramento devem ser identificadas e podem ser ocluídas por meio do uso de diferentes agentes com variadas características próprias. De modo geral, esses agentes podem apresentar ação embolizante temporária ou permanente; ser particulados, líquidos, sólidos ou metálicos; e apresentar outras características embolizantes (Tabela 36.4).

A embolização permite a ação sobre focos de sangramento ativo, evitando a necessidade de transfusões e de cirurgias concomitantes emergenciais, possibilitando abordagens cirúrgicas em

Tabela 36.4 Classificação genérica e exemplos de agentes embolizantes.

Tipo de agente	Exemplo
Biológico	Coágulo autólogo e tecidos
Hemostático absorvível	Esponja de gelatina absorvível
Particulado não absorvível	Acetato de polivinila, esferas, molas, balão destacável
Polímero fluido	Cianoacrilato e copolímero de etilenovinil álcool
Esclerosante tecidual	Álcool, oleato de monoetanolamina e glicose
Cateter-balão	Balão oclusor destacável

caráter eletivo. No caso dos pseudoaneurismas, a embolização previne a ruptura e ajuda a salvar o órgão acometido.

Alguns princípios básicos de embolização devem ser respeitados com o fim de reduzir os riscos e obter o máximo de sucesso técnico, como:

- Obter cateterismo seguro e estável
- Embolizar a favor do fluxo
- Utilizar técnica coaxial para pequenos vasos
- Não trabalhar com aparelhos ou imagens de má qualidade
- Embolizar somente o necessário.

Mesmo observando cuidados técnicos, o risco de embolia paradoxal pode determinar limites para o uso dessa técnica na urgência. Faz-se necessário avaliar adequadamente a relação entre o vaso sangrante e a área de suprimento vascular ou o órgão associado. Na dúvida de qual agente utilizar, pode-se escolher agentes temporários, uma vez que os metálicos (molas), apesar de eficazes, apresentam caráter definitivo e irreversível.

Atualmente, novos agentes embolizantes vêm sendo desenvolvidos, agregando melhores características, como maior regularidade no tamanho, compressibilidade e expansibilidade, maior trombogenicidade, possibilidade de liberação controlada ou escolha do tempo de polimerização adequado. Essa evolução, aliada à melhoria das técnicas de embolização, proporcionou excelentes resultados para o uso desse recurso terapêutico.

Os *stents* revestidos foram originalmente desenvolvidos para o tratamento da doença arterial aneurismática. Na área do trauma, podem ser utilizados como opção para o fechamento de vazamentos arteriais ou venosos, refazendo o conduto vascular e mantendo a perfusão do leito distal. No caso dos revestidos, além da menor flexibilidade, o processo de liberação costuma ser um pouco mais complexo que o do seu equivalente não revestido. Seu uso é bem aceito para vasos como a aorta, nos casos de rupturas e dissecções, mas torna-se difícil nas situações emergenciais envolvendo vasos de pequeno calibre e áreas de muita tortuosidade.[9]

Em algumas situações, o trauma pode determinar lesão da parede arterial seguida de delaminação, trombose e isquemia distal. Nesses casos, pode-se transpor a área rota com fio-guia, seguindo-se o implante de *stent* com célula aberta para o restabelecimento do fluxo.

CONSIDERAÇÕES FINAIS

De acordo com o que foi exposto, pode-se considerar que:

- As técnicas radiológicas intervencionistas para o tratamento de focos hemorrágicos periféricos ou viscerais são alternativas minimamente invasivas com ótimos resultados e alternativas às cirurgias de maior porte em pacientes vítimas de trauma
- A radiologia intervencionista tem papel bem estabelecido para pacientes hemodinamicamente estáveis com lesão vascular periférica ou de órgãos sólidos
- Estudos recentes sugerem que alguns pacientes instáveis podem se beneficiar dos tratamentos realizados pelos radiologistas intervencionistas, com consequente redução da necessidade de cirurgia
- Evidências científicas comparando o uso das técnicas radiológicas intervencionistas com a cirurgia, em casos de trauma, são ainda escassas.

REFERÊNCIAS BIBLIOGRÁFICAS

1. Trunkey DD. Trauma. Sci Am. 1983; 249:28-35.
2. Margolies MN, Ring EJ, Waltman AC et al. Arteriography in the management of hemorrhage from pelvic fractures. N Engl J Med. 1972; 287(7):317-21.
3. Trunkey DD. Torso trauma. Curr Probl Surg. 1987; 24(4):209-65.
4. Jackson JE, Mitchell A. Advanced vascular interventional techniques in the management of trauma. Semin Int Rad. 1997; 14(2):139-50.
5. Peitzman AB, Ferrada P, Puyana JC. Nonoperative management of blunt abdominal trauma: have we gone too far? Surg infect. 2009; 10(5):427-33.
6. Parmley LF, Mattingly TW, Manion WC et al. Nonpenetrating traumatic injury of the aorta. Circulation. 1958; 17:1087-101.
7. Frykberg ER. Advances in the diagnosis and treatment of extremity vascular trauma. Surg Clin North Am. 1995; 75:207-23.
8. Weaver FA, Yellin AE. Complications of missed arterial injuries. J Vasc Surg. 1993; 18:1077-8.
9. Vaughn GD, Mattox KL, Feliciano DV et al. Surgical experience with expanded polytetrafluorethylene (PTFE) as a replacement graft for traumatized vessels. J Trauma. 1979; 19:403-8.

Índice Alfabético

A

ABC *score*, 19
ABCDE do trauma, 27, 241, 285
Abdome
- de crianças, 247
- exame físico, 53
- avaliação, 291
- trauma
- - em crianças, 252
- - fechado, 66
- - penetrante, na gestação, 240
- - vascular visceral, 327
Abscesso
- intracavitário, 189
- subfrênico, 173
Acesso
- intraósseo, 249
- para reposição de fluidos, 249
- venoso, 249
Acidentes
- conceito de, 3
- no Brasil, 3
- no mundo, 3
- prevenção, 8
Ácido tranexâmico, 300
Acidose, 309
- metabólica, 29
Acuidade visual, 91
Afogamento, 272
- cadeia de sobrevivência do, 273
- classificação da gravidade do, 274
Agentes embolizantes, 331
Albumina, 55
Aloimunização, 238
Amputação primária, 234
Analgesia, queimaduras, 268
Anel pélvico, 214
Angiotomografia, 120
Aorta torácica
- ruptura da, 143
- trauma, 127
- - contuso, 128
- - penetrante, 127
Aortografia, 130
Apache, 12
Artéria
- carótida comum esquerda, 133
- subclávia esquerda, 133
- torácica interna, 133
Arteriografia, 120
Atendimento
- ao paciente afogado, 273
- inicial ao politraumatizado, 46, 47, 328
- - ao idoso politraumatizado, 261
- - avaliação primária, 46
- - da gestante politraumatizada, 241
- - fase intra-hospitalar, 46
- pré-hospitalar, 25, 30
Atopia prostática, 215
Ausculta, 224
- pulmonar, 36
Avaliação
- abdominal, 291
- da acuidade visual, 91
- da circulação, 39
- da exposição, 41
- da função cardíaca, 69
- da função motora, 112
- da respiração/ventilação, 36
- da veia cava, 69
- das vias aéreas, 35, 47
- do *status* neurológico, 41
- do tórax, 65
- dos reflexos tendinosos profundos, 111
- hematológica, 296
- hemodinâmica, 66, 287
- neurológica, 50, 85, 112
- - em crianças, 249
- - em idosos, 265
- primária e secundária, 285
- radiológica, coluna vertebral, 113
- renal, 289
- respiratória/ventilatória, 288
- sequencial da falha do órgão, 15
Axonotmese, 227

B

Baço, traumas, 170
- sem hemorragia ativa, 173
- em crianças, 255
Bexiga, trauma da, 203

C

Cabeça
- crianças, 247
- exame físico, 52
Cardíaco, trauma, 133
- contuso, 144
- fechado, 135
- penetrante, 133
Cateter em artéria pulmonar (Swan-Ganz), 324
Central de Regulação de Urgências, 31

Cérebro, crianças, 247
Cesariana
- no caso de trauma, 243
- *post-mortem*, 245
Choque, 287
- cardiogênico, 287
- classificação no trauma, 30
- crianças, 248
- distributivo, 287
- estado de, 27
- estágio avançado do, 29
- hemorrágico, 40, 89, 288
- hipovolêmico, 49, 54, 111, 287
- medular, 111
- neurogênico, 111, 287
- obstrutivo/mecânico, 287
- séptico, 317
Circulação, 49
- avaliação da, 39
- com controle da hemorragia
- - em crianças, 248
- - em gestantes, 243
- no idoso politraumatizado, 264
- reanimação e, 51
Cirurgia de controle de danos, 302, 312
Coagulopatia, 29, 309
Colar cervical, 34
Coloides, 55
Cólon, trauma de, 185
Coluna
- cervical
- - controle da, 47
- - exame físico, 52
- - proteção da, em crianças, 248
- - traumas que causam instabilidade na, 62
- vertebral
- - anatomia da, 109
- - avaliação radiológica, 113
- - ferimentos por armas de fogo na, 109
Commotio cordis, 135
Compressão aortocaval, 237
Condição "estômago cheio", 59
Consciência diminuição do nível de, 279
Contaminação, controle de, 308
Controle
- da coluna cervical, 47
- da hemorragia, 306
- de contaminação, 308
- de danos
- - em ortopedia, 225
- - hipotensão permissiva e, 307
- de glicemia, 324
- de nutrição, 324
- do ambiente, 50
Contusão, 226
- com *flap* intimal, 120
- com hematoma subintimal, 120
- pulmonar, 38, 142, 252
Córnea, corpos estranhos na, 96
Corpos estranhos
- intraoculares, 92, 96
- na córnea, 96
Corticosteroides, 325

Crânio, tomografia computadorizada de, 85
Crianças, traumas
- atendimento inicial, 248
- avaliação neurológica, 249
- choque, 248
- circulação, 248
- controle da hemorragia, 248
- exposição da, 250
- lesões por abuso físico, 257
- metabolismo, 247
- respiração e ventilação, 248
- sinais vitais, 247
- trauma
- - abdominal, 251
- - de crânio, 250
- - de tórax, 251
- - esplênico, 255
- - hepático, 255
- - pancreático, 256
- - renal, 256
- vias aéreas, 246, 248
Cristaloides, 54
Critério
- AKIN, 290
- RIFLE, 290

D

Danos vasculares, 120
Débito cardíaco, 237
Dextranas, 55
Diafragma, ruptura traumática do, 144
Dispositivos supraglóticos, 61
Distúrbios do sódio, 89
Dopamina, 323
Duodeno, anatomia do, 176

E

e-FAST (*extended focused assessment with sonography for trauma*), 65
Ecocardiograma transesofágico, 130
Ecodoppler, 120
Embolização, 330
Endoscopia digestiva alta do esôfago, 158
Enfisema cervical, 252
Envelhecimento, aspectos fisiológicos, 261
Equipe pré-hospitalar, 33
Escala
- abreviada de lesões, 16
- de coma de Glasgow, 11, 85
- - em crianças, 250
- de Frankel, 113
- de lesão de órgão, 18
- de lesões esplênicas, 171
Escore(s)
- de disfunção orgânica múltipla, 15
- de gravidade no trauma, 11
- de trauma
- - cálculo dos, 19
- - revisado, 12

Esfíncter anal externo, 112
Esôfago, 157
- abdominal, 160
- anatomia do, 157
- cervical, 160
- endoscopia digestiva alta, 158
- exame radiográfico, 158
- lesão, 105
- tomografia computadorizada, 158
- torácico, 160
- trauma de, 145, 157
Espaço
- esplenorrenal, 68
- hepatorrenal, 68
- pericárdico, 68
- perivesical, 69
Esplenectomia
- parcial, 173
- total, 173
Estruturas maxilofaciais, 52
Estudo angiográfico, 330
Exame
- da sensibilidade, 112, 280
- físico, 52
- musculoesquelético, 224
- neurológico, 224
- ocular, 91
- primário, 34
- radiográfico do esôfago, 158
- secundário, 42
- vascular, 224
Exposição, 50
- avaliação da, 41
- completa da vítima, 42
- da criança, 250
- da gestante, 243
- do idoso, 265
Extremidades, trauma de, 223

F

Face
- anatomia da, 75
- controle
- - de hemorragias, 79
- - das via(s) aérea(s), 79
- fraturas dos ossos da, 75, 77, 78
- - avaliação radiográfica, 78
- - complicações, 82
- - diagnóstico, 77
- - exame físico, 77
- - tomografia computadorizada, 78
- - tratamento, 79, 81
- radiografias, 78
- terço médio da, 75
- - exame físico, 78
Falência respiratória, 323
FAST (*focused assessment with sonography for trauma*), 65, 140, 150, 171, 192, 219, 329
Fechamento
- da parede abdominal, 310
- temporário da cavidade, 308

Ferida torácica aspirativa, 139
Ferimento
- por arma branca, 118
- por arma de fogo, 117
- - na coluna vertebral, 109
- transfixante de mediastino, 135, 147
Feto, avaliação de gestante politraumatizada, 243
Fibrinólise, 300
Fístula
- arteriovenosa, 121
- de anastomose, 189
Fórmula
- de Brooke Army Hospital, 270
- de Parkland, 270
Fratura(s), 226
- com instabilidade pélvica e hemodinâmica, 215
- de costelas, 252
- de crânio, desalinhada, 87
- dos ossos da face, 75, 77, 78
- - avaliação radiográfica, 78
- - complicações, 82
- - diagnóstico, 77
- - exame físico, 77
- - tomografia computadorizada, 78
- - tratamento, 79, 81
- mandibulares, 77
- orbitárias, 94
- - *blowout* ou de explosão, 94
- - com exoftalmia, 94
- - com rinorreia, 94
- pélvicas simples, 215
- tipo Le Fort
- - I, 62
- - II, 62
- - III, 62
Frequência
- cardíaca, 237
- respiratória, 238
Função
- cardíaca, 69
- motora, 112
Fungos, 318

G

Gasometria arterial, 276
Gestante politraumatizada, 236, 241-243
- alterações
- - cardiovasculares, 237
- - gastrintestinais, 239
- - hematológicas, 238
- - na placenta, 239
- - neuroendócrinas, 239
- - ósseas, 239
- - pulmonares, 238
- - urinárias, 239
- atendimento inicial da, 241
- avaliação
- - primária ABCDE, 241
- - secundária, 243
- circulação com controle da hemorragia, 243

- estado neurológico, 243
- exposição e controle da hipotermia, 243
- feto, 243
- mecanismos de trauma, 240
- respiração e ventilação, 242
- tratamento, 243
- trauma
- - abdominal penetrante
- - fechado
- vias aéreas, 241
- violência doméstica, 240
Grandes vasos, trauma dos, 132
- artéria(s)
- - carótida comum esquerda, 133
- - subclávia esquerda, 133
- - torácica interna, 133
- grandes veias torácicas, 133
- tronco braquicefálico, 132

H

Hemácias com anemia dilucional, 238
Hematoma
- de fossa posterior, 87
- epidural, 86, 87
- intraparenquimatoso, 87
- retroperitoneal, 192, 193
- subdural, 86, 87
Hemipelvectomia traumática, 215
Hemoderivados, 249
Hemorragia(s)
- apenas da superfície esplênica, 173
- controle de, 49, 306
- - de reanimação, 51
- - fraturas dos ossos da face, 79
- feto-materna, 238
- intraparenquimatosa, 86
- intraperitoneal, 173
- - *versus* hemorragia pélvica, 217
- no trauma cervical, 101
- subaracnoide, 86
Hemotórax, 139
- maciço, 38, 49, 140
Heparina, 123
Hérnia diafragmática, 150
Herniação cardíaca, 135
Hidroxietilamido, 55
Hipertensão intra-abdominal, 208, 212, 291
- consequências fisiológicas da, 292
Hipoperfusão, 320
Hipotensão, 249, 320
- permissiva, 307
Hipotermia, 29, 89, 309
- na gestante, 243
- prevenção da, 42
Hipótese dos dois traumas, 226
Hipovolemia, 320
Hipoxemia, 319
Hipoxia, 248
História
- "ampla", 42
- clínica, 52

I

Idoso
- aspectos fisiológicos do envelhecimento, 261
- atendimento inicial ao, 261
- avaliação secundária, 266
- politraumatizado, atendimento, 263
- - circulação, 264
- - exposição, 265
- - neurológico, 265
- - respiração, 263
- - via aérea, 263
Imobilização com colar cervical e prancha longa, 34
Índice(s)
- anatômicos, 15
- de gravidade da lesão, 16
- de trauma
- - abdominal, 17
- - torácico, 18
- tornozelo-braço, 119, 229, 231
Infecção(ões), 315, 316
- abdominais e de partes moles, 318
- cirúrgica, 318
- nosocomiais, 318
- sepse, 316
Injury Severity Score (ISS), 188
Inspeção, 224
Insuficiência respiratória, 272
Intubação em ambiente pré-hospitalar, 36

J

Janela de oportunidade, 226

L

Laceração(ões), 226
- esplênicas menores, 173
Laparotomia abreviada, 302
Lesão(ões)
- arterial(is), 194
- - no trauma vascular periférico, 329
- da medula espinal, 108
- da traqueia, 106
- das pálpebras e seus anexos, 93
- de cólon, 185
- de íntima, 120
- de partes moles, 80
- despercebidas, 42, 278
- diafragmáticas, 149
- distrativas, 279
- do baço, 170
- do esôfago, 105
- dos nervos periféricos, 227
- duodenais, 179, 180
- esplênica(s)
- - em crianças, 255
- - manejo das, 171
- hepática, 168
- iatrogênica, 118
- incompletas e da cauda equina, 109
- pancreáticas, 182, 183

- penetrantes da veia cava retro-hepática, 164
- por abuso físico, em crianças, 257
- renal aguda, 289
- toracoabdominal fechada, 150
- traumática de aorta, 130
- uretrais, 205
- vascular(es)
- - diagnóstico de, 119
- - periféricas, 228
- - tipos de, 229
- - venosas, 195
- vertebrais, causadas por armas de fogo, 109
Leucócitos, 238
Limb Salvage Index (LSI), 233
Luxação, 226

M

Má perfusão, 248
Mandíbula, fraturas, 76
- anatomia da, 77
- exame físico, 78
- tratamento, 82
Mangled Extremity Severity Index (MESI), 233
Mangled Extremity Severity Score (MESS), 233
Manitol, 89
Manobras, 60
- de elevação do mento (chin lift), 60
- de tração mandibular (jaw thrust), 60
Máscaras laríngeas, 60
Maxila, 75, 76
- tratamento das fraturas, 82
Mediastino, ferimento transfixante de, 135, 147
Medida da acuidade visual, 92
Medula espinal
- anatomia, 110
- lesão da, 108
Método
- da regra dos nove, 269
- Lund e Browder, 269
Monitoramento
- da pressão intracraniana, 286
- eletrocardiográfico, 51
Morte
- imediata, 27
- prematura, 27
- tardia, 27
Movimentação em bloco, 42
Músculo
- esternocleidomastoide, 98
- platisma, 98

N

Nariz, 75
- exame físico, 77
- tratamento de fraturas, 81
Nerve Injury, Ischemia, Soft-tissue Injury, Skeletal Injury, Shock and Age of Patient Score (NISSSA), 234
Nervos periféricos, 227
- lesão dos, 227
- regeneração dos, 227

Neuropraxia, 227
Neurotmese, 227
Norepinefrina, 323
NTRISS, 18

O

Ocular, trauma, 91
- com queimaduras, 95
- - por ácido, 95
- - por radiação, 95
- - químicas, 95
- - térmicas, 95
- contuso, 94
Obturador esofágico, 60
Oligúria, 320
Órbita, 75, 76
- tratamento das fraturas, 81
Osso frontal, 75
Oxigenação, reanimação, 50

P

Palpação, 224
Pâncreas, trauma do, 176
- em crianças, 256
- tratamento no, 182
Pancreatojejunostomia, 183
Parede abdominal, 310
Pelve, trauma da, 214
- cisalhamento vertical, 215
- complexo, 215
- compressão
- - anteroposterior, 215
- - lateral, 214
- fratura(s)
- - com instabilidade pélvica e hemodinâmica, 215
- - simples, 215
- hemipelvectomia traumática, 215
- padrões complexos combinados, 215
Perfuração ocular, 92
Pericardiocentese de alívio, 134
Períneo, 53
Peritonite, 189
Pescoço
- anatomia, 97
- exame físico, 52
- trauma no, 97
Pleura visceral e parietal, 66
Pleuroscopia, 140
Pneumomediastino, 252
Pneumotórax, 137
- aberto, 38, 49, 138, 139
- fechado, 138
- hipertensivo, 38, 48, 138
- simples, 138
Prancha longa, imobilização com, 34
Predictive Salvage Index (PSI), 233
Prehospital Trauma Life Support (PHTLS), 30
Pressão
- arterial, 40
- - sistólica, 237

- de perfusão
- - abdominal, 208
- - cerebral, 84
- - tecidual, 51
- intra-abdominal, 208, 294
- - mensuração da, 209
- - monitoramento da, 286
- venosa central, 237
Procedimentos avançados, 33
Proteína C ativada humana recombinante, 325
Protocolo
- de avaliação
- - de respiração/ventilação pré-hospitalar, 37
- - de via aérea pré-hospitalar, 36
- de regulação de atendimento
- - a acidentes, 31
- - a agressões, 32
- de transfusão maciça, 296, 299
Pseudoaneurisma, 121
Pulso(s)
- dos membros inferiores e superiores, 225
- periférico palpável, 40
- radial palpável, 40
Punção
- de alívio para pneumotórax hipertensivo, 38
- de Marfan, 141

Q

Queimadura(s)
- avaliação da gravidade da, 268
- classificação das, 267
- etapas do atendimento, 268
- por ácido, 95
- por radiação, 95
- químicas, 95
- térmicas, 95

R

Radiografias
- da face, 78
- do tórax e da pelve, 52
Radiologia intervencionista em trauma, 327
Reanimação, 50
- hemostática, 299
Reavaliação do paciente politraumatizado, 53
Reflexo(s)
- abdominais, 111
- bulbocavernoso, 111
- cremastéricos, 111
Regeneração dos nervos periféricos, 227
Região intraocular, corpos estranhos na, 96
Regra DOPES, 39
Reposição
- de fluidos, acesso para, 249
- volêmica, 54, 55, 57, 307
- cristaloide, 249
- - mínima ou sem resposta, 57
- - rápida, 57
- - transitória, 57

Respiração, 48
- avaliação da, 36
- - em crianças, 248
- da gestante, 242
- do idoso, 263
- reanimação, 50
Reto, 53
Revised Trauma Score (RTS), 188
Ruptura
- cardíaca, 135
- da aorta torácica, 143
- esplênica, 173
- traumática do diafragma, 144

S

Sangramento maciço, 49
Seio frontal, 75
- exame físico, 78
- tratamento das fraturas, 81
Sepse, 316, 317
- grave, 317
- - manifestações clínicas da, 320
- precoce e tardia
    pós-esplenectomia, 173
Shunt vascular temporário, 231
Sinal(is)
- da estratosfera, 67
- da praia, 67
- de código de barras, 67
- de gravidade, 34
- vitais, crianças, 247
Síndrome
- anterior da medula, 113
- central da medula, 113
- compartimental, 232
- - abdominal, 208, 291
- - - consequências fisiológicas da, 292
- de Brown-Séquard, 113
- do desconforto
    respiratório agudo, 123, 289, 319
- do membro esmagado, 233
- hemorrágica, 119, 228
- isquêmica, 119, 228
- tumoral, 119, 228
Sistema
- arterial, 123
- de avaliação sensitiva e motora da
    British Research Council Classification, 225
- integrados de atendimento
    ao traumatizado, 26
- linfático, 123
- musculoesquelético
- - crianças, 247
- - exame físico, 53
- nervoso
- - exame físico, 53
- - periférico, 227
- neurológico, 284
- urinário, trauma do, 198
- vascular, crianças, 247
- venoso, 123

Índice Alfabético

Solução(ões)
- fisiológica de cloreto de sódio 0,9% e lactato de Ringer, 54
- isotônicas, 54
Sondas, 51
- urinárias, 51
- gástricas, 51
SRIS, 316
Status neurológico, avaliação do, 41
Succinilcolina, 63

T

Tamponamento
- cardíaco, 134, 140
- hepático, 164
Taquicardia, 40, 248, 249
Taquipneia, 319
Técnicas para ventilação e oxigenação de resgate, 59
Terapia
- intensiva, 284
- transfusional, 55
Terço médio da face, 75
- exame físico, 78
Teste de Babinski ou Oppenheim, 111
Tomografia computadorizada
- de crânio, 85
- de lesão traumática de aorta, 129
- do esôfago, 158
- dos ossos da face, 78
- em traumas pediátricos, 254
Toque retal, 215
Toracocentese, 140
Toracotomia em hemotórax traumático, 140
Tórax
- avaliação do, 65
- crianças, 247
- exame físico, 52
- instável, 38, 48, 142
Transporte do paciente, 43
Traqueia, lesão, 106
Trauma(s), 3, 25
- abdominal
- - em crianças, 252
- - - fechado, 253
- - - penetrante, 253
- - fechado, 66
- - penetrante, gestação, 240
- - vascular visceral, 327
- cardíaco, 133
- - contuso, 144
- - fechado, 135
- - penetrante, 133
- - cervical, 97, 100
- - contuso, 99
- - - lesões vasculares no, 103
- - manejo dos pacientes com sintomas graves, 100
- - mecanismo de, 99
- - penetrante, 99
- - quadro clínico do, 100
- - tratamento, 100
- cirurgia de controle de dano no, 302
- classificação de choque no, 30
- cranioencefálico(s), 63, 84, 284
- - fisiologia cerebral, 84
- - tratamento do, 285
- - - intensivo do, 87
- de aorta torácica, 127
- - contuso, 128
- - penetrante, 127
- de cólon, 185
- de crânio em crianças, 250
- de esôfago, 145, 157
- - abdominal, 160
- - cervical, 160
- - contuso, 157
- - torácico, 160
- de extremidades, 223
- de grandes vasos, 132
- - artéria(s)
- - - carótida comum esquerda, 133
- - - subclávia esquerda, 133
- - - torácica interna, 133
- - grandes veias torácicas, 133
- - tronco braquiocefálico, 132
- de via biliar extra-hepática, 167
- do sistema urinário, 198
- - duodenal, 176
- - tratamento, 179, 180
- - duodenopancreático, 183
- escores de gravidade no, 11
- esplênicos, 170
- - em crianças, 255
- estudo angiográfico no, 330
- facial, 62
- fetal, fechado, 240
- fisiopatologia do, 27
- hepático
- - contuso, 165
- - em crianças, 255
- - penetrante, 162
- infecções em, 315
- lesões despercebidas em vítimas de, 278
- maxilofaciais, 61, 75
- multissistêmico, 280
- musculoesquelético, 224
- na face
- - mecanismos do, 77
- - anatomia da, 75
- - controle
- - - de hemorragias, 79
- - - das via(s) aérea(s), 79
- - fraturas dos ossos da, 75, 77, 78
- - - avaliação radiográfica, 78
- - - complicações, 82
- - - diagnóstico, 77
- - - exame físico, 77
- - - tomografia computadorizada, 78
- - - tratamento, 79, 81
- - radiografias, 78
- - terço médio da, 75
- - - exame físico, 78
- na gestante, 236-245
- neurológico, 227

- no idoso, 260-266
- ocular, 91
- - com queimaduras, 95
- - - por ácido, 95
- - - por radiação, 95
- - - químicas, 95
- - - térmicas, 95
- - contuso, 94
- pancreático, 176
- - em crianças, 256
- - tratamento no, 182
- pediátrico, 246
- pélvico, 214
- - cisalhamento vertical, 215
- - complexo, 215
- - compressão
- - - anteroposterior, 215
- - - lateral, 214
- - fratura(s)
- - - com instabilidade pélvica e hemodinâmica, 215
- - - simples, 215
- - hemipelvectomia traumática, 215
- - padrões complexos combinados, 215
- pelviperineal complexo, 217
- penetrante, 117
- que causam instabilidade na coluna cervical, 62
- radiologia intervencionista em, 327
- raquimedular, 108
- - anatomia, 109
- - diagnóstico, 110
- - tratamento, 114
- renal, 198
- - em crianças, 256
- reposição volêmica no, 54, 55, 57
- - resposta mínima ou sem resposta, 57
- - resposta rápida, 57
- - resposta transitória, 57
- retroperitoneal, 191
- - aberto, 193
- - fechado, 192
- torácico, 137
- - atendimento na sala de emergência, 146
- - em crianças, 251
- traqueobrônquico, 143
- ureteral, 200, 205
- vascular, 117, 228
- - contuso, 118
- - - de extremidades, 232
- - diagnóstico, 119
- - fechado, 118
- - ferimento
- - - por arma branca, 118
- - - por arma de fogo, 117
- - lesão iatrogênica, 118
- - penetrante, 118
- - - de extremidades, 232
- - periférico, 327, 330
- - - lesão arterial no, 329
- - sinais de, 229
- vesical, 203
- visceral, 330

Tríade letal, 29, 296
- recuperação na unidade de terapia intensiva, 308
TRISS, 18
Trombose
- esplenoportal, 173
- venosa profunda, 89
Tronco braquicefálico, 132
Tubo laríngeo, 60

U

Úlcera
- de Cushing, 89
- de estresse, 89
Ultrassonografia
- em urgências e emergências, 65
- focada no trauma em traumas pediátricos, 254
- intravascular, 130
- para avaliação do trauma abdominal, 65
Unidade de terapia intensiva
- cuidados em, 284
- recuperação da tríade letal, 308
Ureter, trauma do, 200
Uretra, trauma da, 205
Útero, 236

V

Vagina, 53
Vasopressina, 323
Vasopressores, 323
Vasospasmo, 120
Veia cava, 69
Ventilação, 48
- em crianças, 248
- em gestante politraumatizada, 242
- de resgate, 59
- mecânica, 39
- reanimação e, 50
Via(s) aérea(s), 58
- avaliação no idoso politraumatizado, 263
- controle da, fraturas dos ossos da face, 79
- no trauma cervical, 100
- de crianças, 246
- avaliação das, 35, 47
- de gestante politraumatizada, 241
- condições clínicas que dificultam o manejo das, 58
- pérvias, avaliação em crianças, 248
- proteção das, 50
Via biliar extra-hepática, trauma da, 167
Violência doméstica, 240
Volemia, 322
Volume sanguíneo, 237

Z

Zigoma, 75, 76
- tratamento das fraturas, 82
Zonas cervicais, 98